# BEITRÄGE

ZUR

# OPHTHALMOLOGIE

VON

DR. JOHAN WIDMARK,
PRIVATDOCENTEN DER AUGENHEILKUNDE AM KAROLINISCHEN MEDICO-CHIRURGISCHEN INSTITUT IN STOCKHOLM.

MIT SIEBEN TAFELN.

LEIPZIG,
VERLAG VON VEIT & COMP.
1891.

# BEITRÄGE

ZUR

# OPHTHALMOLOGIE

# BEITRÄGE

ZUR

# OPHTHALMOLOGIE

VON

DR. JOHAN WIDMARK,
PRIVATDOCENTEN DER AUGENHEILKUNDE AM KAROLINISCHEN MEDICO-CHIRURGISCHEN INSTITUT IN STOCKHOLM.

MIT SIEBEN TAFELN.

LEIPZIG,
VERLAG VON VEIT & COMP.
1891.

Druck von Otto Dürr in Leipzig.

# Inhalt.

# Vorrede.

Gewisse Umstände haben mich bewogen, von meinen bisher nur in schwedischer Sprache erschienenen Arbeiten auch eine deutsche Uebersetzung herauszugeben. Zufolge derselben Umstände habe ich diese Uebersetzung möglichst wortgetreu machen müssen, ohne den Text zu verändern und ohne die Umarbeitungen vorzunehmen, welche sonst angezeigt gewesen wären in Folge der Fortschritte der Wissenschaft seit der Zeit, da meine Arbeiten zum ersten Male gedruckt wurden. Wo es mir nothwendig erschien, Zusätze oder Aenderungen zu machen, habe ich dieselben den Abhandlungen angefügt; und um dabei jedem Missverständniss vorzubeugen, habe ich auf dem Titelblatte jeder Abhandlung die Zeit angegeben, in welcher sie das erste Mal veröffentlicht wurde, und ebenso bei den Zusätzen den Zeitpunkt, da sie niedergeschrieben wurden.

Von meinem Aufsatze „Einige Beobachtungen über Augensymptome bei peripheren Trigeminus-Affectionen" ist bereits in der Zeitschrift „Klinische Monatsblätter für Augenheilkunde" ein Theil deutsch veröffentlicht, dessen Aufnahme in diese Sammlung Herr Professor Zehender gütigst gestattet hat.

In vorliegende Schrift habe ich auch meine Untersuchungen über den Einfluss der ultravioletten Strahlen auf das Auge aufgenommen, weil sie, deutsch in einer physiologischen Zeitschrift veröffentlicht, den Ophthalmologen weniger leicht zugänglich sein dürften. Desgleichen habe ich auch eine Abhandlung über den Einfluss des Lichtes auf die Haut hier einfliessen lassen. Diese Untersuchung ist nämlich zu dem Zwecke vorgenommen worden, die Resultate meiner Untersuchungen in Bezug auf den Einfluss des Lichtes auf die vorderen Medien des Auges zu prüfen, und dürfte als ein weiterer Beweis für die Richtigkeit der aus jenen Ergebnissen gezogenen Schlüsse auch für Ophthalmologen nicht ohne Interesse sein. Dazu kommt, dass die Abhandlung in der schwedischen Zeitschrift Hygiea publicirt worden ist, die ausserhalb meines Vaterlandes wenig Verbreitung hat.

Stockholm, im Februar 1891.

JOHAN WIDMARK.

# I

# Die Jequirity-Ophthalmie.

## Inaugural-Dissertation.

(December 1883.)

# Einleitung.

## Geschichtliches.

Jequirity ist der brasilianische Name eines im tropischen Asien und in Afrika einheimischen, nach Amerika übergeführten und daselbst verwilderten, der Familie Papilionaceae zugehörigen Strauches, Abrus precatorius. Die Wurzel dieser Pflanze hat in ihrer Heimath dieselbe Verwendung wie diejenige der Lakritze bei uns, und die Pflanze hat daher den französischen Namen „Liane à réglisse" erhalten. Ihre Samen sind besonders zu Schmucksachen und Rosenkränzen benutzt worden (woher die Namen Paternostererbsen, precatorius). Sie sind etwa 6—8 mm lang, rund oder eiförmig, hart und fest, sowie sehr schön gefärbt, korallenroth mit einem schwarzen, dem Samenstiele entsprechenden Flecke. Dass dieselben nicht ganz und gar giftiger Eigenschaften entbehren, ist längst bekannt. So giebt Rosenthal in seiner Synopsis plantarum diaphoricarum an, dass sie Angst, Beklemmung, Kopfschmerz und Krämpfe hervorrufen.

In Brasilien sind diese Samen als Heilmittel bei Trachom in der Volksmedicin lange benutzt gewesen. Die ersten, welche sich in Europa mit ihrer therapeutischen Verwendung beschäftigt haben, waren Rigaud und Dussart. Von ihnen veranlasst, stellte der Chemiker Clermont aus den Samen ein Alkaloïd dar, und mit demselben machte Wecker im Beginn vorigen Jahres Versuche, welche jedoch negativ ausfielen, gleichgültig ob er das Mittel direct an das Auge applicirte oder es subcutan einspritzte. Etwas später erhielt er aber von einem ehemaligen Patienten, welcher wegen Trachom von ihm behandelt gewesen und nachher in Brasilien wieder von demselben Leiden ergriffen wurde, daselbst aber innerhalb kurzer

Zeit mittelst des Jequirity geheilt worden war, genauere Angaben wie das Mittel dort verwendet wird. Deswegen stellte er neue Versuche an und theilte die dabei gewonnenen Ergebnisse in den Annales d'oculistique[1] in einer kleinen Abhandlung mit, welche in den klinischen Monatsblättern für Augenheilkunde[2] reproducirt wurde. Eine Infusion der Jequiritysamen wäre ein sicheres Mittel eine Conjunctivitis purulenter oder richtiger croupöser Art schnell hervorzurufen; ihre Anwendung sei schmerzlos (wenn man sich davon enthält, die stark geschwollenen Augenlider umzustülpen); man konnte ihre Wirkung dosiren und die Entzündung durch wiederholten Gebrauch erneuern. An den Kranken, bei welchen er das Mittel versucht hatte, sind die Ergebnisse überraschend günstig gewesen und zwar auch in dem Falle, dass die Hornhaut ulcerös afficirt gewesen ist.

Wie bekannt, hat man Inoculation des gonorrhoischen Secretes dazu benutzt, um Trachom zu heilen und Trübungen der Hornhaut aufzuklären. Der erste, welcher dies Verfahren gebrauchte, war Fr. Jaeger (1812). Nach ihm ist es in ziemlich grosser Ausdehnung von mehreren Augenärzten wie z. B. Piringer und van Roosbroeck, verwendet worden. Nach dem letzteren sind, laut Warlomont[3], mehr als 100 Fälle gesammelt, wo Besserung die Regel gewesen, und zusammengenommen kennt man bisher mehr als 400 Inoculationsfälle mit glücklichem Resultate[4]. Trotzdem aber, dass diese Methode von verschiedenen Seiten so eifrig empfohlen ist, und trotz der Menge von glücklichen Curen, welche mitgetheilt worden sind, hat sie jedoch nie ein allgemeineres Zutrauen erhalten können, weil es sich als unmöglich herausgestellt hat, mit irgend einer Sicherheit die Heftigkeit der hervorgerufenen Entzündung zu beherrschen und ihre verderbliche Einwirkung auf das gesunde Hornhautgewebe zu verhindern. Die Angabe Wecker's, dass das Jequirity eine der gonorrhoischen ähnliche Conjunctivitis zu erzeugen vermöge, welche sich jedoch in der wichtigen Hinsicht von jener unterschied, dass die grössere oder kleinere Heftigkeit der Entzündung in geradem Verhältniss zu der Menge des Mittels

[1] Annales d'oculistique, vol. 87, S. 24.
[2] Klinische Monatsblätter f. Augenheilk., Jahrg. 20, S. 317.
[3] Traité pratique des maladies de l'œil par W. Mackenzie, Tome 2, S. 167.
[4] Dianoux, Progrès médical, 1882 Nr. 41.

stand, musste daher selbstverständlich Aufmerksamkeit erregen und eine Menge Versuche veranlassen. Auch sind in der kurzen Zeit, welche seit dem Erscheinen der ersten Mittheilung WECKER's verflossen, zahlreiche Abhandlungen über das Jequirity veröffentlicht und dessen therapeutischer Werth mit einer Lebhaftigkeit, welche das unten mitzutheilende Litteraturverzeichniss bezeugt, discutirt worden. Eine kurze Uebersicht der wichtigsten Ergebnisse dürfte hier am Platze sein.

Schon im November-December-Hefte der Annales d'oculistique erschienen zwei Abhandlungen über das Jequirity. Die eine war von Dr. MOURA-BRAZIL aus Rio, ehemaligem Assistenten bei WECKER, verfasst.[1] Er erwähnt, dass er mehr als ein Jahr Versuche mit Jequirity ausgeführt und im Allgemeinen glückliche Resultate erhalten hat; als Belege teilt er drei Fälle mit, wo die Behandlung sich besonders günstig erwies. Uebrigens hebt er hervor, was auch WECKER erwähnt, dass das Jequirity ein altes Volksmittel in Brasilien ist und dass ein Doctor CASTRO E SILVA schon im Jahre 1867 eine Abhandlung über dieses Mittel veröffentlicht hat. Zuletzt fügt er einen Bericht von Dr. SILVA E CHANJO über die mikroskopischen Untersuchungen, die er auf seine Veranlassung ausgeführt hat, zu; bei diesen wurde derselbe Mikroorganismus sowohl in der Jequirityinfusion wie auch im Secret und in den croupösen Membranen der dadurch entzündeten Augen gefunden. Obgleich er darüber nichts Bestimmtes sagt, kann man jedoch aus seiner Darstellung verstehen, dass er die Jequirity-Ophthalmie als eine Infectionskrankheit betrachtet.

Die zweite Abhandlung ist von WECKER verfasst.[2] In derselben fasst er seine Erfahrungen über das Jequirity in folgenden drei Punkten zusammen:

1) Ohne irgend einen Zweifel erzeugt man mit diesen Waschungen eine Ophthalmie purulent-croupöser Natur, deren Intensität man dosiren kann, je nach der Zahl der Waschungen und der Stärke der Infusion.

2) Ohne irgend welchen Zweifel heilt die Jequirity-Ophthalmie rasch die Granulationen, und sogar wenn man sie mehrmals hervorruft, ist diese Behandlung weniger unangenehm und weniger

[1] Annales d'oculistique, Vol. 88, S. 201.
[2] Annales d'oculistique, Vol. 88, S. 211.

gefährlich als die Inoculation des Trippersecretes, denn die Jequirity-Ophthalmie verschwindet immer von selbst, ohne jedes Zuthun, wenn man einfach den Patienten 8—12 Tage lang sich in einem dunklen Zimmer aufhalten lässt.

3) Ohne irgend welchen Zweifel läuft die Hornhaut während des Bestehens der Jequirity-Ophthalmie keinerlei Gefahr. Nur in einem einzigen Falle, wo die Ophthalmie bis zu einem derartigen Grade gesteigert worden war, dass die Bindehaut ein geradezu diphtheritisches Aussehen angenommen hatte, entstand an dem einen Auge eine oberflächliche Abstossung des Hornhautepitels; diese war jedoch nur partiell und vorübergehend.

Uebrigens drückt er seine Verwunderung über die Angabe Moura-Brazil's aus, dass nämlich derselbe schon mehr als ein Jahr Versuche mit Jequirity gemacht hatte, und wirft die Vermuthung auf, dass seine eigene Abhandlung eine „emmenagogische Wirkung“ auf diejenige von dem genannten Autor gehabt hat. Schon von Anfang an hat er die Ansicht gehabt, dass die Jequirity-Ophthalmie von einem vegetabilischen Ferment bedingt sei. Da jedoch die Untersuchungen, welche einer von seinen Assistenten in dieser Richtung ausgeführt hat, kein constantes Ergebniss erlangt haben, hatte er den Entdecker der Trachombakterie, Prof. Sattler, aufgefordert, den mikroskopischen Teil der Jequirity-Ophthalmie zu bearbeiten.

Einige Monate nachher veröffentlichte auch Sattler seine Untersuchungen in zwei ungefähr zu gleicher Zeit erschienenen Abhandlungen.[1] In diesen behauptet er, sowohl in der Jequirityinfusion, wie auch in dem Secret und in den Pseudomembranen der durch Jequirity entzündeten Augen einen Bacill constant gefunden zu haben. Diesen Bacill hat er rein cultivirt, in den Conjunctivalsack eingeführt und dadurch eine Entzündung desselben Charakters wie die Ophthalmia jequiritica hervorgerufen; auf Grund dessen schliesst er, dass diese eine Infectionskrankheit darstellt.

Im Mai-Juni-Hefte der Annales d'oculistique[2] sowie im Juli-Hefte der Klinischen Monatsblätter für Augenheilkunde[3]

---

[1] Wien. klin. Wochenschr. 1883, Nr. 17—21; Klin. Monatsbl. f. Augenheilk., Jahrg. 21, S. 207.

[2] Annales d'oculistique, Vol. 89, S. 217.

[3] Klinische Monatsbl. f. Augenheilk., Jahrg. 21, S. 259.

wiederholt Wecker seine drei oben erwähnten Schlussfolgerungen mit dem Zusatze, dass das Jequirity nicht nur nicht von Ulceration an der Hornhaut contraindicirt ist, sondern im Gegentheil auf dieselben eine günstige Wirkung ausübt.

Vor kurzem haben Wecker und Sattler gemeinsam eine Abhandlung, L'ophthalmie jequiritique et son emploi clinique, herausgegeben. Diese enthält hauptsächlich eine Zusammenfassung der Ergebnisse der genannten Verfasser, welche in den schon erwähnten Abhandlungen mitgetheilt worden sind.

Wider die Ansichten Wecker's und Sattler's sind mehrere Augenärzte aufgetreten. Die bedeutendsten unter diesen dürften Dr. Bordet (Lyon) und Prof. Manfredi (Modena) sein. Jener leugnet sowohl die Natur der Jequirity-Ophthalmie als eine Infectionskrankheit, als auch den Nutzen derselben beim Trachom. Dieser stimmt mit Bordet darin überein, dass das Jequirity nur eine chemische Wirkung auf die Bindehaut ausübt und dadurch eine Entzündung hervorruft; dagegen schliesst er sich der Ansicht an, dass die Drogue ein kräftiges Heilmittel beim Trachom darstellt. Bordet theilt ausführliche Krankengeschichten von 30 Trachomfällen, welche mit Jequirity behandelt worden, mit, Manfredi führt eine 39 Individuen (69 Augen) umfassende Statistik der Curmethode an. Endlich hat Dr. Aimé Bernard (Toulouse) angegeben, dass andere Mittel, wie z. B. Cantharidin (1 $^0/_0$ Wasserlösung, mittelst Glycerin emulsionirt), einen Katarrh, demjenigen ähnlich, welcher von dem Jequirity hervorgerufen wird, zu Stande bringen.[1]

Als ich Mitte Juli d. J. meine Untersuchungen über das Jequirity anfing, stellte ich mir die Aufgabe, theils die Richtigkeit der Angaben Sattler's über die infectiöse Natur der Jequirity-Ophthalmie experimentell zu prüfen, theils die Wirkung dieser Entzündung auf das Trachom und die davon hervorgerufenen Hornhautverdunklungen zu studiren. Herr Professor Rossander, auf dessen Veranlassung ich diese Frage zum Gegenstande meiner Abhandlung wählte, hat mit dem grössten Entgegenkommen und Wohlwollen diejenigen Trachomfälle zu meiner Verfügung gestellt, welche während der Zeitdauer meiner Versuche an der Poliklinik des Seraphimer Krankenhauses vorgekommen sind. Herr Dr. Wallis hat mir bei meinen Untersuchungen über den „Jequiritybacill"

[1] Ref. in Annales d'oculistique, Vol. 90, S. 82.

mit Rath und Auskunft Beistand geleistet. Es sei mir gestattet, diesen beiden Herren meine tief gefühlte Dankbarkeit hier auszusprechen.

Im Folgenden will ich versuchen, theils die Frage von der Natur der Jequirity-Ophthalmie als Infectionskrankheit aufzuklären, theils über die therapeutische Verwendung dieser Entzündung zu berichten. Vorher möchte ich aber mit einigen Worten der Art und Weise, wie das Jequirity benutzt wird, erwähnen.

## Die Art der Anwendung von Jequirity.

Die Vorschrift, welche Wecker über die Art der Anwendung von Jequirity aus Brasilien von einem ehemaligen Patienten erhielt, war von folgendem Inhalt:

„32 Samen werden pulverisirt und mit 500 g kaltem Wasser macerirt; dann werden 500 g heisses Wasser zugesetzt; nach dem Abkühlen wird die Lösung filtrirt.

Mit dieser Infusion wäscht sich der Patient die Augen drei Mal täglich; wird die Reizung sehr heftig, so sind diese Waschungen genügend. Im entgegengesetzten Falle wiederholt der Patient in derselben Weise die Waschungen noch den zweiten und, wenn nöthig, den dritten Tag. Während dieser Zeit muss sich der Patient in einem dunklen Zimmer aufhalten.“

Moura-Brazil wendet theils eine Lösung des „principe extractif de couleur verdâtre“ (20 cg auf 10 g Wasser), theils eine durch Maceration der geschälten Samen mit Wasser im Verhältniss von 1 : 20 erhaltene Flüssigkeit an. Diese Präparate applicirt er mittelst eines Pinsels auf die Bindehaut. Nach demselben Verfasser benutzte Dr. Castro e Silva Jequirity im Verhältniss von 1 g auf 700 g Wasser zu Waschungen mehrmals täglich.

Sattler benutzt eine filtrirte Infusion von Jequirity, welche in der Weise bereitet wird, dass die fein zerstossenen, geschälten Samen mit destillirtem Wasser im Verhältniss von $^1/_2$—1 : 100 während 24 Stunden bei Zimmertemperatur macerirt werden.

Wecker folgte anfangs den Vorschriften, welche er von seinem ehemaligen Patienten erhalten hatte. Später hat er die geschälten Samen, 6—9—15 g mit 300 g Wasser macerirt, und eine um so stärkere Infusion benutzt, je mehr entwickelt die Granulationen und der Pannus gewesen.

Bordet, der Ansicht, dass die Schalen und der Kern jeder für sich unwirksam sind, macerirt 3 g pulverisirte Samen mit 150 g Wasser während 12 Stunden; dann setzt er noch 150 g auf 60° erwärmtes Wasser hinzu und filtrirt nach 6 Stunden.

Osio hat bei drei Fällen eine Salbe aus pulverisirten Jequiritysamen und Vaselin im Verhältniss von 1 : 30 und Manfredi bei einem Falle nur die pulverisirten Samen verwendet. Uebrigens haben die Augenärzte, welche das Jequirity versucht haben, im Allgemeinen die Vorschriften Wecker's befolgt.

Bei meinen Versuchen habe ich in der Regel eine frisch filtrirte Flüssigkeit benutzt, welche in der Weise bereitet war, dass während 24 Stunden die geschälten oder ungeschälten Jequiritysamen mit destillirtem Wasser bei gewöhnlicher Zimmertemperatur macerirt wurden. Das Präparat war also eher eine Maceration als eine Infusion, welche letztere Benennung ich jedoch im folgenden gebrauchen werde. Die Stärke der Infusion hat zwischen 1 und 5% variirt. In der eben besprochenen Weise hergestellt, stellt sie eine schwach sauer reagirende, schwach grüngelbe, opalisirende Flüssigkeit mit einem dem Opium nahezu gleichenden Geruch dar.

## Ist die Jequirity-Ophthalmie eine Infectionskrankheit?

### Die Beweisgründe für die Natur der Jequirity-Ophthalmie als eine Infectionskrankheit?

Wie schon erwähnt, war Moura-Brazil der Erste, welcher die Jequirity-Ophthalmie als eine Infectionskrankheit deutete, dabei sich auf Untersuchungen von Silva e Chanjo stützend, welcher Letztere sowohl in frisch bereiteten und in älteren Infusionen, als auch in den croupösen Membranen, besonders nachdem sie während 24 Stunden mit destillirtem Wasser macerirt gewesen, einen und denselben Mikroorganismus gefunden hatte. Kurz nachher berichtete Terrier in der „Société de chirurgie", dass Dr. Haranger in der frischen Infusion Mikrokokken gefunden hatte. Da jedoch keiner von diesen Verfassern directe Versuche ausgeführt hat, um den Nachweis zu liefern, dass die Infusion eben infolge der Gegenwart von Mikroorganismen wirksam wäre, werde ich diesen Untersuchungen keine eingehendere Aufmerksamkeit widmen, sondern citire nur die Kritik SATTLER's über dieselben: „Wenn auch die erwähnten Untersuchungen eine weniger krasse Unkenntniss der Untersuchungsmethoden sowohl als der Naturgeschichte der hier eventuell in Frage kommenden Lebewesen an den Tag legten, so würden sie dennoch ohne Bedeutung sein für die Erkenntniss des wirksamen Agens in dem Paternostererbsen-Aufguss, da aus dem blossen Vorhandensein von Mikroorganismen noch keinerlei weitergehende Schlüsse gezogen werden können und es im Gegentheil viel merkwürdiger und erwähnenswerther sein würde, wenn keine dieser allgegenwärtigen Lebewesen die zu ihrer Entwickelung und Existenz nöthigen Bedingungen darin finden sollten."

Dagegen müssen wir über die Ansichten SATTLER's ausführlicher berichten. Dieser Forscher spricht bestimmt die Ansicht aus, dass die Jequirity-Ophthalmie eine Infectionskrankheit darstellt, und zwar stützt er sich auf folgende Gründe:

Die Jequirityinfusion bewirkt, wenn sie in den Conjunctivalsack eingeführt wird, augenblicklich nur eine schwache und vorübergehende Reizung. Erst nach einiger Zeit, 3—4 Stunden, fangen die eigentlichen Symptome an. Zwischen der Application des Mittels und dem Auftreten der Symptome findet sich also ein latentes Stadium.

Eine abgelaufene Jequirity-Conjunctivitis bewirkt Immunität bei wiederholter Verwendung des Mittels. Wenn die Entzündung genügend heftig gewesen, um einige grössere Veränderungen in der Bindehaut zurückzulassen, so ist die Immunität vollständig; aber auch in dem Falle, dass die Veränderungen nur unbedeutend sind, ist es nicht mehr möglich mittelst einer sonst kräftig wirkenden Infusion mehr als einen ganz unbedeutenden Katarrh hervorzurufen.

In einer in gewöhnlicher Weise bereiteten Jequirityinfusion erscheint constant und in reichlicher Menge ein Bacill. Denselben Mikroorganismus findet man, wenn auch spärlich, im Conjunctivalsecrete und in den Pseudomembranen, reichlicher aber in der Bindehaut sowie in dem subconjunctivalen Gewebe, besonders im ersten Stadium der Krankheit.

Das Secret ist ansteckend, obgleich, wegen der kleinen Menge der darin befindlichen Organismen, nur in geringem Grade. Bei wiederholtem Einführen einer grösseren Menge des Secretes wird eine Conjunctivitis hervorgerufen, welche zwar viel weniger heftig als die ursprüngliche ist, jedoch in ihren Hauptzügen mit dieser übereinstimmt.

*Die Wirkung des Mittels steht in keinem constanten Verhältniss zu der Grösse der benutzten Dosis.*[1] Mehrere Mal hat es sich gezeigt, dass eine Flüssigkeit, welche durch eine kurze Macerationsdauer (3 Stunden) erhalten war, wirksamer oder ebenso wirksam wie eine Infusion, bei deren Zubereitung die Samen längere Zeit (3—6 Stunden) dem Einfluss einer gleich grossen Menge Wasser ausgesetzt gewesen, sich darstellte; und zuweilen wurde durch schwächere Infusionen eine kräftigere Wirkung als durch mehr concentrirte erhalten. Einmal wurde einem Patienten, welcher an beiden Augen von Trachom angegriffen war, an das rechte Auge eine 0,5 prozentige und an das linke eine 5,0 procentige Infusion applicirt, und obgleich die Concentration beider Infusionen wie 1 : 10 sich verhielt, war jedoch die Entzündung am linken Auge eben merkbar stärker als am rechten.

*Antiseptische Mittel vernichten die Wirkung der Infusion.* Unter den vielen Stoffen, mit welchen Sattler Versuche ausführte, nennt er speciell Sublimat, Thymol und Jodoform. Das Sublimat in einer Verdünnung von 1 : 20,000 beschränkte zwar nur in einem gewissen Grade die Wirkung der Infusion, hinderte aber auch nicht die Entwickelung der Bacillen, welche dadurch nur verzögert wurde. Im Verhältniss 1 : 10,000 hob das Sublimat die Entwickelung der Bacillen in der Infusion auf, tödtete jedoch nicht deren Sporen, welche, wenn sie auf einen günstigen Nährboden übergeführt wurden, zu Bacillen sich entwickelten. Damit stimmte es auch überein, dass das Sublimat in letztgenannter Concentration das Auftreten der Entzündung der Conjunctiva nicht hinderte, denn letztere ist eben als ein günstiger Nährboden für diese Bacillen aufzufassen. Dagegen wurde die Flüssigkeit vollkommen steril und zugleich unwirksam bei einem Sublimatgehalt 1 : 8000. Thymol im Verhältniss 1 : 2000 der Jequirityinfusion zugesetzt, konnte weder die Entzündung noch die Entwickelung der Bacillen verhindern. Im Verhältnis 1 : 1100 machte es die Infusion sowohl steril als unwirksam. Das Jodoform konnte, auch wenn es reichlich der Infusion beigemischt wurde, nur in geringem Grade die

[1] Wien. med. Wochenschrift, S. 544.

Wirkung der Infusion vermindern, tödtete aber auch nicht die specifischen Bazillen.

In scheinbarem Widerspruch mit der Annahme, dass die Jequirityinfusion durch die darin befindlichen Mikroorganismen ihre Wirkung entfaltet, steht die Thatsache, dass die Kraft der Infusion mit der Zeit abnimmt. Dies ist aber dadurch bedingt, dass es die keimenden Sporen und die eben entwickelten Bacillen sind, welche am kräftigsten wirken. Je vollständiger die Bacillen ihren Formencyclus vollbracht haben, um so schwächer wird die Wirkung der Infusion. Dass aber diese thatsächlich von der Gegenwart von Mikroorganismen abhängig ist, wird dadurch dargethan, dass, wenn man eine alte Jequirityinfusion filtrirt und mit den am Filtrum gesammelten Bakterien sowie mit der durchgegangenen Flüssigkeit vergleichende Versuche macht, die ersteren eine viel stärkere Wirkung als die letztere ausüben. Wenn die Infusion genügend alt ist, so erhält man nur mit den ersteren ein positives Ergebniss, während die letztere ganz und gar unwirksam sich darstellt.

*Rein cultivirte Bacillen, in den Conjunctivalsack eingeführt, rufen eine Entzündung hervor.* Wenn Bacillen nur einmal eingeführt werden, so ist die Entzündung nur eine schnell vorübergehende. Wenn sie dagegen wiederholt mit einer Zwischenzeit von einer bis zwei Stunden eingeführt werden, so wird die Entzündung nicht nur auf einen bedeutend höheren Grad bis zum Hervorbringen der eigenthümlichen diphtheritischen Exsudatbildungen gesteigert, sondern sie dauert auch mehrere Tage lang. Eine besondere Abschwächung der pathogenen Eigenschaften des Bacillus konnte nicht constatirt werden, wenn er weiter an geeigneten Nahrungsstoffen cultivirt wurde.

Eine sterilisirte Infusion ruft freilich eine Conjunctivitis hervor; dies beim ersten Anblick überraschende Ergebniss ist offenbar dadurch zu erklären, dass es nicht leicht gelingt, während des Eintropfens und später specifische Sporen aus der Luft vom Eindringen in den Conjunctivalsack zu verhindern.

Bei subcutaner Einspritzung in die Haut des Augenlides dicht unter die Conjunctiva von 1) vorher gekochtem destillirten Wasser, 2) einer auf Körpertemperatur aufgewärmten Fleischextractlösung, 3) einer Reincultur von Bacillus subtilis, 4) einer organismenfreien Jequirityinfusion, 5) eines in gewöhnlicher Weise bereiteten Aufgusses, 6) einer Reincultur des specifischen Bacillus, wurde bei den vier ersten Versuchsreihen nur eine schnell vorübergehende örtliche Reizung, bei den zwei letzten aber Abscesse, in deren Inhalt der betreffende Bacillus angetroffen wurde, hervorgerufen.

Nachdem SATTLER in der eben besprochenen Art nachzuweisen versucht hat, dass ein Bacill die Ursache der Jequirity-Ophthalmie darstellt, geht er zu der Frage über, von woher diese Bacillen entstammen. Dass sie nicht von den Jequiritysamen herrühren, wird am besten dadurch erwiesen, dass man durch sorgfältigen Schutz wider Luftsporen eine sterile Infusion erhalten kann. Daher müssen sie unbedingt von der Zimmerluft kommen und dort sehr allgemein verbreitet sein. Da aber weder durch eine Menge bacillhaltiger Infusionen, noch durch reincultivirte Bacillen, theils aus diesen Infusionen, teils aus anderen Substraten hergestellt, und auch nicht durch Bakteriensporen der Luft eine Conjunctivitis hervorgerufen wird, so schliesst SATTLER, dass die Jequirityinfusion das Vermögen besitzt, die physiologischen Eigenschaften des darin auftretenden Bacills in der Weise zu modificiren, dass er die specifische Entzündung zuwege zu bringen vermag.

Zuletzt sucht SATTLER zu erklären, wie der Jequiritybacill auf das Trachom einwirkt. Nach einem Vergleich zwischen der Wirkung der Jequirityentzündung und derjenigen der acuten blennorrhoischen Conjunctivitis auf den trachomatösen Process, äussert er Folgendes: „Durch beide wird der Boden, auf dem das Trachom Wurzel geschlagen hat, infolge der Ansiedlung eines neuen Mikroparasiten und der dadurch hervorgerufenen Veränderungen und reactiven Vorgänge in eigenthümlicher specifischer Weise alterirt. Ebenso wie unser Bacillus in dem Jequirityaufguss alle anderen, in denselben gelangten Keime in ihrer Entwickelung unterdrückt oder weitaus überholt, um zuletzt das Feld allein zu behaupten, so dürfen wir uns wohl vorstellen, wird den den trachomatösen Process erzeugenden und unterhaltenden Mikroparasiten der Boden entzogen und werden die ihnen nothwendigen Existenzbedingungen in solcher Weise verändert, dass sie untergehen müssen. Es ist dann leicht verständlich, wie mit dem Erlöschen der inoculirten Ophthalmie auch die durch den ursprünglichen Process hervorgerufenen, chronisch entzündlichen Produkte einem allmählichen Schwunde anheimfallen werden.“

Nachdem ich über die Ansicht SATTLER's von der Natur der Jequirity-Ophthalmie als einer Infectionskrankheit berichtet, sowie die

Gründe, auf welche er diese Ansicht stützt, auseinandergesetzt habe, werde ich im Folgenden seine Beweisführung näher prüfen und nachzuweisen versuchen, in welchem Grade sie eine nähere Prüfung aushält. Ich werde dabei dieselbe Reihenfolge wie bei dem oben angeführten Referate beobachten.

## Kritik der Ansicht Sattler's.

*Das latente Stadium.* Dass in den Conjunctivalsack eingeführte Bakterien schon innerhalb 3—4 Stunden die Symptome einer Entzündung hervorrufen würden, ist wenig wahrscheinlich, denn diese Zeit ist kürzer als das Incubationsstadium bei jeder bekannten Infectionskrankheit (möglicherweise mit Ausnahme solcher Fälle, wo die Bakterien, wie z. B. durch eine offene Wunde oder durch subcutane Einspritzung, direct in die Flüssigkeiten des Körpers hereinkommen).

*Immunität.* Wenn man die betreffenden Angaben Sattlers näher durchsieht, so scheint es, als ob die Immunität, welche er bei Kaninchen beobachtet hat, in einem geraden Verhältniss zu der Grösse der Veränderungen, welche eine frühere Entzündung im Conjunctivalgewebe hinterlassen hat, stehen würde. Nach Sattler's eigenen Angaben entstehen aber nach intensiveren Jequirityentzündungen Narben in der Bindehaut.[1] Dass eine narbige Schleimhaut nicht so heftig wie eine normale entzündet wird, dass die auftretende Entzündung sich um so schwächer darstellt, je mehr entwickelt die Narbenbildung, dass, wenn letztere vollständig ist, d. h. wenn die gesammte Schleimhaut in Bindegewebe verwandelt worden ist, es unmöglich ist, in derselben einen Katarrh hervorzurufen — dies Alles lässt sich ja ganz einfach durch die eigene Art der Veränderung erklären. Uebrigens heben mehrere Verfasser, u. A. Wecker, hervor, dass die Wirkung des Jequirity auf die Bindehaut — unabhängig von einer früheren Entzündung — um so schwächer ist, je mehr abnorm verändert diese sich darstellt.

*Sowohl in der Infusion, wie auch in dem Secrete, in den Pseudomembranen, in der Bindehaut und in dem subconjunctivalen Gewebe kommt derselbe Bacill vor.* Was hierbei in erster

[1] Wien. med. Wochenschr., S. 546.

Linie bemerkenswerth erscheint, ist, dass trotz der so heftigen Entzündung dennoch die Bacillen in den Producten derselben wie auch in dem entzündeten Gewebe in einer so geringen Zahl vorkommen.[1] SATTLER's Ansicht ist, dass ihre Menge in der That viel grösser ist, als dies erscheint, dass sie aber schwer nachzuweisen sind, theils weil nur ihre Sporen mit Anilinfarben sich stärker färben, theils weil die Infiltration des entzündeten Gewebes so kolossal ist. Was den ersten Erklärungsgrund betrifft, so erscheint es eigenthümlich, dass bei diesem Bacill die Sporen, im Gegensatz zu dem Verhältniss bei anderen (z. B. dem Tuberkelbacill), stärker als der Bacill selbst gefärbt werden; wider den zweiten Erklärungsgrund kann man geltend machen, dass es wohl natürlicher wäre, dass bei einer stärkeren Entzündung die Menge von Bacillen grösser wäre, wenn sie thatsächlich die Entzündung zu Stande bringen.

*Das Secret ist contagiös.* Dass das Secret nur in einem geringen Grade contagiös ist, kann freilich dadurch erklärt werden, dass es nur wenige Bacillen enthält, denn die Möglichkeit einer Infection muss selbstverständlich je nach der Menge der eingeführten Mikroorganismen vermehrt oder vermindert werden. Wenn eine Impfung mit den Producten der Jequirityentzündung ein positives Ergebniss liefert, erscheint es aber merkwürdig, dass der entstandene Katarrh so schwach wäre, daß er nur „einem blossen Schatten des ursprünglichen" ähnelt, da, wie bekannt, Inoculationsversuche mit anderen Bakterienkrankheiten es zu beweisen scheinen, dass die eingeführte Menge des infectiösen Stoffes auf die Heftigkeit der entstandenen Entzündung nur wenig einwirkt. Als Beispiel kann eben die Krankheit, mit welcher die Jequirityentzündung verglichen worden ist, nämlich die purulente Conjunctivitis, angeführt werden, deren therapeutische Verwendung offenbar gezeigt hat, daß es durch die Menge des eingeführten Secretes ganz unmöglich ist, die Heftigkeit des dadurch hervorgerufenen Katarrhs auch nur im geringsten Grade zu moderiren.

*Die Wirkung des Mittels steht in keinem directen Verhältniss zur Grösse der Dosis.* Es ist eigentlich in seiner ersten Abhandlung, wo SATTLER dies scharf betont.[2] In seiner folgenden Abhandlung giebt er zu, dass die Heftigkeit der Entzündung in

[1] Wien. med. Wochenschr. 1883, S. 617, 618.

[2] Wien. med. Wochenschr. 1883, S. 544.

einem gewissen Grade von der Stärke der Infusion bedingt wird,[1] und in seiner letzten, dass dies die Regel ist.[2]

*Antiseptische Mittel vereiteln die Wirkung der Jequirity-infusion.* Es scheint, als ob antiseptische Mittel in einer viel kleineren Dosis einer Infection entgegenwirken als diejenige, welche notwendig ist, um die Bakterien zu tödten. Dies dürfte dadurch bedingt sein, dass sie in einer schwächeren Concentration die Lebenskraft der Bakterien nur herabsetzen, so dass diese nur einen schwächeren Grad von Infection bewirken, oder sogar ganz unvermögend werden, die eigene Widerstandskraft des Organismus wider ihre Entwickelung zu überwinden. So lehrt uns die tägliche Erfahrung der Chirurgen, dass eine 2—3 % Carbolsäurelösung als ein kräftiges Antisepticum wirkt, während auf der anderen Seite die Untersuchungen Koch's nachgewiesen haben, dass die Carbolsäure in dieser Verdünnung sogar nicht in einer Woche die Sporen der Mikroorganismen zu tödten vermag. Freilich kann gegen dieses Raisonnement geltend gemacht werden, dass Koch seine Versuche an Milzbrandbacillen gemacht hat und dass andere Mikroorganismen eine kleinere Widerstandskraft besitzen könnten. Jedenfalls hat aber Toussaint gezeigt, dass 1 % Carbolsäure, welche nach Koch sogar nicht nach 14 Tagen Einwirkung das Entwickelungsvermögen der Milzbrandsporen vernichtet, dennoch, wenn sie dem Milzbrand-Blut zugesetzt wird, in so hohem Grade seine Virulenz schwächt, dass es zur Schutzimpfung gegen das ungeschwächte Milzbrandgift verwendet werden kann. Wenn man an der Hand dieser Beispiele die Angabe Sattler's prüft, dass das Sublimat im Verhältniss von 1 : 20,000 die Entwickelung der Bacillen verzögert, und dabei nur in geringem Grade die Kraft der Infusion herabsetzt, dass es im Verhältniss 1 : 10,000 die Entwickelung der Bacillen vollständig hemmt, dabei aber nicht vermag, das Entstehen einer Entzündung ganz zu verhindern, sowie dass es erst in einer Concentration, welche die Sporen der Bakterien tödtet, die Infusion unwirksam macht, so wird man leicht geneigt, daran zu zweifeln, ob das Sublimat eben infolge seiner antiseptischen Eigenschaften die Wirkung des Jequirity aufhebt. Und dieser Zweifel wird durch die Angabe, dass ein anderes energisch wirkendes antiseptisches Mittel, das Jodoform,

[1] Klin. Monatsbl. f. Augenheilkunde, S. 211.

[2] L'ophthalmie jequiritique, S. 9.

sogar in grossen Dosen nur in geringem Grade die Eigenschaft der Jequirityinfusion, eine Ophthalmie hervorzurufen, herabzusetzen vermag, nur gesteigert. Was oben von dem Sublimat bemerkt ist, kann auch für das Thymol gültig sein.

Dass die Jequirityinfusion, je älter sie wird, um so schwächer wirksam ist, dass ihre Abschwächung schneller bei einem der Entwickelung des Bacills günstigen Wärmegrade, langsamer aber bei einer Temperatur erfolgt, welche diese Entwicklung verzögert,[1] scheint beim ersten Anblicke entschieden dafür zu sprechen, dass der Bacill, weit entfernt, das wirksame Agens der Infusion darzustellen, im Gegentheil ihre Kraft vermindert. Dies konnte jedoch, in Uebereinstimmung mit der Ansicht Sattler's, davon bedingt sein, dass die Infectionskraft des Bacills abnimmt, je mehr Generationen in derselben Flüssigkeit entwickelt werden. So wäre ja z. B. möglich, dass der Bacill während seiner Entwickelung einen Stoff producirte, welcher auf dessen eigene Lebenskraft abschwächend wirken konnte. Ein derartiges Verhalten kommt bei der alkoholischen Gährung vor, wo die Lebhaftigkeit des Processes immerfort abnimmt, je mehr Alkohol gebildet wird, um endlich, wenn der Alkoholgehalt der Flüssigkeit einen gewissen Grad erreicht hat, gänzlich aufzuhören. Versucht man mittelst einer solchen Flüssigkeit andere Flüssigkeiten in Gährung zu bringen, so findet man, dass in diesen die Gährung um so langsamer eintritt und um so träger vor sich geht, je älter die Gährung in der als Ferment benutzten Flüssigkeit ist. Um zu zeigen, dass etwas Aehnliches auch mit der Jequirityinfusion stattfindet, erwähnt Sattler, dass wenn die Bakterien von einer Infusion, deren Kraft herabgesetzt ist, abfiltrirt werden, eine kräftigere Entzündung durch dieselben als durch die filtrirte Flüssigkeit zu erzielen ist. Dies kann jedoch mit gleich grosser Wahrscheinlichkeit in der Weise erklärt werden, dass die abfiltrirten Bacterien zusammen eine klebrige Masse bilden, welche vom Augensecrete nicht so leicht aus dem Conjunctivalsacke herausgespült werden, und dass also die Flüssigkeitstheilchen, welche an diesen anhaften, längere Zeit auf die Bindehaut einwirken können. Als Stütze dieser Auffassung kann erwähnt werden, dass Osio bei 3 Fällen das Jequirity als Salbe im Verhältniss 1 : 30 benutzt hat, und dabei bei einem Falle eine bedeutende Corneal-

[1] Klin. Monatsbl. f. Augenheilkunde, S. 211.

verdunkelung, bei dem zweiten eine ausgebreitete Ulceration der Hornhaut, bei dem dritten eine Panophthalmie erhalten hat.

*Reincultivirte Bacillen rufen eine Entzündung desselben Charakters wie die Jequirity-Ophthalmie hervor.* Dies scheint einen entscheidenden Beweis für die infectiöse Natur der Entzündung darzustellen. Da aber SATTLER erwähnt, dass es durch wiederholtes Einführen von Bacillen in kurzen Intervallen ihm gelungen ist, fast nach Belieben die Intensität und Ausdehnung der Entzündung zu moderiren, wird dadurch der Verdacht erweckt, dass es ihm nicht gelungen ist, die Bacillen vollständig rein zu cultiviren, sondern dass ein Stoff, und zwar eben der wirksame, von der Infusion ihnen angehaftet hat.

*Auch eine sterilisirte Infusion ruft eine Conjunctivitis hervor.* Diese Thatsache spricht stark wider die Natur der Jequirity-Ophthalmie als einer Infectionskrankheit, und die Erklärung, dass unschädliche Bacillen während der Einträuflung und später in den Conjunctivalsack hereinkommen und dort von der Infusion derart modificirt werden, dass sie eine Infection zu Stande bringen, erscheint unbedingt als eine Hypothesis ad hoc. Um diese Erklärung zu begründen, giebt SATTLER an, dass er von der Haut aus an dem oberen Augenlide dicht unter der Conjunctiva eine gewöhnliche Infusion sowie reincultivirte Bacillen eingespritzt und in allen beiden Fällen Abscesse hervorgerufen hat, während dies mit einer sterilisirten Infusion sowie mit mehreren anderen der oben genannten Stoffe ihm nicht geglückt ist. Da aber Mikroorganismen weder bei Abscessen[1] noch bei purulenten[2] oder croupösen Conjunctiviten als eine nothwendige Bedingung erscheinen, so beweisen diese Injectionsversuche in der That nicht viel.

Zuletzt einige Worte über die Ansicht SATTLER's, dass „der specifische Bacill" einem in der Luft zahlreich vorkommenden Mikroorganismus entstamme, welcher von der Jequirityinfusion in seinen physiologischen Eigenschaften in einer Art modificirt werde, dass er, früher vollständig unwirksam, die Fähigkeit erhalte, eine Infection hervorzubringen.

Dass Mikroorganismen bei verschiedenen Verhältnissen ihre Eigenschaften verändern können, ist eine Ansicht, welche für die

[1] Centralbl. f. Chirurgie, 1883, Nr. 33.

[2] HAAB, Festgabe für Horner, S. 162—163.

Bakteriologie der Jetztzeit keineswegs befremdend ist. In dieser Weise hat man z. B. zu erklären versucht, wie verschiedene Epidemien derselben Krankheit oder dieselbe Epidemie in verschiedenen Zeitabschnitten verschieden bösartig auftreten. Ich erlaube mir hier an einige in der letzten Zeit gemachte Beobachtungen zu erinnern, welche in hohem Grade geeignet sind, die Gültigkeit dieser Ansicht zu stützen. Pasteur hat gefunden, dass die ansteckende Kraft der Bakterie der Hühnercholera allmählich abnimmt und zuletzt ganz aufhört, wenn sie in einer speciellen Weise in Hühnerbouillon bei freiem Luftzutritt cultivirt wird. Ebenso hat er nachgewiesen, dass der Bacill des Milzbrandes, in Hühnerbouillon bei 42—43° und freiem Luftzutritt cultivirt, gradweise seine virulenten Eigenschaften verliert, so dass er nach 1—2 Wochen ganz unwirksam wird. Die ansteckende Kraft eines derart abgeschwächten Bacilles hat er dadurch allmählich wieder steigern können, dass er ihn an einer Reihe geeigneter Thiere, und zwar von einem ersten an ein zweites, von diesem an ein drittes u. s. w. geimpft hat.[1] Buchner hat den Milzbrandbacill bei Luftzutritt während 6 Monaten cultivirt, und zwar während der ersten 3 Monate in einem Schüttelapparat und während der letzten 3 Monate in einem stillstehenden Gefäss, und erwähnt, dabei gefunden zu haben, dass dieser Bacill von einem Anaëroben zu einem Aëroben, mit allen Eigenschaften eines Heubacills verändert worden ist. Ebenso giebt er an, dass es ihm geglückt ist, den unschädlichen Heubacill zu einem ansteckenden, mit den Eigenschaften des Milzbrandbacills, dadurch zu verändern, dass er jenen zuerst eine Zeit lang auf Hühnereiweiss mit Zusatz von etwas Fleischextract, und nachher auf frisches Blut in einem Schüttelapparat cultivirt hat.[2] Bei allen diesen Versuchen sind aber, wie die Erfahrung lehrt, Wochen, ja sogar Monate nothwendig, um die Eigenschaften der unendlich kleinen Wesen zu verändern. Mit dem Jequiritybacill Sattler's ist es etwas ganz anderes. Nur wenige Stunden (die Macerationsdauer der Infusion) sind hier genügend, um einen sonst unschädlichen Bacill zu einem sehr ansteckenden zu verwandeln, ja schon einige Augenblicke wären zu diesem Zwecke ausreichend. Eine sterilisirte Infusion würde nämlich einen Katarrh dadurch hervorrufen, dass

[1] Revue scientifique 1882, Nr. 12.

[2] Nägeli, Unters. d. nied. Pilze, S. 140.

während der Zeit der Application und nachher „specifische" Bacillen in den Conjunctivalsack hereinkommen und dort hinsichtlich ihrer Eigenschaften von der Infusion wesentlich verändert würden. Es ist selbstverständlich, dass die Theile der Flüssigkeit, welche nicht gleich resorbirt werden, bald vom Augensecrete hinweggespült werden, und dass also die Zeit, während welcher die in den Conjunctivalsack aufgenommenen Mikroorganismen in Berührung mit der Jequirityinfusion sind, sehr kurz sein muss. Eine so schnelle Umwandlung eines unschädlichen Mikroben zu einem pathogenen ist mindestens auffallend, um so mehr als der Bacill, einmal ansteckend, diese seine neue Eigenschaft ebenso hartnäckig festhält, als er sie schnell erworben hat. Eine besondere Abschwächung seiner ansteckenden Kraft war nämlich, wenn nach SATTLER der Bacill auf geeignetem Nahrungsboden cultivirt wurde, im Laufe von Generationen nicht zu constatiren.[1]

## Beweise wider die Ansicht von der infectiösen Natur der Jequirity-Ophthalmie.

Bei den Versuchen, welche ich in dieser Richtung an Kaninchen angestellt habe, habe ich in der Regel, wenn nichts Anderes bemerkt wird, das Jequirity als eine frisch bereitete 2% Infusion der geschälten Samen benutzt. Von dieser sind mittelst einer Pipette einige Tropfen in den Conjunctivalsack des Versuchsthieres eingeträufelt worden, wobei die Augenlider des Thieres etwa 3 Minuten lang aufgesperrt gehalten worden sind, damit die eingeführte Flüssigkeit nicht sogleich wegfliessen sollte.

Die mikroskopischen Untersuchungen, welche ich gemacht habe, um die Gegenwart von Mikroorganismen nachzuweisen, sind in der folgenden Weise ausgeführt worden. Von den zu untersuchenden Flüssigkeiten wurde mittelst eines Platinspatels ein Tröpfchen auf ein Deckgläschen gebracht, gegen letzteres wurde ein ähnliches gelegt, beide sanft gegen einander gedrückt und dann wieder von einander geschieden und vorsichtig über einer Flamme eingetrocknet. Sowohl der Platinspatel wie auch die Deckgläschen wurden unmittelbar vor der Anwendung durch Erhitzen über einer Flamme sterilisirt. Die getrockneten Präparate wurden nachher mittelst

[1] Klin. Monatsbl. f. Augenheilkunde, Jahrg. 21, S. 222.

frisch filtrirter $2^0/_0$ Lösungen von Gentianaviolett, Fuchsin und Methylenblau gefärbt. Die Dauer der Färbung betrug anfangs für das Gentianaviolett nur einen Augenblick, für das Fuchsin $^1/_2$ bis 1 Minute, für das Methylenblau 10—15 Minuten, wonach die Präparate mit Wasser ausgespült und in der Luft bei Zimmertemperatur getrocknet wurden. Da jedoch, trotz der kurzen Dauer der Färbung, die Präparate oft überfärbt sich darstellten, liess ich sie später längere Zeit, eine Stunde und mehr, in der Färbungsflüssigkeit liegen; durch sorgfältigen Verschluss des Gefässes, worin die Färbung stattfand, wurde eine Pigmentfällung vermieden. Die überflüssige Farbe wurde dann aus den Präparaten mit Alkohol ausgezogen, die Präparate mit Wasser gespült und in der Luft bei Zimmertemperatur getrocknet. Die getrockneten Präparate wurden in Canadabalsam eingelegt. Die zu untersuchenden Gewebe wurden in Alkohol gehärtet, die Härtungsflüssigkeit mit destillirtem Wasser herausgezogen und Schnitte mittelst eines Gefriermikrotoms gemacht, nachdem das zu schneidende Gewebe in Gummilösung eingebettet worden war. Die Schnitte wurden in einem Gefäss mit destillirtem Wasser gesammelt, mit einem der oben genannten Farbstoffe überfärbt, danach zuerst mit Alkohol und dann mit Nelkenöl behandelt und zuletzt in Canadabalsam eingelegt.

In der Regel benutzte ich bei den mikroskopischen Untersuchungen ein Mikroskop von Verick mit den Objectiven 6 und 8, dem Ocular 3, ausgezogenem Tubus und kleiner Abblendung. Nur ausnahmsweise sind stärkere Vergrösserungen (Hartnack, Obj. 10, Oc. 3) angewendet worden.

Wenn es nothwendig gewesen, die benutzten Geräthe, wie Glasstäbe, Becher, Trichter, Filter, u. s. w. zu sterilisiren, hat dies, wenn nichts Besonderes bemerkt wird, durch Erhitzen in einem Ofen auf 150—200° während mehrerer Stunden stattgefunden. Das Wasser ist durch stundenlanges Kochen sterilisirt worden.

Ich gehe jetzt zu einem Bericht über meine eigenen Versuche über und werde dabei, soweit möglich, dieselbe Reihenfolge, wie bei der Darstellung und der Kritik der Ansichten Sattler's, beobachten.

*Das latente Stadium der Entzündung.* Beim Einträufeln der Infusion wurde zuerst nur eine schwache und schnell vorüberübergehende Röthung der Conjunctiva palpebralis bemerkt. Nach einigen Stunden zeigte sich auf's Neue eine schwache Injection, die erste Andeutung der beginnenden Entzündung. Die Zeit zwischen dem Einträufeln der Flüssigkeit und dem Auftreten dieser zweiten Injection betrug bei der Anwendung von

1 % Infusion des ungeschälten Jequiritys bei einem Falle 6, bei einem zweiten Falle 5 Stunden;

2 % Infusion des ungeschälten Jequiritys bei einem Falle 5, bei einem zweiten 3 Stunden;

$2^1/_2$ % Infusion des ungeschälten Jequiritys bei einem Falle 4 Stunden.

2 % Infusion des geschälten Jequiritys bei zwei Fällen 3 Stunden. Das latente Stadium ist also, unter Voraussetzung, dass die Infusion des geschälten Jequiritys ebenso kräftig wie eine doppelt so starke Infusion der ungeschälten Samen wirkt, im Allgemeinen um so kürzer, je stärker die benutzte Infusion ist.

Um zu erforschen, ob eine schon überstandene Jequirity-Ophthalmie Immunität bei wiederholter Verwendung des Mittels hervorruft, wählte ich sechs Kaninchen, welche die Ophthalmie an dem einen Auge schon durchgemacht hatten, ohne dass irgend eine Narbenbildung darnach entstanden war, aus, und tröpfelte in dasselbe Auge eine 2% Infusion des ungeschälten Jequiritys ein. Bei allen sechs Versuchsthieren entstanden sehr heftige Conjunctiviten. Bei einem dieser Thiere brachte ich das Mittel an die beiden Augen an und rief dabei eine ungefähr ebenso kräftige Wirkung an allen beiden hervor.

*Untersuchung der Mikroorganismen.* Anfangs machte ich selber in dem pathologischen Institute meine Infusionen und fand in diesen immer und „mit der grössten Constanz“ einen Bacill wieder. Freilich fanden sich dort auch Bakterien und Mikrokokken, jedoch immer in einer viel kleineren Anzahl. Schon während der Dauer der Maceration begann das Auftreten von Bacillen in der Flüssigkeit, nach 24 Stunden waren sie ziemlich zahlreich, an dem dritten und vierten Tage fingen sie an ein Häutchen an der Oberfläche der Flüssigkeit zu bilden.

Zur Ersparung von Zeit überliess ich es später einer Apotheke die Infusionen zu bereiten. Bei diesen fand ich überwiegend Mikrokokken und Bacterien. In einer dieser Infusionen war es mir kaum möglich, einen einzigen Bacill zu finden. Als ich dann nach einiger Zeit daran ging, den von mir zuerst beobachteten Bacill zu cultiviren, machte ich wieder meine Infusionen im Institute; in denselben waren aber nunmehr nicht die Bacillen, sondern Bacterien und Mikrokokken überwiegend. Wahrscheinlich war die Luft meines Arbeitszimmers durch die in der Apotheke bereiteten Infusionen mit Sporen ganz anderer Bacterien als der vorher vorherrschenden gefüllt. Eine kräftigere Wirkung der bacillenreichen Infusionen konnte ich nie beobachten. Ich machte dann drei Infusionen mit sterilisirtem, destillirtem Wasser in sterilisirten Flaschen, brachte sie während der Macerationsdauer in verschiedene Localitäten und schloss sie dann mit Wattepfropfen zu. Bei der mikroskopischen Untersuchung, welche während der ersten drei Tage täglich vorgenommen wurde, fanden sich in einer der Infusionen fast nur Bacillen, in einer anderen eine Mischung von Bacillen, Bakterien und Mikrokokken, in der dritten fast ausschliesslich Diplokokken, aber keine Bacillen. Die drei Infusionen wurden an je einem Kaninchen geprüft, ohne dass hinsichtlich ihrer Wirkung irgend welcher Unterschied beobachtet werden konnte. Hiermit stimmt es überein, dass HARANGER und SILVA E CHANJO (?) in der Jequirityinfusion Mikrokokken, BORDET Mikrokokken und Bakterien,[1] SATTLER Bacillen gefunden haben.

Ferner untersuchte ich das Conjunctivalsecret und die croupösen Membranen auf Mikroorganismen und zwar bei drei Kaninchen an dem zweiten und dritten Tage, bei einem an dem fünften, zehnten und siebzehnten Tage der Entzündung. Aehnliche Untersuchungen stellte ich auch an dem zweiten oder dritten Tage bei den acht ersten Kranken, welche ich mit dem Jequirity behandelte, an. Endlich untersuchte ich das Auge und die Augenlider bei fünf Kaninchen, welche an dem zweiten, dritten, fünften, siebenten und siebzehnten Tage der Entzündung getödtet wurden. Alle diese Versuche fielen negativ aus: nirgends fand ich Mikroorganismen.

Um zu prüfen, inwiefern eine Contagiosität vorhanden war, impfte ich an das Auge eines gesunden Kaninchens das Augensecret eines anderen, welches seit drei Tagen an einer Jequirity-Ophthalmie erkrankt war. Sechs Stunden nachher fand sich bei dem geimpften Auge eine äusserst geringe Injection der Conj. palpebr., diese Injection war aber schon am folgenden Tage verschwunden. Ich machte dann noch zwei Impfungsversuche an demselben Auge, beide mit negativem Ergebniss. Später tröpfelte ich einige Tropfen

[1] Le Jequirity, S. 15.

einer 1 % Infusion in das geimpfte Auge und rief dadurch eine voll ausgebildete Ophthalmie hervor. Nach noch einem zweiten ergebnisslosen Impfungsversuche machte ich in der folgenden Weise eine ganze Reihe von Versuchen. Bei einem Kaninchen rief ich mit einer 2 % Infusion der geschälten Samen eine äusserst heftige Conjunctivitis hervor. Von diesem Thiere impfte ich dann während einer ganzen Woche jeden Tag (von dem zweiten bis zu dem achten Tage der Entzündung) das Secret in das Auge von sieben anderen Kaninchen (von dem vierten Tage an acht Kaninchen). Keins dieser Thiere war an der Jequirity-Ophthalmie früher krank gewesen.

Die Impfungen wurden in der folgenden Weise vorgenommen. Ein kleiner, eben ausgeglühter Platinspatel wurde innerhalb des Augenlides des kranken Thieres und dann in den Conjunctivalsack eines der gesunden Thiere eingeführt. Jedesmal überzeugte ich mich davon, dass das Secret oder Pseudomembranen aus dem kranken Auge dem Platinspatel anhingen und im Conjunctivalsacke des gesunden Auges zurückblieben. Täglich wurden an jedem Thiere drei Impfungen mit zweistündiger Zwischenzeit, also in Allem 159 Impfungen gemacht. Am Ende der Woche zeigten zwei der Versuchsthiere an dem geimpften Auge eine schwache Injection der Conj. palpebr., sonst aber keine Symptome eines Katarrhs an. Bei den fünf übrigen Thieren stellte sich an dem geimpften Auge nichts Abnormes ein. Die schwache Röthung bei jenen dürfte am einfachsten aus der Reizung, welche das wiederholte Einführen des Platinspatels (21 Mal während der Woche) zuwege brachte, erklärt werden können.

Nach Beendung dieser Versuche liess ich gesunde und kranke Kaninchen in demselben Zimmer mit einander zusammen; dessen ungeachtet sah ich während 2—3 Monate langer Beobachtungsdauer bei keinem einzigen Thiere eine Conjunctivitis spontan entstehen. Eine Immunität in Bezug auf das Jequirity fand sich jedoch weder bei den acht Kaninchen, welche bei diesen Versuchen benutzt gewesen, noch bei den anderen, welche ich zu meinen übrigen Versuchen anwendete.[1]

*Das Verhältniss zwischen der Wirkung des Mittels und der Grösse der Dosis.* Um zu untersuchen, welchen Einfluss eine längere

[1] Auch MANFREDI und BORDET haben Inoculationsversuche mit negativem Ergebniss gemacht.

oder kürzere Macerationsdauer auf die Leistungsfähigkeit des Mittels ausübte, bereitete ich eine 2 % Infusion von ungeschältem Jequirity, filtrirte bei fleissigem Umrühren nach ein, zwei, drei, vier, sechs, neun und vierundzwanzig Stunden langer Maceration kleine Portionen, welche gleich nach der Filtration in das Auge je eines Kaninchens eingetröpfelt wurden. Bei dieser Versuchsreihe zeigte es sich, dass die Stärke der Infusion mit der Macerationsdauer bis zur sechsten Stunde zunahm; bei länger fortgesetzter Maceration wurde keine weitere Verstärkung der Kraft der Infusion hervorgebracht. Uebrigens habe ich in Uebereinstimmung mit anderen Autoren gefunden, dass die Wirkung der Infusion mit ihrer Concentration zunimmt. Eine Infusion von geschältem Jequirity wirkte ebenso kräftig wie eine doppelt so starke Infusion der ungeschälten Samen (vgl. die klinischen Beobachtungen).

*Die Wirkung antiseptischer Mittel auf das Jequirity.* In erster Linie machte ich Versuche mit Sublimat, von welchem ich zu drei Infusionen im Verhältniss von 1 : 20000, 1 : 10000, 1 : 5000 zusetzte. Nach 24 Stunden wurden sie an je einem Kaninchen geprüft. Die erste rief eine sehr heftige, die zweite eine ziemlich starke, die dritte eine ganz schwache Entzündung hervor. Da aber bei dem Zusatz von Sublimat in der zweiten und in der dritten Infusion eine Fällung entstand, welche nicht (wie es Sattler angiebt) vollständig von Kochsalzlösung aufgelöst wurde, und weil also die Abschwächung der Infusion von einer partiellen Ausfällung des wirksamen Stoffes abhängig sein konnte, stand ich von fortgesetzten Versuchen mit dem Sublimat ab und wählte statt dessen zwei andere antiseptische Mittel.

Eine 5 % Infusion von ungeschältem Jequirity wurde in zwei Theile getheilt; dem einen wurde ein gleich grosses Volumen Wasser, dem anderen ein gleich grosses Volumen 4 % Borsäurelösung hinzugesetzt. Während der sechs folgenden Tage wurden alle beide wiederholt geprüft. Dabei ergab es sich, dass die Stärke jener täglich sich verminderte, während diese die ganze Zeit hindurch ungefähr gleich stark sich darstellte. In der ersten traten Mikroorganismen reichlich auf, in der zweiten wurden sie fast gänzlich vermisst. Ich machte darnach eine Infusion mit 4 % Borsäurelösung statt des Wassers und prüfte sie nach 24 Stunden an einem Kaninchen. Das Thier erkrankte an einer sehr heftigen Ophthalmie. Nach weiteren 24 Stunden benutzte ich die Infusion an einem Patienten: die Entzündung, welche dabei entstand, war die heftigste, die ich bei einem Menschen beobachtet habe.[1] Ich benutzte dann mehrmals dieselbe mit Borsäure hergestellte Infusion ohne dass ich während der Dauer von drei Wochen ihre Kraft in nennenswerthem Grade abgeschwächt finden konnte. Wiederholt untersuchte ich die Infusion mikroskopisch. Während der ersten Tage fanden sich dort keine Mikroorganismen, nach anderthalb Wochen erschienen einige den Gährungspilzen ähnliche Organismen, welche sich ein wenig vermehrten, jedoch ohne jemals besonders zahlreich zu werden.

Zu einer anderen $5\,^0/_0$ Infusion von ungeschältem Jequirity wurde ein gleich grosses Volumen $5\,^0/_0$ Carbolsäurelösung zugesetzt. Nach 8 Stunden tröpfelte ich einige Tropfen dieses Gemisches in das rechte Auge eines Kaninchens, und in das linke desselben Thieres, zur Controle, eine $2^1/_2\,^0/_0$ Carbolsäurelösung. Am zweiten Tage war der Katarrh an beiden Augen ebenso heftig. Am dritten Tage war der Katarrh am linken Auge im Zurückgehen, und nach einer Woche hatte er vollständig aufgehört. An der Bindehaut des rechten Auges dagegen zeigten sich am dritten Tage croupöse Membranen und die Entzündung dieses Auges dauerte 14 Tage lang.

Constant zeigte es sich, dass je älter die Infusion, um so schwächer ihre Wirkung war, wenn nicht die Entwickelung der Mikroorganismen in irgend einer Weise verhindert wurde. Schon nach 2—3 Tagen wirkte die Infusion weniger kräftig, nach einer Woche war sie beträchtlich abgeschwächt, nach 14 Tagen war ihre Kraft sehr klein und nach sechs Wochen ganz erloschen. Dagegen stellte sich eine Infusion, welche mit Ausnahme von 2 Stunden täglich in einem Eisschrank aufbewahrt war, noch nach einer Woche sehr wenig abgeschwächt dar. Uebereinstimmend damit war auch ihr Gehalt an Mikroorganismen unbedeutend.

Um die Angabe Sattler's, dass die abfiltrirten Bacillen eine stärkere Wirkung als die filtrirte Flüssigkeit hervorbringen, zu prüfen, machte ich zwei Versuche. Bei dem ersten nahm ich aus einer an Bacillen sehr reichen Infusion, an deren Oberfläche eine Bacterienhaut sich gebildet hatte, mittelst eines Glasstabes Stückchen von dieser Haut — die Flüssigkeit

[1] Vgl. Nr. 2 der klinischen Fälle.

möglichst vermeidend — und führte sie in das rechte Auge eines Kaninchens ein. In das linke Auge tröpfelte ich einige Tropfen derselben Infusion. An beiden Augen entstand ein mässiger Katarrh, welcher jedoch am rechten Auge am zehnten Tage aufhörte, während er am linken noch 14 Tage lang dauerte. Bei dem zweiten Versuch filtrirte ich eine 7 Tage alte, an Bacillen sehr reiche Infusion, spülte die auf das Filtrum gesammelten Bacterien mit destillirtem Wasser schnell aus, und brachte eine reichliche Menge davon in das linke Auge eines Kaninchens. In dessen rechtes Auge tröpfelte ich einige Tropfen der filtrirten Infusion. Am folgenden Tage zeigte sich an den beiden Augen ein Katarrh, welcher am linken Auge am fünften Tage, am rechten erst am dreizehnten Tage zurückging.

*Sterilisirung der Jequirityinfusion.* Die Infusion in gewöhnlicher Weise durch Kochen zu sterilisiren, gelingt nicht, weil schon bei 80° eine bedeutende Fällung entsteht und die Infusion dann unwirksam sich darstellt; noch kann man erwarten, die Infusion „durch flinkes, reinliches Arbeiten sowie durch sorgfältige Abhaltung der Luftkeime“[1] steril zu machen, da ja aller Wahrscheinlichkeit nach Mikroorganismen den Jequiritysamen anhaften. Nach mehreren Versuchen ist es mir in der folgenden Weise gelungen, eine sterile Infusion herzustellen. 3 g ungeschälte Jequiritysamen wurden während 20 Minuten mit einer 0,1 % Sublimatlösung digerirt, mit sterilisirtem, destillirtem Wasser wiederholt ausgespült, und in einer mit Wattepfropfen verschlossenen Glasflasche bei 50° getrocknet. Darnach wurden sie in einem Mörser zerstossen. Dieser war mit einem in einer 5 % Carbolsäurelösung getränkten Stückchen von Lister's Gaze umbunden. Das Pulver wurde in einen Glaskolben mit Wattepfropfen gebracht, 60 g sterilisirtes, destillirtes Wasser zugesetzt und die Mischung 24 Stunden in einen Eisschrank zur Maceration gestellt. Die Filtration wurde dann bei 0° in einem zugeschlossenen, vorher mit 5 % Carbolsäurelösung gewaschenen Gefäss vorgenommen. Alle die hierbei anzuwendenden Geräthe waren mehrere Stunden hindurch auf 150—200° erhitzt und solcherart sterilisirt worden. Die filtrirte Flüssigkeit wurde auf kleine sterilisirte und mit Wattepfropfen geschlossene Probirgläschen gezapft. Fast in allen blieb der Inhalt

[1] Sattler.

klar und frei von Mikroorganismen. Nach einer Woche wurde die sterilisirte Infusion an zwei Kaninchenaugen und zwar mit positivem Resultat geprüft.

Später machte ich in derselben Weise eine 4% Infusion von ungeschälter Jequirity, benutzte aber bei ihrer Herstellung statt Wasser eine 1—2 Stunden gekochte, gesättigte Borsäurelösung. Auch Versuche mit dieser Infusion gaben ein positives Ergebniss.[1]

Obgleich ich früher gefunden, dass keine bestimmten Mikroorganismen in der Jequirityinfusion vorkommen, stellte ich jedoch in Fleischextract-Pepton-Gelatine Reinculturen von zwei Formen her, die eine ein Bacill desselben Charakters, wie der von Sattler beschriebene, die andere eine Bacterie, und inoculirte die vierte Generation von denselben in sechs Kaninchenaugen, ohne jedoch in einem einzigen Falle dadurch eine Conjunctivitis hervorrufen zu können.

Um zu untersuchen, ob die Jequirityinfusion, wenn sie subcutan eingeführt wird, wie Sattler angiebt, Abscesse hervorbringt, in welcher die „specifischen Bacillen“ wiedergefunden werden, machte ich mittelst einer Pravaz'schen Spritze in die Haut des oberen Augenlides am linken Auge dicht unter die Conjunctiva bei 5 Kaninchen folgende Einspritzungen:

Nr. 1. 1 ccm einer 2%, mit 4% Borsäurelösung bereiteten Infusion von geschältem Jequirity;

Nr. 2. 0,5 ccm einer in gewöhnlicher Weise bereiteten 2% Infusion von ungeschältem Jequirity;

Nr. 3. 1 ccm 14 Tage alte 2% Infusion von ungeschältem Jequirity;

Nr. 4. 1 ccm 6 Wochen alte 2% Infusion von ungeschältem Jequirity;

Nr. 5. 1 ccm 4% Borsäurelösung.

In das rechte Auge der vier ersten Versuchsthiere wurden einige Tropfen der entsprechenden Infusion gebracht. Das Ergebniss war folgendes: Das erste Kaninchen starb innerhalb 24 Stunden, das zweite innerhalb 2 Tagen, das dritte innerhalb 3 Tagen[2] während das vierte und fünfte am Leben blieben. Die drei ersten

[1] Vergl. die Reproduction dieser Abhandlung im Nord. Med. Arch. XVI : 1. 1884.

[2] Aehnliche Beobachtungen sind früher von Bordet gemacht; Le Jequirity, S. 17.

Thiere bekamen Symptome von Katarrh am rechten Auge und eine schwache Infiltration oberhalb des linken. Das vierte Thier zeigte einen Abscess oberhalb des rechten Auges, aber keine Symptome einer Conjunctivitis am linken. Das fünfte Thier stellte nichts Abnormes dar. Auf Grund dieser Ergebnisse nahm ich noch eine Anzahl von Versuchen mit einer 2 % Infusion des geschälten Jequiritys vor.

An Kaninchen:

| | | | |
|---|---|---|---|
| Nr. 6 | wurden | 1 ccm | mit gesättigter Borsäurelösung hergestellte Infusion eingespritzt; Tod innerhalb 24 Stdn. |
| „ 7 | „ | 3 „ | frisch bereitete Infusion eingespritzt; Tod innerhalb 24 Stunden. |
| „ 8 | „ | 1 „ | seit 24 Stunden hergestellte Infusion eingespritzt; Tod innerhalb 24 Stunden. |
| „ 9 | „ | 1 „ | seit 24 Stunden hergestellte Infusion eingespritzt; Tod innerhalb 24 Stunden. |
| „ 10 | „ | 1 „ | seit 24 Stunden hergestellte Infusion eingespritzt; Tod innerhalb 48 Stunden. |
| „ 11 | „ | 1 „ | seit 24 Stdn. hergestellte Infusion eingespritzt; bekam einen localen Abscess, starb aber nicht. |
| „ 12 | „ | $^{2}/_{3}$ „ | seit 24 Stdn. hergestellte Infusion eingespritzt; bekam einen localen Abscess, starb aber nicht. |
| „ 13 | „ | $^{1}/_{2}$ „ | seit 24 Stunden hergestellte Infusion eingespritzt; Tod innerhalb 24 Stunden. |
| „ 14 | „ | $1^{1}/_{2}$ „ | seit 4 Tagen hergestellte Infusion eingespritzt; Tod innerhalb 24 Stunden. |
| „ 15 | „ | $1^{1}/_{2}$ „ | seit 4 Tagen hergestellte Infusion eingespritzt; Tod innerhalb 48 Stunden. |
| „ 17 | „ | 3 „ | seit 7 Tagen hergestellte Infusion eingespritzt; bekam einen localen Abscess, genas aber.[1] |

[1] Nachdem machte ich noch einige Einspritzungen, deren Resultate ich in der früher citirten Reproduction dieser Abhandlunng im Nord. Med. Arch. XVI : 1. 1884 (vergl. die Note S. 28) in folgender Weise beschrieben habe:

Bei zwei Kaninchen wurde 1 ccm einer mehrere Tage alten, mit gesättigter Borsäurelösung hergestellten 2 % Infusion eingespritzt; beide Thiere starben innerhalb 24 Stunden.

Bei drei Kaninchen wurde 1 ccm der oben erwähnten 4 % Infusion von ungeschältem Jequirity eingespritzt; auch diese Thiere starben innerhalb 24 Stunden.

Bei einem Kaninchen wurde eine frisch bereitete gewöhnliche 2 % Infusion eingespritzt; auch dies Thier starb innerhalb 24 Stunden.

Ausführlichere Untersuchungen über die Symptome, welche die Krankheit und den Tod begleiteten, habe ich nicht gemacht; was ich aber beobachtet habe, will ich jedoch hier mittheilen.

Während der ersten 6 Stunden nach der Einspritzung waren die Thiere etwas schläfrig, boten aber sonst nichts Abnormes dar. 14—16 Stunden nach der Einspritzung zeigten die Thiere, welche innerhalb 24 Stunden starben, Symptome einer Lähmung, nach weiteren 1—2 Stunden konnten sie sich nicht aufrichten, sondern lagen auf den Bauch niedergesunken und mit dem Kopf auf dem Boden. Bei einem Thiere beobachtete ich kleine Krampfzuckungen an den hinteren Gliedern. Ein zweites Thier (Nr. 13) bekam eine heftige Diarrhöe. Um das Verhalten des Herzens, der Athmung und der Körperwärme nach der Einspritzung zu untersuchen, fesselte ich ein Kaninchen (Nr. 7) an ein gewöhnliches Kaninchenbrett, spritzte ihm subcutan 3 ccm einer frisch bereiteten Infusion ein, bestimmte halbstündlich während der ersten drei Stunden mittelst Anlegung der Hand auf den Brustkasten die Herzschläge und die Athembewegungen sowie die Temperatur mittelst eines in den Anus eingeführten Thermometers. Während dieser Zeit war aber keine Veränderung der Herzfrequenz und der Athmung zu beobachten; freilich sank die Temperatur um 2° (von 38 bis 36°), was jedoch aus dem Aufbinden des Thieres zu erklären ist. Aus den wenigen übrigen Temperaturmessungen, die ich vorgenommen habe, scheint hervorzugehen, dass die Körperwärme in beträchtlichem Grade bei

---

Bei vier Kaninchen wurde eine 24 Stunden alte, gewöhnliche und Bacterien in reichlicher Menge enthaltende Infusion eingespritzt; von diesen Thieren starben zwei innerhalb 24 Stunden, eins innerhalb 48 Stunden; das vierte blieb am Leben, bekam aber einen örtlichen Abscess.

Bei drei Kaninchen wurden 1,5 ccm einer vier Tage alten, gewöhnlichen, an Bacillen besonders reichen Infusion eingespritzt; von diesen Thieren starb eins innerhalb 24 Stunden, eins innerhalb 48 Stunden; das dritte blieb am Leben bekam aber einen örtlichen Abscess.

Bei einem Kaninchen wurden 3 ccm einer 7 Tage alten, gewöhnlichen kolossale Mengen von Mikroben enthaltenden 2% Infusion eingespritzt; das Thier blieb am Leben, bekam aber örtliche Abscesse.

Bei einem Kaninchen wurde 1 ccm einer 6 Wochen alten 2% Infusion von ungeschältem Jequirity eingespritzt; dies Thier zeigte keine allgemeinen Symptome, bekam aber einen örtlichen Abscess.

Bei einem Kaninchen wurde 1 ccm einer gesättigten Borsäurelösung eingespritzt; dies Thier zeigte nichts Abnormes.

dem herannahenden Tode herabsinkt. Die Temperatur im Anus betrug nämlich am Thiere Nr. 16 um 12 Uhr Mittags am zweiten Tage 36,8°, am dritten Tage 33°; am Thiere Nr. 15 um 12 Uhr Mittags am zweiten Tage 36°; am Thiere Nr. 13 etwa 2 Stunden vor dem Tode nur 27°.

*Die pathologisch-anatomischen Veränderungen bei den gestorbenen Thieren.* Milz, Nieren und Leber, welche an allen Thieren untersucht worden, zeigten im Allgemeinen keine mikroskopischen Veränderungen an. Speciell will ich hervorheben, dass die Milz niemals geschwollen war. Die Leber zeigte bei zwei Fällen eine schwache trübe Schwellung, wodurch ich veranlasst wurde, bei sechs gestorbenen Thieren ihren Parenchymsaft auf Mikroorganismen zu untersuchen, jedoch mit negativem Ergebniss. Der Darmkanal wurde bei sechs Thieren untersucht. Bei vier Thieren war er normal; bei zweien zeigte der Dünndarm Symptome eines heftigen Katarrhs; bei dem einen (Nr. 13) erschien in der Schleimhaut eine Menge von capillaren Blutungen, bei dem zweiten (Nr. 14) waren die Peyer'schen Drüsen ziemlich geschwollen. Die Harnblase war bei allen Thieren mehr oder weniger, bei einigen in kolossalem Grade gefüllt, Herz und Lungen bei allen normal; das Blut im Allgemeinen dünnflüssig mit wenigen und lockeren Gerinnseln. Bei sechs Thieren wurde es auf Mikroorganismen untersucht, jedoch mit negativem Ergebniss. Das Gehirn wurde an vier Thieren untersucht, jedoch ohne dass eine Veränderung seines Blutgehaltes wahrgenommen werden konnte.

Bei zwei von den Thieren, welche nicht starben, aber Abscesse bekamen, wurden diese, bevor sie sich spontan öffneten, auf Mikroorganismen, jedoch mit negativem Ergebniss, untersucht.

Um die locale Einwirknng des Jequiritys auf die Darmschleimhaut zu prüfen, brachte ich mittelst einer Pipette einige ccm der Infusion an zwei Kaninchen in den Rachen. Bei allen beiden fanden sich äusserst heftige Symptome eines Darmkatarrhs, die Schleimhaut war geschwollen und injicirt, die Peyer'schen Drüsen stark geschwollen, grauroth, hier und da mit Ekchymosen, der Inhalt im Dünndarme dünnflüssig, im Dickdarme etwas fester, aber ohne eine Spur der gewöhnlichen charakteristisch geformten Fäcalballen. Leber, Nieren und Milz boten nichts Abnormes dar.

## Schlussfolgerungen.

Aus diesen Untersuchungen an Kaninchen scheint hervorzugehen:

*dass die Jequirityinfusion, wenn sie in den Thierkörper eingeführt wird, als ein Gift wirkt*[1];

*dass sie local an Schleimhäuten (der Bindehaut, der Darmschleimhaut) angebracht einen heftigen Katarrh hervorruft;*

*dass sie eine sehr geeignete Nährflüssigkeit für eine ganze Menge von verschiedenen Mikroorganismen darstellt, mit deren Entwickelung in der Infusion eine Abschwächung ihrer Wirksamkeit gleichmässig fortschreitet;*

*dass diese Mikroorganismen innerhalb des Thierkörpers im Allgemeinen nicht leben können, da sie weder in der Bindehaut und dem Augensecrete nach Einführung der Infusion in den Conjunctivalsack, noch in den örtlichen Abscessen und im Blute nach subcutanen Einspritzungen wiedergefunden werden, und auch nicht die Symptome, unter welchen die Thiere sterben, ebenso wenig wie die pathologisch-anatomischen Veränderungen nach dem Tode das Vorhandensein einer Infection andeuten.*

---

# Die therapeutische Verwendung der Jequirity-Ophthalmie.

## Die Symptome der Jequirity-Ophthalmie bei dem Menschen.

Das Einführen der Jequirityinfusion in den Conjunctivalsack ist vollständig schmerzlos. Die Bindehaut ist während einiger Minuten geröthet, diese Injection verschwindet aber wieder, und das Auge zeigt während einiger Zeit nichts Abnormes. Erst nach etwa 3—4 Stunden fängt der Kranke an, Stechen und Schmerz im Auge zu empfinden; die Bindehaut wird wieder injicirt und Thränenfluss stellt sich ein. Diese Symptome vermehren sich allmählich; zu denselben kommen Kopfschmerzen, Uebelkeit, Fieberfrost, mit Hitze abwechselnd; der Schlaf ist die erste Nacht in der Regel unruhig oder wird ganz vermisst.

Am zweiten Tage sind die Augenlider stark geschwollen, roth, empfindlich bei Berührung, besonders bei Versuchen zur Ever-

[1] Dieselbe Beobachtung hat auch Bordet gemacht; Le Jequirity, S. 17.

tirung; Conj. palpebr. mit schwer abzulösenden croupösen Membranen überzogen, zuweilen diphteritisch infiltrirt; Conj. bulbi lebhaft injicirt, um die Hornhaut herum wallförmig aufgetrieben. Der Tränenfluss ist sehr reichlich, so dass der Patient in der Regel ununterbrochen das Auge abwischen muss. Oft schwillt die entsprechende Hälfte des Gesichtes an und der Patient ist gegen Druck vor das Ohr empfindlich (Schwellung der Gl. auric. ant. SATTLER). Zuweilen tritt Schnupfen ein. Die Symptome des allgemeinen Krankseins dauern fort, oft mit einem gelinden Fieber (die höchste Temperatur, die ich beobachtete, war in der Achselhöhle 38,5°).

Am dritten Tage dauern dieselben Symptome noch fort. Wenn die Entzündung einigermassen heftig ist, so greift sie zu dieser Zeit auch die Hornhaut an, was jedoch nicht selten schon am zweiten Tage zutrifft. Die Cornea wird matt und trüb; sind schon vorher verdunkelte Stellen da, so breiten sich diese aus und werden mehr opaque, oberflächliche Gefässe wachsen über den Hornhautrand von der Conjunctiva aus in die verdunkelten Stellen hinein. Sehr oft erscheinen kleine Abstossungen, wodurch oberflächliche Geschwüre entstehen.

Am vierten Tage fängt die Heftigkeit der Entzündung an abzunehmen. Die allgemeinen Symptome des Fiebers, Kopfschmerzes, der mangelnden Esslust u. s. w., welche schon am dritten Tage abgenommen haben, hören in der Regel am vierten Tage ganz auf. Auch die örtlichen Symptome nehmen ab. Freilich dauert der Tränenfluss noch in ziemlich reichlichem Grade fort, die Schwellung der Augenlider ist aber vermindert, die croupösen Membranen werden immer lockerer und sind leichter abzulösen, endlich schmelzen sie und die Conj. palpebr. wird von einem klebrigen, ziemlich zellenreichen Secrete in mässiger Menge bedeckt. Nach mehreren Autoren würde nach dem dritten Tage eine reichliche, purulente Absonderung an der Bindehaut erscheinen. Etwas Derartiges habe ich nie beobachtet, nur einen reichlichen Tränenfluss und eine wenig reichliche mucose oder mucopurulente Secretion aus der Conjunctiva. Möglicherweise ist dies davon bedingt, dass die Trachomfälle, welche ich mit Jequirity behandelt habe, schon an und für sich eine unbedeutende Tendenz zu einer reichlicheren Secretion gezeigt, und übrigens fast alle mehr oder weniger ausgebreitete Narbenbildungen dargeboten haben. Während der folgenden 3—4 Tage nehmen die entzündlichen Symptome sehr schnell ab, um nach noch einer Woche ganz zu verschwinden. Eine schwache Röthung der Conjunctiva und Thränenfluss bleiben jedoch oft noch länger zurück.

Ausser diesen Symptomen kommen ausnahmsweise noch Erbrechen, Verstopfung, Diarrhoe, Schwindel,[1] Schwitzen, Speichelfluss,[2] ciliäre Schmerzen[3] vor. Bei zwei Fällen ist auch ein erysipelatöser Ausschlag am Gesicht und Halse beobachtet worden.[4]

Aber sowohl die Intensität wie auch die Extensität aller dieser Symptome sind von dem Zustande der Bindehaut und von der Energie, mit welcher das Mittel benutzt wird, abhängig. Wenn die Conjunctiva sehr degenerirt ist und wenn verbreitete Narbenbildungen dcrt vorkommen, so ist die Heftigkeit der Entzündung viel kleiner; findet ein vollständiger Xerophthalmus statt, so kann man selbstverständlich nicht erwarten, mittelst des Jequirity eine Entzündung oder einen Katarrh hervorzurufen. Auf der anderen Seite ist es — vorausgesetzt dass die Bindehaut nicht in zu hohem Grade degenerirt ist — möglich, durch die anzuwendende Menge von Jequirity, durch die Zeit, während welcher man das Mittel einwirken lässt, und durch die Zahl der Applicationen des Mittels die Entzündung von einem ganz leichtem Katarrh fort bis zu dem höchsten Grade zu steigern. Die croupösen Membranen können so ausgebreitet werden, dass sie von dem einen Augenlid auf das andere direct übergehen,[5] das ganze Auge vollständig verdeckend; die Schwellung der Wange kann sich vom Gesichte auf den Hals und den oberen Teil der Brust ausbreiten, die Submaxillardrüsen interessiren und in Suppuration übergehen;[6] die Verdunklung der Hornhaut kann zu einer bleibenden Verdunklung dieses Gewebes, und die cornealen Geschwüre zur Perforation, ja sogar zu einer vollständigen Zerstörung des ganzen Auges durch eine Panophthalmie führen.

---

[1] Bordet, Le Jequirity, S. 35.

[2] Ponti, Bollet. d'oculist., Jhrg. 5, S. 181.

[3] Alcon, nach Bordet.

[4] Bordft, Deneffe.

[5] Sattler, Klin. Montasbl. f. Augenheilk., Jhrg. 21, S. 209 f.

[6] Moura-Brazil, Ann. d'oculist., Vol, 88, S. 202.

## Kurze Darstellung der Erfahrungen und Ansichten verschiedener Verfasser über die therapeutische Anwendung der Jequirity-Ophthalmie.

Schon oben habe ich die Schlussfolgerungen Wecker's über den therapeutischen Nutzen der Jequirity-Ophthalmie mitgetheilt. Ebenso habe ich die Erfahrungen Moura-Brazil's erwähnt. Ich erlaube mir jetzt einen kurzen Bericht zu liefern über die Ansichten anderer Verfasser, insofern mir dieselben durch Orginalabhandlungen oder Referate bekannt sind.

Sattler[1] hat bei denjenigen Kranken, welche er längere Zeit beobachten konnte, einen vollständigen Rückgang der von dem Trachom bedingten Veränderungen gefunden. Jedoch würden nach einer vorübergegangenen artificiellen Ophthalmie eine Hypertrophie von Textus papillaris und einzelne helle Flecken an der Bindehaut des oberen Augenlides noch Monate lang zurückbleiben. Er warnt vor einer zu energischen Anwendung von Jequirity bei den Fällen, wo die Bindehaut nur wenig verändert, und die Hornhaut gesund ist, weil diese bei derartigen Fällen leicht beschädigt werden kann.

Businelli[2] hat bei fünf Fällen von sechs eine schnelle und überraschende Heilung erhalten.

Moyne[3] hat bei drei Fällen eine vollständige Heilung erzielt.

Paggi[4] hat acht Fälle behandelt; von diesen sind bei sechs die Granulationen vollständig geheilt, bei einem nur wenig beeinflusst worden. Bei vier von diesen Fällen ist die Hornhaut aufgehellt, bei einem ein Cornealgeschwür geheilt und bei einem verbessert worden.

Alcon[5] soll von 37 Fällen vollständige Heilung bei 20 und Verbesserung bei 9 Fällen erhalten haben. Bei den übrigen 8 Fällen war das Ergebniss negativ oder unbekannt.

Ponti[6] scheint bei 4 Fällen eine Aufhellung der Hornhaut erhalten zu haben. Bei einem von diesen fand sich ein Cornealgeschwür vor, welches bei der Behandlung geheilt worden ist.

---

[1] Sattler, Klin. Monatsbl. f. Augenheilk., Jhrg. 21, S. 225.

[2] Ann. d'oculist., Vol. 90, S. 82.

[3] Bolett. d'oculist., Jhrg. 5, S. 71.

[4] Bolett. d'oculist., Jhrg. 5, S. 213.

[5] Bordet, Le Jequirity, S. 44.

[6] Bolett. d'oculist., Jhrg. 5, S. 181.

Mazza[1] hat von 30 Fällen bei 5 eine vollständige Heilung bei anderen 5 Verbesserung und bei 20 Fällen keine Veränderung erhalten. Von den fünf vollständig geheilten Fällen waren vier Trachome im Narbenstadium. Sämmtliche Fälle waren mit secundärem Pannus complicirt; dieser hellte sich während der Behandlung in hohem Grade auf, mit Ausnahme von einem Falle, wo ein oberflächlicher, vascularisirter Pannus zu einem ausgebreiteten, narbigen centralen Fleck verwandelt worden ist.

Brailey[2] findet, dass das Jequirity die Granulationen nicht unmittelbar zerstört, aber dagegen den Schmerz und die Lichtscheu vermindert sowie den Pannns aufhellt.

Simi[3] hat bei einem Falle Besserung gefunden, bei einem anderen aber nicht.

Aimé Bernard[4] hat beobachtet, dass das Trachom und der secundäre Pannus sehr oft durch Jequirity gebessert werden. Uebrigens findet er, dass Trachomfälle, welche mit Thränenfluss complicirt sind, wegen dieser Complication behandelt werden müssen, bevor sie der Behandlung mit Jequirity unterworfen werden.

Dujardin[5] sieht, dass die Behandlung mit Jequirity auf die trachomatöse Conjunctivitis nicht besonders einwirkt, statt dessen aber ein sehr kräftiges Mittel darstellt, um gewisse Arten von Pannus, besonders dergleichen, welche von Granulationen begleitet sind, aufzuhellen. Uebrigens zieht er es vor, die Behandlung eine längere Zeit auszudehnen, indem er die Conj. palpebr. nur 1—2 mal wöchentlich mit Jequirity wäscht.

Manfredi[6] hat gefunden, dass schwache Infusionen vor den mehr concentrirten vorzuziehen sind, und sieht es als besser an, die Application von Jequirity mehrmals mit 12—24 Stunden Zwischenzeit zu wiederholen, als mit einem Mal eine heftige und intensive Conjunctivitis hervorzurufen. Übrigens lenkt er die Aufmerksamkeit auf die lebhafte Vascularisation, welche bei der Entzündung an der Hornhaut auftritt. Von 39 Individuen (69 Augen), welche er behandelt hat, hat er bei 12 (resp. 18) Fällen eine voll-

[1] Bolett. d'oculist., Jhrg. 5, S. 218.

[2] Brit. med. Journ. 19. mai 1883, S. 954.

[3] Bolett. d'oculist., Jhrg. 5, S. 97.

[4] Ref. in Ann. d'oculist., Vol. 90, S. 82.

[5] Ref. ib. S. 215.

[6] La conjunctivite jequiritien.

ständige Heilung, bei 10 (resp. 20) weder Besserung noch Verschlimmerung, bei 2 (resp. 3) unglückliches Resultat erhalten. Bei einem von diesen, wo schon vorher ein Ulcus corneae vorhanden war, wurde durch Einpudern von Jequiritypulver eine ausgebreitete Ulceration und eine totale Verdunkelung der Cornea hervorgerufen; bei dem zweiten, wo es dem Kranken selber überlassen worden ist, die Infusion zu appliciren, wurden in Folge der Behandlung die beiden Hornhäute total zerstört. Die 18 (resp. 28) übrigen Fälle waren bei der Veröffentlichung der Statistik noch unter Behandlung und der Verfasser hofft, dass einige von diesen nach einiger Zeit gebessert werden sollten, denn es wäre ein grosser Irrthum, wenn man sich vorstellte, dass mit dem schnellen Aufhören der Jequirity-Ophthalmie das Trachom und der Pannus gleichzeitig und gleichschnell verschwinden würden. Dem negativen Erfolg begegnete der Verfasser bei rothen, weichen, leicht blutenden, gefässreichen, eiternden Granulationen, obgleich er auch bei solchen Fällen eine gewisse Tendenz zur Besserung beobachtet hatte.

Osio[1] sagt, in keinen einzigen Falle Verbesserung erhalten zu haben. Seine unglücklichen Ergebnisse mit der Jequiritysalbe sind schon besprochen.

Lachi[2] hat bei einem Falle das Jequirity benutzt, damit aber ein tiefes Ulcus corneae, welches ein bedeutendes Leukom in der Mitte der Hornhaut zurückliess, hervorgerufen.

Deneffe[3] hat bei keinem einzigen Falle ein günstiges Ergebniss mit dem Jequirity erhalten. Weder die Granulationen, noch der Pannus sind damit gebessert worden. Dagegen hat er als Folge der Behandlung bei einem Falle die Umbildung einer vasculären Keratitis zu einem Pannus crassus beobachtet, bei einem anderen eine Perforation der beiden Hornhäute.

Bordet[4] hat von den 30 Kranken, welche er mit dem Jequirity behandelt, bei einem Falle eine bedeutende Besserung gesehen, bei vier Fällen eine ziemlich unbedeutende und zufällige Verbesserung, in keinem einzigen aber eine vollständige Heilung der Granulationen gefunden. Aus seinen Krankheitsgeschichten scheint hervorzugehen, dass von 7 Fällen mit mehr oder weniger verbreiteten

[1] Bordet, Le Jequirity, S. 44.
[2] Bolett. d'oculist., Jhrg. 5, S. 329.
[3] Ann. d'oculist., Vol. 89, S. 104.
[4] Bordet, Le Jequirity, S. 47.

Verdunkelungen der Hornhaut die Behandlung bei drei Fällen einen günstigen Einfluss auf diese Verdunklungen ausgeübt hat.

LAINOLI und NICOLINI[1] haben bei acht Fällen keinen Einfluss von Jequirity auf die Granulationen gefunden.

## Eigene therapeutische Versuche mit dem Jequirity.

Die wenigen Fälle, welche ich selber mit dem Jequirity behandelt habe, sind alle poliklinische gewesen. Dadurch sind mehrere Ungelegenheiten entstanden, da ich in der Regel nicht im Stande gewesen bin, die Kranken öfter als höchstens ein Mal täglich zu beobachten, und also auch nicht die allmähliche Entwicklung und den Rückgang der Jequirity-Ophthalmie Schritt für Schritt habe verfolgen können, sondern in mehreren Hinsichten gezwungen gewesen bin, mich auf die Angaben der Kranken zu verlassen. Wegen der poliklinischen Behandlung sind auch die Bestimmungen der Körpertemperatur Mitte des Tages gemacht worden.

Bei diesen Versuchen ist die Jequirityinfusion im Allgemeinen, wenn nichts anderes besonders bemerkt wird, mittelst eines gewöhnlichen Tropfglases in das Auge des Kranken eingeführt worden, wobei sein Kopf zurückgelehnt war und seine Augenlider ungefähr drei Minuten lang aufgesperrt gehalten wurden, um zu verhindern, dass die eingeführte Flüssigkeit sogleich aus dem Conjunctivalsack herausfliessen möchte. Während der Dauer der Jequirity-Ophthalmie sind in der Regel nur oft wiederholte Waschungen mit 4% Borsäurelösung benutzt worden.

Bei der Bestimmung der Sehschärfe habe ich die Tabelle SNELLEN's in 20 Fuss Entfernung und die Stilscalen JÄGER's in der bei jedem Falle zu erwähnenden Entfernung angewendet.

Ich gehe jetzt zu der Beschreibung meiner Fälle über.

*Fall 1.* Ida C., 23 Jahre alt, Becka, Schoonen.

*Trachom mit anfangender Narbenbildung und secundärem Pannus am linken Auge.*

1. Aug. Das Augenleiden der Pat. hat etwa ein Jahr gedauert. Conj. palpebr. sup. fleischig verdickt, grauroth, in der Mitte durch eine schmale, längsgehende, blauweisse, strahlige Narbe etwas eingezogen. Nirgends eine deutliche trachomatöse Granulation. Die Absonderung gerade so stark, dass die Augenlider am Morgen

[1] BORDET, Le Jequirity, S. 46.

zusammengeklebt sind. Der obere Theil der Hornhaut pannös, vascularisirt. Die verdunkelte Partie erstreckt sich etwas oberhalb der Mitte der Hornhaut. Durch den unteren Theil der Hornhaut hindurch stellt sich die Iris normal dar. Pat. zählt die Finger in 6 m Entfernung und liest Jäger Nr. 15 in 20 cm. Das linke Auge gesund.

Conj. palpebr. wurde mit einer 1 % Infusion von ungeschältem Jequirity gepinselt.

2. Aug. Die Augenlider etwas geschwollen, Conj. palpebr. etwas röther, hier und da mit Schleimfetzen bedeckt. Dieselbe Behandlung wie am Tage vorher.

3. Aug. Das Befinden ungefähr unverändert; ein in eine 5 % Infusion von ungeschältem Jequirity getauchter Schwamm wurde gegen die evertirten Augenlider während etwa 5 Minuten gedrückt.

4. Aug. Die Reizung etwas stärker, eine schwache Injection der Conj. palpebr., dieselbe Behandlung wie am 3. August.

6., 7., 8., 9., 10. Aug. Ebenso.

11. Aug. Die Augenlider mässig geschwollen, kleine zerstreute croupöse Membranen decken die Conj. palpebr. Die Conj. oculi ist ziemlich lebhaft injicirt, eine Anzahl oberflächlicher Gefässe erstrecken sich von dieser hinaus in die Hornhaut, deren Trübung beträchtlich zugenommen hat. Reichlicher Thränenfluss.

13. Aug. Das Oedem der Augenlider fast verschwunden; Conj. palpebr. lebhaft geröthet, aber ohne Membranen; die Injection der Conj. oculi vermindert; die Hornhaut fortwährend trüb und vascularisirt; schwache pericorneale Injection.

23. Aug. Die Bindehaut erscheint etwa wie vor der Behandlung; die Hornhaut weniger vascularisirt und heller, so dass die Pat. Jäger Nr. 11 liest.

4. Sept. Die anfängliche fleischige Verdickung der Bindehaut des oberen Augenlides merkbar vermindert; die Hornhaut viel heller; die Pat. liest Jäger Nr. 7.

Es wurde jetzt innerhalb einer Stunde eine borsaure Jequirity-infusion dreimal eingetröpfelt.

Vier Stunden darnach empfand die Pat. Stechen und Schmerz im Auge und Mattigkeit, Unlust und Fieber; der Schlaf während der Nacht unruhig, das Auge am Morgen des folgenden Tages zugeschwollen.

5. Sept. Starke Schwellung der Augenlider, ausgebreitete croupöse Membranen an der Bindehaut der beiden Augenlider;

Conj. bulbi lebhaft injicirt, Chemosis; die Hornhaut sehr trüb, sodass die Pupille nicht unterschieden werden konnte; starker Thränenfluss; Schnupfen; die Temperatur in der Achselhöhle 37,4°; Ord. Atropin.

6. Sept. Die Symptome gesteigert; die Hornhaut reichlich vascularisirt, die croupösen Membranen sehr entwickelt, besonders am unteren Augenlid, dessen Bindehaut von einer Membran, welche sich auf die Conj. oculi fortsetzt, vollständig überzogen ist; Temp. 37,6°.

7. Sept. Die Heftigkeit der Symptome vermindert; Temp. 36,5°.

10. Sept. Die Conj. palpebr. fortwährend lebhaft roth und geschwollen, in dem oberen Fornix eine kleine, leicht ablösbare Membran; die Hornhaut hat sich aufzuhellen angefangen; viele Gefässe strecken sich von der Conjunctiva aus über die Cornealgrenze, besonders nach oben; an der Conj. palpebr. einige ganz kleine, oberflächliche Ulcerationen.

20. Sept. Das Auge ungefähr wie am 4. Sept.

20. Oct. Die Verdickung der Conj. palpebr. sup. vermindert, die Narbenbildung etwas mehr verbreitet; die Pat. liest fortwährend Jäger Nr. 7.

---

*Fall 2.* Lydia J., 16 Jahre alt, Kirchspiel Tuna, Statthalterschaft Kalmar.

*Trachom mit Narbenbildung und secundärem Pannus an beiden Augen.*

Die Pat. ist am linken Auge 6 Jahre, am rechten 2 Jahre lang krank gewesen.

*Linkes Auge.* 2. Aug. Leichtes Entropium; in der Mitte der Conj. palpebr. findet sich eine strahlige, längsgehende, eingezogene Narbe; nach aussen von dieser erscheinen einige kleine papillare Granulationen; einige ähnliche erscheinen auch längs dem oberen Rande in der Nähe der Fornix conj.; die Hornhaut von einer Menge kleiner, oberflächlicher Verdunkelungen getrübt; die grösste, etwa 2 mm breit, hat ihren Sitz gerade gegenüber der Pupille; wenige oberflächliche Gefässe setzen sich von der Conjunctiva aus auf die obere Hälfte der Hornhaut fort; die Pat. liest mit diesem Auge die oberste Zeile an der Tabelle Snellens und Jäger Nr. 15 in 15 cm Entfernung. Eine 5% Infusion von ungeschältem Jequirity wurde eingepinselt.

3. Aug. Unbedeutende Reaction; mittelst eines Schwammes wurde 5 Minuten lang eine 5% Infusion applicirt.

4. Aug. Stärkere Reaction; dieselbe Behandlung wie gestern wurde zweimal wiederholt.

5., 6., 7., 8., 9. Aug. Ebenso.

10. Aug. Die Augenlider mässig geschwollen, kleinere croupöse Belegungen an der Conj. palpebr., besonders der unteren; Conj. oculi ziemlich stark injicirt, die Verdunkelung und der Gefässreichthum der Hornhaut vermehrt; Thränenfluss.

13. Aug. Das Oedem der Augenlider ist ebenso wie die croupösen Membranen verschwunden; Conj. palpebr. etwas geschwollen und roth; Conj. oculi fortwährend etwas injicirt; unbedeutende pericorneale Injection, die Hornhaut oberflächlich vascularisirt; die Sehschärfe sehr vermindert.

19. Aug. Unbedeutender Thränenfluss; die Hornhaut heller; die Pat. liest Jäger Nr. 7.

23. Aug. Die Pat. liest Jäger Nr. 5.

31. Aug. Die Pat. liest Jäger Nr. 3. Eine 2% borsaure Infusion von geschältem Jequirity wurde innerhalb einer Stunde drei Mal und nach 2 Stunden noch ein Mal eingetröpfelt. 2 Stunden nach der letzten Eintröpfelung empfand die Pat. Schmerz und Stechen im Auge und allgemeines Unwohlsein; Ord. 2 gr Chloral zur Nacht.

1. Sept. Bedeutendes Oedem in den Augenlidern, die Wange stark geschwollen; Empfindlichkeit beim Druck or dem Ohr; die Conj. palpebr. sup. diphtheritisch infiltrirt, die Conj. palpebr. inf. von einer ausgebreiteten croupösen Membran überzogen; die Conj. bulbi lebhaft injicirt und sehr stark chemotisch geschwollen. Die Verdunkelung der Hornhaut vermehrt, anfangende Vascularisation. Die Pat. leidet an allgemeinem Unwohlsein, mangelhafter Esslust, Kopfweh; Körpertemperatur in der Achselhöhle 38,5°.

2. Sept. Die Verdunkelung und der Gefässreichthum der Hornhaut vermehrt; Körpertemperatur 37°; die Symptome übrigens unverändert.

3. Sept. Die Heftigkeit der Entzündung vermindert, ein Paar kleine, oberflächliche, am Rande befindliche Geschwüre an der Hornhaut.

5. Sept. Die croupösen Membranen und die diphtheritische Infiltration zum grössten Theil verschwunden. Die Hornhaut heller.

17. Sept. Das Auge wie am 2. Sept. Die Pat. liest Jäger Nr. 3; Conj. palpebr. wie am 2. August.

*Rechtes Auge.* 19. Aug. An der Conj. palpebr. sup. erscheint eine längsgehende, strahlige Narbe und papillare Granulationen in mässiger Menge; die Hornhaut von kleinen, ovalen, oberflächlichen Herden getrübt, an der Grenze der Conjunctiva sparsam vascularisirt. Die Pat. liest mit diesem Auge die vierte Zeile der Tabelle Snellens und Jäger Nr. 1. Eine 5 % Infusion von ungeschältem Jequirity wurde innerhalb einer Stunde drei Mal und nach noch zwei Stunden drei Mal eingetröpfelt. Zwei Stunden nach der letzten Eintröpfelung fing die Pat. an, Schmerz und Stechen im Auge zu empfinden.

20. Aug. Die Augenlider geschwollen; Conj. palpebr., besonders nach oben gegen den oberen Fornix, zu mit croupösen Membranen überzogen; starke Injection und gelinde Chemosis in der Conj. oculi.

21. Aug. Die croupösen Membranen mehr verbreitet, die Hornhaut trüber und oberflächlich vascularisirt; die Injection der Conj. oculi vermindert.

22. Aug. Noch eine geringe Belegung am unteren Augenlide; die Hornhaut heller, an ihrer unteren Hälfte ein kleines oberflächliches Geschwür; unbedeutende pericorneale Injection; Ord. Atropin.

30. Aug. Die wenigen trachomatösen Granulationen dauern etwa wie vor der Behandlung fort. Das Cornealgeschwür geheilt, unbedeutender Thränenfluss. Die Sehschärfe wie vor der Behandlung.

22. Sept. Seit dem 30. August hat die Pat. an Thränenfluss am rechten Auge gelitten. Dies zeigte jetzt pericorneale Injection und ein oberflächliches Ulcus corneae. Die Operation Bowman's wurde gemacht und die Sonde Nr. 2 mit Schwierigkeit eingeführt. Nachher wurde das Auge 2—3 Mal wöchentlich sondirt. Nach etwa 14 Tagen hatte der Thränenfluss aufgehört und das Geschwür war geheilt worden.

---

*Fall 3.* Stina Maria N., 55 Jahre alt, Kirchspiel Malmsjö, Statthalterschaft Kalmar.

*Trachom mit Narbenbildung und secundärem Pannus an beiden Augen.*

Vor drei Jahren fing das Leiden der Pat. ungefähr gleichzeitig an beiden Augen an.

*Das linke Auge.* 3. Aug. Entropium conj. sup. In der Mitte der Bindehaut des oberen Augenlides anfangende Narbenbildung; eine kleine Zahl papillärer Granulationen in der Nähe der Fornix conj. sup.; die Bindehaut des unteren Augenlides geröthet und geschwollen, aber glatt. Der obere Theil der Hornhaut pannös mit einigen wenigen, sich aus der Bindehaut fortsetzenden Gefässen; gelinde pericorneale Injection; nach oben zwei kleine, oberflächliche, am Rande stehende Geschwüre. Die Pat. liest mit diesem Auge und + 3 D Jäger Nr. 3 in 20 cm Entfernung. Ein in eine 5 % Infusion von ungeschältem Jequirity getauchter Schwamm wurde während 5 Minuten gegen die evertirten Augenlider gedrückt.

4. Aug. Schwache Reizung; dieselbe Behandlung wie gestern.

5., 6., 7., 8., 9. Aug. Ebenso.

10. Aug. Die Augenlider ödematös und geröthet; die linke Wange geschwollen; zerstreute croupöse Belegungen an der Conj. palpebr.; Conj. oculi ziemlich hyperämisch; die pericorneale Injection stärker; die beiden Geschwüre unverändert; der Gefässreichthum der Hornhaut vermehrt; starker Thränenfluss.

13. Aug. Die Schwellung der Augenlider und der Wange verschwunden, ebenso die croupösen Membranen und die Hyperämie der Conj. oculi; die pericorneale Injection dauert fort; die Verdunkelung der Hornhaut hat zugenommen; die Geschwüre und der Thränenfluss sind vermindert.

18. Aug. Die Hornhaut heller; nur ein Geschwür ist noch da; die pericorneale Injection vermindert.

23. Aug. Das Geschwür der Hornhaut unverändert; schwache pericorneale Injection. Die Pat. liest Jäger Nr. 5.

28. Aug. Die Pat. liest Jäger Nr. 4. Das Geschwür der Hornhaut und der Thränenfluss dauern noch fort.

3. Sept. Jäsche-Arlt's und Bowman's Operationen. Die Sonde Nr. 2 wurde mit Schwierigkeit eingeführt.

*Das rechte Auge.* 19. Aug. An der Conj. palpebr. sup. eine strahlige Narbe, einige wenige trachomatöse Granulationen, die meisten in der Gegend des Fornix; eine geringe, pannöse Verdunkelung der Hornhaut. Die Pat. liest mit diesem Auge und + 3 D Jäger Nr. 3. Eine 5 % Infusion von ungeschältem Jequirity wurde innerhalb einer Stunde drei Mal und nach zwei Stunden noch drei Mal eingeträpfelt. Zwei Stunden nach der letzten Eintröpfelung bekam die Pat. Schmerz und Stechen im Auge; Kopfweh und Schlaflosigkeit in der Nacht.

20. Aug. Starkes Oedem der Augenlider, ausgebreitete croupöse Membranen an der Bindehaut der Augenlider, starke Injection und Chemosis in Conj. oculi. Das allgemeine Befinden wenig gestört.

21. Aug. Dieselben Symptome dauern fort; die Hornhaut trüber und an oberflächlichen Gefässen reich; zwei oberflächliche Geschwüre, pericorneale Injection. Ord. Atropin.

23. Aug. Die Symptome im Allgemeinen vermindert, nur am unteren Augenlide ist eine geringe Belegung zurückgeblieben; die pericorneale Injection dauert fort.

28. Aug. Nur eins der oberflächlichen Geschwüre ist zurückgeblieben; die pericorneale Injection hat zum grössten Theile aufgehört; die Hornhaut heller.

3. Sept. Das Cornealgeschwür noch nicht geheilt; Thränenfluss; die trachomatösen Veränderungen unverändert; die Sehschärfe wie vor der Behandlung.

5. Sept. Die Pat. erscheint nicht mehr in der Poliklinik.

---

*Fall 4.* Linus J., 15 Jahre alt, Stockholm.

*Trachom an beiden Augen.*

Vor zwei Monaten fing der Pat. an Schaben in den Augen zu empfinden.

*Das linke Auge.* 7. Aug. Conj. palpebr. lebhaft roth und besonders am oberen Augenlide von einer zahlreichen Menge papillärer Granulationen bestreut. Die Hornhaut vollständig hell. Das Secret eben reichlich genug, um die Augenlider am Morgen zusammenzukleben (das rechte, ebenfalls trachomatös veränderte Auge wurde nicht behandelt). — Pinselungen mit 5 % Infusion von ungeschältem Jequirity wurden innerhalb einer Stunde sechs Mal vorgenommen. Drei bis vier Stunden darnach fing der Pat. an Stechen im Auge und Kopfweh, Unlust und Frieren zu empfinden. Diese Symptome waren aber nicht sehr stark, so dass der Pat. den grössten Theil der Nacht schlafen konnte.

8. Aug. Starke Schwellung der Augenlider und der linken Wange; die Bindehaut der beiden Augenlider sehr geschwollen, hier und da mit etwas zähen, leicht ablösbaren Fetzen überzogen, aber ohne eigentliche croupöse Membranen; starker Thränenfluss; das allgemeine Befinden gut.

10. Aug. Die Heftigkeit der Entzündung vermindert.

11. Aug. Die Symptome noch weiter vermindert. Wiederholte Einspritzungen drei Mal innerhalb zwei Stunden.

12. Aug. Starke Schwellung der Augenlider und der Wange; Conj. palpebr. inf. von einer ausgebreiteten, ziemlich adhärenten Membran überzogen; die Bindehaut des oberen Augenlides sehr geschwollen, jedoch erscheinen Andeutungen der trachomatösen Erhebungen; die croupösen Membranen sind an diesem Augenlide ganz klein und zerstreut; die Injection der Conj. oculi mässig stark; der Thränenfluss reichlich.

13. Aug. Die Schwellung etwas vermindert; die trachomatösen Granulationen treten deutlicher hervor.

14. Aug. Die croupösen Membranen loser und leichter abzulösen.

20. Aug. Die Schwellung der Augenlider und der Wange ebenso wie die croupösen Membranen und die Injection der Conj. oculi verschwunden. Der Pat. giebt an, die unangenehme Empfindung von Schaben im Auge nicht mehr zu empfinden, auch sind die Augenlider am Morgen nicht mehr zusammengeklebt. Die Granulationen dauern jedoch unverändert fort.

---

*Fall 5.* Ottilia N., 18 Jahre alt, Stockholm.

*Trachom mit Narbenbildung und secundärem Pannus an beiden Augen.*

Die Pat. hat schon mehrere Jahre an der Augenkrankheit gelitten; die letzten sechs Monate ist sie hauptsächlich mit Sulph. cupr. in der Klinik poliklinisch behandelt worden. Bei dieser Behandlung ist sie beträchtlich gebessert worden, auch hat ihre Sehschärfe zugenommen.

*Das linke Auge.* 24. Aug. Die Bindehaut des oberen Augenlides zeigt in ihrer Mitte eine schmale, leicht eingezogene, blauweisse, strahlige Narbe; an ihren Seiten erscheinen einige wenige papilläre Granulationen. Die Hornhaut leicht trüb, spärlich und oberflächlich vascularisirt, besonders nach oben. Die Pat. liest mit diesem Auge die drei obersten Zeilen der Tabelle Snellen's sowie Jäger Nr. 1 in 10 cm Entfernung (das rechte Auge, welches ungefähr in demselben Grade verändert war, wurde nicht behandelt). Eine 5% Infusion von ungeschältem Jequirity wurde zwei Mal eingeträpfelt. Einige Stunden später bekam die Pat. schwaches Stechen im Auge, empfand aber sonst kein Unwohlsein.

26. Aug. Mässig geschwollene Augenlider; Conj. palpebr. inf. von einer leicht ablösbaren, halbfesten Membran überzogen; Conj. oculi injicirt. Die Einträpfelung wurde zwei Mal wiederholt. Drei Stunden nach der letzten Einträpfelung bekam die Pat. Stechen im Auge, Schmerz in der entsprechenden Hälfte des Kopfes, Frieren und Fieber; der Schlaf in der Nacht schlecht. Das Unwohlsein nahm am folgenden Tage zu, in Folge dessen die Pat. sich diesen Tag zu Hause hielt.

27. Aug. Die Augenlider und die Wange sehr geschwollen; Conj. palpebr. inf. von ausgebreiteten, croupösen Membranen fast vollständig überzogen. Derartige Membranen überziehen auch die Bindehaut des oberen Augenlides an den Stellen, wo sie nicht narbig ist; Conj. bulbi lebhaft injicirt, die Trübung der Hornhaut vermehrt.

29. Aug. Die Wange noch etwas geschwollen, eine schwache Belegung ist noch an der Conj. palpebr. inf. zurückgeblieben.

4. Sept. Die Reizung verschwunden; die trachomatösen Erhebungen unverändert.

15. Sept. Fortwährend keine Veränderung; die Sehschärfe wie vor der Behandlung.

---

*Fall 6.* Sofia C., 65 Jahre alt, Karlskrona.

*Xerosis conjunctivae mit Flecken an der Hornhaut und hinteren Synechien nach einem vorübergegangenen Trachom an den beiden Augen.*

Die Pat. hat an ihrer Krankheit 6—7 Jahre gelitten.

*Das rechte Auge.* 25. Aug. Entropium palp. sup.; an der Innenseite des oberen Augenlides eine verbreitete, strahlige, eingezogene Narbe; der ganze Conjunctivalsack vermindert; wenn die Pat. nach oben sieht, erscheinen reichliche narbenähnliche Streifen, welche sich vom unteren Augenlide nach dem Bulbus erstrecken; Conj. bulbi grob injicirt; die Hornhaut trüb, besonders in der Mitte; die Pupille reagirt auf Licht träg, nach innen erscheint ein brauner Pigment-Fleck an der vorderen Oberfläche der Linse. Die Pat. zählt die Finger in 10 Fuss Entfernung und liest mit + 4 D Jäger Nr. 18 in 20 cm Entfernung. Eine $5^0/_0$ Infusion wurde innerhalb zwei Stunden drei Mal eingeträpfelt. — Nach neun Stunden fing die

Pat. an im Auge und oberhalb desselben Schmerz zu empfinden, war im übrigen wohl.

30. Aug. Ein schwaches Oedem der Augenlider; Conj. palpebr. mit einem losen, schleimähnlichen Häutchen überzogen; die Hornhaut erschien etwas trüber; die Pupille stark zusammengezogen. Eine Atropingelatine wurde eingelegt, in Folge dessen die Pupille sich stark erweiterte. Darnach wurden vier Eintröpflungen einer 5% Infusion von ungeschältem Jequirity gemacht.

Drei bis vier Stunden nach der letzten Eintröpflung bekam die Pat. Schmerz im Auge und oberhalb desselben, fühlte sich unwohl und hatte Fieber. Sie blieb daher am folgenden Tage zu Hause.

1. Sept. Mässiges Oedem der Augenlider, keine croupösen Membranen an der Bindehaut; vermehrte Injection der Conjunctiva bulbi; die Hornhaut trüber; die Pupille fortwährend erweitert.

8. Sept. Der Zustand des Auges wie vor der Behandlung; die Sehschärfe etwas vermindert.

*Das linke Auge.* 8. Sept. Conj. palpebr. etwa wie am rechten Auge. Die Hornhaut gegen die Peripherie stärker, im Centrum schwächer getrübt; die Iris längs ihres ganzen inneren Randes mit der vorderen Oberfläche der Linse zusammengelöthet. Die Pat. liest mit diesem Auge die erste Zeile der Tabelle Snellen's und mit + 4 D Jäger Nr. 6. In das linke Auge wurde eine 2% Infusion von geschältem Jequirity zwei Mal eingetröpfelt.

Nach 5—6 Stunden traten ungefähr dieselben Symptome wie am 30. August, jedoch aber in schwächerem Grade auf.

10. Sept. Schwaches Oedem der Augenlider, geringe Injection der Conj. oculi, schwache pericorneale Injection. Ord. Atropin.

20. Sept. Der Zustand der beiden Augen wie vor der Behandlung. Fortwährend keine Aufhellung der Hornhäute und keine Verbesserung der Sehschärfe.

---

*Fall 7.* Amanda C., 17 Jahre alt, Stockholm.

*Narbe in der Conj. palpebr. sup. und oberflächliche Hornhautflecke nach einem durchgemachten Trachom am linken Auge.*

Das Auge der Pat. erkrankte vor neun Jahren.

22. Sept. In der Conj. palpebr. sup. etwa eine Linie von ihrem freiem Rande eine sehr schmale, eingezogene, blauweisse, strahlige Narbe; die Bindehaut sonst normal. Die Hornhaut von einer grossen

Menge ganz kleiner, oberflächlicher Herde leicht getrübt. Die Pat. liest die oberste Zeile der Tabelle Snellen's und Jäger Nr. 4. Eine borsaure Infusion von geschältem Jequirity wurde zwei Mal eingetröpfelt. Etwa fünf Stunden später bekam die Pat. Stechen im Auge, Thränenfluss und Kopfweh.

23. Sept. Oedem der Augenlider; Conj. palpebr. sup. und inf. von ausgebreiteten, stark festsitzenden, croupösen Membranen überzogen; die Conj. oculi lebhaft injicirt, leichte Chemosis, reichlicher Thränenfluss; allgemeines Unwohlsein; Temperatur 37°.

24. Sept. Die Membranen leichter ablösbar, die Hornhaut stärker getrübt, oberflächlich vascularisirt; ein paar kleine, ganz oberflächliche Geschwüre; Temperatur 37,9°

25. Sept. Die Membranen leicht abzulösen; die Chemosis vermindert; die Körpertemperatur 37°.

26. Sept. Eine kleine croupöse Membran findet sich noch am unteren Fornix; die Chemosis verschwunden; die Injection der Conj. bulbi vermindert; die Hornhaut fortwährend ziemlich trüb.

9. Oct. Der Zustand ungefähr wie vor der Behandlung; die Sehschärfe etwas vermindert; die Pat. liest Jäger Nr. 5.

26. Oct. Die Pat. hat, seitdem sie mit dem Jequirity behandelt worden ist, an Thränenfluss gelitten; liest Jäger Nr. 5. Operation Bowman's, Sondirung 2—3 Mal wöchentlich.

15. Nov. Der Thränenfluss hat aufgehört; die Patientin liest Jäger Nr. 2.

---

*Fall 8.* Anna S., 24 Jahre alt, Oskarshamm.

*Trachom mit Narbenbildung und secundärem Pannus am rechten Auge.*

Die Pat. hat seit 10 Jahren an der Augenkrankheit gelitten.

24. Sept. An der Innenseite des oberen Augenlides eine strahlige Narbe und wenige trachomatöse Erhebungen. Die Hornhaut in ihrem oberen Theile leicht und oberflächlich getrübt; gleich nach innen von der Mitte eine etwa 2 mm breite, mehr gesättigte Verdunkelung; sparsame, oberflächliche Vascularisation; die Operation Bowman's ausgeführt; die Pat. liest mit diesem Auge Jäger Nr. 14 in 20 cm Entfernung und die erste Zeile der Tabelle Snellen's. Eine borsäure Infusion von geschältem Jequirity wurde innerhalb einer Stunde zwei Mal eingetröpfelt. Vier Stunden später bekam die

Pat. Stechen und Schmerz im Auge, fühlte sich aber sonst nicht unwohl.

25. Sept. Oedem der Augenlider; leicht ablösbare croupöse Membranen an der Bindehaut der beiden Augenlider; die Verdunkelung der Hornhaut vermehrt, einige oberflächliche Gefässe dringen in dieselbe aus der Conjunctiva hinein; Temperatur 37,4°

26. Sept. Sämmtliche Symptome vermindert; Temperatur 37°.

6. Oct. Der Zustand des Auges wie vor der Behandlung.

---

Also wurde hervorgebracht:

beim Fall Nr. 1 durch eine ausgedehnte und gelinde Behandlung Aufhellung der Hornhaut und Steigerung der Sehschärfe von Jäger Nr. 15 bis auf Jäger Nr. 7, sowie ein deutlicher Rückgang des trachomatösen Processes in der Bindehaut; dagegen keine fortgesetzte Besserung durch eine wiederholte und diesmal heftigere Entzündung;

beim Fall Nr. 2 an dem einen Auge durch eine ausgedehnte und gelinde Behandlung Aufhellung der Hornhaut und Steigerung der Sehschärfe von Jäger Nr. 15 bis auf Jäger Nr. 3; aber keine weitere Besserung durch eine wiederholte und diesmal heftige Ophthalmie; an dem anderen Auge durch eine nur einmal eingeleitete, intensive Entzündung keine Verbesserung weder der Hornhaut noch der Bindehaut; übrigens an dem einen Auge Symptome von Strictur der Thränenwege und ein Cornealgeschwür, welche jedoch nach stattgefundener Operation Bowman's und Sondirung ziemlich schnell verschwanden;

beim Falle Nr. 3 an dem einen Auge, gleichfalls durch eine ausgedehnte und gelinde Behandlung, Aufhellung der Hornhaut und Steigerung der Sehschärfe von Jäger Nr. 9 bis auf Jäger Nr. 4; aber keine weitere Verbesserung durch eine neue und heftige Entzündung; an dem anderen Auge durch eine nur einmal eingeleitete, intensive Entzündung keine Verbesserung weder der Hornhaut noch der Bindehaut; übrigens Symptome einer doppelseitigen Strictur der Thränenwege;

beim Fall Nr. 7 Symptome einer Strictur der Thränenwege und eine unbedeutende Verminderung der Sehschärfe von Jäger Nr. 4 bis auf Jäger Nr. 5 herab, welche Verminderung jedoch nach der Operation Bowman's und nachfolgender Sondirung schnell wieder zurückging und durch eine erhöhte Sehschärfe (Jäger Nr. 2) ersetzt wurde;

beim Fall Nr. 6, wo die ganze Conjunctiva narbig entartet war, keine eigentliche Ophthalmie, dagegen aber ziemlich ausgeprägte Symptome eines allgemeinen Unwohlseins;

*sowohl bei dem letzterwähnten Falle wie auch bei den drei übrigen* durch eine einzige und intensive Entzündung keine Verbesserung weder der Hornhaut noch der Bindehaut.

## Zusammenfassung und Schlussfolgerungen.

Die Patienten, welche ich mit dem Jequirity behandelt habe, sind also acht (11 Augen) gewesen. Bei sechs (8 Augen) von diesen war die Bindehaut trachomatös degenerirt, bei den zwei (3 Augen) übrigen bot sie nur Folgeerscheinungen nach vorübergegangenem Trachom dar. Bei sieben (10 Augen) fanden sich mehr oder weniger verbreitete Verdunkelungen der Hornhaut. Bei einem der Fälle war die Hoffnung einer Besserung bei beinahe jeder Behandlung äussert gering. Er schien mir jedoch von einem gewissen Interesse zu sein, da trotz der unbedeutenden Wirkung, welche von der Jequirityinfusion hervorgerufen worden ist, der Patient sich sehr unwohl fühlte. Es scheint hieraus hervorzugehen, dass die allgemeinen Symptome bei einer Jequirity-Ophthalmie wenigstens zum Theil nicht von der Entzündung an und für sich bedingt sind, sondern eine unmittelbare Folge der Resorption des Mittels darstellen.

Auf Grund eines so unbedeutenden Materials einige bestimmte Ansichten über die Jequiritybehandlung auszusprechen, ist selbstverständlich sehr heikel. Jedoch glaube ich aus meinen Beobachtungen einige Schlussfolgerungen ziehen zu können, welche ich hierunten darstellen werde.

*Die zweckmässigste Form, das Jequirity zu benutzen*, ist meiner Meinung nach diejenige einer mit gesättigter Borsäurelösung hergestellten Infusion. Diese behält längere Zeit ihre Kraft unvermindert bei, während eine gewöhnliche Infusion schon nach 24 Stunden merkbar schwächer als eine frisch bereitete erscheint.

Hinsichtlich der *Art die Infusion zu appliciren* scheint es mir, dass die früher erwähnten Einträpflungen sowohl vor Einpinselungen als auch vor Waschungen vorzuziehen sind. Man kann nämlich in jener Weise die anzuwendende Menge der Infusion genau dosiren, und dies ist selbstverständlich von grosser Bedeutung, wenn ein Mittel in Frage steht, dessen Wirkung in einem so hohem Grade von der Dosis abhängig ist, und welches im Uebrigen, wenn es zu energisch benutzt wird, die schwersten Folgen hervorrufen kann.

*Von grosser Bedeutung dürfte es sein, den Zustand der Thränenwege genau zu beachten.* Das Jequirity scheint nämlich auch in dem Thränencanal einen Katarrh hervorzurufen, und wahrscheinlich ist der lange dauernde Thränenfluss, welcher nach der Behandlung oft beobachtet wird, von einer katarrhalen Schwellung der Wände des Ductus lacrymalis bedingt. Bei den klinischen Fällen Nr. 2 und 3 fand sich wahrscheinlich schon früher eine mässige Strictur, welche durch die Behandlung verschlimmert wurde, und dürfte dies die Ursache des bei dem einem Falle so anhaltenden und bei dem anderen so bald recidivirenden Cornealgeschwüres gewesen sein. Auch wurde bei Nr. 2 durch eine gegen die Strictur eingeleitete Behandlung das Geschwür schnell geheilt und der Thränenfluss schnell zum Stillstande gebracht. Etwas Aehnliches fand beim Fall Nr. 7 statt, wo nach Bowmans Operation und darauf folgender Sondirung der Thränenfluss aufhörte und die Sehschärfe sich von Jäger Nr. 5 bis auf Jäger Nr. 2 erhöhte.

*Oberflächliche Cornealgeschwüre scheinen das Jequirity nicht zu contraindiciren.* Beim Falle Nr. 3, C. A., wurden nämlich die zwei Cornealgeschwüre nicht verschlimmert; im Gegentheil wurde das eine geheilt.

Die therapeutischen Ergebnisse meiner Beobachtungen scheinen es anzudeuten, dass das Jequirity einen günstigen Einfluss auf den trachomatösen Process der Conjunctiva nur ausnahmsweise ausübt, dagegen nicht selten eine Aufhellung der Hornhaut hervorbringt. Nur bei einem einzigen Falle (Nr. 1) wurde nämlich durch die Behandlung eine Besserung der trachomatösen Veränderungen der Conjunctiva erzielt, bei allen übrigen aber war der Zustand dieses Gewebes nach der Behandlung unverändert. Dagegen bewirkte die Entzündung bei drei von den sieben (bezw. 10) Fällen mit Verdunkelung der Hornhaut eine sehr bedeutende, bei einem eine mässige Aufhellung derselben. Ich möchte die Aufmerksamkeit besonders darauf lenken, dass diese Aufhellung bei den drei ersten Fällen dadurch bewirkt wurde, dass die Entzündung im Verlauf mehrerer Tage allmählich bis zu einem mässigen

Grade gesteigert wurde, sowie dass bei den Fällen Nr. 1 und Nr. 2 keine weitere Besserung durch eine wiederholte und diesmal äusserst heftige Ophthalmie zu Stande gebracht wurde. Es scheint hieraus hervorzugehen, dass eine ausgedehnte und nicht zu heftige Entzündung einer kürzeren und heftigeren vorzuziehen ist. Wenn man daher wünscht, Verdunkelungen der Hornhaut durch das Jequirity aufzuhellen, so braucht man, meiner Meinung nach, die Entzündung nur bis zu einer lebhaften Injection der Conj. bulbi zu steigern, und dann diese Injection durch wiederholte, in 2—3 tägigen Intervallen stattfindende Anwendung von Jequirity eine Zeit lang zu unterhalten. Die Zeit der Einwirkung des Mittels auf die Bindehaut dürfte im Anfange der Behandlung vielleicht nicht länger als 1—3 Minuten dauern, je nach dem mehr oder weniger abnormen Zustande dieses Gewebes. Ist es nothwendig eine heftige Entzündung hervorzurufen, so scheint es am vorsichtigsten zu sein, auch dies allmählich zu thun und die Infusion nicht früher energisch zu benutzen, als eine deutliche Gefässbildung in der Hornhaut sich gezeigt hat, da ja im Allgemeinen eine stattgefundene Vascularisation die Widerstandskraft dieses Gewebes vermehrt. Selbstverständlich kann man nicht erwarten, mittelst des Jequiritys eine Aufhellung jeder Art von Cornealverdunkelungen zu erhalten. Bei Fällen, wo das Gewebe der Hornhaut mehr durchgreifende Veränderungen erlitten, wie z. B. bei Narbenbildungen, muss diese Behandlung, wie jede andere, erfolglos werden. Die Lage der Trübung in der Hornhaut dürfte wohl auch für die Aussicht einer Aufhellung massgebend sein. Der embryologische Zusammenhang der äusseren Cornealschicht mit der Bindehaut, sowie der Umstand, dass eine über die Hornhaut greifende Conjunctivitis in der Regel an der Oberfläche der Hornhaut sich hält, und nur ausnahmsweise in die Tiefe sich ausbreitet, scheint anzudeuten, dass die Nutritionsbahnen der Conjunctiva mit den oberflächlichen Schichten der Hornhaut inniger als mit den tieferen Theilen der letzteren verbunden sind, und macht es annehmbar, dass die Jequiritybehandlung hauptsächlich auf die mehr oberflächlichen Trübungen einwirken kann. Diese Annahme wird dadurch unterstützt, dass die in der Hornhaut auftretende Vascularisation bei einer Jequirity-Ophthalmie vorzugsweise oberflächlich ist.

Wie schon bemerkt, hat das Jequirity nur bei einem der sechs Trachomfälle einen günstigen Einfluss auf den trachomatösen Process der Bindehaut ausgeübt, bei den fünf übrigen dagegen keine nennenswerthe Verbesserung zur Folge gehabt. Ich will hier darauf aufmerksam machen, dass diese fünf Fälle sämmtlich der papillären Form zugehörten.

Von rein theoretischem Standpunkte dürfte die Jequiritybehandlung vorzugsweise auf „die indolenten und chronischen Formen mit trockenen, wenig absondernden Granulationen und schon anfangender Narbenbildung“[1] zu beschränken sein. Wenn man das Jequirity bei Trachom mit Reizungssymptomen verwenden wollte, so würde man sicher die Erfahrung WECKER's bestätigen können, als er dieses Mittel bei der purulenten Conjunctivitis versuchte und sich dabei „der Hoffnung hingab, dass die Mikroben dieser Entzündung und diejenigen der Jequirity-Ophthalmie in Streit kommen und einander massacriren sollten“. Es schien ihm nämlich, als ob statt dessen „alle beide sich mit einander zum grossen Schaden des Kranken vereinigten.[2]

[1] WECKER, Ann. d'oculist., Vol. 89, S. 101.

[2] Ib. S. 103.

# Litteratur-Verzeichniss.[1]

ALCON, Contribution à l'étude de l'arbre du rosaire (Jequirity) dans l'ophtalmie granuleuse (El Genio medico quirurgico Mars 1883).

ARMAIGNAC (H.), De l'emploi du jequirity en thérapeutique oculaire. Revue critique et état actuel de la question. (Revue clinique d'Oculistique, Août 1883.)

BERNARD (AIMÉ), Du traitement du trachome par le Jequirity et la cantharidine (Thèse de Bordeaux, Août 1883 in 8° p. 79).

BORDET, Le Jequirity, son emploi dans le traitement de la conjonctivite granuleuse (Thèse de Lyon. Juillet 1883 in 4° p. 89).

BRAILEY, On some recent methode of treating granulos lids (Brit. Med. Journ. 19 Mai 1883).

BROWN (U. H.), The abrus precatorius (Jequirity) in the treatement of some deseases of the eye (Philadelphie Médical News 14 April 1883).

BUSINELLI, Guarigioni del panno corneale coll infuso di Jequirity (Boll. della R. Academie di Roma Anno X n° 3 1883).

CHILLIDA, Estudios therapéuticos. El Jequirity (La Cronica Oftalmologico n° 2 1883).

CHIRALT (VINCENTE), El Jequirity en la terapeutica ocalur (ibidem p. 33).

DENEFFE, L'ophtalmie granuleuse et le Jequirity (Ann. d'Ocul. T. LXXXIX, p. 272).

DUJARDIN, Du traitement de l'ophtalmie granuleuse par le jequirity (Journal de sciences Méd. de Lille n° 11, 1883).

ECKERBOM, Jequirity-ögonsjukdom. Ref. Eira N:r 14. 1883.

FERRY (LUIGI), Jequirity (Bollet d'Ocul. 10 Juin 1883).

FONSECA (L. DA), Tratamento da conjunctivite granulosa. Duas palavras a proposito do jiquirity (Archivo ophthalmothera pico de Lisboa n° 1 1883).

— O Jiquirity como medico contra as granulações da conjunctiva (Corinbra Medica Avril 1883).

[1] Um der Vollständigkeit willen sind in diesem Verzeichniss auch solche Abhandlungen, welche weder im Original noch als Referate mir zugänglich gewesen, aufgenommen worden.

FONSECA (ALVARO DA), Do Jequirity como tratamento das granulações da conjunctiva (These inaug. de Lisbonne in 8⁰ p. 58).

FOUCHER (A. A.), Contribution à l'étude du Jequirity. (Extrait de l'Union Méd. du Canada, in-8⁰, p. 31).

GASTALDO, Le Jequirity contre les granulations conjonctivales et le pannus oculaire (El Genio medico-quirurgico Avril 1883).

GRAS-FORTUNG, Une question sur le Jequirity dans le traitement des granulations (La ophtalmologia pratica Mars 1883).

GILLET DE GRONDMONT, De l'emploi du Jequirity en ophtalmologie (Journal de Médecine de Paris n⁰ 19 1883).

GIOLITTI, Jequirity (Bolletino d'Ocul. Dec. 1882).

GOLDZICHER, Zur Behandlung des Trachoms mit Jequirity (Pester med. chir. Zeitung n⁰ 14 1883).

GOMEZ DE LA MATA, Le Jequirity (Revista de terapeutica y farmacologia Avril 1883).

GRESCHOFF, Semen abri precatorie (Jequirity) Eene pharmacognostesche studie (Pharmacietisch Weekblad 29 April 13 Mei 1883).

GRUENRIG, Injection of Jequirity ni enveterate pannus (New-York med. Journ. 10 Fév. 1883).

LAINOLI et NICOLINI, Jequirity. Sperienze ed osservationi (Bollet d'Ocul. 9 Mai 1883).

MAGNI (FRANCESCO), Sull'uso dell'infuso di Jequirity (Giornale, la Revista Clinica 1883).

MANFREDI (NICOLO), La conjiuntivite jequiritia et la sue efficacia nella cura dell tracoma (Modena in 4⁰ p. 12).

— Communicazione fatte all. R. Academia de cienze lettere ed arti in Modena (17 Gumo 1883).

MAGRI (DE) ed DENTI, Jequirity Milano 1883.

MAZZA, Jequirity (Annali di ottalmologia T. XI p. 6. Jequirity (Boll. d'Oculist n⁰ 6 Fev. 1883) et Lettera all Dott. Ponti (Bollet. d'Ocul. 9 Mei 1883).

MOURA-BRAZIL, Traitement de la conjonctivite granuleuse aiguë et chronique par l'Abrus precatorius Jequirity (Ann. et Ocul. T. LXXXVIII Nov. Dec. 1882. Acad. des sciences 11 Avril).

— Tratamento da conjunctivite granulosa aguda e chronica pelo Jequirity (Archivo Ophthal. de Lisboa n⁰ 6 1882).

MOYNE, L'oftalmia purulente artificiale prodotta dal Jequirity (Boll. d'Oculistia 3 Nov. 1882).

OSIO, Jequirity (El Seglo med. April 1883).

— Jequirity conjunctivites granulose (La cronica ophtalmologica. 12 Mayo 1883).

PAGGI, Osservationi falte nell ospedali etc. (Bollet. d'Ocul. 3 Fev. 1883).

OSIO, Jequirity (ibidem 8 Avril 1883).

PEÑA (A. DE LA), El Jequirity (La ophtalmologia pratica. Dec. 1883).

PESCHEL, 22 casi di conguintivite granulosa curati col Jequirity gaz. degli ospitali 1883. Maggio 13.

— Centralblatt f. pract. Augenhk. 1883 p. 230.

PONTI, Jequiritty Letera al Dott Moyne. (Bollet. d'Ocul. 7 Mars 1883).

Real (Communication redigée par M. Armaignac), L'ophtalmie purulente factice provoquée par l'emploi du Jequirity appliquée au traitement des granulations conjonctivales (Revue clinique d'Ocul. du Sud-Ouest Sep. 1883).

Rudall (James), On a case of granular ophtalmia and pannus treated by Jequirity (Australia med. Gazette. Meeting of Victorian Branch of British med. Association 1883).

Rudall (James), On a case of granular ophtalmia and pannus, treaded by Jequirity (Victorian Branch of British med. associatori Australean Med. Gaz. 1883).

Sattler, Die Jequirityophtalmie (Eine neue Infectionskrankheit (Wien. med. Wochenschrift Nr. 17—21 1883).

— Ueber die Natur der Jequirityophtalmie (Klin. Monatsbl. Juni 1883).

Scellingo, Jequirity (Bollet. d'Ocul. Mai 1883).

Simi, Jequirity (ibidem 4 Nov. 1882 et Janv. 1883).

Tachard, Jequirity (Archives de Med. et de Pharm. militerre, p. 145 1883).

Terrier, Rapport sur le mémoire de Joce Gordoso (Moura Brazil) (Gaz. méd. nº 51 1882. Gaz. des Hop. Dec. 1882).

— Rapport de cas traités par le Jequirity à la Société de Chirurgie (Prog. méd. 23 Juin 1883).

Terson, Le Jequirity. Nouveau traitement de la conjonctivite granuleuse (Toulouse in 8º p. 11).

— Quelques indications précises sur l'emploi du Jequirity dans la conjonctivite granuleuse (Revue méd. de Toulouse, Juillet 1883).

Vossius, Article sur l'Iodoforme adressé de la Clinique roy. universit. du Prof. Jacobson à Koenigsberg en Prusse (Arch. für Ophtalm. T. XXIX A. 1. p. 307).

Warlomont, Jequirity (Ann. d'Ocul. Mars-Avril et Juillet-Août 1883).

Wecker (L. de), L'ophtalmie purulente factice produite au moyen du Jequirity ou liane a réglisse (compte rendu de l'Académie des sciences 7 Août 1882).

— L'ophtalmie purulente factice (Ann. d'Ocul. Juillet-Août 1883).

— L'ophtalmie jequiritique (Ann. d'Ocul. Nov.-Dec. 1882).

— Die Jequiritische Ophtalmie (Klin. Monatsbl. Jan. 1883).

— Quelques indications sur l'emploi du Jequirity. Lettre adressée au rédacteur des Ann. d'Ocul. (Ann. d'Ocul. Mars-Avril 1883).

— Lettre adressée à M. Pasteur (compte-rendus de l'Académie des sciences 14 Mai 1883).

— Ueber den klin. Gebrauch der Jequirityophtalmie (Klin. Monatsbl. Juli 1883).

## Zusatz (1891).

Kurze Zeit nach der Veröffentlichung meiner Inauguraldissertation erschienen Abhandlungen von HIPPEL[1], NEISSER[2], KLEIN[3], SALOMONSEN und CHRISTMAS DIRCKINCK-HOLMFELD[2], bindende Beweise gegen die Theorie SATTLER's enthaltend. Es gelang den beiden letzterwähnten Forschern sogar, ein ungeformtes Ferment, welches den wirksamen Stoff der Drogue darstellte, aus der Jequiritybohne zu isoliren. Auch BRUYLANT und VENNEMANN[4] isolirten aus der Jequiritybohne einen Stoff, von ihnen „Jequiritin" genannt, welcher in Wasserlösung dieselbe Wirkung wie die Jequirityinfusion ausübte. Sogar SATTLER[5] musste endlich seine ursprüngliche Auffassung fallen lassen und zugeben, „dass die Jequirity-Ophthalmie einem löslichen Ferment ihre Entstehung verdankt" sowie „dass Mikroorganismen von dem Aussehen, wie sie in den Macerationen vorkommen, in den Secreten und dem erkrankten Gewebe nicht vorhanden sind".

Hierdurch war jedoch die eigenthümliche Ansicht, dass ein vorher unschädlicher saprophyter Bacill durch Vegetirung in der Jequirityinfusion in einen pathogenen verwandelt werden würde, nicht vollständig widerlegt. Die Polemik, die in der Ophthalmologie stattgefunden, erhielt nämlich ein interessantes Nachspiel. CORNIL und BERLIOZ[6] hatten sich bei ihren Studien über die allgemeine Wirkung des Jequirity vollständig auf die Seite SATTLER's gestellt

[1] HIPPEL, Arch. f. Ophthalm. 29, 4, S. 231, 1883.

[2] Fortschritte d. Medicin 1884, Nr. 3.

[3] Centralbl. f. die med. Wiss. 1884. Nr. 8.

[4] Bull. de l'Academie de méd. de Belg. 3. Série. 18, 1.

[5] Fortschritte d. Medicin 1884, Nr. 15.

[6] Archives de physiologie 12, Nr. 8, S. 473.

und angegeben, dass das im Körper eingeführte Mittel eine allgemeine, durch den „Jequiritybacill“ hervorgerufene Infection zuwegebringen sollte.

Unter den an Kaninchen und Meerschweinchen ausgeführten Versuchen, welche zur Begründung dieser Angabe mitgetheilt werden, theile ich die Folgenden hier mit.

„In der Jequirityinfusion findet sich constant ein Bacill derselben Form, wie der von Sattler beschriebene. Subcutane Einspritzung einer gewissen Menge bacillhaltiger Infusion tödtet das Versuchsthier in 36—48 Stunden; bei Einspritzung einer kleineren Quantität bleibt das Thier am Leben und ist nun gegen das Mittel immun; die Bacillen werden mit dem Schweiss schnell abgesondert. Bei Einspritzung in die Bauch- oder Brusthöhle entsteht schnell eine tödlich verlaufende Peritonitis oder Pleuritis; im seropurulenten Secret finden sich Bacillen; auch dringen dieselben in das Blut hinein, bilden Thromben in den Capillären des Pfortadersystemes und verursachen Necrose der umgebenden Leberzellen. Einspritzung einer gewissen Menge in die Venen tödtet innerhalb 5—6 Stunden; die Bacillen werden durch die Nieren und den Darm schnell abgeschieden, so dass sie nach dem Tode nur in den Nieren und den peyerschen Drüsen, nicht aber im Blute wiedergefunden werden; die Temperatur steigt fast unmittelbar nach stattgefundener Infection um 1—1,5° und kann 39—40—40,5° erreichen; sie sinkt dann bis auf 37—36° herab. Eine durch Filtration sterilisirte Infusion ist unwirksam. Auch bei Fröschen haben die Verfasser subcutane Einspritzungen gemacht, deren Ergebniss ich weiter unten mittheilen werde.

Gegen diese Ergebnisse dürfte aber einzuwenden sein:

dass laut dieser Versuche die allgemeine Wirkung des Jequiritys von der eingespritzten Menge der Infusion deutlich abhängig ist, was entschieden gegen eine Infection spricht;

dass die Bacillen aus dem Körper sehr schnell abgeschieden werden, so dass z. B. nach intravenöser Einspritzung sie schon nach 5—6 Stunden im Blute nicht wiedergefunden werden, oder mit anderen Worten, dass sie nicht im Stande sind, den Körper zu inficiren, sondern dass dieser im Gegentheil gegen sie eine besonders starke Reaction auszuüben vermag;

dass das Vorkommen der Bacillen in der Bauch- und Brusthöhle nach Einspritzung von Jequirity in diese Cavitäten ohne Schwierigkeit in der Weise erklärt werden kann, dass der Körper noch nicht Zeit gehabt, sich von allen eingeführten Bacillen zu befreien, weil der Tod zu schnell stattgefunden hat;

dass die beobachteten Bacillthromben in den Capillären der Pfortader ganz einfach dadurch bedingt sein können, dass die Bacillen von dem Lymphstrome mechanisch mitgeschleppt worden, in das Blut übergegangen und in den Verästelungen der Pfortader, wo ja die Circulation äusserst langsam ist, stecken geblieben; damit stimmt es auch überein, dass keine ausgewanderten Bacillen in dem umgebenden Parenchym gefunden worden sind."[1]

Aus den früher mitgetheilten Injectionsversuchen dürfte die Berechtigung dieser Einwendungen hervorgehen. Uebrigens haben auch Bruylant und Vennemann sowie besonders Salomonsen und Christmas Dirckinck-Holmfeld durch ihre Versuche die Richtigkeit der Auffassung, dass die Jequirity-Affection der Warmblüter eine von Bacillen unabhängige Vergiftung darstellt, constatirt.

Der interessanteste Theil der ganzen Jequirityfrage ist jedoch vielleicht die Wirkung des Mittels auf den Frosch. An diesem Thiere stellten Cornil und Berlioz eine Menge Versuche an und zwar mit dem folgenden Ergebnisse:

Beim Frosche ruft die Jequirityinfusion eine Infectionskrankheit hervor, welche unter zunehmender Muskelschwäche im Laufe einiger Tage mit dem Tode endet; bei der Autopsie findet man subcutane Oedeme, blutige Schleimmassen im Digestionscanal, dessen Mucosa oft ecchymosirt erscheint, häufig findet man auch eine grosse Menge serosanguinolenter Flüssigkeit in der Peritonealhöhle. Die Jequiritybacillen sind in enormer Menge im Blute zu finden, und dass sie wirklich die Ursache der Krankheit sind, wird durch die Weiterimpfung des bacillenreichen Blutes eines solchen Jequirityfrosches bewiesen; die geimpften Thiere sterben unter den nämlichen Symptomen, wie die durch die Infusion getödteten, und ihr Blut ist wieder von Bacillen dicht erfüllt.

Diese Versuche wurden von Salomonsen und Dirckinck-Holmfeld[2] zur experimentellen Prüfung aufgenommen, und die beiden Forscher kamen dabei zu ganz anderen Resultaten als Cornil und Berlioz.

Sie bestätigten freilich den Grundversuch von Cornil und Berlioz: Wenn man einem mittelgrossen Frosche in den dorsalen Lymphsack eine kleine Menge Jequirityinfusion einspritzt, so stirbt das

[1] Widmark, Nord. Med. Arkiv, 16, Nr. 5, S. 7—8, 1884.

[2] Fortschritte d. Medicin Bd. II, 19, 1884.

Thier mit zahlreichen Bakterien im Blute. Aber sie fanden auch, dass die Menge der Bakterien sehr wechselte, und dass verschiedene Bakterienformen im Blute der Jequirityfrösche gediehen. Ferner fanden sie, dass die in Nährgelatine aus dem Blute der Jequirityfrösche rein gezüchteten Bakterien in sehr grosser Menge in den dorsalen Lymphsack eingespritzt werden können, ohne die geringste schädliche Wirkung bei den monatelang beobachteten Fröschen hervorzurufen. Wenn die Frösche getödtet waren, rief ihr mit Bacillen überladenes Blut bei anderen Fröschen nicht die geringste Störung hervor. Sie fanden auch, dass sterile Jequirityinfusion die Frösche eben so sicher tödtet wie die bakterienhaltige, und dass ceteris paribus der Tod um so schneller eintritt, je concentrirter die eingespritzte Lösung ist. Die Jequiritybacillen sind also das tödtende Agens nicht. Im Gegentheil, die Frösche sterben an einer Jequirityvergiftung mit secundärer Entwickelung nicht virulenter Bakterien im Blute. Es ist hier also keine Infection, sondern eine Pseudoinfection. Die Bakterien stammen theils aus der Infusion, theils aus der Mischung von Schleim und Wasser, welche die Froschhaut bedeckt und die Injectionswunde immerfort benetzt. Um diese Frage definitiv zu lösen, machten sie Injectionen von Jequirityaufgüssen, welche nur Reinculturen bestimmter leicht kenntlicher Bakterienformen enthielten. Aus dem Blute und der Lymphe der Frösche erhielten sie dann die schönsten Reinculturen von Mikrococcus, prodigiosus, Bacillus cyanagenus, „Jequiritybacillus", etc., je nachdem die eine oder die andere Form in der eingespritzten tödtenden Giftlösung gezüchtigt war. Man kann also innerhalb gewisser Grenzen diese oder jene Bakterie als „Jequiritymikrobe" beim Frosche fungiren lassen. Die Möglichkeit zur Proliferation dieser Bakterien wird aber nur durch die gleichzeitige Jequirityintoxication gegeben. Die Beobachtung von Cornil und Berlioz, dass das Blut der Jequirityfrösche virulent sei, erklären Salomonsen und Dirckinck-Holmfeld in der Weise, dass C. und B. mit mehr concentrirten Infusionen arbeiteten und also den Thieren grössere Jequiritymengen eingespritzt haben. Das Blut der Jequirityfrösche, gesunden Fröschen subcutan injicirt, bewirkt den Tod des Thieres, wenn es eine grosse Menge Jequiritygift enthält; dagegen zeigt es sich ganz unwirksam, wenn es kein Gift oder keine nachweisbare Menge derselben enthält. Die Gegenwart der Bakterien ist für die Wirksamkeit oder Unwirksamkeit des Blutes ganz ohne Bedeutung.

Ich habe diese Untersuchungen etwas ausführlicher referirt, theils weil ich in meiner ersten Abhandlung, sowie besonders in der Reproduction derselben in Nordiskt Medicinskt Arkiv die Frage von der allgemeinen Wirkung des Jequiritys berührt habe, theils weil die am Frosche ausgeführten, hierher gehörigen Versuche, meiner Ansicht nach, ein grosses Interesse beanspruchen können. Der Irrthum, den sich Cornil und Berlioz bei der Deutung ihrer Beobachtungen zu Schulden kommen liessen, dürfte sehr verzeihlich sein. Um so mehr anerkennungswerth erscheint daher der Scharfsinn, womit Salomonsen und Christmas Dirckinck-Holmfeld es vermochten, die verwickelte und schwer zu beantwortende Frage zu lösen.

II

# Bakteriologische Studien über die purulente Conjunctivitis.

(Hygiea. Medicinsk och Farmacevtisk Månadsskrift, Band XLVI, Juni 1884.)

Wie bekannt, hat man bei vielen Fällen der purulenten Conjunctivitis Gonokokken, dieselben Mikroorganismen, welche beim Harnröhrentripper constant nachgewiesen worden sind, gefunden. Da Herr Doctor WELANDER vor kurzer Zeit in der schwedischen Gesellschaft der Aerzte einen Vortrag über die pathogenen Mikroben der Gonorrhöe gehalten hat[1] und Herr Doctor SONDÉN erst neulich über eine Epidemie von Conjunctivitis neonatorum, wo er bei fast allen Fällen Gonokokken beobachtete, berichtet hat,[2] kann ich es hier unterlassen, die Form, Grösse u. s. w. dieser Mikroben zu beschreiben und die geschichtliche Entwickelung unserer diesbezüglichen Kenntnisse darzustellen, und werde also gleich zum Bericht über meine eigenen Beobachtungen übergehen. Dieselben sind zum grössten Theil an der Klinik des Herrn Prof. ROSSANDERS am Serafimer Lazarethe und am hiesigen Waisenhause, besonders zu der Zeit, als Herr Professor MEDIN dort Klinikchef war, ausgeführt. Sie beziehen sich in Allem auf 22 Fälle (37 Augen) von purulenter Conjunctivitis, und zwar vier (6 Augen) bei Erwachsenen, 18 (31 Augen) bei Kindern im ersten Lebensmonat. Ich hatte noch die Gelegenheit ein acht Monate altes Kind, welches mit einer doppelseitigen purulenten Conjunctivitis und Perforation der einen Hornhaut behaftet, im hiesigen Spital für Syphilitische aufgenommen war, zu untersuchen. Da jedoch das Leiden schon 5—6 Wochen lang gedauert hatte und schon in voller Reconvalescenz war, als der Fall zu meiner Verfügung gestellt wurde, habe ich den negativen Ergebnissen, welche ich dabei erhielt, keinen Werth zuerkannt und auf Grund dessen diesen Fall aus dem vorliegenden Bericht ausgeschlossen.

[1] WELANDER, Hygiea 1883, Nr. 12.

[2] SONDÉN, ib. 1884, Nr. 3.

Bei den mikroskopischen Untersuchungen habe ich die von Welander angegebene Methode benutzt.[1] Die Vergrösserung, die ich in der Regel angewendet habe, war Verick Obj. 6 und 8, Ocular 3 mit ausgezogenem Tubus; so oft die Untersuchung mit dieser Vergrösserung negativ ausfiel, bin ich zu einer stärkeren Vergrösserung (Zeiss hom. imm. $^1/_{18}$, Oc. 3 und 5) übergegangen.

Bei diesen Untersuchungen hat es sich herausgestellt, dass unter den vier Fällen (6 Augen) von purulenter Conjunctivitis bei Erwachsenen, bei dreien (4 Augen) Gonokokken gefunden worden, bei dem vierten (einer doppelseitigen purulenten Conjunctivitis) dagegen keine; unter den 18 Fällen (31 Augen) bei Neugeborenen habe ich bei 12 (21 Augen) Gonokokken gefunden, bei sechs (10 Augen) dagegen nicht. Die Gonokokken sind in der Regel theils frei im Secret, theils (und ganz besonders) bei den Eiterzellen und an ihre Kerne gebunden vorgekommen. Auch an den Epithelzellen habe ich bei drei Fällen von purulenter Conjunctivitis bei Neugeborenen Gonokokken constant gefunden, sowie auch bei einem Falle, der nur ein einziges Mal (am 17. Tage der Entzündung) untersucht wurde. Bei dem einzigen Falle, den ich vom ersten Tage der Entzündung an untersucht, fanden sie sich gleichfalls reichlich an den Epithelzellen, verschwanden aber von diesen nach dem dritten Tage. Nachher war es mir, trotz einer drei Wochen lang fortgesetzten, fast täglichen Untersuchung, nicht möglich, sie in dieser Weise angeordnet mehr als ein einziges Mal (am 9. Tage) an einem paar Zellen zu finden. Diese Beobachtungen sprechen dafür, dass hier ebenso wie beim Harnröhrentripper (nach den Ermittelungen Welander's), die Gonokokken während des Incubationsstadiums an den Epithelzellen anhaften und dort sich entwickeln, um dann von diesen aus in das tieferliegende Gewebe hineinzudringen. Nach einiger Zeit scheinen die Gonokokken aus dem Secret vollständig zu verschwinden, jedoch, nach ein Paar Fällen zu urtheilen, ohne dass der Katarrh in Folge dessen vollständig aufhört. Bei dem einen dieser Fälle, einer purulenten Conjunctivitis bei einem Erwachsenen, welchen Fall ich von der zweiten bis zu der sechsten Woche der Entzündung verfolgen konnte, fand ich anfangs zahlreiche Gonokokken, in der fünften Woche wurden sie, zu derselben Zeit als die Entzündung abnahm, immer spärlicher, und in der sechsten

[1] Welander, l. c., S. 179.

Woche waren sie gar nicht mehr zu finden. Dennoch dauerte ein mässiger Katarrh noch während mehrerer Wochen fort. — Bei dem zweiten Falle gab die Pat. selber zu, dass sie kurz vor dem Ausbruch ihrer Conjunctivitis angesteckt worden ist. Die Conjunctivitis war sehr heftig und hatte eine circumscripte Ulceration an der einen Hornhaut hervorgerufen; auch fanden sich Gonokokken im Urethralsecret vor. Die Wahrscheinlichkeit, dass die Conjunctivitis von einer gonorrhoischen Ansteckung herrührte, war also ziemlich gross: jedoch konnte ich, trotz wiederholter Untersuchungen, welche zwar erst in der zwölften und dreizehnten Woche der Entzündung angestellt wurden, keinen einzigen Gonokokkus im Secrete der Bindehaut ausfindig machen. Wenn ich aber diesen Fall mit dem früheren zusammenstelle, ist es wohl sehr wahrscheinlich, dass auch hier der Katarrh sein Entstehen einer Tripperansteckung verdankt, obgleich die Gonokokken später verschwanden, ohne dass der Katarrh darum vollständig aufgehört.[1]

Meine Beobachtungen über diese Verhältnisse sind zwar vereinzelt und also nicht genügend, um bestimmten Behauptungen eine Stütze zu geben. Ich habe jedoch derselben erwähnen wollen, denn, wenn sie sich bei einer eingehenderen Prüfung nicht als zufällig erweisen, so müssen sie ohne Zweifel bei der Behandlung von Bedeutung sein. Wenn die Trippermikroben während des latenten Stadiums an den Epithelzellen sich entwickeln, so liegt darin eine Möglichkeit, mit antiseptischen Mitteln dem Ausbruch der Infection nicht nur unmittelbar nach der Ansteckung, sondern vielleicht während der ganzen Dauer des latenten Stadiums vorzubeugen oder wenigstens ihre Heftigkeit zu vermindern. Als Stütze dieser Auffassung mag der folgende Fall dienen.

Ein Dienstmädchen, 25 Jahre alt, wurde mit einer gonorrhoischen Conjunctivitis am rechten Auge, welche eine totale Zerstörung der Hornhaut hervorrief, im Serafimer Lazareth am 24. Juli 1883 aufgenommen. Das linke, übrigens gesunde Auge zeigte eine intensive Röthung und eine deutliche Schwellung der Bindehaut der Augenlider. Dies wurde als Zeichen einer anfangenden Entzündung

[1] Diese beiden Fälle waren mit Lapis mitigatus ununterbrochen behandelt worden. Bei einem dritten Falle, einer Conj. neonatorum, welche keine Behandlung erhalten hatte, fand ich noch in der elften Woche zahlreiche Gonokokken.

auch an diesem Auge aufgefasst, auf Grund dessen es mit kalten Umschlägen und Ausspülungen mit Borsäurelösung sogleich behandelt wurde. Während mehrerer Tage verhielt sich das Auge wie bei der Aufnahme der Pat., später bildete sich allmählich eine purulente Conjunctivitis mit gonokokkenhaltigem Secrete aus. Diese Entzündung verlief aber mit ausserordentlich leichten Symptomen, wurde innerhalb ungefähr drei Wochen vollständig geheilt und stellte im grossen Ganzen den gelindesten Fall von purulenter Conjunctivitis, den ich bei einem Erwachsenen gesehen, dar.

Ich stelle mir vor, dass bei diesem Falle entweder die Borsäure an und für sich die nothwendige Kraft, um die Gonokokken zu tödten, nicht besass, oder dass die letzteren schon so weit zwischen den Epithelzellen hineingedrungen waren, dass sie von der resorbirten Borsäure in einer zu ihrer Tödtung ungenügenden Concentration getroffen wurden, obgleich diese jedoch es vermochte, die ansteckende Kraft der Gonokokken so weit herabzusetzen, dass sie nur eine ganz leichte Infection hervorrufen konnten.

Bei der Behandlung der einseitigen gonorrhoischen Conjunctivitis pflegt man einen Occlusionsverband an das gesunde Auge zu appliciren, damit dieses vor der Ansteckung geschützt wird. Meiner Meinung nach wäre diese präventive Behandlung in der Weise zu modificiren, dass man zuerst in das Auge ein antiseptisches Mittel einträufelte und dann den Schutzverband anlegte, sowie die Einträuflung während der ersten Tage bei jeder Umlegung des Verbandes wiederholte. Um nachzuweisen, dass ein derartiges Verfahren von Nutzen sein kann, theile ich den folgenden Fall hier mit.

Ende Januar 1881 wurde im Serafimer Lazareth ein Pat. mit einer heftigen purulenten Conjunctivitis, welche eine totale Zerstörung der Hornhaut verursachte, aufgenommen. An das andere Auge, welches nichts Abnormes darbot, wurde sogleich ein antiseptischer Schutzverband an den umgebenden Hautpartien allerseits mittelst eines Collodiumhäutchens befestigt. Dessen ungeachtet stellte sich zwei Tage später eine purulente Conjunctivitis auch an diesem Auge ein.

Ohne Zweifel war dieses Auge vor dem Anlegen des Schutzverbandes schon angesteckt. Aehnliche Fälle sind wahrscheinlich nicht gerade selten, und eben bei solchen wäre es vielleicht möglich, durch in der eben erwähnten Weise vorgenommene Ausspülungen den Ausbruch der Ansteckung zu verhindern.[1]

Auch die Beobachtung, dass der Katarrh noch fortdauern kann, nachdem die Gonokokken verschwunden, dürfte eine gewisse Bedeutung für die Behandlung haben. In der Regel werden bei der purulenten Conjunctivitis Silberpräparate in Form einer ziemlich starken (1—2 %) Lösung oder als Lapis mitigatus benutzt, und es ist ja nicht gerade unmöglich, dass sie zwar die Gonokokken nach einiger Zeit tödten, später aber, durch eine chemische Reizung, dazu beitragen, den Katarrh fortwährend zu unterhalten. Eine entsprechende Erfahrung, liegt betreffs des Harnröhrentrippers vor. So war es Neisser bei mehreren Fällen dieses Leidens, welche längere Zeit mit carbolsaurem und schwefelsaurem Zinkoxyd behandelt worden, nicht möglich, im Secrete, trotz dessen Reichlichkeit, Gonokokken zu finden. Und Leistikow, der etwa 150 Fälle von Harnröhrentripper mit Sublimat behandelt hat, beobachtete, dass die Gonokokken schnell verschwanden und der Katarrh aufhörte, wenn er dieses Mittel in einer Verdünnung 1 : 20,000 benutzte, während dagegen die Heftigkeit des Katarrhs bis zur blutigen Secretion zunahm, wenn die Concentration auf 1 : 3000 oder sogar nur auf 1 : 10,000 vermehrt wurde.[2]

Bei zwei Fällen unter drei von constatirter gonorrhoischer Conjunctivitis bei Erwachsenen hatte ich die Gelegenheit, das Urethralsecret der Patienten zu untersuchen; in allen beiden fanden sich dort Gonokokken. Bei sieben Fällen unter zwölf von gonorrhoischer Conjunctivitis bei Neugeborenen wurden die Mütter untersucht und in ihrem Urethralsecret ebenfalls Gonokokken gefunden. Also ist das Vorhandensein einer Ansteckung bei allen Fällen, wo eine Untersuchung hierüber gemacht wurde, constatirt worden.

Es ist allgemein bekannt, dass die bei Neugeborenen auftretende Conjunctivitis mit purulenter Absonderung oft ganz leicht verläuft, zuweilen aber ein äusserst bösartiges Leiden, welches durch totale Zerstörung der Hornhaut oft zur Blindheit führt, darstellt. Herr Prof. Rossander lenkt in seinem Buch über die Augenentzündungen

[1] Bei einseitiger gonorrhoischer Conjunctivitis bei Neugeborenen, wo ein Schutzverband kaum angelegt werden kann, dürfte die Gefahr einer Entzündung des anderen Auges durch Ausspülung mit einem antiseptischen Mittel, ein paar Mal täglich, vermindert werden können.

[2] Charité-Annalen, Jahrg. 7, S. 750.

die Aufmerksamkeit hierauf und erwähnt, dass HAAB bei der gutartigen Form keine Gonokokken gefunden, was unter ähnlichen Verhältnissen SATTLER gelungen ist, dass es also nach den Beobachtungen des einen Autors[1] zwei Arten von Conjunctivitis neonatorum, die eine gonorrhoisch, die andere nicht-gonorrhoisch, nach denjenigen des Anderen dagegen zwei verschiedene, nur durch die Intensität der Symptome von einander differirende Formen geben würde. Meine eigenen Untersuchungen stützen unzweifelhaft die erstere Ansicht, denn unter den 18 Fällen (31 Augen) von purulenter Conjunctivitis bei Neugeborenen, die ich untersucht, habe ich bei zwölf (21 Augen) Gonokokken gefunden, bei den übrigen sechs Fällen (10 Augen) aber keine. Ich will ganz besonders die Aufmerksamkeit darauf lenken, dass ich bei allen diesen Fällen, mit Ausnahme von vieren,[2] die mikroskopische Untersuchung nicht nur einmal gemacht habe, sondern sie Tag für Tag, in der Regel während einer ganzen Woche und noch länger wiederholt habe, und bei gewissen Fällen nie, bei anderen aber immer Gonokokken fand, nur mit Ausnahme von zwei Fällen an den beiden letzten Tagen der Entzündung. Wie scharf das Mikroskop zwischen den beiden Arten entscheidet, lehrt uns das folgende Beispiel.

Am 17. Januar d. J. wurde ich von einer Frau, deren 14 Tage altes Kind seit zwölf Tagen an einer doppelseitigen purulenten Conjunctivitis erkrankt war, consultirt. Die Mutter gab es zu, dass sie einige Wochen vor der Entbindung Leucorrhöe und Schmerz bei der Harnentleerung gehabt hat. Gute Gründe, eine Conjunctivitis gonorrhoischer Art anzunehmen, lagen also vor. Jedoch konnte ich trotz einer während vier Tagen täglich vorgenommenen Untersuchung keine Gonokokken in dem Conjunctivalsecrete finden. Auch die Untersuchung des Vaginal- und Urethralsecretes der Mutter gab kein positives Resultat. Während ich diesen Fall noch behandelte, stellte sich eine zweite Frau ein, deren vier Wochen altes Kind ebenso an einer purulenten Conjunctivitis erkrankt war. Sie war die Schwägerin der ersten und erwähnte, dass sie ein Mal ihr Kind an diese zum Stillen überlassen hatte; das Augenleiden hatte sich drei Tage darnach gezeigt, und war,

---

[1] Ein Fall Conjunctivitis neonatorum ohne Gonokokken unter 11 Untersuchten.

[2] Drei mit, einer ohne Gonokokken.

wie sie glaubte, die Folge einer Ansteckung von dem Kinde ihrer Schwägerin. Als ich nun das Conjunctivalsecret des zweiten Kindes untersuchte, fand ich zahlreiche Gonokokken, und bei einer auf Grund dessen vorgenommenen Untersuchung des Urethralsecretes der Mutter fand ich dort ebenfalls reichlich Gonokokken. Der erste Fall war ziemlich leicht und genas in anderthalb Wochen nach Behandlung mit einer schwachen Lapislösung (1 : 250), der zweite stellte dagegen mehr bösartige Symptome, u. A. eine diffuse Verdunkelung der Hornhaut dar. Auch dieser genas nach Anwendung von Lapis mitigatus.

Der zweite Fall ist auch in einer anderen Hinsicht von einem gewissen Interesse. Die Mutter war in der allgemeinen Entbindungsanstalt, wo es schon lange die Regel gewesen, unmittelbar nach der Entbindung ein antiseptisches Mittel in die Augen der Neugeborenen einzutröpfeln, entbunden worden. Ihr Kind war anfangs gesund und erst nach drei Wochen war die Conjunctivitis erschienen. Da die gewöhnliche Incubationsdauer des Augentrippers nur 3—4 Tage beträgt, ist es wohl ziemlich wahrscheinlich, dass die stattgefundene präventive Maassregel vor der Ansteckung bei der Geburt geschützt hatte, und dass das Kind erst später durch Unreinlichkeit von Seiten der Mutter angesteckt worden war.

Beim Vergleich zwischen den Fällen mit und ohne Gonokokken finde ich nicht wenige Verschiedenheiten. Betreffs der Zeit des Auftretens der Conjunctivitis sind unter den zwölf Fällen mit Gonokokken zehn innerhalb der ersten vier Tage nach der Entbindung, und nur zwei später, das eine am 9., das andere am 21. Tage aufgetreten; unter den sechs Fällen ohne Gonokokken haben nur zwei innerhalb der ersten vier Tage, die übrigen dagegen später und zwar eins am 8., zwei am 9., und eins am 10. Tage angefangen. Bei den gonorrhoischen Fällen ist die Entzündung immer sehr heftig gewesen; starkes Oedem der Augenlider, stark geschwollene, körnig unebene, leicht blutende Conjunctiva palpebr., lebhaft injicirte, chemotische Conj. oculi und sehr reichliche Secretion. Bei neun Fällen war die Hornhaut krankhaft verändert, bei fünf von diesen fand sich nur eine mehr oder weniger schwache, diffuse Verdunklung des Gewebes, bei zwei anderen entstand, trotzdem sie schon vom ersten Tage an ärztlich behandelt wurden, am einen Auge eine oberflächliche Ulceration; bei den zwei übrigen Fällen (welche von Hebammen behandelt wurden) waren bei dem einen die eine, bei dem anderen alle beiden Hornhäute vollkommen zerstört, als ich sie zuerst beobachtete. Die Fälle ohne Gonokokken, welche wohl am richtigsten als heftige katarrhale Conjunctiviten aufgefasst werden, waren in der Regel leichter, das Oedem der Augenlider weniger stark, die Conjunctiva palpebr. freilich geschwollen, jedoch kaum jemals körnig uneben, niemals blutend. Zwar zeigte sich das Secret sowohl makroskopisch als mikroskopisch als Eiter, war aber nie so dick und reichlich wie bei den Fällen mit Gonokokken. Nur bei zwei Fällen wurde eine gelinde Chemosis beobachtet. Bei fünf der Fälle blieb die Hornhaut die ganze Zeit hindurch vollkommen klar, beim sechsten zeigte sich dagegen eine Verdunklung dieses Gewebes. Weil aber dieser Fall auch im Uebrigen einen ganz anderen Verlauf als die anderen darbot, und sein ungünstiger Ausgang wahrscheinlich durch andere Umstände als einen bösartigen Charakter der Conjunctivitis bedingt war, werde ich etwas näher über diesen berichten.

Ein acht Tage altes Zwillingskind wurde im Allgemeinen Waisenhause am 19. März aufgenommen. Es war im Allgemeinen ziemlich wohl ausgebildet, zeigte aber schon vom Anfang an eine abnorm niedrige Körperwärme, so dass es stets mit warmen Flaschen umgeben werden musste. Am 20. März erschien an einem Auge eine ziemlich heftige Conjunctivitis mit purulentem Secret. Dies wurde jeden Tag auf Gonokokken untersucht, aber mit negativem Ergebniss. Die Behandlung bestand in Borsäureausspülungen, Eiscompressen und Einpinselung ein Mal täglich mit 2 % Lapislösung. Am dritten Tage fing am unteren Augenlide eine gelbe, adhärente Membran an sich zu zeigen; am folgenden Tage hatte sie sich über die ganze Conj. palpebr. ausgebreitet. Dazu entwickelte sich eine geringe diffuse Verdunklung der Hornhaut. Das Secret wurde dünnflüssig, gelbroth, fleischsaft-ähnlich. Zu derselben Zeit nahm das Oedem der Augenlider ab und wurde wenig erheblich. Die Behandlung wurde nun verändert und zwei warme Compressen, Atropin und Pinselungen mit Sublimatlösung (1 : 1500) vorgeschrieben. Beim Auftreten der diphtheritischen Membran sank die Körpertemperatur, so dass sie von dem vierten Tage der Entzündung an niemals 35,5° überstieg und ein Mal sogar auf 29° herabsank. Der Harn wurde äusserst spärlich und eiweisshaltig, aber ohne Cylinder. Am zehnten Tage der Entzündung konnten die diphtheritischen Membranen theilweise abgelöst werden.

An den betreffenden Stellen bildeten sie sich nicht auf's Neue wieder. Die Verdunklung der Hornhaut nahm zu, Ulceration zeigte sich aber nicht. Das Kind starb am 12. Tage der Entzündung. Die Section, welche von Herrn Doctor von Hofsten gemacht wurde, ergab eine hyperstatische Pneumonie der beiden Lungen, venöse Stasis in der Leber, Milz und Nieren; in den letzteren war die Rinde an einigen Stellen etwas geschwollen mit Trübung des Parenchyms und verwischtem Unterschied zwischen Sepimenten und Fascikeln.

Bei diesem Falle deuteten also die Symptome während des Lebens auf eine allgemeine Schwäche hin und die pathologisch-anatomischen Veränderungen waren durch die herabgesetzte Herzthätigkeit zu erklären. Da nun die diphtheritische Infiltration erst drei Tage nach dem Anfang der Secretion erschien, da ferner keine Mikroorganismen im Secrete nachzuweisen waren, das Oedem der Augenlider beim Anfang der Infiltration sich verminderte und das die Membranen umgebende Gewebe nur unbedeutend reagirte, so dass sie erst nach sieben Tagen theilweise abzulösen waren: so glaube ich, dass sie ihr Entstehen keinem bakteritischen Process verdanken, sondern sehe es als das Wahrscheinlichste an, dass auf Grund des elenden allgemeinen Befindens des Kindes die Vitalität der Conjunctiva so schwach war, dass ihr Gewebe die Eiscompressen und die Lapislösung nicht vertragen konnte, sondern in eine oberflächliche Necrose überging. Wenn ich diesen Fall nicht berücksichtige, haben sämmtliche Fälle ohne Gonokokken einen sehr gutartigen Verlauf gehabt.

Unter den zwölf Fällen (21 Augen) von gonorrhoischer Conjunctivitis, die ich beobachtet habe, genasen alle diejenigen zehn Fälle (17 Augen), welche ärztlich behandelt worden, vollständig, — eine Erfahrung, welche, wie ich glaube, mit der gewöhnlichen Erfahrung bei Geburtshelfern und Chirurgen: dass sogar schwerere Fälle von Conjunctivitis neonatorum, wenn sie nur nicht zu spät zur Behandlung kommen, in der Regel günstig verlaufen, übereinstimmt. Da die gonorrhoische Conjunctivitis dagegen bei Erwachsenen eine der fürchterlichsten Augenentzündungen darstellt, darf man wohl mit Recht sich fragen, worin die Ursache dieser Verschiedenheit bei einem und demselben Process bei Erwachsenen und Neugeborenen eigentlich liegt. Meines Erachtens ist sie in der Verschiedenheit des Baues der Bindehaut zu suchen. Bei den Erwachsenen findet sich unter dem Epithel eine mächtige Schicht von lymphoidem Gewebe, welches wir bei den Neugeborenen vollständig vermissen. Die Vorliebe der Gonokokken für die lymphoiden Zellen deutet aber darauf, dass sie in diesem Gewebe einen besonders geeigneten Nährboden besitzen. Wenn diese Annahme das Richtige getroffen hat, würden die Gonokokken bei den Erwachsenen tiefer in das Gewebe hineindringen, bei Neugeborenen aber mehr oberflächlich sich halten und also den zum therapeutischen Zwecke in den Conjunctivalsack eingeführten Arzneimitteln leichter zugänglich sein.

Hinsichtlich der Behandlung besitze ich keine grosse Erfahrung, da die meisten der oben erwähnten Fälle nicht von mir selber behandelt wurden. Bei den wenigen von mir behandelten Fällen, in Allem sechs (11 Augen), habe ich nur schwache Adstringentia benutzt, wenn ich im Secrete keine Gonokokken gefunden; bei den Fällen dagegen, wo Gonokokken nachgewiesen worden sind, habe ich ein energisches Touchiren mit Lapis mitigatus (ein Mal täglich) und ununterbrochene Ausspülungen mit einer antiseptischen Lösung, concentrirte Borsäurelösung mit Sublimat (1 : 10,000) abwechselnd, benutzt. Kalte Compressen habe ich ganz und gar vermieden, weil man wohl keine Wahrscheinlichkeit hat, mit diesen die Gonokokken abzuschwächen, dagegen aber riskirt, die Vitalität des Gewebes und damit seine Reactionsfähigkeit wider die Bakterien herabzusetzen.

Durch Inoculationen ist es gelungen, äusserst wahrscheinlich zu machen, dass die Gonokokken die pathogenen Mikroorganismen des Harnröhrentrippers darstellen.[1] Aehnliche Versuche sind selbstverständlich nicht hinsichtlich des Augentrippers ausgeführt. Alle Versuche, den Tripper an Thieren, sogar an Affen zu impfen, sind negativ ausgefallen, und man ist daher gezwungen, die Versuche am Menschen anzustellen. An einem Menschen eine so bösartige Krankheit wie den Augentripper einzuimpfen, kann aber nie berechtigt sein, wenigstens so lange man für diese Krankheit keine vollkommen sicheren Heilmittel besitzt. Um jedoch darzuthun, dass die Mikroorganismen, welchen man bei dem Augentripper begegnet, nicht nur hinsichtlich ihrer morphologischen, sondern auch in Bezug auf ihre pathogenen Eigenschaften mit denjenigen des Harnröhrentrippers übereinstimmen, habe ich versucht, dieselben von einer Conjunctivitis neonatorum rein zu cultiviren und sie an

[1] Vgl. Welander, Hygiea 1883, Nr. 12.

der Urethralschleimhaut einzuimpfen. Durch das freundliche Entgegenkommen des Herrn Prof. ÖDMANSSON habe ich die Gelegenheit gehabt, nach freiwillig getroffener Uebereinkunft meine Reinculturen an einem syphilitischen Patienten zu prüfen. Da ich jedoch dabei nur einen ganz schwachen Katarrh, aber keinen typischen Tripper hervorrufen konnte, und da übrigens freilich eine Menge von Mikroorganismen, aber keine charakteristischen Gonokokken im Secrete vorkamen, beweist dieser Versuch wenig oder nichts. Vielleicht werden wiederholte Versuche zu einem besseren Ergebniss führen.[1]

[1] Hierzu im schwedischen Originale eine Tafel, reproducirt in Revue générale d'Ophtalmologie T. III. S. 393. 1884.

# III

# Einige Beobachtungen über die gonorrhoische Urethritis und die gonorrhoische Conjunctivitis.

(Hygiea. Medicinsk och Farmacevtisk Månadsskrift Bd. XLVI, 1884.)

Der Harnröhrentripper ist bei kleinen Mädchen vielleicht nicht ganz selten. Wenigstens habe ich im Verlaufe von etwa zwei Monaten zwei Fälle beobachtet, über welche ich hier berichten werde.

Am 1. Juli wurde ich von Herrn Doctor A. Håkansson zu einer bürgerlichen Familie, wo ein zweijähriges Mädchen eine purulente Conjunctivitis bekommen hatte, gerufen. Seit längerer Zeit hatte sie auch an einer hartnäckigen Ausscheidung der Genitalien gelitten. Von Doctor Håkansson aufgefordert, untersuchte ich nicht nur das Conjunctival-, sondern auch das Urethralsecret und fand zu meiner grossen Ueberraschung auch in diesem Gonokokken. Schon von vornherein hatte Doctor Håkansson dies Verhalten mit Recht geahnt. Die Mutter des Mädchens hatte nämlich sechs Monate früher ein Kind geboren, welches am dritten Tage eine äusserst heftige Conjunctivitis neonatorum bekam. Selber erkrankte sie zwei Monate nach der Entbindung an einer suppurativen Adenitis in den beiden Leisten und bekam etwas später an der Seite der Gebärmutter einen empfindlichen Tumor. Ihr Urethralsecret enthielt Gonokokken. Ihr Mann hatte zur Weihnachtszeit einen Tripper gehabt.

Der zweite Fall kam in der Praxis des Herrn Doctor Salin vor. Ein Mädchen, 20 Monate alt, hatte längere Zeit eine purulente Ausscheidung aus den Genitalien gehabt. Bei Untersuchung des Urethralsecretes wurden Gonokokken in reichlicher Menge beobachtet. Sogleich nach der Geburt hatte das Mädchen eine purulente Conjunctivitis gehabt. Das Urethralsecret der Mutter enthielt Gonokokken. Der Vater gab es zu, dass er einen Tripper, obgleich vor längerer Zeit, gehabt hat.

Wie die Ansteckung in diesen beiden Fällen auf die Urethra der Kinder überführt worden ist, konnte nicht mit Bestimmtheit ermittelt werden. Beide Fälle kamen in bürgerlichen Familien, wo ja die Reinlichkeit oft viel zu wünschen übrig lässt, vor. Vielleicht hatte die Ansteckung durch Umtausch der Badeschwämme der Mutter und des Kindes stattgefunden.

Seit dem Erscheinen meiner Abhandlung über die purulente Conjunctivitis (Siehe Abth. 2), habe ich die Gelegenheit gehabt, noch 13 Fälle dieser Krankheit, einen bei einem Erwachsenen, zwölf bei Neugeborenen zu untersuchen. Bei jenem Falle, einer doppelseitigen Entzündung, fanden sich im Anfang (am zweiten und dritten Tage) die Gonokokken ausser in der gewöhnlichen Anordnung auch an den Epithelzellen, von welchen sie später vollständig verschwanden. Bei vier Fällen von Conjunctivitis neonatorum fand ich gegen das Ende der Entzündung, nachdem ihre Heftigkeit abgenommen hatte, an den Epithelzellen Gonokokken, obgleich ich dieselben früher nur wie gewöhnlich theils frei im Secrete, theils an die Eiterzellen gebunden gesehen hatte. Wahrscheinlich entwickeln sich die Gonokokken hier, ebenso wie es bei dem Harnröhrentripper nach den Beobachtungen Welander's der Fall ist, anfangs an den Epithelzellen, verschwinden aber später von diesen, um gegen das Ende der Entzündung wieder an denselben zu erscheinen.

Von den zwölf Fällen bei Neugeborenen kamen bei dreien keine Gonokokken im Secrete vor. Einer unter diesen wurde in der allgemeinen Entbindungsanstalt, wo Herr Prof. Andersson mir gütigst erlaubt hatte, alle vorkommenden Fälle zu untersuchen, beobachtet. Da keine Gonokokken, weder im Conjunctivalsecrete des Kindes, noch im Urethral- und Vaginalsecret der Mutter, zu finden waren, war es natürlich sehr wahrscheinlich, dass hier kein Fall von Tripperansteckung vorlag. Um mich aber darüber zu vergewissern, führte ich mittelst eines kleinen spatelförmigen Instrumentes das Conjunctivalsecret des Kindes in die Harnröhrenmündung an drei jungen Collegen ein. Bei keinem wurde auch nur die geringste Wirkung erzielt. Der negative Erfolg dieser Impfungen bekräftigt in hohem Grade die Richtigkeit der Ansicht, dass die Conjunctivitis neonatorum ohne Gonokokken nicht gonorrhoischer Natur ist.

Die zwölf Fälle von Conjunctivitis neonatorum genasen alle vollständig, mit Ausnahme eines einzigen, von einer Hebamme behandelten, bei welchem eine Perforation schon stattgefunden, ehe ich denselben gesehen hatte.

# IV

# Weitere Beobachtungen über das Vorkommen der Gonokokken bei purulenter Conjunctivitis und bei purulenter Vulvovaginitis bei Kindern.

(Hygiea. Medicinsk och farmacevtisk Månadsskrift Bd. XLVII. April 1885.[1])

[1] Vorgetragen in der Schwedischen Gesellschaft der Aerzte am 3. März 1885.

Seit meiner letzten Mittheilung (Siehe Abhandlung III) habe ich die Gelegenheit gehabt, noch zehn Fälle von Conjunctivitis neonatorum zu untersuchen. Bei sieben fand ich Gonokokken, bei drei keine. Die Gesammtzahl meiner Fälle beträgt also 41, und zwar 29 mit, zwölf ohne Gonokokken. Die Differenz der beiden Arten von Conj. neonat. mit und ohne Gonokokken ist im Allgemeinen der Art gewesen, wie ich sie früher näher dargestellt habe, (siehe Abhandlung II). Das einzige völlig constante differential-diagnostische Merkmal zwischen den beiden Formen scheint jedoch das Vorhandensein oder die Abwesenheit der Gonokokken zu sein.

Ueber den vorliegenden Gegenstand hat Kroner (Breslau) eine nicht weniger als 92 Fälle umfassende Untersuchung veröffentlicht.[1] Bei 63 unter diesen fand er Gonokokken, bei den 29 übrigen dagegen keine. Die Fälle ohne Gonokokken hatten einen sehr günstigen Verlauf und bei keinem einzigen wurde die Hornhaut angegriffen. Die 63 Fälle mit Gonokokken waren von beträchtlich heftigeren Symptomen charakterisirt und bei 16 breitete sich die Entzündung auf die Hornhaut aus.

Ein von mir untersuchter Fall von purulenter Conjunctivitis bei einem Erwachsenen dürfte ein mehr als gewöhnliches Interesse darbieten. Ich hatte ein siebzehnjähriges Mädchen wegen eines florescenten doppelseitigen Trachoms mit Pannus eine Zeit lang behandelt. Eines Tags stellte sie sich mit dem neugeborenen Kinde einer Nachbarin vor. Das Kind war an einer heftigen Conjunctivitis mit gonokokkenhaltiger Absonderung erkrankt. Während des Wochenbettes wurde das Kind von meiner Patientin gepflegt. Eines Tags erwähnte die Letztere, dass sie Stechen im Auge zu empfinden

---

[1] Kroner, Centralbl. f. Gynäkologie 1884, Nr. 41.

anfing. Bei näherer Untersuchung zeigte sich das obere Augenlid dieses Auges etwas geschwollen, geröthet und bei Evertirung etwas empfindlich. Auf Grund dessen dachte ich an eine Tripperansteckung in ihrem ersten Anfange. Um mich davon zu überzeugen, kratzte ich die Innenseite der Augenlider mit einem kleinen Spatel und untersuchte die äusserst geringe, in dieser Weise erhaltene Menge von Secret. Darin erschienen Massen von Gonokokken, theils frei, theils an die Epithelzellen gebunden. Im Secrete fanden sich auch Eiterzellen, in keiner von diesen konnte ich aber Trippermikroben beobachten. Dies Verhalten veränderte sich aber bald. Schon am dritten Tage nachher erschienen Gonokokken an den Epithelzellen nur spärlich, reichlich aber in den Eiterkörperchen, und nach dem vierten Tage waren sie von jenen ganz verschwunden.

Dieser Fall zeigt ohne Zweifel, dass sich die Gonokokken während des latenten Stadiums an den Epithelzellen entwickeln und sodann aus diesen allmählich in das tiefer liegende Gewebe hineindringen. Ich komme auf diesen Gegenstand, auf den ich schon früher die Aufmerksamkeit gelenkt habe, wieder zurück, weil ich glaube, dass er eine nicht geringe practische Bedeutung beanspruchen kann.

Wir wissen, wie Credé in seiner Entbindungsanstalt dadurch, dass er unmittelbar nach der Geburt in die Augen des neugeborenen Kindes einen Tropfen einer 2% Lapislösung eingetröpfelt, die Conjunctivitis neonatorum fast vollständig hat vertilgen können. Es wäre schwer zu verstehen, wie diese Methode den Zweck so sicher erreichen könnte, wenn die Gonokokken, wie es Bockhardt annimmt, zwischen den Epithelzellen in die Conjunctiva hineinwandern. Wenn sie sich dagegen während des latenten Stadiums eben an den Epithelzellen entwickeln, ist es leicht zu erklären, wie die Credésche Prophylaxe sogar bei Entbindungen mit aussergewöhnlich verlängerter Austreibungsperiode die erwünschte Wirkung herbeiführt. Das glückliche Ergebniss dieser Vorsichtsmaassregel bei Neugeborenen gewährt die Hoffnung, dass man durch eine ähnliche Behandlung den Ausbruch einer schon stattgefundenen Ansteckung auch sonst wird verhindern können. Ich habe dies bei drei Fällen versucht.

*1. Fall.* Der erste Fall bezieht sich auf ein zweijähriges Kind mit einseitiger gonorrhoischer Conjunctivitis. Im Anfang der Behandlung tröpfelte ich einen Tropfen einer 2% Lapislösung in das gesunde Auge und applicirte einen Schutzverband. Da dieser jedoch von dem Pat. ununterbrochen in Unordnung gebracht wurde, entfernte ich denselben bald und liess statt dessen die Eltern mittelst eines nur zu diesem Zwecke zu verwendenden Tropfglases eine 4% Borsäurelösung ein paar Mal täglich eintröpfeln und tröpfelte selber einen Tropfen einer 2% Lapislösung ein, was wiederholt wurde, sobald die Reizung nach der früheren Eintröpflung verschwunden war, d. h. etwa jeden oder jeden zweiten Tag. Dies schien die beabsichtigte Wirkung herbeizuführen, denn obgleich ich nicht selten beobachtete, wie der Pat. umwechselnd das kranke und das gesunde Auge rieb, wurde das letztere von der Krankheit nicht angegriffen.

*2. Fall.* Ein acht Tage altes Kind, an einer einseitigen Conjunctivitis erkrankt. Da ein Schutzverband kaum angelegt werden konnte, wurde das nicht angegriffene Auge in derselben Weise wie Fall 1 behandelt, und auch hier wurde die Krankheit auf das eine Auge beschränkt.

*3. Fall.* Das oben erwähnte Mädchen mit dem doppelseitigen Trachom. Hier war selbstverständlich die Aussicht, mittelst eines bakterientödtenden Mittels die Gonokokken vollständig zu vernichten, nicht gross. Theils konnten sich einige Gonokokken in den vielen Falten und tiefen, drüsenähnlichen Einsenkungen, welche an der trachomatösen Schleimhaut vorkommen, der Einwirkung des in den Conjunctivalsack eingeführten Mittels entziehen, theils fanden sich einige, wenn auch ganz schwache Andeutungen, dass ein Ausbruch der Infection eben zu erwarten war. Da aber die Hornhaut pannös verdunkelt und also die Gefahr einer Zerstörung dieses Gewebes durch eine Entzündung weniger drohend war, wagte ich es, eine Lapistouchirung zu versuchen. Die Pat. wurde später im Serafimer Lazareth aufgenommen, wo das gesunde Auge von dem Assistenzarzt Herrn Doctor Ivar Lundberg gleichfalls mit einer 2% Lapislösung behandelt und nachher mit einem mittelst Collodium an der umgebenden Haut allerseits befestigten Schutzverband zugedeckt wurde. Schon am folgenden Tage war die Entzündung des angegriffenen Auges vollständig entwickelt und als am dritten Tage der Schutzverband vom zweiten Auge weggenommen wurde, zeigte sich auch an diesem eine purulente Conjunctivitis. Die Eiterabsonderung dauerte aber am ersten Auge kaum vierzehn Tage lang, am zweiten noch kürzer, etwa eine Woche. Und als die Pat. nach 19 Tagen Aufenthalt im Krankenhause ausgeschrieben wurde, war sie vollständig geheilt. Es scheint also, dass die eingeschlagene Behandlung in wesentlichem Grade zur Verkürzung der Krankheitsdauer, die sich ja sonst nicht selten über Monate ausdehnt, beigetragen hat.

Wenn man aber eine frühzeitige Cauterisation verwenden will, muss man sich auf das latente Stadium beschränken. Sind die Gonokokken einmal tiefer unterhalb der Epithelzellen eingedrungen, so kann man nicht erwarten, mittelst cauterisirender Mittel sie zu vertilgen oder abzuschwächen. Im Gegentheil läuft man dann die Gefahr, mit diesen Mitteln mehr Schaden als Nutzen zu thun, indem man die Vitalität des Gewebes und die damit in nahem Zusammenhange stehende Reactionsfähigkeit wider die Bakterien nur zu leicht herabgesetzt. Auch ist es eine alte Regel, die Cauterisation während der ganzen Dauer der Infiltration vollständig zu vermeiden, so lange die Conjunctiva hart und glatt erscheint und der Eiterfluss sich noch nicht im vollen Gange darstellt.

Durch die Freundlichkeit mehrerer Collegen habe ich die Gelegenheit gefunden, einige weitere Fälle von acuter purulenter Vulvovaginitis bei Kindern auf Gonokokken zu untersuchen. In Allem sind zwölf Patienten im Alter von 20 Monaten bis zu neun Jahren untersucht, und bei allen im Urethral- oder Vulvarsecret Gonokokken nachgewiesen worden. Einer dieser Fälle, der Praxis des Herrn Doctor Scholander entstammend, ist besonders lehrreich in Bezug auf die Art und Weise, wie die Ansteckung bei den Kleinen aller Wahrscheinlichkeit nach stattfindet. Ein Arbeiter wurde von Dr. Scholander wegen eines Trippers behandelt. Während seiner Behandlung stellte sich seine Frau vor und klagte, dass zuerst sie selber und sodann ihr zweijähriges Mädchen eine heftige Ausscheidung der Genitalien bekommen hatten. Bei der von Dr. Scholander angestellter Nachforschung ergab sich Folgendes. Der Mann hatte beim Coïtus mit einer Prostituirten einen Tripper gekriegt. Trotzdem hatte er mit seiner Frau Coïtus geübt und natürlich sie angesteckt. Sie hatte in demselben Bett wie das Kind und zwar gewöhnlich mit dem Kinde nahe an ihrer Seite gelegen. Dazu hatte sie zuweilen dasselbe Tuch für ihre eigenen und für des Kindes Genitalia benutzt. Dass die Infection in dieser Weise sehr leicht stattfinden muss, ist selbstverständlich. Vielleicht kann die Ansteckung auch in der Weise erfolgt sein, dass, da Mutter und Kind dasselbe Bett theilten, die Genitalien des letzteren in directe Berührung mit dem Genitalsecret der ersteren, z. B. mit Flecken davon an ihrem Hemd, haben kommen können. In den von Doctor SCHOLANDER und mir untersuchten Präparaten der Secrete des Vaters, der Mutter und des Kindes fanden sich typische Gonokokken.

Ein anderer Fall aus der Praxis des Herrn Doctor SONDÉN ist auch sehr interessant.

Die Pat., fünf Jahre alt, hatte zwei Geschwister, das älteste drei Jahre alt. Alle beide bekamen gleich nach der Geburt Ophthalmoblennorrhöe. Die Mutter, die während der späteren Monate ihrer Schwangerschaft vor drei Jahren an Leukorrhöe gelitten hatte, erkrankte einige Zeit nach der Entbindung an einem articulären Rheumatismus, der in dem einen Knie und in einem der Fingerglieder localisirt war, und dies Leiden ging weder bei der Behandlung mit Salicylsäure noch durch Chinin zurück. Sie genas endlich von ihrem Rheumatismus, die Leukorrhöe dauerte aber hartnäckig fort, und vor Kurzem bekam die fünfjährige Tochter, an deren Genitalia die Mutter denselben Schwamm und dasselbe Handtuch wie an ihren eigenen benutzt hatte, eine heftige Vulvovaginitis mit gonokokkenhaltigem Secret.

In Zusammenhang mit diesen Untersuchungen erlaube ich mir eine Angabe von TISCHENDORFF[1] zu erwähnen. Er theilt mit, dass im städtischen Krankenhause in Hamburg einige an Scharlach erkrankte und in doppelseitigen Extensionsverband gebrachte kleine Mädchen von einer blennorrhoischen Vaginitis ergriffen worden sind. Im Secrete fanden sich charakteristische Gonokokken. An mehreren atrophischen Kindern wurden Impfungsversuche gemacht. Dieselben hatten jedesmal einen positiven Erfolg, und auch in diesen, durch Impfung hervorgerufenen Katarrhen waren stets zahlreiche Gonokokken nachzuweisen. Mir scheint diese Beobachtung, dass das gonokokkenhaltige Secret bei Kindern ansteckend ist, für seine gonorrhoische Natur sehr beweisend, besonders da TISCHENDORFF dieselbe nicht als Stütze der Ansicht, dass die Gonokokken die krankheitserregenden Bakterien des Trippers darstellen, anführt, sondern vielmehr in derselben einen Beweis wider diese Ansicht zu finden scheint. Das spontane Entstehen der Vaginiten scheint ihm nämlich jeden Gedanken an eine Ansteckung zu verbieten. Dies spontane Entstehen kann aber sehr leicht als ein nur

[1] TISCHENDORFF, Centralbl. f. Gynäkologie Nr. 41, S. 644.

scheinbar spontanes aufgefasst werden. Vielleicht ist das Verhältniss derart gewesen, dass eins unter diesen Kindern bei der Aufnahme in das Krankenhaus an einem gonorrhoischen Katarrh, welcher anfangs nur von mässiger Intensität gewesen, später aber durch irgend eine Ursache verschlimmert worden ist, gelitten hat, wonach die Ansteckung dann durch mangelhafte Reinlichkeit der Wärterinnen von diesem Kinde auf die übrigen überführt worden ist. Ein derartiges Ueberführen einer Ansteckung darf in einem Krankenhause wohl von Scham zur Scham stattfinden können, da dies so oft von Auge zum Auge geschieht.

Da jedoch bei Fällen, bei welchen, wie man früher annahm, der Tripper entweder gar nicht, oder doch äusserst selten vorkommen sollte, Gonokokken nachgewiesen worden sind, empfiehlt es sich, mit der grössten Vorsicht die Gründe zu prüfen, welche man als Stütze der specifischen gonorrhoischen Wirkung dieser Mikroben vorgebracht hat. Die Beweisgründe dieser Ansicht mögen noch so zahlreich und kräftig sein, der einzige entscheidende Beweis ist nicht erbracht, da es noch nicht gelungen ist, mit reincultivirten Gonokokken an der Harnröhre oder am Auge eine charakteristische Gonorrhöe hervorzurufen.

Wenn man aber bedenkt, wie selten beim Tripper Symptome auftreten, welche darthun, dass die Gonokokken durch die Säfte des Körpers zu anderen Organen geführt werden und sich dort entwickeln, ferner wie alle Impfungsversuche mit gonorrhoischem Secrete an Thieren, sogar an Affen misslungen sind, wird man es leicht zugeben, dass die Gonokokken für ihre Entwickelung ganz besondere Umstände erfordern. Und weiter, da in der Mündung der Harnröhre andere Mikroorganismen vegetiren, welche dem Secrete leicht beigemischt werden, in die Culturflüssigkeiten hineinkommen und dort sich entwickeln, solcherart Verwechselungen leicht veranlassend, so kann es gar nicht merkwürdig erscheinen, dass es bisher nicht gelungen ist, eine zuverlässige Culturmethode für die Gonokokken zu finden, besonders da die Reinculturen nur an Menschen geprüft werden können. Auch hat man es, wie oben erwähnt, noch nicht zu vollständiger Gewissheit nachweisen können, dass die Gonokokken die pathogenen Mikroorganismen des Trippers darstellen. Neisser giebt freilich an, dass er einmal dieselben an Fleischextract-Pepton-Gelatina bis zur siebenten Generation cultivirt hat. Seine Impfversuche an Thieren mit diesen Reinculturen fielen jedoch negativ aus, und als er sie dann wieder cultiviren wollte, ist es ihm ganz und gar misslungen. FEHLEISEN soll sie gleichfalls einmal mit positivem Ergebniss an demselben Nahrungsboden wie NEISSER cultivirt haben, und mit seinen Reinculturen erhielt BOCKHARDT bei Impfung an einem Paralytiker im letzten Stadium ein positives Resultat. Da es aber anderen Forschern nicht gelungen ist, die Mikroben in der von FEHLEISEN angegebenen Weise zu cultiviren, ist es nicht möglich diesem alleinstehenden Versuche die beweisende Kraft, die er sonst besitzen würde, zuzuerkennen.

Bei den Versuchen, die ich selber vorgenommen habe, um die Gonokokken zu cultiviren, habe ich in der Regel eine schwach saure Gelatina von Fleischextract, Harn, Pepton und Agar ($^2/_3$ Fleischextrakt-Pepton-Agar[1] und $^1/_3$ Harn) benutzt. An diesem Culturboden habe ich mit dem Trippersecrete sowohl aus der Harnröhre wie aus dem Auge Bakterienvegetationen hervorgerufen, deren Mikroben fast constant eine auffallende Aehnlichkeit mit den Gonokokken gezeigt haben. Nur ein paar Mal habe ich die Gelegenheit gehabt, meine Culturen durch Impfung zu prüfen, jedoch mit geringem Erfolg. Eine von diesen Impfungen darf es vielleicht verdienen, hier erwähnt zu werden. Sie wurde an einem 36 jährigen Mann — einem Artisten, der aus Interesse für die Untersuchung freiwillig sich dazu erbot — ausgeführt. Der Mann hatte früher mehrmals an Tripper gelitten, während der letzten zehn Jahre aber von dieser Krankheit ganz frei gewesen, obgleich er sich der Ansteckung sehr oft ausgesetzt hatte. Nachdem ich mich überzeugt, dass sich keine Gonokokken in seiner Harnröhre fanden, brachte ich eine ungefähr Hanfkorn grosse Menge von bakterienhaltiger Gelatina (die 5. Generation) in seine Fossa navicularis ein und rieb etwa ebensoviel an der Eichel in der Nähe der Mündung der Harnröhre ein. Am zweiten Tag kratzte ich mittelst einer hohlen Sonde etwas Secret aus seiner Harnröhre aus, und in diesem fanden sich typische Gonokokken, theils frei, theils an Epithelzellen und Eiterkörperchen gebunden. Am dritten Tage sah ich den Patienten nicht, er hatte aber, seiner eigenen Angabe nach, ein wenig Stechen bei der Harnentleerung empfunden. Am vierten Tage untersuchte ich ihn wieder, die Gonokokken waren aber dann aus seiner Harnröhre verschwunden.

---

[1] Vgl. ROSENBACH, Mikroorganismen bei den Wundinfectionskrankheiten des Menschen, S. 16.

Dieser Versuch beweist, der Hauptsache nach, natürlich nichts, da kein charakteristischer Tripper durch die Impfung hervorgerufen worden ist. Jedenfalls zeigt er, dass die Gonokokken an einer Gelatin der oben erwähnten Zusammensetzung cultivirt werden können, und vielleicht kann er daher als ein Schritt vorwärts zur endlichen Lösung der Frage aufgefasst werden.

Wie bekannt, hat man in den letzten Jahren bei mehreren obstetrischen Kliniken durch unmittelbar nach der Entbindung stattfindende Einträpflung eines bakterientödtenden Mittels in die Augen der Neugeborenen der Conjunctivitis neonatorum mit grossem Erfolg vorzubeugen versucht. Ueber diese Schutzmittel hat Herr Doctor Anton Bergh[1] vor Kurzen einen ausführlichen Bericht gegeben, und ich brauche also hier die Sache nur zu erwähnen. Aber auch bei einer schon hervorgetretenen Conjunctivitis neonatorum besitzt die Heilkunst kräftige Mittel. Aus der vorliegenden, hierher gehörigen Statistik erlaube ich mir einige Beispiele hier mitzutheilen. Unter 108 behandelten Fällen verlor Horner kein einziges Auge. Denselben Erfolg hatte Hirschberg bei 194 Fällen unter 200, bei den sechs übrigen war die Hornhaut schon zerstört, als sie unter seine Behandlung kamen. An der Klinik Schweigger's kamen 452 Fälle, von welchen 123 schon bei Beginn der Behandlung Hornhautaffectionen darboten, vor. Unter diesen erblindeten 43 Augen vollständig, von den übrigen 329 Fällen, welche unter seine Behandlung kamen, ehe die Hornhaut noch afficirt war, genasen alle ohne irgend welche Beeinträchtigung des Sehens. Hieraus geht hervor, dass die Krankheit, wenn sie nur bei Zeiten unter ärztliche Behandlung kommt, so gut wie immer geheilt wird. Hiermit übereinstimmend ist auch die kleine Statistik, die ich in den letzten 18 Monaten gesammelt. Bei keinem der 37 von Aerzten behandelten Fälle (aus dem allgemeinen Waisenhause, der allgemeinen Entbindungsanstalt, dem Serafimer-Lazareth, meiner eigenen privaten Praxis) wurde die Hornhaut zerstört. Freilich war sie bei zwölf Fällen mehr oder weniger angegriffen, von einer ganz leichten Verdunkelung an bis zu einer oberflächlichen Ulceration; aber auch diese schwereren Fälle verliefen günstig. Unter den übrigen vier Fällen war bei dreien das eine Auge, bei einem alle beide Augen erblindet, als sie unter ärztliche Behandlung kamen. Alle diese

[1] A. Bergh, Hygiea, XLVII. Febr. 1885.

vier Fälle waren von Hebammen behandelt worden. Ohne Zweifel sind die Hebammen sehr oft für den unglücklichen Ausgang der Conjunctivitis neonatorum verantwortlich, weil sie, die Gefahr wahrscheinlich nicht kennend, den Eltern nicht bei Zeiten rathen, ärztliche Hülfe zu suchen, sondern im Gegentheil nicht selten ihnen davon abrathen, weil die Krankheit von selbst geheilt wird, was ja in der Regel auch stattfindet. Das Publicum ist seinerseits gewöhnlich über die Gefahr dieser Krankheit gar nicht unterrichtet; sogar unter den gebildeten Ständen ist es, so zu sagen, eine Ausnahme, wenn man einen Laien findet, dem die Ursache der Krankheit und ihre Gefahr für das Sehen bekannt wäre. Wie in Folge dieser Unwissenheit ein Auge zerstört werden kann, ohne dass der geringste Versuch, dem vorzubeugen, gemacht wird, zeigt z. B. der folgende Fall.

Eine Frau hatte mit ihrem vierjährigen Knaben, der an einer scrophulösen Keratitis erkrankt war, eine Zeit lang etwa drei Mal wöchentlich mich besucht. Nach etwa zwei Wochen stellte sie mir eines Tags ein kleines, gegen vier Wochen altes Kind vor, das schon vom dritten Tage nach der Geburt an an Conjunctivitis neonatorum gelitten hatte. Die Hebamme hatte ihr gesagt, die Krankheit sei nicht gefährlich und würde das Kind ohne Behandlung genesen, weshalb sie es nicht früher mitgenommen hatte. Während der letzten Tage hatte sie inzwischen beobachtet, dass es sich mit dem einen Auge des Kindes nicht ganz richtig verhielt, und daher hatte sie sich endlich dazu entschlossen, meinen Rath einzuholen. Als ich nun das Kind untersuchte, fand ich, dass die Hornhaut an dem einen Auge schon ganz zerstört war. Da die Mutter in diesem Falle mit ihrem einen Kinde drei Mal wöchentlich mich besuchte, und es also keine besonderen Beschwerden machen konnte, meinen Rath für das andere einzuholen, muss man es ihrer vollständigen Unwissenheit über die Gefahr des Leidens zuschreiben, dass sie nicht bei Zeiten ärztliche Hülfe gesucht hatte.

Wie viele Blinde — in Procenten von sämmtlichen Blinden — ihr Sehen durch die Conjunctivitis neonatorum verloren haben, dürfte nicht leicht anzugeben sein. Jedoch scheint es, nach den Angaben aus den Blindenanstalten zu urtheilen, dass diese Procentzahl ziemlich gross sein muss. Nach Reinhard ist sie für Deutschland, Oesterreich, Dänemark und Holland 40 %, nach Claisse für Paris 46 %, nach Magnus für Breslau 34 %, nach Katz für Berlin 41 %. Für den hiesigen Blindenstand ist sie, nach den zweijährigen Berechnungen des Herrn Doctor Fogman, 29,3%. Wenn nun auch diese Zahlenangaben, weil aus den Blindenanstalten, wo hauptsächlich junge Blinde aufgenommen werden, gewonnen, nicht für Blinde im Allgemeinen gültig sind, so zeigen sie jedoch ganz bestimmt, dass die Conjunctivitis neonatorum in hohem Grade die Zahl der Blinden erhöht. Da wir aber sichere Methoden, den Ausbruch der Krankheit zu verhindern, sowie kräftige Heilmittel gegen die einmal ausgebrochene Krankheit besitzen, wäre es dann nicht möglich, umfassendere Maassnahmen zu treffen, um ihre unheilbringenden Folgen zu vermindern? In mehreren Ländern ist man auf derartige Maassregeln bedacht gewesen. So hat man in Frankreich und in England versucht, das Publicum von dem bösartigen Charakter der Krankheit durch Schriften zu belehren. In Ungarn ist eine populär geschriebene Abhandlung über die Conjunctivitis neonatorum an alle Hebammen des Reiches vertheilt worden, und in Oesterreich ist durch eine ministerielle Verfügung die Methode Credé's den Aerzten empfohlen worden. In Preussen ist sie bei Entbindungsanstalten und Waisenhäusern sogar gesetzlich eingeführt worden — ein Verfahren, dessen Zweckmässigkeit jedoch discutirt werden kann.

Da ich glaube, dass dieser Gegenstand eine sehr grosse practische Bedeutung beanspruchen kann, darf ich vielleicht wagen, die folgende Frage zur Discussion in unserer Gesellschaft aufzustellen:

*Kann in unserem Lande etwas gethan werden, um der Blindheit in Folge der Conjunctivitis neonatorum entgegenzuwirken?*

# V

# Monarthritis bei einem Kinde mit Conjunctivitis neonatorum.

(Hygiea. Medicinsk och farmacevtisk Månadsskrift, Bd. XLVII. Aug. 1885.)

Der Knabe Sven Verner Kullberg, geboren am 22. April 1885, wurde am 16. Tage nach der Geburt von einer purulenten Conjunctivitis ergriffen. Er war wahrscheinlich von einem anderen Kinde mit Conjunctivitis neonatorum gonorrhoica, welches in demselben Zimmer lag und dessen Mutter in ihrem Genitalsecrete Gonokokken hatte, angesteckt worden. Die Conjunctivitis war nicht ungewöhnlich heftig, aber sehr hartnäckig und dauerte, trotz täglicher Behandlung, zwei Monate. Das Secret enthielt Gonokokken. Am 16. Tage der Entzündung beobachtete die Mutter, dass das Kind sein rechtes Bein gar nicht bewegte und dass der entsprechende Fuss geschwollen und empfindlich war. Bei der am darauf folgenden Tage vorgenommenen Untersuchung fand ich die Haut über der Fusswurzel intensiv geröthet, heiss und geschwollen, sowie glasig gespannt. Auch bei der geringsten Berührung der geschwollenen Partie gab das Kind seinen Schmerz durch ein klägliches Schreien zu erkennen. — Ein nasser wärmender Umschlag wurde auf die geschwollene Stelle gelegt; das dabei benutzte Wachstuch wurde sehr dick genommen und mehrmals um den Fuss und den Unterschenkel herum gewickelt; darnach wurde es mittelst einer Binde ziemlich stramm fixirt, wodurch das Gelenk immobilisirt ward.. — Nach einer Woche hatte die Schwellung in bedeutendem Grade abgenommen und war nach kaum 14 Tagen vollständig verschwunden.

Es ist klar, dass, wenn die Conjunctivitis neonatorum mit Gonokokken thatsächlich von einer gonorrhoischen Infection der Conjunctiva bedingt ist, eine articuläre oder periarticuläre Affection als Complication der Ophthalmie zuweilen wird auftreten können.

In dem vorliegenden Falle scheint mir dies auch so gewesen zu sein, und wenigstens ist ein derartiger Fall bereits früher in der Litteratur erwähnt.[1] Nachdem die Aufmerksamkeit einmal auf diesen Gegenstand gelenkt worden ist, werden in Zukunft vielleicht mehrere ähnliche Fälle beobachtet werden.

[1] Lucas Clemens, Ophthalmic Review, Vol. IV, Nr. 42, S. 114.

# VI

# Gutachten, betreffend die Maassregeln wider die Ophthalmia neonatorum.

Der Schwedischen Gesellschaft der Aerzte am 19. Januar 1886 erstattet von

O. MEDIN, M. SONDÉN und J. WIDMARK (Berichterstatter).

(Hygiea, Medicinsk och farmacevtisk Månadsskrift XLVIII. 1886.)

Nachdem die in der Schwedischen Gesellschaft der Aerzte stattgefundene Discussion betreffend die Maassregeln wider die Ophthalmia neonatorum im Druck veröffentlicht worden ist, haben die Unterzeichneten unter Berücksichtigung dieser Discussion sowie der neueren hierhergehörigen Litteratur und besonders des Buches von FUCHS „Die Ursachen und Verhütung der Blindheit" die Frage näher aufzuklären versucht. Dadurch, dass die Krankheit so oft Blindheit verursacht, wird ihre Bekämpfung von einer ausserordentlichen Bedeutung, während auf der anderen Seite die kräftigen prophylaktischen und therapeutischen Mittel, welche die moderne Heilkunst zu ihrer Verfügung hat, gut begründete Hoffnungen einzugeben scheinen, dass man ihren unheilvollen Folgen in der Zukunft mehr als bisher wird entgegenwirken können. In der letzten Zeit hat die Frage, hauptsächlich durch die Beobachtungen und Entdeckungen NEISSER's und CREDÉ's, unter den Aerzten eine grosse Aufmerksamkeit erweckt und ist mit einem lebhaften Interesse aufgenommen worden. Die Folge davon ist die Einführung einer methodischen Prophylaxe bei den meisten Entbindungsanstalten gewesen — überall mit dem grössten Erfolge. Dagegen sind ausserhalb der Entbindungsanstalten die Maassnahmen wider die Krankheit fortwährend sehr unbefriedigend. Auch in unserem Lande ist in dieser Richtung sehr wenig gethan. Jedoch sind Maassregeln, um die Krankheit auch bei der privaten Entbindung zu vermeiden, in hohem Grade nothwendig. Denn erstens ist die Zahl der Kinder, welche in den Entbindungsanstalten geboren werden, im Vergleich mit denjenigen, welche ausserhalb dieser Anstalten zur Welt kommen, nur ganz gering. Zweitens ist die Krankheit in den Entbindungsanstalten weniger gefährlich, weil dort die erkrankten Kinder gleich vom allerersten Anfang der

Krankheit an sorgfältig behandelt werden. Ganz anders verhält es sich ausserhalb der Entbindungsanstalten. In Folge der Versäumniss, den Arzt herbeizurufen, wird die Krankheit oft vernachlässigt. Nicht selten wird sie durch eine unrichtige Behandlung sogar verschlimmert. Es ist also um so viel nothwendiger, dass Maassnahmen wider die Krankheit vorgenommen werden. Jedoch ist die Schwierigkeit, die Krankheit zu bekämpfen, in der privaten Praxis viel grösser als in den Entbindungsanstalten. Nur bei wenigen Entbindungen wird nämlich der Arzt herbeigerufen, die meisten werden von einer Hebamme besorgt, viele finden sogar ohne ihre Beihülfe statt. Um daher in der privaten Praxis die Krankheit mit Erfolg bekämpfen zu können, ist es in erster Linie nothwendig, dass das Publicum und die Hebammen von der wahren Natur der Krankheit und den dieselbe begleitenden Gefahren unterrichtet werden, sowie dass den Hebammen genaue Vorschriften gegeben werden, wie sie der Krankheit vorzubeugen versuchen sollen, und wie sie sich zu verhalten haben, wenn sie, dessen ungeachtet, wirklich ausbricht.

Bei der Discussion in der Schwedischen Gesellschaft der Aerzte wurde die Nothwendigkeit, dass das Publicum durch gemeinverständliche Schriften Aufklärung über die Krankheit erhalten müsse, von mehreren Collegen hervorgehoben. Da dies für eine befriedigende Lösung der vorliegenden Frage von grosser Bedeutung erschien, hat der Berichterstatter eine gemeinverständliche Abhandlung „Ueber die Augenentzündung der Neugeborenen — eine der gewöhnlichsten Ursachen der Blindheit“ verfasst. Dieser Abhandlung hat die K. Schwedische Akademie der Wissenschaften, durch Vermittlung des Herrn Prof. Retzius, einen Platz im Almanach für das Jahr 1886 eingeräumt. Hierdurch ist ein Versuch gemacht worden, das Publicum in einer bei der stattgefundenen Discussion als besonders zweckentsprechenden Weise über die Art und die Gefahren der Krankheit aufzuklären.

Betreffs der Hebammen, dürfte es, wie oben erwähnt, nothwendig sein, dass sie nicht allein Angaben über die Krankheit im Allgemeinen, sondern auch genaue Vorschriften in Bezug auf das Vorbeugen derselben erhalten. Es wäre daher sehr wünschenswerth, wenn ein diesbezüglicher Erlass ausgefertigt würde, und wir wollen hier versuchen die Punkte, welche in einem derartigen Erlass, unserer Ansicht nach, enthalten sein müssten, darzustellen und zu begründen.

Ohne Zweifel würde die Ophthalmia neonatorum manchmal vermieden werden, wenn die schwangere Frau während ihrer Gravidität auf die Gefahr eines gonorrhoischen Flusses bei ihr für die Augen des künftigen Kindes aufmerksam gemacht werden würde. Durch Kenntniss davon hätte sie die Gelegenheit, einen Arzt zu consultiren und wäre vielleicht vor der Entbindung von ihrer Krankheit geheilt worden oder wenigstens würde sie Vorschriften und Aufklärungen erhalten, wie die Ansteckung der Augen ihres Kindes am besten zu verhindern wäre. Der Hebamme, welche eine schwangere Frau untersucht, sollte daher obliegen, genau zu ermitteln, ob sie an einem Fluss leidet. Wenn es der Fall ist, muss sie die Frau auf die Gefahr, welche dadurch möglicherweise entstehen kann, aufmerksam machen und ihr anrathen, ärztliche Behandlung zu suchen.

In Folge der ausserordentlichen Ansteckungsfähigkeit des gonorrhoischen Katarrhs kann die Ansteckung, wegen mangelnder Reinlichkeit bei den Untersuchungen, von einer Frau zur anderen leicht übertragen werden. Da noch hinzukommt, dass sich die Hebamme bei der Untersuchung einer Gefahr der Ansteckung aussetzt, sollte ihr obliegen, nach jeder inneren Untersuchung ihre Hände mit einem desinficirenden Mittel zu waschen. Hierzu dürfte sich die 2 volumprocentige Carbolsäurelösung, mit welcher die Hebamme zu anderen Zwecken schon jetzt laut geltenden Vorschriften versehen sein soll, besonders gut eignen.

Unter den Mitteln, welche, um die Ophthalmia neonatorum zu verhindern, benutzt worden sind, finden sich auch Ausspülungen der Genitalien der Gebärenden. Der um die Prophylaxe so viel verdiente Credé wandte zu diesem Zwecke Anfangs Ausspülungen an, die erhaltenen Ergebnisse befriedigten ihn aber nur wenig. Die Frequenz der Krankheit nahm freilich ab, sie verschwand aber nicht vollständig. Dieselbe Erfahrung haben auch andere Aerzte gemacht. Da also die Abnahme der Frequenz der Krankheit, welche durch diese Ausspülungen erzielt worden ist, keineswegs besonders beträchtlich gewesen, auf der anderen Seite aber die Ausspülungen, wenn sie von Hebammen vorgenommen werden, unter welchen wenigstens die älteren oft nur eine sehr mangelhafte Kenntniss der Antiseptik besitzen und es also nicht verstehen, Spülkannen, Schläuche, Spritzenspitzen u. s. w. vollständig antiseptisch zu halten, leicht eine Infection der Gebärenden verursachen könnten, glauben wir, dass derartige Ausspülungen den Hebammen nicht auferlegt werden sollten.

Unter den Schutzmitteln dürfte wohl die Desinfection der Augen des Kindes ohne Zweifel das allerwichtigste sein. Schon eine sorgfältige und einsichtsvolle Reinigung der Augen kann in vielen Fällen den ansteckenden Stoff entfernen und also einer Ansteckung vorbeugen. Den Hebammen sollte also auferlegt werden, nach beendigter Entbindung die Augen des Kindes sorgfältig zu reinigen. Dabei dürfte hervorgehoben werden, dass sie zur Reinigung der Augen dasselbe Wasser, denselben Schwamm u. s. w., mit welchen der Körper des Kindes im Uebrigen gewaschen wird nicht benutzen dürfen — denn es ist möglich, dass dieselben Genitalsecret aufgenommen haben und also ansteckende Stoffe enthalten können; im Gegentheil soll für die Augen nur besonderes Wasser und ein besonderes Läppchen oder vielleicht am besten Borsäurebaumwolle verwendet werden.

Unter den eigentlichen Schutzmitteln sind bei der Discussion das Sublimat und das Silbernitrat als besonders wirksame hervorgehoben worden. Ohne den antiseptischen Werth des ersteren verringern zu wollen, glauben wir jedoch die 2 % Lapislösung in erster Linie empfehlen zu müssen. Diese ist in grossem Maassstabe geprüft worden, und die damit erhaltenen Ergebnisse scheinen diejenigen, welche mit jedem anderen Mittel gewonnen sind, zu übertreffen. Die 2 % Lapislösung hat sich nicht allein gegen die Ophthalmia neonatorum sehr wirksam erwiesen, sondern sie ist auch im Stande — nach der unseres Wissens nirgends bestrittenen Angabe Credé's — mehreren anderen krankhaften Veränderungen, welche während der ersten Lebenswoche auftreten, nämlich der katarrhalen Conjunctivitis, der Blepharadenitis und dem Ekzem an der Haut der Augenlider entgegenzuwirken. Auch hat dieses Mittel die übrigen in prophylaktischer Hinsicht benutzten immer mehr verdrängt. So auch in Stockholm, wo es jetzt bei allen Entbindungsanstalten, sogar an den beiden, wo das Sublimat früher benutzt worden ist (der Allgemeinen Entbindungsanstalt und der Entbindungsanstalt zu Södermalm), zur Verwendung gelangt ist. Vom theoretischen Gesichtspunkte kann wohl das Sublimat zweckmässiger erscheinen und ohne Zweifel hat es sich practisch als sehr wirksam erwiesen. Der Umstand aber, dass es von denjenigen, welche dasselbe in grossem Maasstabe geprüft, verlassen und gegen die 2 % Lapislösung vertauscht worden ist, scheint die entschiedene Ueberlegenheit der letzteren zu beweisen. Zu den Vorzügen der 2 % Lapislösung kommt noch, dass sie kein nach gewöhnlicher Meinung giftiges Mittel darstellt, und dass also deren Handhabung von den Hebammen keine Aenderung des Gesetzes vom Verkauf von Giften erfordert, was dagegen mit dem Sublimat der Fall wäre. Diesen grossen Vorzügen gegenüber dürfte die Eigenschaft des Mittels, zuweilen eine Reizungsconjunctivitis hervorzurufen, von geringer Bedeutung sein, da diese, nach übereinstimmenden Angaben, in zwei, höchstens drei Tagen wieder zurückgeht. Jedoch dürfte es nothwendig werden, die Hebammen über diese Nebenwirkung des Mittels aufzuklären, weil sie sonst leicht erschrecken und dem Mittel misstrauen könnten.

Die 2 % Lapislösung wird nach der Angabe Credé's in folgender Weise benutzt:

Nach der Abnabelung wird das Kind in gewöhnlicher Weise von dem die Haut bedeckenden Fett, Blut, Schleim u. s. w. befreit; sodann wird es in's Bad gebracht, wobei die Augen mittelst eines reinen Läppchens, oder noch besser mit der reinen Verbandswatte Bruns', besonders von allem an den Augenlidern haftenden Hautfette, gereinigt werden. Darnach wird, vor der Ankleidung des Kindes, jedes Auge mittelst zweier Finger geöffnet und mittelst eines, an seinen beiden Enden durch Erwärmen wohl abgerundeten Glasstabes ein einziger Tropfen der 2 % Lapislösung in das Auge eingetröpfelt. Jede weitere Behandlung ist unnöthig. Besonders darf nicht in dem Falle, dass eine leichte Röthung und Schwellung der Augenlider nebst Schleimabsonderung entstehen sollte, während der nächstfolgenden 24—36 Stunden die Eintröpflung wiederholt werden.

In Bezug auf Entbindungen in der privaten Praxis, wo die Hebamme nur selten eine sachverständige Hülfe erwarten kann, dürfte in der eben erwähnten Vorschrift die Aenderung gemacht werden, dass die Augen die vorgeschriebene Behandlung erst nachdem die Entbindung beendet ist, erhalten.

Es dürfte wohl Niemand daran zweifeln, dass wenn auch das gonorrhoische Virus in der Regel bei der Entbindung selbst in die Augen des Kindes hineingebracht wird, dennoch die Ansteckung oft auch später erfolgen kann dadurch, dass die Augen des Kindes mit Secret aus den Genitalien der Mutter in Berührung kommen,

z. B. durch unsaubere Finger oder Schwämme, Handtücher u. s. w., welche zuerst für die Mutter und dann für das Kind benutzt worden sind. Um diese spätere Ansteckung zu vermeiden, ist es nothwendig, dass die Hebamme die Mutter darauf aufmerksam macht, dass auch nach der Entbindung das Ueberführen ihres Genitalsecretes die Augen ihres Kindes beschädigen kann, sowie dass sie die Mutter darüber belehrt, wie dies am besten vermieden wird.

Gleichwie die prophylaktische Behandlung ist auch die curative bei der Ophthalmia neonatorum in hohem Grade wirksam, und im Allgemeinen darf man wohl behaupten, dass diese Krankheit, wenn sie nur bei Zeiten in einer rationellen Weise behandelt wird, nur sehr selten zur Zerstörung des Auges führt. Es ist daher sehr wichtig, dass sie so früh als irgend möglich unter ärztliche Behandlung kommt. Die Hebamme muss also dazu angehalten werden, sobald die Krankheit erscheint, die Eltern darauf aufmerksam zu machen, dass die Krankheit eine sehr gefährliche ist, dass sie von dem Kinde auf Andere leicht übertragen werden kann, sowie anzurathen, dass der Arzt ohne Aufschub herbeigerufen wird. Wenn dies von den Eltern unterlassen wird, soll sie die Sache ihrem nächsten Chef melden.

Beim Versuch, zu entscheiden, wie die Hebamme bei einer schon ausgebrochenen Ophthalmia neonatorum zu verfahren hat, begegnet man sogleich einer Schwierigkeit. Man kann nicht voraussetzen, dass sie diese Krankheit sicher diagnosticiren und von anderen Augenentzündungen, welche bei dem neugeborenen Kinde zuweilen auftreten, unterscheiden könne. Fuchs sucht diese Schwierigkeit zu vermeiden, indem er vorschlägt, dass die Hebamme verpflichtet sein soll, bei jeder Augenentzündung, auch bei den gelinderen, bei einem neugeborenen Kinde den Eltern zu erklären, dass dieselbe eine gefährliche und ansteckende Krankheit darstellt und denselben anzurathen, einen Arzt herbeizurufen. Eine derartige Vorschrift kann sich möglicherweise für ein dicht bevölkertes Land mit zahlreichen Aerzten eignen, für unser Land aber, wo die Entfernung zum nächsten Arzt oft mehrere Meilen beträgt, scheint dies wenig zweckmässig zu sein. Wenn man diese Vorschrift nur für „jede mit Fluss complicirte Augenentzündung“ gelten liesse, würde man freilich ihre Tragweite beschränken, sie würde jedoch auch die einfache Conjunctivitis fortwährend umfassen. Dies erscheint um so mehr unzweckmässig, als die 2 % Lapislösung an und für sich zuweilen eine mit Absonderung von mit Eiter gemischtem Schleim verbundene Conjunctivitis hervorruft. Es wäre unserer Meinung nach besser, die Hebamme zu verpflichten, den Arzt herbeizurufen bei „jeder mit Zuschwellung der Augenlider verbundenen Augenkrankheit". Dass die Augenlider zuschwellen, ist nämlich ein frühzeitiges, constantes und auffälliges Symptom der Conj. neonatorum, und dürfte wohl äusserst selten bei anderen, bei Neugeborenen auftretenden Augenkrankheiten erscheinen.

Bis zur Ankunft des Arztes soll die Hebamme für eine sorgfältige und fleissige Reinigung der Augen des Kindes sorgen, im Uebrigen sich aber jeder Behandlung enthalten. Laut des bei uns jetzt geltenden Hebammenbuches ist ihr erlaubt, „wenn der Arzt nicht bald herbeigeholt werden kann" auf eigne Hand die Krankheit zu behandeln; u. A. wird ihr vorgeschrieben, in diesem Falle in die entzündeten Augen einige Tropfen einer 2 % Lapislösung ein Mal täglich einzutröpfeln. Diese Vorschrift erscheint uns mindestens sehr bedenklich. Sogar die Bestimmung „wenn der Arzt nicht bald geholt werden kann" ist sehr dehnbar und darum unzweckmässig, weil sie gar zu leicht dazu verleitet, den Arzt nicht herbeizurufen. Auch dürfte eine so starke Lapislösung, wenn sie ohne nähere Rücksicht auf den Zustand der Bindehaut angewendet wird, leicht mehr Schaden als Nutzen hervorbringen, und man darf wohl nicht voraussetzen, dass die Hebamme die Fähigkeit besässe zu entscheiden, ob die Beschaffenheit dieses Gewebes die Anwendung des Mittels indiciren würde. Unserer Ansicht nach ist es also nothwendig, die Anwendung der 2 % Lapislösung bei einer schon ausgebrochenen Conjunctivitis neonatorum der Hebamme ganz zu untersagen.

Die Vorschriften, welche nach unserer Ansicht in einer Verordnung für Hebammen betreffs der vorliegenden Krankheit aufgenommen werden sollten, sind also die folgenden:

1. Die Hebamme, welche die Gelegenheit hat eine schwangere Frau zu untersuchen, soll sich genau davon unterrichten, ob sie an einem Fluss leidet. Wenn dies der Fall ist, soll sie ihre Aufmerksamkeit auf die dadurch bedingte Gefahr lenken, sowie ihr anrathen, einen Arzt zu Rathe zu ziehen.

2. Nach jeder inneren Untersuchung soll die Hebamme ihre Hände mit einer desinficirenden Lösung (2 volumprocentiger Carbolsäurelösung) sorgfältig waschen.

3. Unmittelbar nach der Entbindung soll sie die Augen des Kindes sorgfältig reinigen.

4. Bei dieser Reinigung soll sie besonderes Wasser und ein besonderes Läppchen oder Borsäurewatte anwenden.

5. Darnach soll sie in jedes Auge einen Tropfen einer 2 % Lapislösung einträpfeln.

6. Nach der Entbindung soll sie die Mutter darauf aufmerksam machen, dass die Augen des Kindes auch später durch Ueberführung von Vaginalsecreten beschädigt werden können, sowie sie davon unterrichten, wie dies am besten vermieden wird.

7. Sobald eine mit Zuschwellung der Augenlider verbundene Augenkrankheit beim Kind erscheint, soll sie die Eltern darauf aufmerksam machen, dass diese Krankheit eine gefährliche ist, sie unterrichten, wie deren Ueberführung auf Andere am besten vermieden wird und unverzügliches Hinzurufen des Arztes anrathen. Wenn letzteres von den Eltern unterlassen wird, soll sie ihren nächsten Chef davon benachrichtigen.

8. Vor der Ankunft des Arztes soll sie für eine sorgfältige und fleissige Reinigung der Augen sorgen, im Uebrigen sich aber jeder Behandlung enthalten.

Von diesen Punkten finden sich die meisten, in mehr oder weniger übereinstimmender Form, bei Fuchs (Die Ursachen und Verhütung der Blindheit).

Wenn aber die 2 % Lapislösung als prophylaktisches Mittel der Hebamme vorgeschrieben wird, so muss selbstverständlich dafür gesorgt werden, dass sie mit der richtigen Anwendung des Mittels vertraut wird. Es ist daher ausserordentlich wichtig, dass in der Zukunft die Schülerinnen an den Lehranstalten für Hebammen practischen Unterricht in der Anwendung der Methode Credé's erhalten. Ferner ist es sehr wünschenswerth, dass den Hebammen, welche in Städten, wo sich Entbindungsanstalten befinden, wohnhaft sind, Gelegenheit geboten wird, dort die Methode zu lernen. In Bezug auf die Hebammen, welche nicht in der Nähe einer Entbindungsanstalt wirken, dürfte man sich bis auf Weiteres darauf beschränken müssen, sie zu unterrichten, entweder durch zweckmässige Schriften, in welchen sowohl die Augenblennorrhöe als auch ihre Prophylaxe genau und detaillirt beschrieben werden, oder auch durch mündliche Aufklärungen von Seiten ihrer nächsten Vorgesetzten.

In dieser Weise würden aber die meisten Hebammen keinen practischen Unterricht der Methode erhalten, und also sich keine sicheren Garantien dafür bieten, dass sie dieselbe richtig ausüben. Daher wäre es vielleicht zu früh, die Methode den Hebammen ganz obligatorisch vorzuschreiben. Man muss auch beachten, dass sehr viele unter diesen ihre Ausbildung zu einer Zeit erhielten, als man von der wahren Ursache der Krankheit nur eine geringe Kenntniss hatte. Noch heute lautet der Abschnitt ihres Lehrbuches, wo die Aetiologie der Krankheit behandelt wird, wie folgt: „Es ist schwierig, fast unmöglich zu entscheiden, wodurch diese gefährliche Krankheit hervorgerufen wird. Scharfe Absonderungen aus der Mutterscheide bei der Geburt des Kindes, die Anwendung eines zu starken Seifenwassers bei seiner Reinigung, zu starkes Sonnenlicht, Erkältung und gewisse Krankheiten der Mutter sind als Ursache der Krankheit aufgefasst worden, jedoch ohne dass es gelungen ist, diese Annahme durch sichere Beweise zu stützen. In Entbindungsanstalten kommt diese Krankheit öfter als in der Praxis vor, was anzudeuten scheint, dass sie durch das Zusammenhäufen vieler Wöchnerinnen an einem Orte hervorgerufen wird.“ Im Hebammenbuch kommt auch an anderen Stellen kaum mehr als eine Andeutung der Ansteckungsfähigkeit der Krankheit vor. Unter solchen Verhältnissen dürfte es sehr schwierig, fast unmöglich sein, mit einem Male die Hebammen dazu zu bringen, eine Prophylaxe anzuwenden, welche auf eine Ansicht über die Aetiologie der Krankheit sich stützt, die sich von der früher ihnen mitgetheilten in einem so hohen Grade unterscheidet. Es erscheint uns daher am besten, die Methode im Anfang nur zu empfehlen, und sie nicht den Hebammen obligatorisch vorzuschreiben.

Bei der Discussion in der Gesellschaft der Aerzte wurde das Bedürfniss einer genaueren Statistik der Ophthalmia neonatorum hervorgehoben. Die jetzt sich vorfindende ist ohne Zweifel sehr mangelhaft. Sie liefert zuverlässige Angaben nur hinsichtlich des Vorkommens der Krankheit in den Entbindungsanstalten, nicht aber über ihre Frequenz ausserhalb derselben. Diesem Mangel würde wahrscheinlich in einem gewissen Grade abgeholfen werden, wenn die Gesellschaft der Aerzte ihrem „Comité für gemeinschaftliche Forschung" auftragen würde, über die Ophthalmia neonatorum Angaben von den Aerzten unseres Landes in derselben Weise zu sammeln, wie es über andere Krankheiten schon stattfindet. Der Präsident des Comités, Herr Prof. Key, hat sich dazu bereit erklärt, ein Frageformular betreffend diese Krankheit auszusenden, wenn nämlich die Gesellschaft der Aerzte die damit verbundenen Unkosten spenden wollte. In Bezug auf Stockholm scheint es uns zweckmässig, wenn die Gesellschaft der Aerzte sich entschlösse, in die Rapporte, welche über die Morbilität unserer Stadt ihr eingesandt werden, auch die Ophthalmia neonatorum aufzunehmen. Hierdurch würden die aus den Polikliniken und den Spitälern zu erhaltenden Angaben vervollständigt werden.

Aus einigen Angaben, welche bei der Discussion gegeben worden sind, scheint hervorzugehen, dass in Stockholm die Ophthalmia neonatorum eine ziemlich oft vorkommende Krankheit ist. In Betracht der Sittenlosigkeit, die in einer grösseren Stadt im Allgemeinen herrscht, erscheint es ziemlich wahrscheinlich, dass die Krankheit hier öfter als an den meisten anderen Orten unseres Landes vorkommt. Es scheint uns daher sehr wünschenswerth, dass besonders den Hebammen Stockholms die Gelegenheit geboten werde, an den hiesigen Entbindungsanstalten die Methode Credé's practisch zu lernen. Ausser dass in Stockholm hierdurch die Krankheit wahrscheinlich in bedeutendem Grade abnehmen würde, könnte auch der Vortheil gewonnen werden, dass die Anwendung der Methode in der privaten Praxis zuerst in einer Stadt mit einer verhältnissmässig grossen Zahl von Aerzten stattfinden würde; denn hierdurch wäre eine gewisse ärztliche Controle der Art und Weise, wie die Hebammen die Methode anwenden, möglich, und zuverlässige Beobachtungen, ob dieselbe in ihrer Hand vielleicht irgend eine Ungelegenheit mitbringt, könnten schon von Anfang an gemacht werden.

Wir erlauben uns also der Gesellschaft der Aerzte vorzuschlagen:

1. Die Medicinaldirection zu ersuchen, dass sie den Hebammen einen Erlass, betreffend die Ophthalmia neonatorum ausfertigen möchte;

2. bei dem Vorsteher der Hebammen Stockholm's dahin zu wirken, dass denselben die Gelegenheit geboten wird, die Methode Credé's an der hiesigen Hebammenanstalt practisch zu lernen;

3. dem Comité für gemeinschaftliche Forschung aufzutragen, Angaben in Betreff der Krankheit von den Aerzten unseres Landes zu sammeln, unter der Bedingung, dass die Gesellschaft der Aerzte die damit verbundenen Unkosten trägt;

4. in die Rapporte über die Morbilität Stockholm's auch die Ophthalmia neonatorum aufzunehmen.

# VII

# Zur Kenntniss der Ophthalmia neonatorum

## in Schweden.

(Nordisk Ophthalmologisk Tidsskrift I.: 1, 2. 1888.)

(Diese Abhandlung gründet sich theils auf Mittheilungen, welche dem von der Gesellschaft der Schwedischen Aerzte eingesetzten Comité für gemeinschaftliche Forschung zugesandt wurden, theils auf Nachrichten, die ich selbst gesammelt habe.)

Nachdem NEISSER[1] die Gonokokken entdeckt und CREDÉ[2] ein zuverlässiges Schutzmittel gegen die Ophthalmia neonatorum gefunden, ist die Aussicht auf eine erfolgreiche Bekämpfung dieser Krankheit, die so oft zur Blindheit führt, wesentlich gestiegen. Im Jahre 1885 machte die Gesellschaft der Schwedischen Aerzte die Maassregeln gegen die Ophthalmia neonatorum zum Gegenstand ihrer Discussion und setzte zur näheren Beleuchtung der Frage ein besonderes Comité ein.[3] Dieses lieferte nun Anfang 1886[4] seinen Bericht ab, und die darin gemachten Vorschläge wurden der Hauptsache nach von der Gesellschaft genehmigt. In diesem Bericht wurde u. a. vorgeschlagen, dass die Gesellschaft durch ihr Comité für gemeinschaftliche Forschung Nachrichten über das Vorkommen der Krankheit in Schweden einholen sollte. Auf Grund dessen sandte das Comité an alle schwedischen Aerzte ein Frageformular, welches folgende Fragen enthielt:

Ist die Ophthalmia neonatorum im vergangenen Jahre in Ihrer Praxis vorgekommen?

Wenn dies der Fall ist, in wie vielen Fällen?

---

[1] NEISSER, Centralbl. f. die med. Wiss., 1879, Nr. 28.

[2] CREDÉ, Arch. f. Gynäkologie, Bd. XVII. S. 50, Bd. XVIII. H. 3; Die Verhütung der Augenentzündung der Neugeborenen. Berlin 1884.

[3] Discussion in der Gesellschaft der Schwedischen Aerzte 1885, 31. März, 28. April. Hygiea, XLVII, H. 6 u. 7.

[4] An die Gesellschaft der Schwedischen Aerzte von O. MEDIN, M. SONDEN und J. WIDMARK, Berichterstatter. 1886, 16. Febr. Hygiea XLVIII. H. 3.

Bei wie vielen dieser Fälle entstand Blindheit a) auf dem einen Auge, b) auf beiden Augen.

Die in Spitälern oder Polikliniken behandelten Fälle sollten nur von dem Arzte des Spitals oder der Poliklinik verzeichnet werden.

Unter den 624 practicirenden Aerzten Schwedens beantworteten 291 oder ungefähr die Hälfte die aufgestellten Fragen.[1]

---

Hinsichtlich der gesammelten Statistik dürften in erster Linie die Angaben aus den Entbindungsanstalten zu berücksichtigen sein.[2] In Schweden giebt es sechs Entbindungsanstalten, nämlich drei in Stockholm: die Allgemeine Entbindungsanstalt, die Entbindungsanstalt zu Södermalm und die Entbindungsanstalt Pro Patria, sowie je eine in Gothenburg, Upsala und Lund. Die Allgemeine Entbindungsanstalt in Stockholm sowie die Entbindungsanstalt in Upsala sind obstetrische Kliniken für die Medicin Studirenden; die Entbindungsanstalt zu Södermalm in Stockholm sowie die in Gothenburg sind Lehranstalten für Hebammen; bei der Abtheilung für Obstetrik am Lazareth in Lund erhalten sowohl Hebammen wie Medicin Studirende obstetrischen Unterricht; „Pro Patria" ist eine private Stiftung. Bei allen diesen Anstalten, mit Ausnahme derjenigen in Lund, wurde während des Jahres 1885 eine 2°/₀ Lapislösung als Schutzmittel gegen die Ophthalmia neonatorum benutzt. Diese Methode ergab im Laufe des Jahres folgendes Resultat.

---

[1] Nach dem Jahresbericht der K. Medicinal-Direction; vgl. Eira 1887, Nr. 14, S. 447. Die Zahl der ausgesandten Formulare war jedoch grösser, etwa 700, denn das betreffende Formular wurde allen legitimirten Aerzten zugesandt, auch denjenigen, welche keine Praxis ausübten.

[2] Die Angaben sind von den folgenden Herren Collegen erhalten: für Lund von Doctor N. O. A. Gadde, für Upsala von Doctor Ivra Lundberg, für Gothenburg von Prof. C. M. Ullman, für die Entbindungsanstalt Södermalm in Stockholm von Prof. C. M. Grote, für die Entbindungsanstalt Pro Patria vom Verfasser dieses, für die Allgemeine Entbindungsanstalt von den Doctoren C. Flensburg und K. Andersson.

Tab. I. *Das Vorkommen der Ophthalmia neonatorum in den Entbindungsanstalten zu Gothenburg und Stockholm im Jahre 1885.*

| Anstalt | Lebendig Geborene | Anzahl der Erkrankten | % der Erkrankten |
|---|---|---|---|
| Gothenburg | 558 | 3 | $0_{,53}$ |
| Stockholm: Allgemeine Entbindungs-Anstalt | 680 | 0 | 0 |
| „ Entb.-Anst. zu Södermalm | 1168 | 9 | $0_{,75}$ |
| „ Entb.-Anst. „Pro Patria" | 200 | 1[1] | $0_{,50}$ |
| Summa | 2606 | 13 | $0_{,50}$. |

In der Entbindungsanstalt zu Upsala ist auf 80 Lebendiggeborene ein solcher Krankheitsfall vorgekommen. Während der ersten Hälfte des Jahres wurde kein prophylaktisches Mittel benutzt, darauf wandte man eine kurze Zeit eine 1% Carbolsäurelösung an, welche jedoch bald von einer 2% Lapislösung ersetzt wurde. In der Entbindungsanstalt zu Lund bediente man sich nur mechanischer Reinigung. Dennoch war bei 106 Entbindungen kein einziger Fall von Ophthalmia neonatorum zu verzeichnen.

In sämmtlichen Entbindungsanstalten Schwedens wurden im Jahre 1885 also 2793 Kinder lebendig geboren, und unter diesen bekamen 15 (0,53%) Ophthalmia neonatorum.

Für 1886 und die erste Hälfte des Jahres 1887 habe ich Angaben aus den Entbindungsanstalten in Stockholm erhalten. Credé's Methode wurde fortfahrend benutzt und zwar mit folgendem Ergebniss.

Tab. II. *Das Vorkommen der Ophthalmia neonatorum bei den Entbindungsanstalten in Stockholm 1886.*

| Entbindungs-Anstalt | Lebendig Geborene | Zahl der Erkrankten | % der Erkrankten |
|---|---|---|---|
| Allgemeine Entbindungs-Anstalt | 701 | 2 | $0_{,29}$ |
| Entb.-Anst. zu Södermalm | 1383 | 11 | $0_{,79}$ |
| Entb.-Anst. „Pro Patria" | 245 | 1 | $0_{,40}$ |
| Summa | 2329 | 14 | $0_{,60}$. |

Tab. III. *Das Vorkommen der Ophthalmia neonatorum in den Entbindungsanstalten in Stockholm 1887, Januar—Juni.*

| Entbindungs-Anstalt | Lebendig Geborene | Zahl der Erkrankten | % der Erkrankten |
|---|---|---|---|
| Allgemeine Entbindungs-Anstalt | 330 | 0 | 0 |
| Entb.-Anst. zu Södermalm | 763 | 3 | $0_{,39}$ |
| Entb.-Anst. „Pro Patria" | 104 | 0 | 0 |
| Summa | 1197 | 3 | $0_{,25}$. |

[1] Ausserdem noch ein Fall, der jedoch keine Gonokokken enthielt.

Es kann von Interesse sein, diese Ergebnisse mit den in Deutschland nach derselben Methode gewonnenen zu vergleichen; daher theile ich hier eine von L. KORN gemachte Zusammenstellung mit.

Tab. IV. *Das Vorkommen der Ophthalmia neonatorum in einigen deutschen Entbindungsanstalten.*

| Autor | Lebendig Geborene | Zahl der Erkrankten |
|---|---|---|
| CREDÉ | 2260 | 3 |
| HAIDLEN | 978 | 1 |
| KRUKENBERG | 703 | 1 |
| LEOPOLD und WESSEL | 1500 | 3 |
| GUSSEROW | 1110 | 5 |
| LEOPOLD | 1600 | 0 |
| Summa | 8151 | 13 = 0,15 %. |

Diese Statistik zeigt ein weitaus günstigeres Ergebniss als die schwedische; jedoch dürfte dieser Vorzug zum Theil wenigstens nur ein scheinbarer sein. Soweit ich gefunden habe, werden, wenigstens an einigen deutschen Kliniken, nur diejenigen Fälle von purulenter Conjunctivitis mitgezählt, welche in den allerersten Lebenstagen auftreten. Nur diese werden als von einer unmittelbaren Ansteckung bei der Geburt verursacht aufgefasst. Alle diejenigen Fälle aber, welche nach den ersten drei oder vier Lebenstagen auftreten, werden dagegen als von einer späteren Ansteckung[1] bedingt aufgefasst und daher in einer Statistik, welche die Wirkung von CREDÉ's Methode nachweisen soll, nicht aufgenommen. Auch wird zwischen der purulenten Conjunctivitis mit gonokokkenhaltigem und mit gonokokkenfreiem Secret streng geschieden, was

[1] Vgl. z. B. KORN, Arch. f. Gynäkologie 1887. Man kann sich jedoch fragen, ob diese Auffassung so ganz richtig ist, oder ob nicht vielmehr diese später auftretenden Krankheitsfälle zum grossen Theil dadurch verursacht sind, dass Schleim (vielleicht nur in mikroskopischer Menge) an den Cilien zurückbleibt, von welchen dann Gonokokken entweder mechanisch oder durch eine allmählich stattfindende Proliferation in den Conjunctivalsack hineinkommen. Die verhältnissmässig zahlreichen Fälle KORN's von späterer Ansteckung (vgl. S. 90) bei nur mechanischer Reinigung scheinen für diese Annahme zu sprechen. Uebrigens wäre es eigenthümlich, wenn die gonorrhoische Augenentzündung bei den Neugeborenen durch Ansteckung von der Mutter nach der Geburt so oft hervorgerufen werden sollte, da es ja äusserst selten ist, dass eine Wöchnerin ihre eigenen Augen ansteckt.

dagegen bei unseren Entbindungsanstalten nicht immer der Fall sein dürfte.

Die Vorzüglichkeit der Credé'schen Methode stellt sich deutlich heraus, wenn wir die Ergebnisse der Jahre 1885, 1886 und 1887 (erste Hälfte) mit denjenigen des Jahres 1884 vergleichen.

Tab. V. *Das Vorkommen der Ophthalmia neonatorum in den Entbindungsanstalten zu Gothenburg und Stockholm 1884.*

| Entbindungs-Anstalt | Präventives Mittel | Lebendig Geborene | Erkrankte | % Erkrankte |
|---|---|---|---|---|
| Gothenburg | Sublimat 1 : 1500 | 534 | 5 | $0,_{92}$ |
| Stockholm: Allg. Entb.-Anst. | Sublimat 1 : 1500 | 623 | 3 | $0,_{48}$ |
| „ Entb.-Anstalt zu Södermalm | Sublimat 1 : 1500 und concentr. Borsäurelösung abwechselnd 2% | 1102 | 23 | $2,_{09}$ |
| „ Entb.-Anst. „Pro Patria" | Lapislösung | 214 | 1 | $0,_{46}$ |
| | Summa | 2473 | 32 | $1,_{29}$. |

Wir sehen also, dass im Jahre 1884, als Credé's Methode nur in einer Entbindungsanstalt („Pro Patria") benutzt wurde, der Procentsatz der Erkrankten 1,29 betrug, während er sich im Jahre 1885 nicht höher als 0,53 stellte und in den Jahren 1886 und 1887 (an den Stockholmer Entbindungsanstalten) 0,60 bezw. 0,25 war.

Von besonderem Interesse sind die Angaben aus Gothenburg und aus der Allgemeinen Entbindungsanstalt in Stockholm, weil in diesen beiden Anstalten im Jahre 1884 Sublimat, in den folgenden Jahren aber eine 2% Lapislösung benutzt wurde. An beiden Stellen wurden mit dem letzteren Mittel entschieden bessere Resultate erzielt. Im Jahre 1884 betrug die Zahl der Erkrankten in Gothenburg 0,92%, in der Allgemeinen Entbindungsanstalt zu Stockholm 0,43%, im Jahre 1885 dagegen 0,53% bezw. 0,00%.

Um beurtheilen zu können, in wie weit die Vorsichtsmaassregeln zu den günstigen Ergebnissen der letzteren Jahre mitgewirkt haben, ist es wichtig, Angaben über das Vorkommen der Krankheit vor Einführung dieser Mittel zu besitzen. Derartige Mittheilungen sind auch von P. G. Cederschjöld[1] und Jos. Elliot[2] ver-

[1] P. G. Cederschjöld, Svenska Läkaresällskapets nya handlingar II, 1838.
[2] J. Elliot, Svenska Läkaresällskapets nya handlingar III, 1843.

öffentlicht worden, und zwar betreffen dieselben die Allgemeine Entbindungsanstalt in den Jahren 1826 bis 1840. Aus einer von dem Letzteren gemachten Zusammenstellung geht hervor, dass während der eben erwähnten Jahre der Procentsatz der Erkrankten zwischen 9,89 und 7,94 % wechselte, und dass von 5995 lebendig geborenen Kindern 333 oder 5,55 %, von der Krankheit befallen worden sind.

Das Vorkommen der Ophthalmia neonatorum während der letzten 23 Jahre geht aus der folgenden Tabelle hervor.[1]

Tab. VI. *Das Vorkommen der Ophthalmia neonatorum in der Allgemeinen Entbindungsanstalt zu Stockholm 1865—1887.*

| Jahr | Zahl der lebendig Geborenen | Erkrankte | % Erkrankte |
|---|---|---|---|
| 1865 | 392 | 9 | 2,3 |
| 1866 | 482 | 4 | 0,8 |
| 1867 | 535 | 33 | 6,1 |
| 1868 | 533 | 42 | 7,8 |
| 1869 | 533 | 28 | 5,2 |
| 1870 | 443 | 19 | 4,28 |
| 1871 | 455 | 22 | 4,83 |
| 1872 | 479 | 26 | 5,42 |
| 1873 | 435 | 10 | 2,29 |
| 1874 | 421 | 19 | 4,51 |
| 1875 | 525 | 23 | 4,38 |
| 1876 | 503 | 19 | 3,77 |
| 1877 | 480 | 8 | 1,67 |
| 1878 | 536 | 9 | 1,86 |
| 1879 | 519 | 16 | 3,08 |
| 1880 | 486 | 7 | 1,43 |
| 1881 | 511 | 7 | 1,37 |
| 1882 | 534 | 5 | 0,93 |
| 1883 | 531 | 2 | 0,37 |
| 1884 | 623 | 3 | 0,48 |
| 1885 | 680 | 0 | 0 |
| 1886 | 701 | 2 | 0,25 |
| 1887 | 681 | 0 | 0 |

Wir finden also, dass der Procentsatz der Erkrankten während der Jahre 1826—1840 5,55 %, während der Jahre 1865—1876

[1] Die Angaben, welche sich auf die Zeit nach der Stiftung der provisorischen Entbindungsanstalt beziehen, stammen mit alleiniger Ausnahme des Jahres 1887, für welches Jahr die Angaben direct aus den Tagebüchern der Anstalt entnommen worden sind, aus den Jahresberichten der Allgemeinen Entbindungsanstalt.

aber 4,4 % beträgt, dass es darnach beträchtlich abnimmt, so dass es während der Jahre 1877—1881 auf durchschnittlich 1,88 % herabsinkt und sich dann vom Jahre 1882 an noch weiter, und zwar bis auf weniger als 1 % vermindert.

Es zeigt sich also bei dem Vergleich der Jahre 1826—1840 einerseits und der Jahre 1865—1876 andererseits eine gewisse Verschiedenheit. Möglicherweise ist der geringe Unterschied hinsichtlich des Vorkommens der Ophthalmia neonotorum während dieser beiden Perioden nur zufällig, vielleicht ist er dadurch bedingt, dass sich die Ansicht von der ansteckenden Eigenschaft der Krankheit zu verbreiten begann und also zu einer gewissen Vorsicht in Bezug auf das Ueberführen der Ansteckung von Auge zu Auge Veranlassung gab. Von Alters her hatte man nämlich kaum eine Ahnung von der Kontagiosität der Krankheit; statt dessen stellte man sich vor, dass Rauch, Staub, zu starkes Sonnenlicht, zu starkes Seifenwasser u. s. w. dieselbe hervorrufen könnten.

Einer der Ersten, die mit Bestimmtheit die Ansicht aussprachen, dass die purulente Ophthalmie der Neugeborenen von einem Fluss bei der Mutter bedingt ist, war GIBSON im Anfange dieses Jahrhunderts.[1] Auch machte er, um der Krankheit vorzubeugen, sehr rationelle Vorschläge, welche noch als unerschütterte Wahrheiten stehen geblieben sind:

1. Wenn irgend möglich, ist der weisse Fluss der Mutter schon während der Schwangerschaft zu heilen;

2. Wo dies nicht geschehen, ist während der Entbindung das Secret der Vagina möglichst vollständig zu entfernen;

3. In jedem Falle sind die Augen des neugeborenen Kindes sofort nach der Geburt mit einer Flüssigkeit, die entweder den schädlichen Stoff entfernt oder auch dessen verderbliche Einwirkung vernichtet, sorgfältig zu reinigen.

Diese Ansichten erhielten jedoch keine allgemeine Anerkennung und noch weit in unser Jahrhundert hinein stösst man auf eine ganze Menge Verfasser, welche die Ansteckung als Ursache der Krankheit verneinen.

---

[1] Edinburgh medical and surgical Journal, 1807, S. 159. Vor GIBSON hatte QUELLMALZ (1750) die Ansicht von dem Zusammenhang der Krankheit mit einer Leukorrhöe bei der Mutter ausgesprochen (S. HAUSSMANN, Die Bindehautentzündung bei Neugeborenen).

In Schweden schloss sich der ältere CEDERSCHJÖLD der Ansicht GIBSON's an und stellte noch einen wichtigen Beweis für deren Richtigkeit auf. In der Allgemeinen Entbindungsanstalt zu Stockholm untersuchte er 318 Wöchnerinnen und fand, dass unter diesen 137 an Leukorrhöe litten, während 181 von diesem Leiden frei waren. Unter den Kindern der ersteren bekamen 20 (= 14 %) eine Ophthalmie, unter den Kindern der zweiten Gruppe aber nur 10 (= 5,52 %). Er zog daraus die Schlussfolgerung, dass Fluss bei der Mutter, wenn auch nicht die einzige, jedoch eine sehr allgemeine Ursache zur Ophthalmie des Kindes ist.[1]

Einige Zeit darnach (1841) wies PIRINGER durch directe Impfung von eitrigem Secrete aus der Bindehaut nach, dass die blennorrhagische Conjunctivitis von Auge zu Auge ansteckend ist. Trotzdem drang die Auffassung von einem Contagium als Ursache der Krankheit nur langsam durch. Noch im Jahre 1843 suchte ELLIOT ein ganz entgegengesetztes Verhalten nachzuweisen. Er verneinte den Zusammenhang der Krankheit mit einem Fluss bei der Mutter vollständig und glaubte aus seinen Beobachtungen den sicheren Schluss ziehen zu können, „dass die Ophthalmia nascentium ebenso wie der Trismus und das Puerperalfieber eine nosocomiale Krankheit ist — und wie diese und alle dergleichen Krankheiten theils von Emanationen einer grösseren Zahl auf einen kleinen Raum beschränkter Individuen, theils von atmosphärischen Einflüssen hervorgerufen wird.[2]

Im Laufe der Zeit verbreitete sich freilich die Ansicht immer mehr, dass die Krankheit von einer Ansteckung bedingt sei. Dennoch findet man noch bei vielen Verfassern dunkle Ansichten über die Natur der Krankheit. So sagt z. B. DESMARRES[2], dass die Ursachen der Ophthalmia neonatorum ganz unbekannt sind, obgleich er jedoch hervorhebt, dass die Krankheit von Auge zu Auge ansteckend ist. Noch 1870 verneint STELLWAG[4] das Entstehen der Krankheit als Folge einer Ansteckung während der Entbindung und stützt seine Ansicht darauf, dass die Augenlider während derselben geschlossen sind und also das Eindringen von Vaginalschleim verhindern.

[1] Svenska Läkaresälskapets nya handlingar, 2, 1838.

[2] Svenska Läkaresälskapets nya handlingar, 3, 302.

[3] Traité théorique et pratique des maladies des yeux Paris 1855. Tome 2, S. 88.

[4] Lehrbuch der Augenheilkunde 1870.

Wie die Auffassung während der letzten Jahrzehnte vor NEISSER's Entdeckung der Gonokokken sich in Schweden gestaltet hat, dürfte nicht so leicht zu entscheiden sein, da nach ELLIOT nur wenige Angaben über diese Krankheit im Druck veröffentlicht worden sind. Jedoch kann man aus dem Lehrbuche für Hebammen von dem jüngeren CEDERSCHJÖLD schliessen, dass die Krankheit, wenigstens zum Theil, als durch einen Fluss der Mutter verursacht, aufgefasst worden ist. Auch wird darin, obgleich mehr im Vorbeigehen, erwähnt, dass die Krankheit von Auge zu Auge ansteckend ist. Der Abschnitt von der Behandlung der Krankheit enthält nämlich die Vorschrift, dass man, wenn nur das eine Auge angegriffen ist, zu verhindern suchen muss, dass Eiter aus dem kranken Auge in das gesunde eindringt, denn in diesem Falle wird das letztere sogleich angegriffen; ferner wird auch hervorgehoben, dass die Wärterin sich davor hüten muss, bei der Pflege des Kindes von dem Eiter etwas in ihre eigenen Augen zu bringen.[1]

Die Ursache dieser einander widersprechenden Ansichten ist nunmehr klar. Nach der Entdeckung der Gonokokken durch NEISSER, nach den von WELANDER gemachten Impfungsversuchen mit gonokokkenhaltigem und gonokokkenfreiem Genitalsecrete,[2] sowie nach BUMM's[3] Inoculationen mit reincultivirten Gonokokken ist es klar, dass die Ophthalmie der Neugeborenen nicht von der Leukorrhöe der Mutter an und für sich, sondern von einer im Genitalsecrete zuweilen wuchernden, der Gonorrhöe eigenthümlichen Bakterie, dem Gonokokkus hervorgerufen wird. Hierzu kommt die auch von anderen Autoren[4] bestätigte Beobachtung HAAB's[5], dass es zwei verschiedene Arten von Ophthalmia neonatorum giebt, eine gonorrhoische, bösartige, in hohem Grade ansteckende, und eine andere, entschieden gutartige, die aber noch dunklen Ursprungs ist.

---

[1] F. A. CEDERSCHJÖLD, Lärobok för barnmorskor 1873 und 1878. Dagegen kommt sogar in der Auflage von 1868 von dem Hebammenbuch des älteren CEDERSCHJÖLD keine Angabe über die Ansteckungsfähigkeit der Krankheit vor.

[2] Hygiea, 1883, December. Verhandl. d. Ges. d. Schwed. Aerzte am 30. October. Nord. Med. Ark. 1884, 1.

[3] BUMM, Gonococcus Neisser, 1885.

[4] HIRSCHBERG und KRAUSE, Centralbl. f. Augenheilk., 1881. — WIDMARK, Hygiea, 1884, Heft 6 (siehe Abh. II). — KRONER, Versamml. deutsch. Naturf. u. Aerzte zu Magdeburg 1884; Breslauer ärztl. Zeitschr. 1884, 20, 21. — WIDMARK, Hygiea, 1885, Heft 4 (Siehe Abh. IV).

[5] HAAB, Festgabe für HORNER 1881.

Während der Zeit, als die wahre Ursache der Krankheit nur von Wenigen geahnt, von Vielen aber bestritten wurde, musste selbstverständlich die Krankheit in den Entbindungsanstalten verhältnissmässig oft vorkommen. Schon die Thatsache, dass die Ansicht von einem Contagium als Ursache der Krankheit allmählich mehr und mehr durchdrang, konnte ja zu einer Abnahme der Krankheit führen. Es ist möglich, dass hierdurch die Verschiedenheit hinsichtlich des Vorkommens der Krankheit in der Allgemeinen Entbindungsanstalt während der Jahre 1824—1840 einerseits und 1865—1876 andererseits zum Theil bedingt ist. Die Abnahme ist jedoch nicht grösser, als dass sie von einer Zufälligkeit abhängen könnte.

Die zweite Abnahme der Frequenz der Krankheit, welche im Jahre 1877 auftrat, dürfte als Ergebniss einer in der Allgemeinen Entbindungsanstalt streng durchgeführten antiseptischen Behandlung anzusehen sein. Wenigstens wird diese Annahme durch einen Vergleich der früheren Tabellen mit der folgenden äusserst wahrscheinlich.

Tab. VII. *Die Sterblichkeit der Wöchnerinnen in der Allgemeinen Entbindungsanstalt in den Jahren 1865—1886.*[1]

| Jahr | Zahl der Entbundenen | Zahl der Todten | % Todte |
|---|---|---|---|
| 1865 | 418 | 47 | 11 |
| 1866 | 499 | 19 | 3,8 |
| 1867 | 565 | 20 | 3,5 |
| 1868 | 556 | 22 | 4 |
| 1869 | 555 | 23 | 4,1 |
| 1870 | 466 | 11 | 2,4 |
| 1871 | 480 | 32 | 6,7 |
| 1872 | 504 | 37 | 7,3 |
| 1873 | 456 | 23 | 5,1 |
| 1874 | 455 | 21 | 4,6 |
| 1875 | 549 | 14 | 2,6 |
| 1876 | 525 | 25 | 4,6 |
| 1877 | 516 | 22 | 4,26 |
| 1878 | 565 | 2 | 0,35 |
| 1879 | 556 | 2 | 0,36 |
| 1880 | 517 | 4 | 0,77 |
| 1881 | 536 | 3 | 0,56 |
| 1882 | 564 | 2 | 0,35 |
| 1883 | 560 | 5 | 0,9 |
| 1884 | 622 | 6 | 0,96 |
| 1885 | 729 | 2 | 0,27 |
| 1886 | 749 | 2 | 0,27 |

[1] Nach den Jahresberichten.

Aus der Tabelle geht hervor, dass fast gleichzeitig mit der Abnahme der Ophthalmia neonatorum auch eine beträchtliche Abnahme in der Sterblichkeit der Wöchnerinnen eintrat; dieselbe sank von 4,7 % in den Jahren 1870—1877 auf 0,5 % in den Jahren 1878—1886.

Diese gleichzeitige Abnahme zweier ansteckenden Krankheiten kann kaum einen anderen Grund haben als den gemeinschaftlichen, der in einer genau durchgeführten antiseptischen Behandlung liegt.

Credé wie mehrere andere Verfasser haben hervorgehoben, dass vaginale Ausspülungen mit antiseptischen Mitteln während der Entbindung an und für sich in keinem bedeutenderen Grade dem Vorkommen der Ophthalmia neonatorum entgegenwirken können.[1] Dagegen schreibt Kaltenbach[2] den antiseptischen Ausspülungen mit Sublimat während der Entbindung ein besonderes Vermögen zu, der Krankheit vorzubeugen. Unter 200 Entbindungen, bei welchen er dieses Mittel benutzte, trat kein Fall von Ophthalmia neonatorum ein. In welchem Grade die starke Abnahme der Krankheit in der Allgemeinen Entbindungsanstalt nach 1877 von den antiseptischen Ausspülungen während der Entbindung bedingt ist oder von der gewissenhaften Reinlichkeit, die bei streng antiseptischer Behandlung immer beobachtet wird, wage ich daher nicht zu entscheiden.

Die fernere Abnahme im Jahre 1882 hängt ohne Zweifel davon ab, dass in diesem Jahre eine directe Desinfection der Augen der Neugeborenen eingeführt wurde und zwar 1882—1883 mittelst antiseptischer Mittel verschiedener Art, wie Carbolsäure, Lapis und Sublimat, 1884 mittelst Sublimat (1 : 1500), und vom Jahre 1885 an mittelst einer 2 % Lapislösung, wonach die Krankheit aus der Allgemeinen Entbindungsanstalt fast vollständig verschwindet (nur zwei Fälle unter 2062 Lebendig-Geborenen).

Unter den Mitteln, welche bis jetzt zur Desinfection der Augen der Neugeborenen benutzt worden sind, hat nur das Sublimat einen Vergleich mit der 2 % Lapislösung aushalten können. Die Ergebnisse scheinen sich jedoch bei der letzteren im Allgemeinen günstiger als bei dem Sublimat gestaltet zu haben. Auch bei uns

[1] Die Verhütung der Augenentzündung der Neugeborenen, Berlin 1884, S. 3 und 4.

[2] Verhandl. d. deutsch. Gesellsch. f. Gynäkologie 1886, S. 136.

haben sich die Verhältnisse während der letzten Jahre, seitdem die Lapislösung gebraucht worden ist, als bessere erwiesen. Jedoch darf man nicht vergessen, dass zu derselben Zeit auch die Ergebnisse der antiseptischen Massregeln bei der Entbindung sehr günstig gewesen sind. In der Allgemeinen Entbindungsanstalt hat die Sterblichkeit der Wöchnerinnen während der beiden Jahre 1885 und 1886 nur 0,27 % — also weniger als während aller Jahre seit 1790 — betragen.[1] Es ist nicht unmöglich, dass die Art und Weise, in welcher die Antiseptik ausgeführt worden ist, auch an und für sich auf die fernere Abnahme der Ophthalmia neonatorum eingewirkt hat, und dass also die günstigeren Verhältnisse bei dem Gebrauch der 2 % Lapislösung nur zum Theil der Wirkung dieses Mittels zuzuschreiben sind.

In jedem Falle ist ohne Zweifel auch das Sublimat ein ausgezeichnetes Schutzmittel gegen die Ophthalmie. Ueberdies hat es vor der 2 % Lapislösung den unbestrittenen Vortheil, dass es eine viel schwächere Reizung der Bindehaut hervorruft. Zufolge des schwedischen Gesetzes in Bezug auf den Verkauf von Giften kann das Sublimat zur Zeit aber in der Hebammenpraxis kaum Verwendung finden.

---

Die Tagebücher der Stockholmer Polikliniken haben wichtige Beiträge zu einer Statistik der Ophthalmia neonatorum daselbst während der Jahre 1884, 1885, 1886 und 1887 (der ersten Hälfte) geliefert. Stockholm hat drei Augenpolikliniken, in Norrmalm und zu Södermalm, sowie diejenige des Seraphimer Lazareths,[2] und ferner

[1] W. Netzél, Om barmängsfeberns natur samt de vigtigaste åtgärderna till dess förebyggande. Föredrag vid Sv. Läkaresälskapets årshögtid den 1. Okt. 1878. Hygiea 1879, Heft 3.

[2] Im Mai 1887 ist noch eine Poliklinik entstanden (vgl. S. 125 Note 3).

[3] Hinsichtlich der Poliklinik zu Norrmalm sind die Angaben theils aus den an den ersten Stadtarzt eingereichten Jahresberichten entnommen, theils durch mündliche Mittheilungen der Herren Doctoren A. Bergh, J. W. von Döbeln und E. Salén gewonnen. Durch das wohlwollende Entgegenkommen der Herren Professoren Medin und Waern habe ich die Gelegenheit erhalten mit der Hülfe der Assistenzärzte, der Herren Doctoren W. Schmidt, C. Flensburg, S. W. Rietz und L. O. F. Häglund die Tagebücher des Findelhauses und dessen Poliklinik, sowie diejenigen des Kinderkrankenhauses durchzugehen. Auch zu den Tagebüchern des Seraphimer Lazareths habe ich während der zwei Monate, als ich vorigen

auch zwei Kinderpolikliniken, verbunden mit dem Findelhause und dem Kinderkrankenhause, in welchen beiden augenkranke Kinder behandelt werden. Die Zahl der in diesen Anstalten behandelten Fälle von Ophthalmia neonatorum ist in der folgenden Tabelle angegeben.[1]

Tab. VIII. *Das Vorkommen der Ophthalmia neonatorum in den Polikliniken Stockholm's.*[2]

| Augenklinik | 1884 | 1885 | 1886 | 1887 1/1—30/6 |
|---|---|---|---|---|
| Norrmalm | 56 | 41 | 21 | 3 |
| Södermalm | 14 | 12 | 12 | 8 |
| Seraphimer Lazareth | — | — | — | 2 |
| Findelhaus | 21 | 11 | 23 | 6 |
| Kinderspital | 8 | 10 | 10 | 2 |
| Summa | 99 | 74 | 66 | 21 (42) |

Während derselben Zeit betrug die Gesammtzahl der in den genannten Polikliniken behandelten Fälle:[3]

Sommer die dortige Augenabtheilung leitete, Zugang gehabt. Die Angaben bezüglich der Poliklinik zu Södermalm sind aus meinen eigenen Aufzeichnungen, die ich als Vorsteher dieser Poliklinik machte.

[1] Die geringe Zahl der Krankheitsfälle in der Poliklinik des Seraphimer Lazareths ist dadurch bedingt, dass die Fälle von Blennorrhöe von dieser Poliklinik zu der Poliklinik des nahe liegenden Kinderspitals remittirt werden. Die mangelnden Zahlenangaben für die Jahre 1884 und 1885 hat ihren Grund darin, dass erst vom October 1885 an die poliklinischen Augenkranken einregistrirt worden sind.

[2] In den Angaben, welche am 15. März 1885 der Gesellschaft der Schwedischen Aerzte vorgetragen worden, kommen einige Fehler vor, welche hier berichtigt sind. Auch sind die im Allgemeinen Findelhaus aufgenommenen Fälle von den an der Poliklinik des Findelhauses behandelten getrennt und werden in dieser Abhandlung später besprochen.

[3] An der Poliklinik zu Norrmalm fand im Mai 1887 die Veränderung statt, dass Herr Doctor A. Bergh dieselbe verliess und eine besondere Poliklinik bildete. Durch ihn und die Herren Doctoren von Döbeln und Solén, habe ich Angaben von den beiden Polikliniken besonders erhalten (die Zahl der Kranken 891, resp. 318); diese Zahlen sind aber hier zusammengefasst, weil die Veränderung erst im Jahre 1887 stattfand. An der Poliklinik des Kinderspitals hat auch im Jahre 1887 eine Veränderung stattgefunden, indem die Poliklinik in zwei Abtheilungen, die eine für äussere, die andere für innere Krankheiten, getheilt worden ist. Auch die Krankenzahl dieser beiden Abtheilungen (1028, resp. 534) ist hier zusammengeschlagen.

Tab. IX.

| Augenpoliklinik | 1884 | 1885 | 1886 | 1887 1/1—30/6 |
|---|---|---|---|---|
| Norrmalm | 1634 | 1738 | 1964 | 1209 |
| Södermalm | 723 | 977 | 1038 | 710 |
| Seraphimer Lazareth | 1500? | 1500? | 1541 | 901 |
| Findelhaus | 2056 | 1841 | 2129 | 1272 |
| Kinderspital | 2322 | 2393 | 2731 | 1562 |
| Summa | 8235 | 8449 | 9403 | 5654 (11,308) |

oder wenn die Zahl der Kranken im Seraphimer Lazareth abgezogen wird: 1884 — 6735, 1885 — 6949, 1886 — 7862, 1887 (erste Hälfte), 4753 (9406).

Der Procentsatz der wegen Ophthalmia neonatorum behandelten Kranken betrug also im Jahre 1884 1,47 %, 1885 1,03 %, 1886 0,84 %, 1887 (erste Hälfte) 0,44 % von sämmtlichen dort behandelten Kranken.

Die starke Abnahme der Krankheit in den Polikliniken ist augenfällig. Jedoch darf man daraus nicht mit Bestimmtheit schliessen, dass die Krankheit in Stockholm im Ganzen abgenommen hat.

Es ist nämlich möglich, dass jetzt eine verhältnissmässig grössere Anzahl von Fällen in der Privatpraxis behandelt wird.[1] Daher ist es von Interesse, für die Jahre 1885 und 1886 auch aus dieser Angaben zu besitzen. Im Jahre 1885 wurden 26 Fälle von 66 practicirenden Aerzten, im Jahre 1886 22 Fälle von 79 Aerzten (unter 130—140 in Stockholm practicirenden Aerzten) mitgetheilt. Hierzu kommen die Fälle aus meiner Privatpraxis: 1884 — 9, 1885 — 4, 1886 — 2.

Werden alle diese Zahlen zusammengeschlagen, so erhalten wir für 1884 — 109, für 1885 — 105, für 1886 — 90 Fälle. Trotz der vollständigeren Angaben für die Jahre 1885 und 1886 ist also die Zahl der während derselben beobachteten Fälle kleiner als die entsprechende Zahl für 1884.[2]

[1] Diese Annahme ist jedoch wenig wahrscheinlich. Im Gegentheil ist anzunehmen, dass die practicirenden Aerzte nunmehr, da die Aufmerksamkeit mehr auf die Gefahr der Krankheit gelenkt worden ist, öfter als früher die Fälle den Polikliniken überweisen, wo die Behandlung von Specialisten täglich zu erhalten ist.

[2] Laut Beschluss der Gesellschaft der Schwedischen Aerzte vom 16. Februar 1886 wird nunmehr die Ophthalmia neonatorum in die der Gesellschaft ab-

Jedoch kann man mit Bestimmtheit annehmen, dass nunmehr ein weit grösserer Procentsatz der Erkrankten als früher unter ärztliche Behandlung kommt. Theils haben sich die Hebammen nach im Herbst 1884 erhaltener Warnung mehr und mehr befleissigt, eine baldige und rechtzeitige ärztliche Behandlung anzurathen,[1] theils ist durch einen gemeinverständlichen Aufsatz im schwedischen Almanach für das Jahr 1886[2] eine genauere Kenntniss der Krankheit in das grosse Publikum gedrungen. Da dieser Kalender jährlich in einer Auflage von etwa 500,000 Exemplaren herausgegeben wird, ist er nächst der Bibel und dem Gesangbuch das verbreitetste Buch in Schweden und fehlt wohl in keiner einzigen Familie, nicht einmal der allerärmsten.

Dass diese Massregeln nicht unwirksam gewesen, geht aus der folgenden, nach den Tagebüchern der Polikliniken zu Södermalm, am Findelhause und des Kinderspitals, sowie nach meiner eigenen Privatpraxis zusammengestellten Tabelle über die Lebenswoche (nicht Krankheitswoche[3]) hervor, in welcher die von Ophthalmia neonatorum befallenen Kinder während der Jahre 1884, 1885, 1886 und 1887 (erste Hälfte) zur Behandlung kamen.

---

zugebenden wöchentlichen Rapporte aufgenommen. Für das Jahr 1887 ist die Zahl sämmtlicher Fälle 40. Die der Gesellschaft gemachten Angaben sind jedoch nicht vollständig, da nur ein Theil der Aerzte Rapporte macht; diese erhalten indessen dadurch einen nicht unerheblichen Werth, dass die drei Polikliniken, zu Norrmalm, zu Södermalm und die des Findelhauses, Rapporte über die daselbst behandelten Fälle abgeben. Wenn zu der obenerwähnten Summe die Zahl der in der Poliklinik des Kinderspitals im Jahre 1887 behandelten Fälle (11) addirt wird, so erhält man 51 als die Zahl sämmtlicher in den Polikliniken sowie verschiedener in der Privatpraxis behandelten Fälle.

[1] Vgl. Hygiea, 1885, Heft 6.

[2] Om varflytning från nyfödda barns ögon, en af de vanligaste orsakerna till blindhet (über Eiterfluss aus den Augen der Neugeborenen, eine der gewöhnlichsten Ursachen der Blindheit von Johan Widmark).

[3] Am richtigsten wäre es gewesen, die Krankheitswoche anzugeben, dies ist aber wegen mangelhafter Aufzeichnung in den Tagebüchern der Polikliniken, nicht möglich gewesen. Da jedoch die Krankheit in den meisten Fällen innerhalb der vier ersten Lebenstage auftritt, dürften die Angaben der Lebenswoche sich auch dazu eignen, die frühzeitigere Behandlung der Erkrankten während der letzten Jahre nachzuweisen.

Tab. X.

| Jahr | 1. Woche % | 2. Woche % | 3. Woche % | 4. Woche % | 5. Woche % |
|---|---|---|---|---|---|
| 1884 | 20 | 36 | 20 | 14 | 10 |
| 1885 | 28 | 28 | 31 | 11 | 2 |
| 1886 | 40 | 33 | 18 | 9 | 0 |
| 1887 $^1/_1$—$^{30}/_6$ | 50 | 38 | 6 | 6 | 0 |

Im Jahre 1887 kamen während der ersten Lebenswoche 50%, im Jahre 1884 dagegen nur 20% der Fälle zur Behandlung.[1]

Die augenfällige Abnahme der Ophthalmia neonatorum in den Polikliniken und in der Praxis der einzelnen Aerzte kann von mehreren Ursachen abhängig sein. In erster Linie ist es möglich, dass die Gonorrhöe während der letzten Jahre in Stockholm abgenommen hat. Es ist freilich äusserst schwierig, sich darüber mit Bestimmtheit auszusprechen; die Angaben aus den venerischen Krankenhäusern und aus dem Garnisonsspital dürften jedoch einen in dieser Hinsicht nicht ganz bedeutungslosen Aufschluss ergeben. Ich stelle daher hier eine Statistik aus den genannten Krankenhäusern zusammen.

Tab. XI. *Wegen Tripper und seiner Complicationen in den venerischen Krankenhäusern und im Garnisonspitale während der Jahre 1884—1887 ($^1/_1$—$^{30}/_6$)*[2] *behandelte Kranke.*

| Krankenhaus | 1884 | 1885 | 1886 | 1887 $^1/_1$—$^{30}/_6$ |
|---|---|---|---|---|
| Vener. Krankenh. in „Kungsholm“ | 154 | 195 | 191 | 105 |
| Das provisorische Ven. Krankenh. | 362 | 323 | 330 | 155 |
| Das Garnisonsspital | 259 | 316 | 316 | 160 |
| Summa | 775 | 834 | 837 | 420 (840). |

[1] Um zu untersuchen, inwiefern diese Verbesserung nur zufällig gewesen oder nicht, habe ich die poliklinischen Tagebücher des Findelhauses und des Kinderspitals für 1882 und 1883, sowie diejenigen der Poliklinik zu Södermalm für 1879—1883 durchgegangen. Es ergab sich, dass im Jahre 1883 in diesen Polikliniken 43 Fälle behandelt worden, darunter 41 mit angegebenem Alter; unter diesen kamen 27% während der ersten Lebenswoche zur Behandlung. Im Jahre 1882 war die Gesammtzahl der Kranken 30, worunter 28 mit angegebenem Alter. Unter den letzteren kamen 14,3% während der ersten Lebenswoche zur Behandlung. Dies war ferner der Fall mit 16% von den 24 in der Poliklinik zu Södermalm während der Jahre 1879—1883 behandelten Kranken.

[2] Die Angaben sind für die Jahre 1884 und 1885 aus den Jahresberichten der Medicinaldirection, für 1886 aus den an diese eingesandten Jahresrapporten der betreffenden Krankenhäuser genommen. Für 1887, erste Hälfte, stammen die Angaben direct aus den Krankenhäusern.

Die Tabelle zeigt, dass eher eine Vermehrung als eine Abnahme der Gonorrhöe stattgefunden hat. Es ist daher wenig annehmbar, dass diese Krankheit in den Jahren, welche diese Statistik umfasst, in Stockholm abgenommen hätte, und wir können also die Ursache der beträchtlichen Abnahme der Ophthalmia neonatorum nicht darin suchen.

Ein anderer Umstand, der auf das Vorkommen der Ophthalmia neonatorum einwirken muss, ist das Verhältniss zwischen ehelichen und unehelichen Kindern. Freilich besitzen wir keine directen Angaben über die relative Frequenz der Augenblennorrhöe bei ehelichen und unehelichen Kindern; es ist aber sehr wahrscheinlich, dass die Krankheit bei den letzteren verhältnissmässig oft vorkommt.

In der Allgemeinen Entbindungsanstalt in Stockholm waren unter 159 Erkrankten während der Jahre 1871—1880 143 Uneheliche und 16 Eheliche. Da in derselben Zeit 4003 Uneheliche und 836 Eheliche daselbst geboren wurden ist also der Procentsatz 3,6, resp. 1,9. Die unehelichen Kinder wurden mit anderen Worten fast zwei Mal so oft als die ehelichen von der Krankheit ergriffen.

Hiermit stimmt eine Angabe des Prof. Schönberg aus der Entbindungsanstalt in Christiania.[1] Unter 133 Kindern, welche in den Jahren 1876—1882 daselbst an Ophthalmia neonatorum erkrankten, waren 122 uneheliche und 11 eheliche. Und da in derselben Zeit 2156 uneheliche und 552 eheliche Kinder geboren wurden, waren also 5,6 % der ersteren, und nur 2,2 % der letzteren, d. h. nahe drei Mal weniger von der Krankheit ergriffen.

Freilich können diese Zahlen nicht als allgemeingültig aufgefasst werden. Denn theils beziehen sie sich auf Kinder, welche in zwei Entbindungsanstalten in Christiania und Stockholm geboren sind, theils umfassen sie nicht nur die von ihren Müttern primär angesteckten, sondern auch die durch Epidemien secundär ergriffenen.

Sie werden aber von den statistischen Angaben aus den Blinden-Instituten bestätigt. Diese zeigen nämlich, dass ein sehr grosser Theil der durch Augen-Blennorrhöe Erblindeten unehelich sind. Magnus[2], welcher ein reiches Material zu seiner Verfügung

[1] Norskt Magazin for Laeger 1886, Forhandlingerne S. 137.

[2] Die Jugendblindheit, 1886, S. 73.

gehabt und dessen Ergebnisse also als sehr werthvoll bezeichnet werden müssen, hat Angaben über zusammen 337 Blenorrhöeblinde aus Deutschland gesammelt. Unter diesen waren 77 (= 22,85 %) uneheliche.

Da während der Periode 1874—1883 im Deutschen Reiche 8,87 % uneheliche geboren wurden, so wäre also Blennorrhöeblindheit bei unehelichen $2^1/_2$ Mal öfter als bei ehelichen aufgetreten. Um sich davon zu überzeugen, inwiefern diesem Verhalten eine grössere Allgemeingültigkeit zuzusprechen sei, verschaffte sich Magnus auch Angaben betreffend des cisleithanischen Theiles der österreichisch-ungarischen Monarchie. Er fand dabei, dass unter 68 Blennorrhöeblinden 24 (= 36,92 %) uneheliche waren. Und da für Cisleithanien während der Periode 1874—1883 der Procentsatz der unehelich Geborenen 13,79 betrug, stellte sich die Blennorrhöeblindheit $2^2/_3$ Mal zahlreicher unter diesen als unter den ehelichen dar.

Von Herrn Director P. Kerfstedt habe ich aus dem hiesigen Blindeninstitute Angaben betreffend 34 Blennorrhöeblinde erhalten. Unter diesen waren 14 (= 41 %) uneheliche. Da während der Jahre 1874—1883 im Durchschnitt 10 % der in Schweden lebendig Geborenen unehelich waren,[1] wird aus demselben Grunde die Berechnung des Procentsatzes der Blennorrhöeblinden bei den unehelichen vier Mal grösser als bei den ehelichen. Da nun ein so grosser Theil der Blennorrhöeblinden unehelich ist, ist es selbstverständlich wichtig, nachzusehen, ob sich das Verhältniss zwischen unehelichen und ehelichen Kindern in Stockholm während der Jahre 1884—1887 in irgend einer Weise verändert hat.

Die Zahl der unehelich Geborenen ist in Stockholm schon lange eine sehr beträchtliche gewesen. Während der Jahre 1854—1860 betrug sie im Durchschnitt 43 %. Später ist sie freilich fast ununterbrochen gesunken, betrug jedoch im Jahre 1884 nicht weniger als 28 %. Während der folgenden Jahre hat der Procentsatz in folgender Weise variirt: 1885 — 28,27, 1886 — 26,2,[2] 1887 ($^1/_1$—$^{30}/_6$) 29,8.[3] Wir finden also, dass nur im Jahre 1886 eine Abnahme stattgefunden hat, dass aber im Jahre 1885 und 1887 (erste Hälfte) das Verhältniss demjenigen für das Jahr 1884 am nächsten entsprochen hat.

---

[1] Sveriges officiela Statistik i sammandrag, S. 7.

[2] Nach den Jahresberichten des ersten Stadtarztes Dr. K. Linroth.

[3] Veckoöfversigt af Stockholms sanitära statistik.

Die Ursache der Abnahme der Ophthalmia neonatorum kann also in einer Abnahme der Zahl der unehelichen Kinder nicht gesucht werden.

Dagegen kann es zutreffen, dass die Hebammen in den letzten Jahren grosse Fortschritte in Bezug auf die Handhabung der antiseptischen Mittel gemacht haben, und dass dies auf das Vorkommen der Ophthalmia neonatorum in der Privatpraxis eingewirkt hat, wie ja die strengere antiseptische Behandlung bei der Entbindung einen unverkennbaren Einfluss auf die Abnahme der Krankheit in den Entbindungs-Anstalten ausgeübt hat. Wenn aber die Hebammen so grosse Fortschritte in der antiseptischen Behandlung gemacht hätten, so hätte dies natürlich in erster Linie eine Abnahme des Puerperalfiebers herbeiführen müssen. Dies ist jedoch nicht der Fall, wenigstens in keinem nennenswerthen Grade, wie die nachstehende Tabelle bezeugt.

Tab. XII. *Die Sterblichkeit am Puerperalfieber in Stockholm während der Jahre 1883—1887 (erste Hälfte[1]), nach den Jahresberichten des ersten Stadtarztes Dr. Linroth.*[2]

| Jahr | Wöchnerinnen | Am Puerperalfieber Gestorbene | % Gestorbene |
|---|---|---|---|
| 1883 | 6400 | 17 | 0,27 |
| 1884 | 6931 | 24 | 0,34 |
| 1885 | 7364 | 22 | 0,29 |
| 1886 | 6613 | 27 | 0,40 |
| 1887 (1/1—30/6) | 3680 | 8 | 0,21. |

Aus der Tabelle können wir kaum schliessen, dass die Sterblichkeit am Puerperalfieber während der betreffenden Jahre abge-

[1] Die Angaben für 1887, erste Hälfte, sind mir durch Herrn Doctor LINROTH aus dem Bureau des städtischen Gesundheitsamtes direct zugegangen.

[2] Betreffs der Tabelle muss bemerkt werden, dass sich die Anzahl der Wöchnerinnen für die Jahre 1883—1885 auf alle Wöchnerinnen in Stockholm bezieht, für die Jahre 1886—1887 nur auf diejenigen, welche zur Stadtcommune gehören. Bis zu dem Jahre 1885 wurden nämlich die Primärangaben von den Hebammen, darnach (um grösserer statistischer Genauigkeit willen) von den Pfarrämtern (vgl. den Jahresbericht für 1886, die Note S. 73) abgeliefert. Daher kommt es, dass die Sterblichkeitsziffer für die Jahre 1886 und 1887 ein wenig höher ist, als sie sonst gewesen wäre. Nach meiner Berechnung ist jedoch die Differenz so gering (1886 0,38 statt 0,40, 1887 0,20 statt 0,21), dass ihr keine Bedeutung beigelegt werden darf.

nommen hat. Der Procentsatz ist freilich im Jahre 1885 etwas niedriger als im Jahre 1884, steigt aber im Jahre 1886 wieder. Während der ersten Hälfte des Jahres 1887 sinkt er zwar etwas tiefer als während der früheren Jahre, jedoch ist diese Abnahme unbedeutend im Verhältniss zu derjenigen, welche in der Allgemeinen Entbindungsanstalt vom Jahre 1876 an, gleichzeitig mit der zu derselben Zeit beobachteten Abnahme der Ophthalmia neonatorum eintrat (vergl. die Tab. VI und VII). Es ist daher wenig wahrscheinlich, dass eine verbesserte antiseptische Behandlung während der Entbindung die Ursache der Abnahme der Ophthalmie während der letzten $2^1/_2$ Jahre gewesen ist.

Seit mehreren Jahren ist an der Entbindungsanstalt zu Södermalm eine allgemeine Desinfection der Augen der Neugeborenen mittelst Auswaschung und Einträuflung einer gesättigten Borsäurelösung vorgenommen worden. Diese Methode, die Augen der Neugeborenen zu behandeln, ist unter den Stockholmer Hebammen ziemlich allgemein verbreitet. Möglicherweise hat dies zur Abnahme der Ophthalmie beigetragen. Freilich ist es wenig annehmbar, dass ein so schwaches antiseptisches Mittel wie die Borsäure an und für sich einer Ansteckung hat vorbeugen können. Es ist aber möglich, dass die Anwendung dieses Mittels zu einer genaueren Reinigung der Augen der Neugeborenen geführt hat, wodurch eine mechanische Entfernung des Ansteckungsstoffes nicht selten zuwege gebracht worden ist. Es ist ja ziemlich wahrscheinlich, dass die gonorrhoische Ansteckung der Augen der Neugeborenen im Allgemeinen nicht während der Entbindung selbst, sondern erst nachher, wenn das Kind die Augen öffnet, stattfindet. Eine mechanische Reinigung kann daher an und für sich ein ziemlich wirksames Schutzmittel gegen die Ophthalmia neonatorum abgeben. Auch haben wir schon gesehen, dass an der Entbindungsanstalt in Lund, wo nur eine mechanische Reinigung stattfindet, während des Jahres 1885 kein solcher Krankheitsfall beobachtet worden ist. Auch anderen ähnlichen Angaben begegnen wir in der Literatur. So giebt Cohn an, dass er mittelst bloss mechanischer Reinigung das Vorkommen der Ophthalmia neonatorum in seiner Klinik auf 1,2 % herabgebracht hat. Noch bessere Resultate will Korn erzielt haben. Unter 1000 Lebendiggeborenen, deren Augen nur mittelst gewöhnlichen Wasserleitungswassers sorgfältig gereinigt worden sind, zeigte sich eine gonorrhoische Ophthalmie nur bei vier (= 0,4 %), ein Resultat, das im ersten Augenblick demjenigen, welches in den schwedischen Entbindungsanstalten mittelst CREDÉ's Methode im Allgemeinen erzielt worden ist, vollständig ebenbürtig erscheint. Prüft man aber die Angaben des genannten Verfassers näher, so findet man jedoch, dass noch drei Kinder nach dem vierten Lebenstage von der Krankheit befallen wurden, obgleich sie in der Statistik nicht aufgenommen worden sind, weil die Fälle als von späterer Ansteckung bedingt, aufgefasst wurden. Dazu kamen ferner noch 15 Fälle suppurativer Conjunctivitis (mit gonokokkenfreiem Secrete), sowie eine grössere Menge von Katarrhen. Das Ergebniss ist daher vielleicht nicht ganz so glänzend, wie der Verfasser selber es anzusehen geneigt ist.

Von theoretischem Standpunkte aus erscheint es auch, als ob die mechanische Reinigung hinsichtlich ihrer Wirkung mit der Desinfection der Augen der Neugeborenen mittelst antiseptischer Mittel nicht zu vergleichen wäre. Neuere Untersuchungen haben bewiesen, dass die gonorrhoische Ansteckung beim Weibe sich hoch in die Geburtswege erstrecken kann. So haben BUMM[1] und STEINSCHNEIDER[2] Gonokokken im Gebärmutterhalse, STEINSCHNEIDER auch solche im Corpus uteri, WESTERMARK[3] und ORTHMANN[4] sogar in der Tuba Fallopii gefunden. Hierzu kommt, dass der tastende Finger bei der Entbindung leicht Gonokokken in die oberen Theile der Vagina überführen kann.

Die Möglichkeit für das Eindringen des Contagiums in den Conjunctivalsack findet sich also in vielen Fällen vor, sobald die Häute geborsten sind. Bei einer Entbindung mit langem Austreibungsstadium können also die Gonokokken an den äusseren Zellen der Bindehaut schon vor der Geburt des Kindes sich festgesetzt haben. Auch sind Fälle bekannt, wo das Kind mit einer vollständig ausgebildeten Ophthalmie zur Welt gekommen ist. Derartige Fälle sind z. B. von GALEZOWSKY und HIRSCHBERG mitgetheilt worden.

MAGNUS hat vor Kurzem einen sehr interessanten Fall mitgetheilt, wo das Kind bei der Geburt eine vollständig ausgebildete Augenblennorrhöe mit einer Trübung der beiden Hornhäute darbot.

[1] BUMM, Arch. f. Gynäkologie, 23, 1884.
[2] STEINSCHNEIDER, Berl. klin. Wochenschr. 1887, Nr. 17.
[3] WESTERMARK, Hygiea, 1886, Nr. 1.
[4] ORTHMANN, Berl. klin. Wochenschr. 1887, Nr. 14.

Bei diesem Falle begannen die Wehen Freitag, den 5. August, früh 8 Uhr, und ging noch an diesem Tag das Wasser ab. Am Sonnabend, den 6. August, war der Muttermund erst so weit geöffnet, dass er der Fingerspitze zugänglich war. Dieser Zustand blieb bis Montag, den 8. August, ziemlich unverändert; schwache Wehen stellten sich ab und zu ein. Die Geburt erfolgte Montag, den 8. August, früh 8 Uhr, ziemlich schnell und war in zwei Stunden beendigt. Das Kind lag in erster Schädellage. Hier hatte also die Ansteckung schon in der Gebärmutter, wahrscheinlich gleich nach dem Bersten der Häute, stattgefunden.[1]

Wenn man also der mechanischen Reinigung nicht dieselbe Bedeutung wie einer Desinfection mit antiseptischen Mitteln beimessen darf, muss jedoch hervorgehoben werden, dass sie oft im Stande sein mag, allein einer Ansteckung vorzubeugen. Es ist aber nicht wahrscheinlich, dass die oben erwähnte Methode, die Augen der Neugeborenen mittelst einer gesättigten Borsäurelösung zu reinigen, auch wenn sie eine genaue mechanische Reinigung zu Stande gebracht hat, die stärkere Abnahme der Ophthalmia neonatorum in Stockholm hervorgerufen hat. Die Tab. V zeigt nämlich, dass im Jahre 1884, als Borsäure mit dem kräftig wirkenden Sublimat abwechselnd in der Entbindungsanstalt zu Södermalm (von welcher gerade diese Methode ausgegangen ist) als Schutzmittel gegen die Ophthalmia neonatorum angewandt worden ist, der Krankheitsprocentsatz daselbst dennoch 2,09% betrug. Vergleicht man diese Ziffer mit dem jährlichen Procent der Ophthalmia neonatorum in der Allgemeinen Entbindungsanstalt 1877—1881 (Tab. VI), also vor der Einführung einer directen Augendesinfection, so wird man zu der Schlussfolgerung gezwungen, dass sich die präventive Behandlung mit Borsäure bei der Augenblennorrhöe wenig wirksam gezeigt hat.

Es müssen daher andere Ursachen die Abnahme der Ophthalmia neonatorum in den Polikliniken und in der Praxis der Aerzte hervorgerufen haben, und sicher hat Credé's Methode zu dieser Abnahme beigetragen und ist eine der wichtigsten Ursachen der Verminderung der Krankheit von 1884 bis 1885 gewesen. Nur ausnahmsweise dürfte eine Wöchnerin so lange in der Entbindungs-

[1] Magnus, Klin. Monatsbl. f. Augenheilk., 1887, October.

anstalt zurück behalten werden, dass eine bei ihrem Kinde aufgetretene Augenblennorrhöe geheilt worden ist, sondern es ist, aller Wahrscheinlichkeit nach, der Fall in der Regel früher, bezw. bei der Entlassung der Mutter, in die Praxis eines anderen Arztes übergegangen.[1]

Zu der Abnahme dürfte wohl auch der Umstand beigetragen haben, dass durch die Discussionen in der Gesellschaft der Schwedischen Aerzte, durch die Thätigkeit des Vereins zum Wohl der Blinden, durch den oben erwähnten Aufsatz im Almanach u. s. w. die Kenntniss von der Ursache der Krankheit in's grosse Publicum gedrungen ist, und dass sich daher die Individuen, welche als Vater oder Mutter ein Kind erwarten, jetzt mehr als früher vor einer Ansteckung hüten. Zu der fortgesetzten Abnahme im Jahre 1886 dürfte auch der Umstand beigetragen haben, dass in diesem Jahre die Hebammen Credé's Methode bei ihrer privaten Praxis anzuwenden begonnen haben.

Das von der Gesellschaft der Schwedischen Aerzte eingesetzte Comité zur Behandlung der Frage in Bezug auf die Maassregeln gegen die Ophthalmia neonatorum hatte nämlich die Anwendung der Methode Credé auch bei der privaten Entbindung empfohlen, jedoch mit der Reservation, dass es noch zu früh wäre „dieselbe für Hebammen obligatorisch zu machen", und dass man also, wenigstens bis auf Weiteres, „sich damit begnügen sollte, dieselbe nur zu befürworten, nicht aber den Hebammen absolut vorzuschreiben."[2] Nachdem die Gesellschaft der Hauptsache nach den Vorschlag der Commission genehmigt,[3] fingen mehrere Obstetrici in Stockholm an, die Hebammen die Methode practisch zu lehren.

---

[1] Während der letzten zwei Jahre sind jedoch diejenigen Wöchnerinnen, deren Kinder von der Ophthalmia neonatorum ergriffen worden sind, oft bis zur Genesung des Kindes zurück behalten worden, da es sich gezeigt hat, dass die Mütter nicht immer den Rath, den sie bei der Entlassung erhalten haben, bezw. sich an einen Arzt zu wenden, Folge geleistet haben. Ich habe dies erwähnen wollen, weil ich später das Vorkommen der Ophthalmia neonatorum nach den Angaben aus den Polikliniken, den Entbindungsanstalten und dem Findelhause zu berechnen versuchen werde.

[2] Hygiea 1886, März, vergl. S. 107.

[3] Bei der Schlussbehandlung der Frage in der Gesellschaft wurde der Punkt betreffend die Methode Credé in der Weise formulirt, dass die Hebamme, welche dieselbe gelernt hat, bei Fällen, wo der Arzt keine andere Vorschrift gegeben, diese Methode anzuwenden berechtigt sein sollte.

Ferner hielt der zweite Lehrer am Hebammeninstitut, Herr Doctor Sondén, mehrere Vorlesungen für Hebammen, wo er im Zusammenhang mit der Lehre von der antiseptischen Behandlung bei der Entbindung auch über die nunmehr benutzten Methoden, die Augen der Neugeborenen zu desinficiren, berichtete, und dabei speciell die Methode Credé lebhaft befürwortete.

Die Statistik von Stockholm zeigt aber nicht nur in Bezug auf die Abnahme der Krankheit, sondern auch hinsichtlich der Ergebnisse der Behandlung günstige Ziffern. Während der beiden Jahre 1885 und 1886 ist nur je ein in Stockholm geborenes Kind, dessen beide Hornhäute durch die Ophthalmia neonatorum zerstört waren, angemeldet worden. Dagegen kam im Jahre 1885 unter den wenigen und einzelnen Fällen von dem umliegenden platten Lande ein Fall vor (Kirchspiel Bränkyrka), bei welchem, als er zum ersten Mal vorgezeigt wurde, die beiden Augen schon zerstört waren, sowie ein anderer aus den Scheeren bei Stockholm, bei welchem das eine Auge bereits zerstört war, als der Fall unter Behandlung kam, und auch das andere Auge bald erblindete.

---

Wenn man die Tab. VIII näher betrachtet, so findet man, dass die Ophthalmia neonatorum in einem höchst verschiedenen Grade in den verschiedenen Polikliniken abgenommen hat. Die Abnahme ist an der Poliklinik zu Södermalm, in der des Findelhauses und des Kinderspitals weniger bedeutend gewesen. Dagegen finden wir bei der Poliklinik zu Norrmalm eine ganz colossale Abnahme. Im Jahre 1884 kamen dort 56 Fälle von Ophthalmia neonatorum vor oder 3,42 % der Gesammtzahl der Kranken, in der ersten Hälfte des Jahres 1887 fanden sich nur drei Fälle (= 0,25 %), also nahezu 14 Mal weniger als im Jahre 1884.[1] Es scheint von

[1] Während der vier Jahre 1884—1887 habe ich in einem Stadttheil von Stockholm gewohnt, von welchem aus die Poliklinik zu Norrmalm hauptsächlich ihre Kranken empfängt. Entsprechend der Abnahme der Ophthalmia neonatorum in der Poliklinik zeigte sich auch in meiner privaten Praxis eine Abnahme der Krankheit. Im Jahre 1884 hatte ich neun Fälle von gonorrhoischer Conjunctivitis unter Behandlung, 1885 vier, 1886 zwei, 1887 keinen einzigen Fall. Hierbei ist aber zu bemerken, dass ich mich im Jahre 1884 mit Studien über die Ophthalmia neonatorum beschäftigte, auf Grund dessen mir mehrere Collegen Fälle dieser Krankheit zuwiesen. Jedoch habe ich von der Zahl für 1884 sechs Fälle abgezogen, welche mir laut meiner Aufzeichnung von den Polikliniken zugesandt worden sind.

Interesse zu sein, die Ursache dieser starken Abnahme zu untersuchen.

Die Poliklinik zu Norrmalm erhält die meisten Patienten von den Gemeinden Hedvig Eleonora, St. Clara und St. Jacob. In der

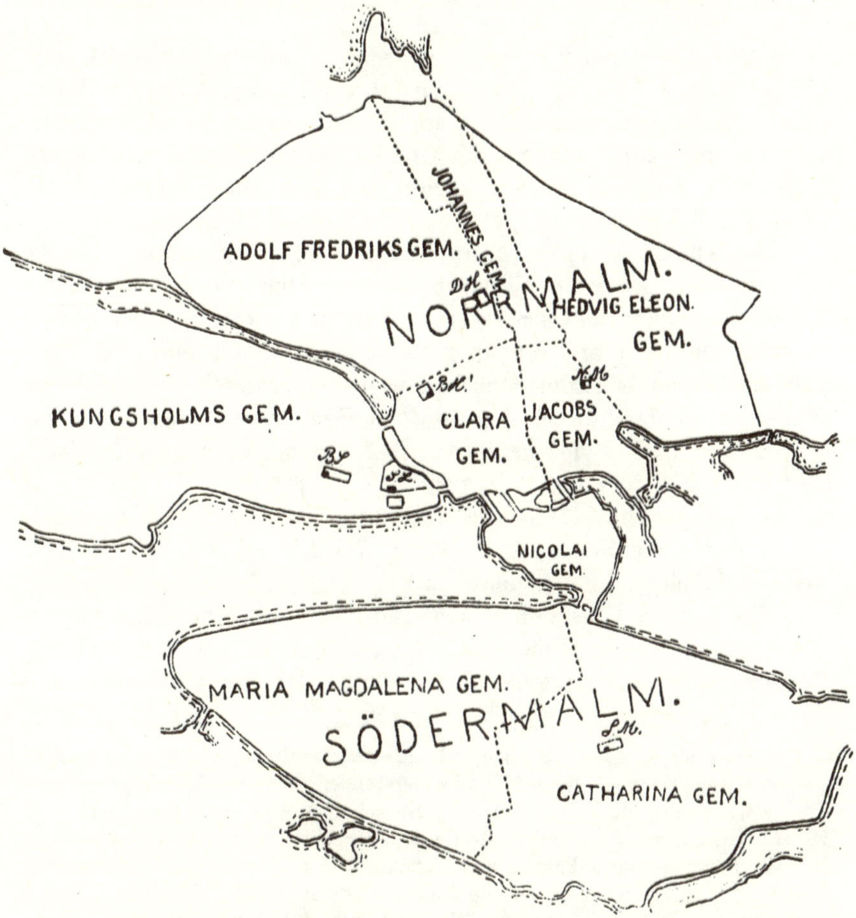


Plan von Stockholm, die Lage der Polikliniken zeigend.

**NM die Poliklinik zu Norrmalm; SM die Poliklinik zu Södermalm; SL das Serafimer Lazareth; BS das Kinderspital; DH die Poliklinik des Findelhauses bis 1. October 1887; BH[1] die jetzige Lage derselben.**

grössten von diesen, Hedv. Eleonora (1886: 38,300 Einwohner), hat während der letzten Jahre eine lebhafte Bauthätigkeit stattgefunden. Dies hat einen Zuzug von reichen Leuten zur Folge gehabt, was daraus hervorgeht, dass während die Zahl der Bewohner im Jahre 1883 33,300 betrug, sie im Jahre 1884 auf 35,600 sich erhöhte, und später folgende Ziffern zeigte: 1885 36,700, 1886 38,300; zu derselben Zeit blieb die Zahl der von der Gemeinde Unterstützten unverändert. Sie betrug nämlich 1883 — 1617, 1884 — 1603, 1885 — 1619.[1]

Das Procent der Unterstützten zeigt sogar eine Abnahme von 4,7 % im Jahre 1883, auf 4,5 % im Jahre 1884 und 4,4 % im Jahre 1885. Es ist wahrscheinlich, dass die Abnahme der Armuth in der Gemeinde zur Abnahme der Ophthalmia neonatorum mitgewirkt hat. Denn bei den Armen kommt die Krankheit viel öfter als bei den Reichen vor.[2]

Die Abnahme der Armuth (welche selbstverständlich immer nur mit einer gewissen Vorsicht mit der Abnahme der Krankheit in Zusammenhang gebracht werden darf) scheint jedoch zu gering zu sein, um in irgend einem bedeutenderen Grade eine Veränderung der Frequenz der Ophthalmia neonatorum hervorrufen zu können, besonders da in den übrigen Gemeinden keine Abnahme der Armuth nachgewiesen worden ist.[3] In der Gemeinde St. Clara (1886: 18,600 Einwohner) betrug das Procent der Unterstützten in den Jahren 1883, 1884 und 1885 resp. 2,9, 3,1 und 3,0. Auch in der Gemeinde St. Jacob (1886: 13,700 Einwohner) hat die Zahl wahrscheinlich nicht abgenommen.[4]

Ein anderer Umstand, welcher auf das Vorkommen der Augen-Blennorrhöe bei Neugeborenen einwirken muss, ist die Zahl der Neugeborenen, und diese hat in den Gemeinden Hedv. Eleonora und

[1] Berättelse angående Stockolms Kommunal-förvaltning år 1885; nach 1885 sind mir Angaben über die Zahl der Unterstützten nicht zugänglich gewesen.

[2] Unter den 62 Fällen von gonorrhoischer Augenentzündung, welche ich während der Jahre 1883—1887 (erste Hälfte) beobachtet habe, ist nur ein einziger in einer besser situirten Familie vorgekommen. (Vgl. Fuchs, Die Verhütung der Blindheit, S. 118, und Magnus, Die Jugendblindheit, S. 73.) Dagegen habe ich nicht wenige Fälle von insonter Conjunctivitis bei den gebildeten Ständen behandelt.

[3] Dazu kommt, dass die Armuth in der Gemeinde Östermalm in den Jahren 1886 und 1887, nach mündlichen Angaben seitens der Armencommission, wieder zugenommen hat.

[4] Wie es sich mit der Gemeinde St. Jacob verhält, ist nicht bestimmt anzugeben, weil diese Gemeinde in den statistischen Angaben mit der Gemeinde St. Johannes zusammengeschlagen ist.

St. Clara merkbar abgenommen. In der ersteren betrug die Zahl der Geborenen, auf 1000 Bewohner berechnet, 1884 — 32,8, 1885 — 31,3, 1886 — 24,2 und in St. Clara resp. 20,94, 19,74, 16,12. Die Abnahme der Nativität ist so stark gewesen, dass sogar die absolute Zahl der Geborenen abgenommen hat. Sie betrug nämlich in den Jahren 1884, 1885 und 1886 in Östermalm resp. 1170, 1149, 930 und in St. Clara resp. 384, 386, 300. Die Abnahme der Anzahl der Neugeborenen kann also zum Theil die Abnahme der Ophthalmia neonatorum in der Poliklinik zu Norrmalm erklären. Jedoch ist zu bemerken, dass im Jahre 1887 (erste Hälfte) die Zahl der Geborenen in den genannten Gemeinden wieder gestiegen ist, und zwar in Östermalm auf 606 (1212), in St. Clara auf 190 (380), und trotzdem hat sich die Ophthalmia neonatorum in der Poliklinik zu Norrmalm in hohem Grade vermindert. Es ist daher einleuchtend, dass die Abnahme der Krankheit von der Abnahme der Nativität nicht wesentlich abhängig ist.

Auch kann sie nicht in einer Abnahme der unehelichen Kinder gesucht werden, denn die Zahl dieser hat, im Gegensatz zu den übrigen Gemeinden Stockholms, in diesen Gemeinden eher zugenommen. Sie betrug in Hedv. Eleonora im Jahre 1884 weniger als 25 %, erhöhte sich im Jahre 1886 auf 32 % und erreichte im Jahre 1887 (erste Häfte) 27,7 %; in St. Clara betrug sie 1884 — 28 %, 1886 — 32 %, 1887 (erste Hälfte) 37 %.[1] An der Hand dieser Statistik sollte man kaum erwarten, dass die Abnahme der Augen-Blennorrhöe in der Poliklinik zu Norrmalm grösser als in den übrigen Polikliniken sein würde.

Unter den letzteren zeigt die Poliklinik zu Södermalm die geringste Abnahme der Augen-Blennorrhöe. Im Jahre 1884 betrugen die Fälle von Ophthalmia neonatorum 1,9 % der Gesammtzahl der Kranken, im Jahre 1887 1,1 % — also kaum eine Abnahme auf die Hälfte. Diese Poliklinik erhält ihre meisten Kranken aus den Gemeinden St. Catharina und St. Maria, in welchen freilich keine Abnahme der Nativität und der Armuth, dagegen auch keine Zunahme der Zahl der unehelichen Kinder stattgefunden.

Es muss also irgend eine andere Ursache zu der bedeutenden Verschiedenheit zwischen den Polikliniken zu Norrmalm und zu

[1] Nach den Jahresberichten von Dr. Linroth, mit Ausnahme der Zahl für 1887, welche aus der „Veckoöfversigt af Stockholms sanitära statistik“ genommen ist.

Södermalm vorhanden sein, und meiner Meinung nach liegt sie in der grossen Differenz der Zahl der Aerzte in den beiden Stadttheilen. In den Gemeinden Hedv. Eleonora, St. Clara und St. Jacob mit zusammengenommen 70,000 Einwohnern (1887), wohnen etwa 70 Aerzte, unter denen sechs Specialisten der Obstetrik und Gynäkologie sind, in den Gemeinden St. Catharina und St. Maria, mit zusammen 60,000 Einwohnern (1886), dagegen nur etwa zwölf Aerzte, unter denen kein einziger Specialarzt für die genannten Krankheiten ist. In jenen Gemeinden kommen also die Hebammen in einen weitaus lebhafteren Verkehr mit den Aerzten, und besonders mit den Specialisten ihres eigenen Faches, wodurch sie von diesen viel stärker beeinflusst und in einem viel höheren Grade zur Verwendung der Methode Credé veranlasst werden.

Diese Ansicht wird von einem anderen Umstand wesentlich unterstützt. Die Tab. X zeigt, dass während der letzten $1^1/_2$ Jahre die Blennorrhöeblinden in den drei Polikliniken des Findelhauses, des Kinderspitals und zu Södermalm viel früher als vorher zur Behandlung kommen. Bei diesem günstigen Ergebniss ist aber die Poliklinik zu Södermalm nur wenig mitbetheiligt gewesen. Unter den 43 Fällen, welche in den zwei erstgenannten Polikliniken in den Jahren 1886 und 1887 (erste Hälfte) behandelt worden sind, kamen 23 (= 53,5 %) während der ersten Lebenswoche zur Behandlung, was dagegen nur mit fünf Fällen (= 27,7 %) unter 18[1] zu derselben Zeit in der Poliklinik zu Södermalm behandelten geschah.

Auch diese Verschiedenheit erklärt sich leicht dadurch, dass die Hebammen zu Södermalm mit den dort wenig zahlreichen Aerzten in einen minder lebhaften Verkehr kommen, als dies in den übrigen Stadttheilen der Fall ist.

---

Im Allgemeinen Findelhause kamen im Jahre 1884 — elf, 1885 — acht, 1886 — zehn und 1887 (erste Hälfte) zwei Fälle vor.[2] Wenn diese mit den entsprechenden Fällen aus den Polikliniken und meiner Privatpraxis zusammengeschlagen werden, so erhalten wir: 1884 (11 + 99 + 27 + 9 =) 146; 1885 (8 + 74 + 10 + 4 =) 96; 1886 (10 + 66 + 14 + 2 =) 92; 1887, erste Hälfte (2 + 21 + 3 + 0

[1] Mit Ausnahme zweier Fälle, der eine vier Wochen, der andere drei Wochen alt, welche schon früher von einem anderen Arzte behandelt worden sind.

[2] Vgl. Tab. XVI; die Angabe für 1887 ist aus den Tagebüchern des Findelhauses direct entnommen.

=) 26 Fälle. Nach Abzug derjenigen Fälle, welche ich beim Durchgehen der Tagebücher doppelt verzeichnet gefunden habe,[1] ergeben sich folgende Zahlen: 143, 93, 87, 25.

Es ist wahrscheinlich, dass die thatsächliche Zahl der in Stockholm vorkommenden Krankheitsfälle diesen Ziffern nicht ganz entspricht. Denn theils umfassen sie nicht allein die in Stockholm geborenen Kinder, sondern auch einzelne Kinder aus dem angrenzenden Lande, theils dürfte es wohl der Fall gewesen sein, dass für mehr als die hier abgezogenen Fälle anderswo ärztlicher Rath gesucht worden ist, und besonders sind aller Wahrscheinlichkeit nach verschiedene unter den in den Entbindungsanstalten vorgekommenen Fällen nach der Entlassung in die Behandlung eines anderen Arztes übergegangen. Auf der anderen Seite müssen wir uns aber daran erinnern, dass die von einzelnen Aerzten behandelten Fälle (1885 — 26, 1886 — 22) in der Statistik nicht mitgezählt worden sind. Ich glaube daher, dass man ohne die Gefahr, allzu hohe Zahlen zu erhalten, diese Statistik einer Berechnung der Ophthalmia neonatorum in Stockholm zu Grunde legen kann. In jedem Falle wird man in dieser Weise ein einigermaassen genaues Maass für die Abnahme der Krankheit in Stockholm während der letzten Jahre gewinnen.

Tab. XIII. *Das Vorkommen der Ophthalmia neonatorum in Stockholm 1884—1887 (erste Hälfte).*

| Jahr | Lebendig Geborene[2] | Erkrankte | % Erkrankte |
|---|---|---|---|
| 1884 | 6303 | 143 | $2_{,27}$ |
| 1885 | 6606 | 93 | $1_{,40}$ |
| 1886 | 6517 | 87 | $1_{,33}$ |
| 1887 $^1/_1$—$^{30}/_6$ | 3522 | 25 | $0_{,69}$ |

[1] Besonders habe ich die poliklinischen Fälle des Findelhauses und die in's Findelhaus aufgenommenen Kinder verglichen, um die aus der Poliklinik in das Findelhaus aufgenommenen Fälle auszuschliessen (vgl. S. 145).

[2] Der Stadt Stockholm zugehörig. Es wäre richtiger gewesen, alle in Stockholm geborenen Kinder aufzunehmen; dies ist aber nicht möglich gewesen, weil vom Jahre 1886 an nur diejenigen Kinder, welche zur Stadt gehören, in den Berichten aufgenommen wurden. Die Gesammtzahl der lebendig Geborenen betrug im Jahre 1884: 6724, im Jahre 1885 7060 (nach den Berichten des ersten Stadtarztes).

Aller Wahrscheinlichkeit nach sind die hier verzeichneten Procentsätze nicht grösser als die thatsächlich vorkommenden; dennoch erreicht die Ziffer der im Jahre 1884 Erkrankten nicht weniger als 2,27 % der lebendig Geborenen. Diese Zahl ist hoch, ohne Zweifel höher als man sich von vornherein hätte vorstellen können. Während dieses Jahres wurden die Schutzmaassregeln gegen die Krankheit in allen drei Entbindungsanstalten eingeführt, dadurch wurde der Procentsatz der Ophthalmia neonatorum in diesen Anstalten auf 1,39 heruntergebracht. Die hohe Zahl für die ganze Stadt muss also in dem Vorkommen der Krankheit ausserhalb der Entbindungsanstalten ihre hauptsächlichste Ursache gehabt haben.

Gegen die hier ausgeführte Berechnung kann geltend gemacht werden, dass die Statistik nicht allein die gonorrhoischen, sondern auch die insonten Ophthalmien umfasst. Eine Differential-Diagnose mittelst Nachweis von Gonokokken wird nämlich, so weit mir bekannt, in der Regel nur in einigen, nicht in allen Polikliniken gemacht. Da aber alle Polikliniken von Specialisten geleitet werden und die Diagnose von einem erfahrenen Augenarzte in den meisten Fällen ohne Zuhülfenahme des Mikroskops gestellt werden kann, dürfte dieser Einwand von keiner grösseren Bedeutung sein. Und wenn auch diese Fehlerquelle eine grössere Bedeutung, als ich vermuthe, haben sollte, so ist sie doch allen hier berücksichtigten Jahren gemeinsam. Der Werth der Statistik als Maass der Abnahme der Krankheit wird also dadurch nicht verringert. Man darf daher zu der Schlussfolgerung berechtigt sein, dass die Ophthalmia neonatorum während der Jahre 1884—1887 (erste Hälfte) in Stockholm in hohem Grade (mehr als um's Dreifache) abgenommen hat.

---

Es ist nicht leicht zu entscheiden, inwiefern die Ophthalmia neonatorum in Stockholm öfter als in anderen grossen Städten vorkommt. Als Anhaltspunkte in dieser Hinsicht dürfen die Angaben aus ausländischen Augenkliniken, Entbindungsanstalten und Findelhäusern bis zu einem gewissen Grade dienen können. Ich stelle daher die Angaben, die ich in der mir zugänglichen Literatur gefunden habe, hier zusammen.

Tab. XIV. *Das Vorkommen der Ophthalmia neonatorum in verschiedenen Augenkliniken.*

| Autor | Ort der Beobachtung | Jahr | Zahl der Patienten | Zahl der Ophthalmia neonatorum | % Ophthalmia neonat. |
|---|---|---|---|---|---|
| Busse | Berlin: Augenklinik d. Charité-Krankenhauses | 1813—1814 | 364 | 6 | 1,6 |
| Hirschberg[1] | Berlin: private Augenklinik | 1876 | 3083 | 63 | 2,0 |
| Schöler | Berlin: private Augenklinik | 1876 | 10,000 | 156 | 1,5 |
| Heyman | Dresden: private Augenklinik | $^1/_{10}57$—$^1/_{10}59$ | 1855 | 139 | 7,4 |
| A. Mooren | Düsseldorf: Stadtpoliklinik | 1873 | 5768 | 20 | 0,3 |
| Colsman | Elberfeld | 1863—1865 | 1730 | 6 | 0,3 |
| Ritterich | Leipzig | 1824—1825 | 381 | 14 | 3,67 |
| Horner | Zürich | 1862 | 10,000 | 161 | 1,6 |
| Arcoleo | Palermo | 1872 | 2849 | 81 | 2,8 |
| Peschel | Turin | 1876—1877 | 942 | 2 | 0.21 |
| Mules[2] | Manchester | 1876—1885 | 112,421 | 3517 | 3,12 |
| Gordon Norrie[3] | Kopenhagen | 1887 | 971 | 13 | 1,3 |
| Walter[4] | Gothenburg | 1885 | 1600 | 11 | 0,6 |
| F. Welander[4] | Jönköping | 1885 | 911 | 3 | 0,3 |
| [5] | Stockholm: Poliklinik des Findelhauses | 1882—1884 | 5901 | 56 | 0,95 |
| [5] | Poliklinik d. Kinderspitals | 1882—1884 | 6662 | 34 | 0,50 |
| [5] | Augenpoliklinik zu Södermalm | 1879—1884 | 3178 | 51 | 1,6 |
| A. Bergh[6] | Augenpoliklinik zu Norrmalm | 1884 | 1634 | 56 | 3,4 |

[1] Nach einer anderen Angabe von Fuchs (Verhütung der Blindheit) hat Hirschberg unter 21,440 Augenkranken 1,46% von Blennorrhoea neonatorum gehabt.

[2] Medical Chronicle VII Nr. 4, 1888, Jan.

[3] Utgeshrift for Laeger 4 Raekke. Bd. 16, Nr. 33, 1887.

[4] Nach Berichten an das Comité für gemeinschaftliche Forschung. Unter Welander's drei Fällen war der krankhafte Process bei einem schon abgelaufen und die beiden Augen zerstört; bei dem zweiten die beiden Hornhäute perforirt und bei dem dritten in einem hoffnungslosen Zustande, als dieselben unter seine Behandlung kamen. Also erblindeten alle drei Patienten.

[5] Nach den Journalbüchern der Polikliniken.

[6] Nach den von Herrn Doctor Bergh bei dem städtischen Gesundheitsamte eingereichten Jahresberichten. Die übrigen Angaben sind nach Haussmann, Die Bindehautinfection.

Hierzu kommt noch eine Angabe von T. DAUMAS (Paris 1879), dass er unter 59,391 Augenkranken 817 (= 1,35 %) in Folge der Ophthalmia neonatorum Erblindete gehabt hat.[1]

Tab. XV. *Das Vorkommen der Ophthalmia neonatorum in verschiedenen Entbindungsanstalten vor der Einführung einer directen Augendesinfection.*

| Entbindungsanstalt | Jahr | % Erkrankte |
|---|---|---|
| Berlin. Entbindungsanstalt der Universität | 1829—69 | $1{,}_{07}$—$8{,}_{8}$ |
| „ Charité | 1876—79 | $7{,}_{4}$—$9{,}_{5}$ |
| Bonn[2] | 1874—80 | $7{,}_{3}$ |
| Breslau | 1867—77 | $18{,}_{5}$ |
| Christiania[3] | 1876—82 | $4{,}_{9}$—$18{,}_{9}$ |
| Dresden | 1873—75 | $16{,}_{8}$—$25{,}_{3}$ |
| Halle | 1840—79 | $2{,}_{8}$—$21{,}_{7}$ |
| Helsingfors[4] | 1870—82 | $1{,}_{3}$—$7{,}_{0}$ |
| Kopenhagen.[5] Entbindungsanstalt | 1870—80 | $3{,}_{83}$—$10{,}_{56}$ |
| „ Filialen | 1870—80 | $3{,}_{16}$—$9{,}_{75}$ |
| Königsberg | $^1/_{11}$1873-$^1/_{11}$74 | $4{,}_{08}$ |
| München[6] | 1860—81 | $0{,}_{8}$—$5{,}_{2}$ |
| Leipzig | 1874—79 | $9{,}_{2}$—$13{,}_{6}$ |
| Petersburg | 1845—54 | $1{,}_{2}$—$1{,}_{4}$ |
| Stockholm. Allgemeine Entbindungsanstalt | 1870—81 | $1{,}_{37}$—$5{,}_{42}$ |
| Stuttgart | 1877—79 | $9{,}_{09}$—$12{,}_{8}$ |
| Wien. 1. Klinik | 1857—64 | $0{,}_{84}$—$2{,}_{3}$ |
| „ 2. Klinik[7] | 1857—64 | $0{,}_{6}$—$1{,}_{6}$ |

[1] Vgl. HAUSSMANN, Die Bindehautinfection, S. 148.

[2] KRUCKENBERG, Arch. f. Gyn. 22, 1884, S. 330.

[3] SCHÖNBERG, Norsk Magazin for Laeger 1886, S. 129 der Verhandl.

[4] W. TIMGREN, Finska Läkaresälskapets Handlingar 1883, Heft 6.

[5] S. MEYER, Congrès périodique international 1884, section de pediatrie, S. 101, 102.

[6] v. HECKER, Arch. f. Gynäkologie 20. Alle die übrigen Angaben, mit Ausnahme derjenigen für Stockholm, sind aus der Arbeit HAUSSMANN's entnommen.

[7] Vgl. auch die Beobachtungen KÖNIGSTEIN's Tab. XXII, aus welchen hervorgeht, dass wenigstens während der letzten Jahre vor der Einführung der Methode CREDÉ die Krankheit in dieser Klinik ziemlich oft vorkam.

Tab. XVI. *Das Vorkommen der Ophthalmia neonatorum im Allgemeinen Findelhause in Stockholm bei Kindern unter einem Jahre.*[1]

| Jahr | Zahl der Kinder | Zahl der Erkrankten | % Erkrankte |
|---|---|---|---|
| 1842 | 541 | 56 | 10,3 |
| 1843 | 615 | 59 | 9,6 |
| 1844 | 612 | 50 | 8,1 |
| 1845 | 591 | 58 | 9,8 |
| 1852 | 242 | 21 | 8,7 |
| 1854 | 470 | 22 | 4,7 |
| 1860 | 552 | 5 | 0,9 |
| 1861 | 649 | 21 | 3,4 |
| 1862 | 704 | 28 | 4,0 |
| 1863 | 764 | 21 | 2,7 |
| 1864 | 889 | 38 | 4,2 |
| 1865 | 863 | 26 | 3,0 |
| 1866 | 791 | 30 | 3,8 |
| 1867 | 792 | 27 | 3,5 |
| 1868 | 685 | 22 | 3,2 |
| 1869 | 653 | 24 | 3,6 |
| 1870 | 587 | 15 | 2,5 |
| 1881 | 493 | 10 | 2,0 |
| 1882 | 428 | 18 | 4,2 |
| 1883 | 436 | 10 | 2,3 |
| 1884 | 471 | 11 | 2,3 |
| 1885 | 471 | 8 | 1,7 |
| 1886 | 463 | 10 | 2,1 |

Diese Tabelle zeigt uns, dass die Ophthalmia neonatorum in den vierziger und fünfziger Jahren ausserordentlich oft (im Durchschnitt bei 8,6 %) vorkam, dass aber die Verhältnisse in den sechziger und siebziger Jahren sich günstiger gestalteten (durchschnittlich 3,5 % Erkrankte), und in den Jahren 1881—1886 (im Durchschnitt 2,4 % Erkrankte) noch besser wurden. Die Statistik der

[1] Die Angaben sind für die Jahre 1842—1845 aus den Jahresberichten von F. Th. Berg (Svenska Läkaresälskapets nya handlingar, Bd. 3—5), für 1852 und 1854 aus den Jahresberichten H. A. Abelins (Journal für Kinderkrankheiten XIII, Hygiea XVIII) genommen. Die übrigen Angaben sind aus den vom Chefarzte des Findelhauses der Medicinaldirection jährlich eingelieferten Rapporten gewonnen. Ich habe die Jahre 1871—1880 nicht berücksichtigen können, weil die Berichte dieser Jahre nur die allgemeine Rubrik: Conjunctivitis enthalten. Es ist zu bemerken, dass unter den Erkrankten nicht alle eigentliche Findelhauskinder waren, sondern dass auch andere, sogenannte „Extra-Kinder", in's Findelhaus aufgenommen worden sind, weil sie an der Ophthalmia neonatorum erkrankt waren, und gleich nach der Genesung wieder ausgeschrieben worden sind.

späteren Jahre wäre noch günstiger gewesen, wenn nicht eine Menge an Ophthalmia neonatorum erkrankter Extra-Kinder in's Allgemeine Findelhaus aufgenommen worden wären (vergl. die Note S. 145).

Tab. XVII. *Das Vorkommen der Ophthalmia neonatorum in einigen ausländischen Findelhäusern, nach Haussmann.*[1]

| | | |
|---|---|---|
| Prag | 1865—1868 | $8{,}_6$—$13{,}_0$ % |
| Wien | 1854—1866 | $4{,}_{81}$ % |
| St. Petersburg | 1830—1878 | $5{,}_0$—$10{,}_0$ % |
| Gratz | 1835—1837 | $6{,}_9$ % |

Aus diesen Zahlen einen bestimmten Schluss hinsichtlich des Vorkommens der Ophthalmia neonatorum in Stockholm zu ziehen, dürfte nicht möglich sein. Der Procentsatz der in den Stockholmer Polikliniken Behandelten ist zwar nicht auffällig gross. Die Zahl der in den Polikliniken Behandelten kann aber nicht als zuverlässiger Maassstab für die Frequenz der Krankheit dienen, denn der Procentsatz der Erkrankten, welche vom Arzte behandelt werden, variirt höchst wahrscheinlich in verschiedenen Städten. Hierzu kommt, dass in Stockholm die Ophthalmia neonatorum nicht bei allen Polikliniken (zwei unter drei) behandelt wird, während die Krankheit auf der anderen Seite auch in zwei Kinderpolikliniken (unter vier) ebenfalls zur Behandlung angenommen wird. Die Verhältnisszahl der Ophthalmia neonatorum ist daher mit den entsprechenden Zahlen aus anderen Augenkliniken nicht ganz zu vergleichen. Auch das Vorkommen der Krankheit in den Findelhäusern beweist nicht viel. Bei einigen von diesen Anstalten werden als Ophthalmia neonatorum sowohl die leichten, als auch die schweren Fälle aufgenommen, bei anderen wieder werden die einfachen Katarrhe ausgeschieden und nur die graven Formen in der Statistik aufgeführt. Dass diese für die Allgemeine Entbindungsanstalt in Stockholm verhältnissmässig günstig erscheint, beweist daher in der That nicht viel. Gleichfalls kann aus der Thatsache, dass die Krankheit in dem Allgemeinen Findelhause während der Jahre 1860—1870, und 1881—1886 viel seltener als in den Findelhäusern in Prag, Wien, Gratz und St. Petersburg während der in der Tabelle XVII angegebenen Perioden vorgekommen ist, keine bestimmte Schluss-

[1] Haussmann, Die Bindehautentzündung der Neugeborenen.

folgerung gezogen werden. Jedoch ist man wohl berechtigt zu behaupten, dass die in den Tabellen XIV—XVII angeführten Zahlen keinen Anhalt zu der Annahme geben, dass die Ophthalmia neonatorum in Stockholm öfter als in anderen grossen Städten vorkommen sollte.

Dagegen kann man versucht sein, diese Schlussfolgerung aus einer anderen Thatsache zu ziehen. Das Procent der unehelichen Kinder ist nämlich in Stockholm sehr gross, wie aus der folgenden Tabelle hervorgeht.

Tab. XVIII. *Das Procent unehelicher Kinder in einigen der grösseren Städte Europas.*

| Stadt | Jahr | % | Stadt | Jahr | % |
|---|---|---|---|---|---|
| Wien[1] . . . . | 1885 | 43,4 | Madrid[7] . . . . | 1862 | 17 |
| Prag[2] . . . . | 1882 | 34,1 | Triest[10] . . . . | 1886 | 16,3 |
| Ofen-Pest[3] . . . | 1886 | 29,8 | Venedig[3] . . . | 1886 ? | 15 |
| Paris[4] . . . . | 1884 | 27,5 | Berlin[11] . . . . | 1885 | 13,5 |
| Petersburg[5] . . | 1881 | 27,2 | Aberdeen[12] . , . | 1884 | 10,3 |
| Stockholm[6] . . | 1886 | 26,2 | Dundee[12] . . . | 1884 | 9,8 |
| Bukarest[3] . . . | 1886? | 21 | Hamburg[7] . . . | 1876 | 9,2 |
| Lissabon[7] . . . | 1881 | 21 | Edinburg[12] . . | 1884 | 7,9 |
| Brüssel[8] . . . | 1886 | 20 | Glasgow[12] . . . | 1884 | 7,8 |
| Kopenhagen[9] . . | 1886 | 19,3 | London[13] . . . | 1884 | 4,0 |
| Dresden[7] . . . | 1861 | 18 | | | |

Auch aus diesen Zahlen kann man keine bestimmten Schlussfolgerungen ziehen. Als Beispiel davon mag London hervorgehoben werden. In dieser Stadt ist die Zahl der unehelich Geborenen die

[1] Stat. Jahrb. d. Stadt Wien f. d. Jahr 1885.

[2] Stat. Jahrb. d. königl. Hauptst. Prag 1882.

[3] Bulletin hebdomadaire de statistique internationale 1886—1887. Aus den Angaben geht nicht ganz deutlich hervor, ob die Zahlen für Bukarest und Venedig auf das Jahr 1886 oder auf ein früheres Jahr sich beziehen.

[4] Annuaire statistique de la ville de Paris 1884. S. 155.

[5] Annuaire statistique de la ville de St. Petersbourg.

[6] Förste stadsläkarens åesberättelse för 1886.

[7] Oettinger: Moralstatistik 1882. S. 318.

[8] Resumé annuel de statistique demographique et médical, année 1886.

[9] Stadslægens årsberetning for 1886.

[10] Commune di Trieste: Rapporto Sanitario.

[11] Veröffentlichungen des Statist. Amts der Stadt Berlin 1885. Suppl. I. 1887.

[12] Thirtieth detailed report of the registral-general of births, deaths and marriages in Scotland (abstracts of 1884) 1887.

[13] Forty eight annual report of the registral-general of births, deaths and marriages in England 1885—1886.

niedrigste der in der Tabelle XVIII aufgenommenen. Und dennoch beträgt das Procent der Blennorrhöeblindheit in einem dortigen Blindeninstitute 32,14 — eine sehr hohe Zahl (vgl. Tab. XXIV).

---

Nähere Angaben über die Fälle, bei welchen die Krankheit eine mehr oder weniger bedeutende Beeinträchtigung des Sehvermögens zurückgelassen hat, sind aus den Polikliniken zu Södermalm, des Findelhauses und des Kinderspitals, sowie aus meiner Privatpraxis gewonnen und in der folgenden Tabelle zusammengestellt.

Tab. XIX.

| Behandelte Blindheit | | | | Hornhautverdunkelung | | Summe | % Erblindete | | % der Fälle mit Verdunkelung der Hornhaut | | % durch die Krankheit hinsichtlich des Sehvermögens Beeinträchtigte |
|---|---|---|---|---|---|---|---|---|---|---|---|
| Jahr | Zahl | auf beiden Augen | auf dem einen Auge | auf beiden Augen | auf dem einen Auge | | auf beiden Augen | auf dem einen Auge | auf beiden Augen | auf dem einen Auge | |
| 1884 | 50 | 0 | 3 | 8 | 4 | 15 | 0 | 6 | 16 | 8 | 30 |
| 1885 | 38 | 1 | 3 | 0 | 6 | 10 | 2,6 | 8 | 0 | 16 | 26,6 |
| 1886 | 47 | 1 | 2 | 0 | 1 | 4 | 2,1 | 4,3 | 0 | 2,1 | 8,5 |
| 1887 | 16 | 0 | 1 | 0 | 0 | 1 | 0 | 6,2 | 0 | 0 | 6,2 |
| Summe | 151 | 2 | 9 | 8 | 11 | 30 | 1,3 | 6 | 5,3 | 7,3 | 19,9 |

Gegen diese Zusammenstellung kann die Einwendung gemacht werden, dass die Aufzeichnungen in den Tagebüchern vielleicht nicht genau genug sind, um als Grundlage einer Statistik zu dienen. Es ist jedoch wahrscheinlich, dass die Aufzeichnungen eben während der letzten Jahre, da der Krankheit eine äusserst lebhafte Aufmerksamkeit gewidmet worden ist, genauer als früher, wo sie mehr vernachlässigt gewesen, geführt worden sind. Uebrigens ist die Uebereinstimmung mit der Tabelle X so gross, dass sie fast zu der Annahme zwingt, dass die günstigen Zahlen für 1886 und 1887 eine Folge der frühzeitigeren Behandlung sind, welche während der letzten Jahre den Kranken zu Theil geworden ist.

Um zu erforschen, ob das hohe Krankheitsprocent der Jahre 1884 und 1885 nur ein zufälliges gewesen, habe ich die Tagebücher der Polikliniken für die zwei vorhergehenden Jahre durchgesehen. Aufzeichnungen über den Zustand der Augen finden sich jedoch nur bei der Poliklinik des Findelhauses. Unter 35 in den Jahren 1882 und 1883 daselbst behandelten Fällen waren bei einem Falle beide Augen, bei zwei Fällen das eine Auge zerstört; Hornhautflecke traten auf beiden Augen bei vier Fällen, auf dem einen Auge bei zwei Fällen auf. Das Sehvermögen war also bei neun Fällen (= 26%) beeinträchtigt.

Zum Vergleich wird hier eine Zusammenstellung einiger ausländischer Aerzte mitgetheilt.

Tab. XX.

| Autor | Beobachtete Fälle | davon mit Affectionen der Hornhaut | Doppelseitige Blindheit | % beschädigte Augen |
|---|---|---|---|---|
| HORNER | 108 | 43 | 0 | 39,8 |
| HIRSCHBERG | 200 | 55 | 0 | 27,5 |
| SCHÖLER | 156 | 43 | ? | 27,5 |
| SCHATZ[1] | 89 | 19 | 3 | 21,3 |
| MULES[2] | 3517 | 69 | 15 | 19,8 |
| HEYMAN | 130 | 25 | 0 | 18,0 |
| EMRYS JONES | 420 | 72 | 16 | 17,1 |

Ein Vergleich zwischen den Tabellen XIX und XX zeigt, dass die Ergebnisse in den Polikliniken zu Södermalm, des Kinderspitals und des Findelhauses als besonders gut aufgefasst werden müssen. Dennoch können sie mit der günstigen Wirkung, die in den Entbindungsanstalten erzielt worden ist, nicht verglichen werden. Daselbst erhalten die erkrankten Kinder vom ersten Anfang des Leidens an eine rationelle Behandlung und in Folge derselben enden nur ganz wenige Fälle unglücklich. Als Belege theile ich eine Zusammenstellung aus einigen Entbindungsanstalten hier mit.[3]

[1] Deutsche Med. Wochenschr. 1884; Nr. 1; Ref. im Centralbl. f. Augenheilkunde.

[2] Med. Chronicle VII. Nr. 4, 1886, Jan.; die übrigen Angaben sind aus FUCHS, Die Verhütung der Blindheit.

[3] Die Angabe für Christiania ist aus SCHÖNBERG, Norsk Magazin for Laeger 1886, S. 132 der Verh., für Stockholm aus den Tagebüchern der Allgem. Entbindungsanstalt, für München aus Arch. f. Gynäkologie 20, S. 388 genommen. Die übrigen Zahlen finden sich bei FUCHS, Die Verhütung der Blindheit, S. 121. — Es ist zu bemerken, dass die erkrankten Kinder in der Regel nicht länger, als der Zustand der Mütter es bedingt, in den Entbindungsanstalten zurückbehalten werden. Daher kann es sich wohl ereignen, dass viele Kinder, welche bei der Entlassung Hornhautflecke gehabt, später vollständig geheilt worden sind, sowie auch dass Fälle vorkommen, welche in der Entbindungsanstalt gutartig gewesen, später aber in Folge mangelhafter Behandlung unglücklich geendet haben.

Tab. XXI.

| Entbindungs-Ansalt | Zahl der Erkrankten | Trübung der Hornhaut | Einseitige Blindheit | Totale Blindheit | % beschäd. Augen |
|---|---|---|---|---|---|
| Berlin: Charité | 213 | 2 | 2 | ? | 1,9 |
| München: Gebär-Anstalt | 123 | 1 | 2 | 1 | 3,3 |
| Dresden: Entbind.-Anstalt | 1372 | 38 | 15 | 4 | 3,8 |
| Stuttgart: Entbind.-Anst. | 538 | 13 | 12 | 1 | 4,6 |
| Christiania: Entbind.-Anst. 1876—1882 | 121 | 3 | 0 | 2 | 4,0 |
| Stockholm: Allg. Entbind.-Anstalt 1871—80 | 159 | 5 | 2 | 0 | 4,4 |

Eine der Einwendungen, welche gegen die Berechtigung der Hebammen, die Methode Credé zu benutzen, gemacht worden sind, ist diejenige, dass sie möglicherweise die Ophthalmia neonatorum mit der durch die 2 % Lapislösung hervorgerufenen Reizungsconjunctivitis verwechseln und in Folge dessen unterlassen könnten, Fälle der Krankheit rechtzeitig anzumelden. Die Erfahrung lehrt, dass dies nicht stattgefunden hat. Wir sehen nämlich aus der Tabelle X, dass während der letzten 1½ Jahre, da die Hebammen die Methode Credé's anzuwenden begonnen haben, die Erkrankten früher wie ehedem zur ärztlichen Behandlung gekommen sind.

---

In der letzten Zeit sind mehrere Fälle mitgetheilt worden, wo bei der Ophthalmia neonatorum Affectionen der Gelenke beobachtet worden sind.[1] Im Jahre 1885 kamen zwei solcher Fälle in Stockholm vor. Bei dem einen, welcher von der Poliklinik des Kinderspitals mitgetheilt worden ist, war das Ellenbogengelenk angegriffen, bei dem zweiten, welcher an der Poliklinik Södermalms beobachtet und von mir früher in Hygiea beschrieben worden ist, die Fusswurzel.[2] Ein weiterer, von Herrn Prof. Medin mitgetheilter Fall, wo eine Complication auftrat, ist von besonders grossem Interesse. Ein neugeborenes Kind aus einer kleinen Stadt in der Nähe von Stockholm wurde zweimal, mit 14 Tagen Zwischenzeit, nach der Poliklinik des Findelhauses gebracht. Das erste Mal wurde eine purulente Ophthalmie mit gonokokkenhaltigem Secrete

[1] Lucas Clement, Ophthalmic Review, IV. Nr. 42, S. 114; Debierre, Revue générale d'ophthalmologie, 1885, S. 299.

[2] Widmark, Hygiea 1885 (Siehe Abh. V S. 93).

constatirt, sonst nichts Abnormes. Das zweite Mal zeigten sich bei dem Kinde Symptome einer Endocarditis, woran es bald darauf starb. Das Kind wurde poliklinisch behandelt, die Section verweigert, und die Diagnose also pathologisch-anatomisch nicht constatirt. Die Herzaffection kann also nur vermuthungsweise mit dem infectiösen Process der Bindehaut in Zusammenhang gebracht werden.

Wie wahrscheinlich es auch erscheinen mag, dass solche Complicationen dadurch entstehen, dass Gonokokken von den Flüssigkeiten des Körpers aufgenommen und durch diesen nach anderen Organen, wo sie sich reproduciren, geführt werden, so giebt es jedoch wichtige Gründe, welche gegen diese Annahme sprechen. Freilich hat man in den Complicationen zuweilen Gonokokken gefunden; so hat WELANDER[1] sie bei drei Fällen von Periurethralabscess, WOLF[2], PETRONE[3], KAMERER[4], SONNENBURG[5], SMIRNOFF[6] im Gelenkinhalt bei gonnorrhoischen Gelenkaffectionen nachgewiesen. Diese Fälle stehen aber vereinzelt da; bei den weitaus meisten dagegen ist die Untersuchung negativ ausgefallen.[7] Dazu haben BUMM[8] und BOCKHART[9] durch Reincultur nachgewiesen, dass das gonnorrhoische Secret nicht nur Gonokokken, sondern auch andere, zufällige Bakterien enthält. Es kann daher der Fall sein, dass diese zufällig auftretenden Mikroorganismen, wenigstens bei einigen Fällen, die Complicationen hervorrufen, und dass die Gonokokken dabei nur die Rolle spielen, die Schleimhaut in der Weise zu modificiren, dass die Invasion der ersteren möglich wird. Während des acuten Stadiums der gonnorrhoischen Conjunctivitis ist das Epithel, nach BUMM, über grosse Strecken abgestossen. Es

---

[1] WELANDER, Nord. Med. Ark. 16, Heft 1, 1884.

[2] Nach BOCKHART, Vierteljahrsschr. f. Dermat. u. Syph. 1883.

[3] PETRONE, Rivista Clinica, 1883.

[4] KAMERER, Centralbl. f. Chirurgie 1884.

[5] SONNENBURG, Berl. kl. Wochenschr., 1886.

[6] SMIRNOFF, Wratsch, 1886, Ref. in Vierteljahrsschr. f. Dermat. u. Syphilis 1887.

[7] Zwei Mal habe ich Gelegenheit gehabt, den Inhalt des Gelenkes bei einer gonorrhoischen Gelenkentzündung auf Gonokokken zu untersuchen; in beiden Fällen ohne positives Ergebniss.

[8] BUMM, Gonococcus Neisser.

[9] BOCKHART, Monatshefte f. pract. Dermatologie, 1887, Nr. 19.

ist nicht unwahrscheinlich, dass dadurch die Einwanderung der anderen Bakterien begünstigt wird.[1]

Dafür sprechen auch mehrere Beobachtungen. So konnte HASLUND[2] bei keinem unter vier untersuchten Fällen von gonnorrhoischem Gelenkrheumatismus im Gelenkinhalt Gonokokken nachweisen. Dagegen beobachtete er andere Kokken desselben Aussehens, wie die Bakterien des gewöhnlichen Eiters. HOFFA[3] hat bei einem Falle von gonnorhoischer Kniegelenkentzündung keine Gonokokken, sondern nur die gewöhnlichen pyogenen Bakterien Staphylococcus albus und aureus gefunden; und dasselbe Ergebniss stellte sich auch bei der Untersuchung zweier Leistenbubonen gonnorrhoischen Ursprungs heraus. BERGMANN[4] fand bei einem Falle von gonnorrhoischer Kniegelenkentzündung einen Mikrococcus, welcher nach seiner Auffassung den Gonococcus darstellen sollte, jedoch nach dessen Verhalten bei Färbung nach GRAM zu beurtheilen, kaum mit diesem identisch war.

Wenn in der That die Complicationen bei Gonnorrhöe, wenigstens zum Theil, durch Einwanderung fremder Bakterien entstehen sollten, so finden sich entsprechende Erscheinungen auch bei anderen Krankheiten. Ich erinnere z. B. an die beim Scharlachfieber. Im Laufe dieser Krankheit erscheint nicht selten eine Abscessbildung in den Lymphdrüsen des Halses. In den auf diese Weise entstandenen Eiterherden hat man jedoch keine dem Scharlachfieber charakteristischen Mikroorganismen, sondern nur die gewöhnlichen pyogenen Bakterien gefunden.[5]

---

Seit der zweiten Hälfte des Jahres 1883 habe ich fast jeden Fall von Ophthalmia neonatorum, den ich beobachtet habe, oder im Ganzen 103 Fälle auf Gonokokken untersucht. Bei 64 unter diesen fanden sich im Secrete Gonokokken, bei den 39 übrigen wurden sie aber vermisst. Dass die letzteren Fälle in der That nichtgonnorrhoischer Natur sind, geht nicht nur daraus hervor, dass

[1] Vgl. LOEB, Deutsch. Arch. f. klin. Med. 38, 1885; BOCKHART a. a. O.; GERHARDT, Deutsche med. Wochenschr. 1886.

[2] HASLUND, Vierteljahrsschr. f. Dermat. u. Syph. 1886.

[3] HOFFA, Fortschr. d. Medicin 1886.

[4] BERGMANN, Petersb. med. Wochenschr. 1885.

[5] ROSENBACH, Mikroorganismen bei den Wundinfectionskrankheiten des Menschen.

sie keine Gonokokken enthalten,[1] sondern auch daraus, dass gonokokkenfreies Secret in die Harnröhre des Menschen eingeführt, kein positives Ergebniss liefert.[2]

Hinsichtlich der Prophylaxe ist diese Differenz wenig bedeutungsvoll. Denn die Desinfection der Augen der Neugeborenen wirkt, wie Credé hervorgehoben hat, nicht nur gegen die gonnorrhoische Ophthalmie, sondern auch gegen Augenentzündungen im Allgemeinen, wie katarrhale Conjunctivits, Blepharadenitis und Ekzem der Haut der Augenlider. Die Richtigkeit seiner Angaben hinsichtlich des Katarrhs ist durch die Beobachtungen von Königstein und Krukenberg nachgewiesen. Die Statistik des Ersteren ist besonders lehrreich, wesshalb ich dieselbe nach Fuchs hier mittheile.

Tab. XXII. *Das Vorkommen der Ophthalmia neonatorum in einer Entbindungsanstalt in Wien nach Königstein.*

| | Zahl der Geborenen | Blennorrhöe % | Katarrh % | Summe % |
|---|---|---|---|---|
| Ohne Behandlung | 1092 | 4,76 | 14,5 | 19,26 |
| Mit 1% Carbolsäure | 1541 | 1,42 | 6 | 7,42 |
| Mit 2% Lapislösung | 1250 | 0,72 | 4,72 | 5,44 |

Die Abnahme des Katarrhs bei Neugeborenen bei Anwendung der Augendesinfection ist so auffällig, dass man daraus die Schlussfolgerung hat ziehen wollen, dass auch diese Krankheit von einer Infection bedingt sei, obgleich man mit den gewöhnlichen Färbungsmethoden in der Regel keine Mikroorganismen im Secrete nachweisen kann.

Bei einigen der von mir untersuchten insonten Formen habe ich freilich einzelne Bakterien gefunden, aber nur einmal Mikroorganismen in einer solchen Menge beobachtet, dass sie zu der Krankheit in irgend einem ursächlichen Verhältniss hätten gestellt werden können. Bei diesem Falle fanden sich kleine, mit Fuchsin schwach gefärbte Diplokokken.[3] Dagegen habe ich einige andere

---

[1] Mit reincultivirten Gonokokken hat Bumm zwei Inoculationen an der Harnröhre des Menschen mit positivem Ergebniss vorgenommen; darnach scheint es als wäre die pathogene Natur dieser Mikroorganismen für den Tripper nachgewiesen.

[2] Widmark, Hygiea 1885 (Siehe Abh. III, S. 80). Vgl. auch die Inoculationen Welander's mit gonokokkenfreiem und gonokokkenhaltigem Secret, Hygiea 1883: Nord. Med. Ark. 1884.

[3] Eine andere Methode der Färbung als die mittelst einer Wasserlösung von Fuchsin habe ich im Allgemeinen nicht benutzt.

Beobachtungen gemacht, welche in einem gewissen Grade einen infectiösen Ursprung der insonten Form andeuten. Zweimal bin ich der Krankheit bei Neugeborenen von derselben Mutter bei zwei nach einander folgenden Entbindungen begegnet.[1] Hinsichtlich der Blepharadenitis, deren Erscheinen nach Credé von der 2% Lapislösung gleichfalls gehemmt wird, dürften wenigstens gewisse Formen von einer Infection bedingt sein, da man in den dabei erscheinenden kleinen Abscessen Mikrokokken constant beobachtet.[2] An und für sich ist es auch nicht gerade unwahrscheinlich, dass unter den zahlreichen Bakterien, die sich im Vaginalsecrete vorfinden, zuweilen andere, für das Auge infectiöse Arten als die Gonokokken, vorkommen sollten.

Wenn auch die Differenz der beiden Formen von Ophthalmie in prophylaktischer Hinsicht wenig bedeutungsvoll erscheint, so ist sie um so wichtiger für die Prognose. Die gonnorrhoische Form ist ja eine sehr ernste Krankheit, die insonte aber eine ganz ungefährliche und erzeugt wohl niemals eine Herabsetzung des Sehvermögens.[3] Dass die beiden Formen ätiologisch von einander so ganz verschieden sind, muss, meiner Meinung nach, der Hebamme gegenüber scharf betont werden. Sonst kann es leicht dazu kommen, dass sie jede Ophthalmie bei Neugeborenen als gonnorrhoisch auffasst. Und durch einen derartigen Missverstand kann sie leicht dazu verleitet werden, zwischen den Eheleuten in Bezug auf die gegenseitige Treue Misstrauen zu wecken, welches der Arzt dann nicht ebenso leicht wieder beseitigen kann. Aus demselben Grunde darf in populären, für das grosse Publicum geschriebenen Abhandlungen die Aetiologie entweder gar nicht berührt werden oder es muss auch der Unterschied zwischen beiden Formen besonders erwähnt werden.

---

An das Comité für gemeinschaftliche Forschung sind aus Orten ausserhalb Stockholms von 224 Aerzten Mittheilungen eingesandt

[1] Die eine Mutter erzählte mir, dass auch noch ein älteres Kind an einem „Augenfluss“ gelitten — also wahrscheinlich drei nach einander folgende Kinder mit insonten Ophthalmien.

[2] Widmark, Hygiea 1885, October, und 1886 Februar, (Siehe Abh. IX u. X).

[3] Der meines Wissens einzige bisher veröffentlichte Fall einer insonten Ophthalmie, bei welchem eine Trübung der Hornhaut entstanden, ist von mir in Hygiea 1884 (S. Abh. II, S. 72) beschrieben worden. Hier war aber die Hornhautaffection wahrscheinlich nicht direct durch die Krankheit bedingt.

worden. Unter diesen haben 149 die erste Frage des ausgesandten Frageformulars, nämlich: ob die Ophthalmia neonatorum im Jahre 1885 in ihrer Praxis vorgekommen, mit Nein beantwortet, während 75 über 142 Fälle berichtet haben. Es ist nicht leicht, aus diesen Antworten mit irgend welcher Bestimmtheit Schlussfolgerungen hinsichtlich der thatsächlichen Anzahl der in den Provinzen an Ophthalmia neonatorum erkrankten Kinder zu ziehen. Denn theils haben kaum die Hälfte der betreffenden Aerzte eine Antwort gegeben, theils liegt in vielen Orten die Kinderpraxis zum grossen Theil in der Hand der Hebammen. Noch 1884 war es sogar in Stockholm recht gewöhnlich, dass die Hebammen die Ophthalmia neonatorum behandelten, und dass dies auch in vielen anderen Orten der Fall gewesen, scheint aus den Antworten mehrerer Aerzte auf das ausgesandte Frageformular hervorzugehen.

Jedoch darf vielleicht ein Versuch gemacht werden, das Vorkommen der Ophthalmia neonatorum in Schweden im Jahre 1885 auf Grund der vorliegenden Angaben zu berechnen. In den Provinzen fanden sich in diesem Jahre 497 practicirende Aerzte; von diesen antworteten 224 (= 45%) mit zusammengenommen 142 Fällen. Man sollte also für das ganze Schweden ausserhalb Stockholm etwas mehr als doppelt so viele Fälle, d. h. etwa 315, annehmen können. Wenn hierzu die 119 Fälle aus Stockholm gezählt werden, so stellt sich die Gesammtzahl der Fälle auf 434. In Schweden wurden aber 136,000 lebendige Kinder geboren; das Krankheitsprocent wäre also 0,32.

Schatz (Rostock) machte im Jahre 1882 einen Versuch, nach den Angaben sämmtlicher Aerzte in Mecklenburg-Schwerin das Vorkommen der Ophthalmia neonatorum daselbst zu berechnen. Die Untersuchung ergab, dass während dieses Jahres 0,5% von der Krankheit ergriffen waren. Auf denselben Werth schätzt Kerschbaumer[1] das Vorkommen der Ophthalmia neonatorum in ganz Deutschland, d. h. etwa 1½ Mal mehr, als hier für ganz Schweden berechnet worden ist. Fern davon, diesen Zahlen einen absoluten Werth anerkennen zu wollen, halte ich es doch nicht für unmöglich, dass sie das gegenwärtige Verhältniss der Frequenz der Krankheit in Schweden und Deutschland einigermaassen treffen. Aus den Angaben der Blindeninstitute (siehe unten) geht

[1] Die Blinden des Herzogthums Salzburg, 1886.

nämlich hervor, dass die Blennorrhöeblindheit in diesen beiden Ländern etwa ebenso oft vorkommt. Die Zahl der Erblindeten wird aber nicht nur von der Frequenz der Krankheit, sondern auch von der mehr oder weniger guten Behandlung beeinflusst, die man den Kranken angedeihen lässt. Und es ist wohl höchst wahrscheinlich, dass sich die Pflege in Schweden, wo eine geringe Volksmenge mit wenig zahlreichen Aerzten auf einer grossen Oberfläche verbreitet ist, sich viel schlechter gestalten muss, als in Deutschland, wo bei einer nur unbedeutend grösseren Oberfläche die Bevölkerung zehn Mal grösser und eine zahlreiche Menge von Aerzten vorhanden ist.

Eine Stütze dieser Ansicht finde ich auch in dem verschieden grossen Procentsatz der Erblindeten unter den aus Mecklenburg-Schwerin (1882) und aus Schweden (1886) angemeldeten Fällen In jenem Lande waren unter 89 Fällen drei vollständig erblindet (= 3,4 %), in diesem aber unter 261 Fällen 14 (= 5,6 %, siehe unten).

---

Unter den einzelnen dem Comité für gemeinschaftliche Forschung gemachten Angaben dürften diejenigen, welche von den Stadtärzten in Landskrona (11,300 Einwohner), Christianstad (9700 Einwohner) und Sundswall (10,300 Einwohner), den Herren Doctoren J. Brandberg, A. Kull und H. Benckert mitgetheilt wurden, hier besonders zu erwähnen sein, weil in diesen Städten die Methode Credé's von den Hebammen nunmehr (seit 1886) angewendet wird.

Dr. Brandberg giebt an, dass die Hebammen seit 2—3 Jahren verständigt worden sind, gleich nach der Geburt des Kindes nach stattgefundener Reinigung der Augen in dieselben einen Tropfen einer 2 % Lapislösung einzutröpfeln; die Lapislösung wird ebenso wie die Carbolsäure zur Desinfection auf Kosten der Stadt den Hebammen gratis zur Verfügung gestellt. Dr. Kull berichtet, dass in seiner Praxis im Jahre 1883 zwei Fälle von Ophthalmia neonatorum aufgetreten waren, dass aber seit Ende genannten Jahres, nachdem den Hebammen eine 2 % Lapislösung nebst Angabe ihrer Anwendung zugestellt worden, in der Stadt kein solcher Krankheitsfall vorgekommen ist. Dr. Benckert erwähnt, dass die Krankheit während der ersten Jahre seines Aufenthaltes in Sundswall, besonders in den äusseren Stadttheilen und in unmittelbarer Nähe der Sägemühlen sehr zahlreich auftrat, dass sie aber, nachdem vor 1—2 Jahren die 2% Lapislösung den Hebammen gegeben worden, fast vollständig verschwunden ist.

Unter den oben erwähnten 142 Fällen aus den Provinzen waren elf (= 7,74%) auf beiden Augen und zehn (= 7%) auf einem Auge blind. Von jenen stammten zwei aus Sundswall[1], und je einer aus Malmö, Gefle, Sala, Jönköping, Forserum, Säfsjö, Hwetlanda, Grythytte, Karlshamm (vom Lande nahe K.). Von allen diesen Fällen, mit Ausnahme eines einzigen (von welchem Angaben in dieser Hinsicht vermisst werden), wird mitgetheilt, dass die Hornhäute schon beim Beginn der Behandlung zerstört oder wenigstens in hohem Grade beschädigt gewesen sind. Unter den zehn Fällen, bei welchen nur das eine Auge erblindete, wird je ein Fall aus den folgenden Orten angegeben: Hudikswall, Karlstad, Halmstad, Wexiö, Gothenburg, Linköping, Laholm, Umeå, Westerås.[2]

Ein Vergleich zwischen dieser Statistik und der von Stockholm zeigt eine auffallende Differenz. Unter den aus Stockholm gemeldeten 119 Fällen, wurden nur drei auf beiden Augen blind. Von diesen letzteren entstammten jedoch zwei dem platten Lande und kamen erst hierher, nachdem die Krankheit sich schon bösartig gezeigt hatte. Wenn diese beiden Fälle abgezogen werden, bleibt ein Blinder auf 117 Fälle (= 0,9%). Dagegen traf vollständige Blindheit bei elf Fällen (= 7,7%) unter den 142 aus den Provinzen angegebenen Fällen auf. Diese Differenz zeigt sehr deutlich, welchen Einfluss eine frühzeitige Behandlung auf die Krankheit auszuüben vermag, und wie wichtig es ist, dass die Hebammen streng angehalten werden, gleich beim Ausbruch der Krankheit ohne Aufschub den Arzt herbeizurufen.

---

[1] Bei dem einen dieser Fälle war das Kind ohne Mithülfe einer Hebamme geboren. Das Kind war blind, als es zum ersten Male dem Arzte gezeigt wurde. Auch bei dem zweiten Falle wird angegeben, dass die Methode Credé nicht angewandt worden ist. Als das Kind unter Behandlung kam, waren die Hornhäute schon perforirt; das Kind starb innerhalb einiger Wochen.

[2] Bei den meisten Fällen von doppelseitiger Blindheit (zehn unter elf), wo es nicht aus den ersten Angaben des betreffenden Arztes deutlich hervorgegangen ist, ob der Fall im Wohnorte des Arztes oder anderswo vorgekommen ist, habe ich mir besondere Nachricht darüber verschafft. Dagegen habe ich dies bei den Fällen von einseitiger Blindheit unterlassen.

Aus dem Blindeninstitut zu Stockholm hat das Comité von dessen Arzt Herrn Dr. FOGMAN folgende Angaben erhalten.

Während der Jahre 1879—1886 waren im Institut 144 Blinde aufgenommen.[1] Unter diesen waren 36 (= 25 %) in Folge der Ophthalmia neonatorum erblindet. Unter den Blennorrhöeblinden stammten elf (= 30,52 %) aus Städten, 25 (= 69,48 %) von dem Lande. Unter jenen waren je zwei aus Stockholm und Eskilstuna und je einer aus Kalmar, Westerwik, Wisby, Gothenburg, Fahlun, Upsala, Norrköping. Unter den 25 von dem Lande waren je drei aus den Statthalterschaften Kopparberg und Kalmar, je zwei aus den Statthalterschaften Gothenburg, Westerås, Wermland, Kristiansstadt, Kronoberg, Jönköping, je einer aus den Statthalterschaften Örebro, Linköping, Wester-Norrland, Malmöhus, Nyköping, Karlskrona, Elfsborg.

Wir finden also, dass nahezu doppelt so viele Blinde von dem Lande als aus den Städten in das Blindeninstitut aufgenommen worden sind. Man muss sich aber erinnern, dass das Land eine viel stärkere Bevölkerung hat als die Städte. Noch 1885 betrug die Gesammtzahl der Einwohner der Städte Schwedens, trotz deren schnellem Wachsthum, nur $^1/_6$ der ganzen Bevölkerung. Macht man daher die Berechnung nach der Bevölkerung, so findet man, dass Blindheit in Folge der Ophthalmia neonatorum in den Städten etwa $2^1/_2$ Mal öfter als auf dem Lande vorkommt.

Diese Berechnungsweise, ob auch beim ersten Anblicke vollständig richtig, bietet jedech eine wichtige Fehlerquelle dar. So lange die Zahl der Plätze im Blindeninstitute für den Unterricht aller unserer Blinder nicht hinreichend ist, können nur einige unter diesen dort aufgenommen werden. Unter solchen Verhältnissen ist es immer möglich, dass die relative Zahl der Schüler vom platten Lande nicht ebenso gross wie die aus den Städten ist. Dass dies thatsächlich der Fall ist, lehren uns die Angaben über die Heimathsorte der 144 Schüler: 41 unter diesen (= 28,5 %) waren in Städten, 107 (= 71,5 %) auf dem Lande geboren. Es ist daher richtiger, die blennorrhöeblinden Schüler darnach zu unterscheiden, ob sie von dem Lande oder aus den Städten, und den Procentsatz jeder Gruppe für sich zu berechnen. Auf diese Weise

[1] Hierzu kamen nach der Ablieferung dieser Angaben noch zwei Blinde. Die Totalsumme ist also 146, davon 24,6 % Blennorrhöeblinde.

ergeben sich dann die Zahlen 26,39 %, resp. 24,27 %, also nur ein geringes Uebergewicht auf Seiten der Städte. Dabei ist aber noch zu bemerken, dass das Procent der Blinden bis zu dem 20. Lebensjahre auf dem Lande etwas niedriger als in den Städten ist.[1] Wenn also die oben angeführte Berechnung dieselbe Zahl für Stadt und Land ergeben hätte, so würde sich doch ein etwas günstigeres Verhältniss bei diesem herausgestellt haben.

Unter den Schülern des Blindeninstituts waren 16 aus Stockholm, von welchen zwei Blennorrhöeblinde, 25 aus anderen Städten, von welchen neun Blennorrhöeblinde. Der Procentsatz der Blennorrhöeblinden beträgt also für Stockholm 12,50 %, für die Provinzialstädte 36 %; das Verhältniss stellt sich also für Stockholm sehr günstig dar. Die Zahlen sind freilich so niedrig, dass der Zufall dabei einen grossen Einfluss hat ausüben können. Jedoch können sie nicht ganz und gar zufällig sein, denn dazu stimmen sie viel zu gut mit den übrigen Angaben überein. Wir haben schon gesehen (Tab. XIX), dass die Krankheit, obgleich in Stockholm frequent genug, dennoch dort verhältnissmässig selten zur Blindheit führt. Im Jahre 1884, als noch wenig gethan war, um den kranken Kindern eine schnelle und frühzeitige ärztliche Behandlung zu sichern, endete unter 50 in den Polikliniken zu Södermalm, des Findelhauses und des Kinderspitals behandelten Fällen kein einziger mit totaler Blindheit. Dagegen war dies, wie schon erwähnt, mit elf (=7,7 %) der von den Provinzen für 1885 angemeldeten Kranken der Fall. Die Ursache dieser auffälligen Differenz ist wahrscheinlich in der in Stockholm sich vorfindenden Gelegenheit zur täglichen Behandlung in den vielen und gut placirten Polikliniken zu suchen.

Zum Vergleich theile ich in der Tab. XXIV einige Angaben aus den Blindeninstituten anderer Länder mit.[2]

---

[1] Nach der Volkszählung im Jahre 1880 betrug die Zahl der Blinden:

Tab. XXIII.

| Alter Jahre | Zahl auf dem Lande | Zahl in den Städten | auf 10,000 auf dem Lande | auf 10,000 in den Städten |
|---|---|---|---|---|
| 0—10 | 80 | 17 | $0_{,9}$ | $1_{,2}$ |
| 10—20 | 223 | 36 | $2_{,9}$ | $3_{,0}$ |

[2] Die Angaben sind für Kopenhagen aus der Mittheilung von S. Meyer (Sur la prophylaxie de l'ophthalmie des nouveaux nés, Congrès périodique international des sciences Medicales, 1884) genommen. Die Angaben aus Finland sind mir von Herrn Doctor G. A. Nordman nach seinen eigenen Untersuchungen in

Tab. XXIV. *Das Vorkommen der Blennorrhöeblindheit in den Blindeninstituten verschiedener Länder.*

| | Zahl der Untersuchten | % Blennorrhöe-blinde |
|---|---|---|
| Ein Blindeninstitut zu London . . . . . . . | ? | 32,14 |
| Hôpital des Quinze-Vingts zu Paris . . . . . | 38 | 28,57 |
| Sämmtliche Blindeninstitute in der Schweiz[1] . . | 73 | 26,02 |
| Sämmtliche Blindeninstitute in Deutschland . . | 1595 | 25,88 |
| Mehrere Blindeninstitute in Russland . . . . | 142 | 25,36 |
| Das Blindeninstitut zu Stockholm . . . . . . | 144 | 25,00 |
| Sämmtliche Blindeninstitute in Oesterreich-Ungarn | 508 | 20,47 |
| Mehrere Blindeninstitute in Italien . . . . . | 260 | 20,38 |
| Das Blindeninstitut zu Kopenhagen . . . . . | 346 | 17,63 |
| Einige Blindeninstitute in Holland . . . . . | 115 | 17,39 |
| Das Blindeninstitut zu Christiania . . . . . | 41 | 17,07 |
| Zwei Blindeninstitute in Finnland . . . . . . | 75 | 14,06 |
| Einige Blindeninstitute in Spanien . . . . . | 129 | 12,40 |
| Einige Blindeninstitute in Belgien . . . . . . | 124 | 11,29 |

Es ist selbstverständlich, dass man allein aus den Angaben dieser Tabelle keine Schlussfolgerungen hinsichtlich der relativen Frequenz der Blennorrhöeblindheit in den verschiedenen Ländern ziehen kann. Erst nachdem man die Frequenz der übrigen Ursachen der Blindheit kennen gelernt hat, kann man einigermaassen sichere Ergebnisse erhalten. Magnus, aus dessen Schrift „Die Jugendblindheit (S. 70)", die meisten der in der Tabelle verzeichneten Angaben genommen sind, fügt zu denselben folgende Betrachtungen.

Auffallend sind die so niedrigen Procentsätze, welche unser Material für die Blindenanstalten in Spanien und Belgien ergiebt.

dem Blindeninstitut zu Helsingfors sowie nach denjenigen des Herrn Doctor Fabritius am Institut zu Kuopio zur Verfügung gestellt worden. Alle übrigen Zifferangaben (mit Ausnahme derjenigen für Stockholm) sind aus Magnus, Die Jugendblindheit.

[1] Als Belege für die günstige Wirkung, die in der Schweiz dadurch erhalten worden, dass die Hebamme streng angehalten ist, sogleich beim Ausbruch der Krankheit den Arzt herbeizurufen, hat Horner die Thatsache hervorgehoben, dass am Blindeninstitute zu Zürich seit 1865 kein Fall von Blennorrhöeblindheit vorgekommen ist. Diese Angabe ist in dem oben erwähnten Aufsatz im schwedischen Almanach 1886 citirt. Das Institut zu Zürich ist jedoch nur eine kleine Schule mit zehn Schülern für Taubstumme und Blinde (nach Blindenfreund, III, Heft 3 u. 4). Wenn die grösseren Institute zu Bern und Lausanne auch berücksichtigt werden, zeigt sich deutlich, dass in der Schweiz die Verhältnisse nicht besser als in den meisten anderen Ländern sind.

Es sieht hiernach fast so aus, als stünden diese beiden Länder bezüglich der Blennorrhöeblindheit ganz besonders gut. Doch scheint mir diese Annahme bei reiflicher Ueberlegung und genauer Durchsicht der für jene beiden Länder entworfenen graphischen Darstellungen (vergl. Taf. IV und XI) nicht stichhaltig; vielmehr halte ich dafür, dass die niedrigen Procentsätze lediglich nur durch die Beschaffenheit der Untersuchungsprotokolle bedingt werden. Gerade für Spanien und Belgien finden sich nämlich auffallend viele Protokolle, welche die Ursache der Erblindung nicht mit Bestimmtheit angeben. Wenn ich nun auch nach Durchsicht dieser Protokolle den Eindruck gewonnen habe, dass es es sich bei vielen derselben um Blennorrhöeblindheit handelt, so wagte ich doch auf diesen meinen subjectiven Eindruck hin nicht, die fraglichen Protokolle in eine bestimmte Blindheitsform einzureihen. So ist es denn gekommen, dass für Spanien und Belgien die Rubrik der unbestimmten Blindheitsformen gross, der procentarische Werth der Blennorrhöe aber klein geworden ist. Thatsächlich scheinen die Verhältnisse in Spanien ähnlich zu liegen wie in Deutschland, wenigstens berichtet Carreras-Aragò, dass er unter 100 Blinden seines klinischen Materials 10% Blennorrhöeblinde gefunden habe, ein Procentsatz, welcher demjenigen durchaus gleicht, welchen wir bei unserer früheren Untersuchung für 2528 deutsche Blinde gefunden hatten. Carreras-Aragò zählt unter seinen 100 Blinden alle Altersklassen, wie dies auch unser damaliges Material gethan hatte; für ein solches Material sind 10% aber ein hoher Procentsatz. Für London, Paris, Stockholm, Kopenhagen, Christiania sind die angegebenen Procentsätze nur von localer Bedeutung, repräsentiren lediglich die in den Anstalten der betreffenden Städte vorhandenen Blennorrhöefälle. Alle übrigen Positionen der Tabelle können aber, da sie die Zöglinge einer grösseren oder geringeren Zahl von Anstalten umfassen, als ungefährer Ausdruck der Stellung angesehen werden, welche die Blennorrhöeblindheit in der Jugendblindheit der betreffenden Länder einnimmt.

Für die Schweiz, Deutschland und Russland entfallen nach unserer Tabelle die höchsten Procentsätze der Blennorrhöeblindheit, während Oesterreich-Ungarn und Italien nur 20% und Holland gar nur 17% beisteuern. Doch bedürfen auch diese Verhältnisse zu ihrem vollen Verständniss noch einiger erklärender Bemerkungen. Die Höhe des Procentsatzes der Blennorrhöeblindheit hängt in den verschiedenen Ländern zum Theil doch auch von der Höhe des Procentsatzes der übrigen Blindheitsformen ab; finden sich in einigen Ländern Blindheitsformen, welche eine ganz erstaunliche Höhe des Procentsatzes erreichen und fehlen in anderen Ländern diese Formen wieder, so ist es natürlich, dass die Höhe der Blennorrhöeblindheit von diesen Verhältnissen beeinflusst werden muss. Je nachdem neben der Blennorrhöe noch andere sehr ergiebige Blindheitsformen existiren oder nicht, wird die Blennorrhöequote fallen oder steigen müssen. Desshalb finden wir in allen denjenigen Ländern, welche neben der Blennorrhöe noch andere fruchtbare Blindheitsquellen besitzen, einen verhältnissmässig niedrigen Procentsatz der Blennorrhöeblindheit, während er in denjenigen Ländern, welche neben der Blennorrhoea neonatorum keine aussergewöhnlich ergiebigen Blindheitsquellen ihr eigen nennen, höher stehen muss. Italien und Oesterreich-Ungarn haben nun beide eine bedeutende Quote für die Pockenblindheit, und dieser Umstand erklärt das Sinken der Blennorrhöeblindheit. Die Schweiz und Dentschland zeigen beide nur sehr geringe Procentsätze der Pockenblindheit und müssen desshalb eine gewisse Steigerung der procentarischen Verhältnisse der Blennorrhöequote aufweisen. Behalten wir diese Verhältnisse im Auge, so glauben wir nicht, dass thatsächlich für die Schweiz, Deutschland, Oesterreich-Ungarn und Italien erhebliche Unterschiede in der Verbreitung der Blennorrhöeblindheit existiren, wenigstens nicht so erhebliche, wie man sie nach dem ersten Blick auf unsere Tabelle erwarten sollte. Etwas anders liegen die Verhältnisse bezüglich Hollands und Russlands. Holland hat zwar auch eine Quote der Pockenblindheit, die nicht ganz unbeträchtlich ist, doch ist dieselbe nicht bedeutend genug, um den auffällig günstigen Stand der Blennorrhöequote von 17,39 % erklären zu können. Ich möchte desshalb der Ansicht zuneigen, dass in Holland die Blennorrhöe eine geringere Verbreitung oder Intensität besitzt, wie in anderen europäischen Ländern. Es wäre wünschenswerth, wenn die holländischen Collegen unsere Mittheilungen durch ihre klinischen Beobachtungen ergänzen wollten. Was nun noch Russland anlangt, so zählt dasselbe 25,36 % Blennorrhöeblinde, vermag aber diese Höhe nicht durch entsprechenden Tiefstand der Quote für die anderen Blindheitsformen einigermaassen abzuschwächen, vielmehr hat es einen ganz auffällig hohen Procentsatz der Pockenblindheit. Wir müssen desshalb glauben, dass Russland thatsächlich eine sehr bedeutende Menge Blennorrhöeblinder besitze, eine grössere Anzahl als jedes andere in unserem Material vertretene europäische Reich. Und dieser Schluss, zu welchem wir uns durch unser Material durchaus für berechtigt erachten, erfährt eine gewisse praktische Bestätigung durch die Mittheilungen, welche in jüngster Zeit SKREBITZKY[1] gemacht hat; denn nach den von diesem Forscher angestellten Untersuchungen scheinen in der That die infectiösen Erblindungsformen in Russland eine ganz besonders maassgebende Rolle zu spielen.

---

Es wäre sehr wichtig, die relative Frequenz der Blennorrhöeblindheit in den verschiedenen Provinzen Schwedens zu kennen. Jedoch ist es schwierig, aus dem vorliegenden Material in dieser Richtung bestimmte Schlussfolgerungen zu ziehen. Die Gesammtzahl der Schüler des Blindeninstitutes zu Stockholm hat ja während der Jahre 1879—1886 nur 144 — also eine an und für sich wenig bedeutende Zahl — betragen. Der Bruchtheil, welcher auf jede Provinz kommt, ist in Folge dessen so klein, dass die Zahlen leicht von einem launenhaften Zufall beeinflusst werden. Theoretisch kann man ja eine Menge von Wahrscheinlichkeitsschlüssen ziehen, wie z. B. dass die Augenblennorrhöe bei Neugeborenen in den Städten öfter als auf dem Lande, in einer grossen Stadt öfter als in einer kleinen, in einer Küstenlandschaft oder in Provinzen, welche von Eisenbahnen durchkreuzt sind, öfter als in mehr entfernteren Provinzen vorkommt; sowie auf der anderen Seite, dass die Krankheit, wenn sie einmal in entfernteren Orten auftritt, verhältnissmässig oft zur Blindheit führt. Ich will jedoch keine weitere theoretische Untersuchung derjenigen Einflüsse anstellen, welche auf das Vorkommen der Augenblennorrhöe oder der dadurch bedingten Blindheit einwirken können, sondern statt dessen die Auf-

[1] SKREBITZKY behauptet, dass in den Jahren 1879—1883 etwa 1% der Wehrpflichtigen in Russland wegen Blindheit auf dem einen oder auf beiden Augen cassirt worden ist. Die Richtigkeit dieser Angabe ist freilich von DOBROWOLSKY in Frage gestellt worden; die directe Zählung der Blinden in einzelnen Gouvernementen zeigt jedoch ohne Zweifel, dass in Russland die Zahl der Blinden eine sehr hohe sein muss. Es fanden sich nämlich im Jahre 1883 im Gouvernement Kiew (2,144,276 Einw.) 19,6, 1884 im Gouvernement Poltawa (1,970,260 Einw.) 17,8 und 1885 im Gouvernement Kasan (1,992,985 Einw.) 38,4 Blinde auf 10,000 Einwohner (Petersburg. Med. Wochenschr. 1886, Nr. 4).

merksamkeit auf einen Umstand lenken, welcher mir beim Studium der erhaltenen Angaben von einer gewissen Bedeutung für das Entstehen der Blennorrhöeblindheit auf dem Lande erschien, nämlich die mehr oder weniger grosse Beweglichkeit der Bevölkerung. Wenn die blennorrhöeblinden Schüler des Blindeninstitutes aus Småland (Statthalterschaften Jönköping, Kalmar und Kronoberg) Wermland und Dalarne (mit Ausnahme der Städte) zusammengeschlagen werden, so stellt sich ihre Gesammtzahl auf zwölf, d. h. 48 % sämmtlicher Blennorrhöe-Blinden von dem Lande. Dessen ungeachtet beträgt die gesammte Bevölkerung dieser drei Provinzen (mit Ausnahme der Städte) nur 25 % der ganzen auf dem Lande wohnhaften Bevölkerung von Schweden. Wird ferner der Procentsatz der Blennorrhöeblinden sämmtlicher (29) Zöglinge aus diesen Provinzen berücksichtigt, so erhält man auch eine hohe Ziffer, nämlich 41 %. Aber meines Wissens ist die Bevölkerung nirgends in Schweden mehr beweglich wie eben in diesen Provinzen. Alle drei sind zum grossen Theil arme Gegenden, welche ihre Einwohner nicht vollständig ernähren können. Viele von diesen müssen daher des Verdienstes wegen in andere Theile des Landes auswandern. Man kann sich daher leicht denken, dass sich der eine oder der andere dabei eine gonorrhoische Ansteckung zuzieht und dieselbe dann mit nach Hause schleppt.

Die Annahme, dass die Blennorrhöeblindheit in Småland, Wermland und Dalarne verhältnissmässig oft vorkommen sollte, gewinnt eine gewisse Stütze in den Antworten auf das ausgesandte Frageformular. Unter den elf Fällen von totaler Blindheit, welche aus den Provinzen für das Jahr 1885 mitgetheilt worden sind, stammen nicht weniger als vier aus Småland.[1] Auch aus Dalarne sind verhältnissmässig viele Krankheitsfälle angegeben.[2] Dagegen

---

[1] Hvetlanda, Forserum, Säfsjö, Jönköping.

[2] Dr. J. A. Eklund hat dieses Jahr 2 Fälle gehabt, Dr. M. Simon (Nås) 2, Dr. E. O. Norstedt (Grangärde) 1, Dr. H. A. Helleday (Mora) 1, Dr. F. Möller (Hedemora) 1, Dr. J. F. Lindegren (Hedemora) 1 (dieser Fall darf jedoch nicht mitgezählt werden, weil er zum Lazareth remittirt worden ist), Dr. J. Th. Winblad (Avesta) 1, Dr. Psilander (Fahlun) 2 Fälle. Endlich theilt Herr Doctor Söderbaum mit, dass im Lazareth dieses Jahr 3 Fälle „aus verschiedenen Kirchspielen" behandelt worden sind. Diese verhältnissmässig grosse Zahl der Fälle kann jedoch dadurch bedingt sein, dass der Ophthalmia neonatorum in Dalarne grosse Aufmerksamkeit geschenkt worden ist, und dass diese Frage in der Aerztlichen Gesellschaft der Provinz zur Discussion gekommen ist.

ergeben die Antworten aus Wermland keine Stütze für die Auffassung, dass die Blennorrhöeblindheit dort öfter als in anderen Provinzen vorkommen sollte. Im Gegentheil sind von da aus der Commission für 1885 nur sehr wenig Fälle mitgetheilt worden. Eine Angabe von Herrn Dr. C. A. Bergh zu Gefle, der vorher mehrere Jahre lang eine umfassende ophthalmologische Praxis in Wermland ausgeübt hat, lässt uns jedoch vermuthen, dass wenigstens in einigen Gegenden dieser Provinz diese Krankheit nicht gerade selten ist. Er giebt nämlich an, dass er zu der Zeit, als er dort wohnhaft war, recht viele Fälle der Krankheit in Behandlung gehabt hat.[1]

Beim Studium der Blindenstatistik für diese drei Provinzen findet man auch Angaben, welche meine Vermuthung in einem gewissen Grade unterstützen. Die Zahl der Blinden ist nämlich in allen verhältnissmässig hoch, wie aus der folgenden Zusammenstellung hervorgeht.

Tab. XXV. *Das Vorkommen der Blindheit in Småland, Wermland und Dalarne, sowie in ganz Schweden nach der Volkszählung.*[2]

| | | Blinde auf 10,000 | | |
|---|---|---|---|---|
| | | 1870 | 1880 | Mittel |
| Småland | Statthalterschaft Jönköping | 10,23 | 9,2 | 9,7 |
| | „ Kronoberg | 8,87 | 11,0 | 9,9 |
| | „ Kalmar | 8,37 | 10,0 | 9,1 |
| | Wermland | 10,05 | 8,8 | 9,8 |
| | Dalarne | 11,33 | 9,3 | 10,3 |
| | Das ganze Schweden | 8,1 | 8,2 | 8,1 |

Es giebt jedoch mehrere Factoren, welche auf die Zahl der Blinden einwirken, und dieser Uebereinstimmung darf daher keine allzu grosse Bedeutung zuerkannt werden. Wie vorsichtig man beim Ziehen der Schlussfolgerungen aus einer allgemeinen Statistik in der That sein muss, zeigt das Verhältniss in der Provinz Jämtland. Diese Provinz zeigt laut der Volkszählung im Jahre 1880, die höchste Anzahl von Blinden. Werden aber die Blinden nach Altersklassen berechnet, so zeigt es sich, dass der hohe Procentsatz der Blinden dadurch bedingt ist, dass in dieser Provinz verhältniss-

[1] Gefle-Dala Läkare och Apotekare förenings förhandlingar, Heft 14, 1886.
[2] Sveriges officiela statistik.

mässig mehr Individuen als in den übrigen Theilen von Schweden ein höheres Alter erreichen.

---

Um sichere Anhaltspunkte zur Schätzung der Frequenz der Blennorrhöeblindheit in Schweden, im Verhältniss zu anderen Ländern, zu erhalten, ist es von Bedeutung, theils die Ursachen der Jugendblindheit in unserem Lande und in ganz Europa, theils die Frequenz der Blindheit an und für sich zu kennen. Ich stelle daher einige hierher gehörige Angaben in den folgenden Tabellen zusammen.

Tab. XXVI. *Die Ursachen der Blindheit im Blindeninstitute zu Stockholm 1884—1887 nach E. Fogman.*[1]

| Blindheitsursache | 1884—85 | 1885—86 | 1886—87 | Durchschnittsprocent |
|---|---|---|---|---|
| Ophthalmia neonatorum | 23,3 % | 25,8 % | 22,1 % | 23,7 |
| Scarlatina | 8,3 | 10,4 | 8,5 | 9,1 |
| Variolae | 6,7 | 5,2 | 5,0 | 5,6 |
| Morbilli | 5,0 | 5,2 | 5,0 | 5,0 |
| Syphilis | 1,7 | 1,7 | 1,7 | 1,7 |
| Scrophulosis | 1,7 | 0 | 0 | 0,5 |
| Ulcera corneae (unbekannter Ursache) | 6,7 | 5,2 | 11,9 | 7,9 |
| Iritis chronica | 5,0 | 6,8 | 6,8 | 6,2 |
| Ophthalmia sympatica | 11,6 | 10 | 8,5 | 10,0 |
| Combustio | 1,7 | 0 | 0 | 0,5 |
| Congenitale Bildungsfehler des Auges | 3,3 | 3,4 | 5 | 3,9 |
| Congenit. Veränderungen d. Sehnerven | 13,3 | 121 | 8,5 | 11,6 |
| Secundäre | 5,0 | 3,4 | 6,8 | 5,0 |
| Cataract | 5,0 | 5,2 | 6,8 | 5,7 |
| Unsicher | 1,7 | 5,2 | 3,4 | 3,4 |
| Zahl der Schüler | 60 | 58 | 59 | |

[1] Die Jahresberichte des Instituts.

Tab. XXVII. *Die Jugendblindheit in Europa nach Magnus.*

| | Ursache der Blindheit | % |
|---|---|---|
| Congenitale Ursachen | Anophthalmus | 0,50 |
| | Mikrophthalmos | 2,53 |
| | Buphthalmus | 1,19 |
| | Atrophia nervi optici | 3,53 |
| | Retinitis pigmentosa | 2,28 |
| | Retinalatrophie | 0,63 |
| | Choroiditis und retino-choroiditis | 0,66 |
| | Coloboma | 0,09 |
| | Irido-choroiditis | 0,44 |
| | Keratoconus | 0,09 |
| | Keratitis | 0,03 |
| | Albinismus | 0,12 |
| | Glioma retinae | 0,03 |
| | Cataracta congenita complicata | 3,68 |
| | Nicht getrennte Formen | 1,34 |
| | Verwachsung der Lider mit dem Bulbus | 0,03 |
| | Myopie | 0,12 |
| Idiopathische Augenkrankheiten | Blennorrhoea neonatorum | 23,50 |
| | Blennorrhoea gonorrhoica | 0,47 |
| | Trachom | 1,31 |
| | Diphtheritis conjunctivae | 0,44 |
| | Conjunctivale Krankheiten unbestimmter Art | 0,81 |
| | Keratitis | 0,47 |
| | Iritis | 0,19 |
| | Irido-choroiditis | 1,90 |
| | Choroiditis | 0,44 |
| | Sublatio retinae | 0,84 |
| | Glioma retinae | 0,03 |
| | Neuroretinitis haemorrhagica | 0,03 |
| | Myopie | 0,12 |
| | Atrophia nervi optici | 2,31 |
| | Glaucom | 0,19 |
| | Essentielle Phthisis bulbi | 0,03 |
| Traumen | Verletzung der Augen | 2,37 |
| | Verletzung des Kopfes | 1,03 |
| | Operationen | 0,16 |
| | Ophthalmia sympathica | 4,58 |
| Allgemeine Krankheiten | Scrophulose | 7,52 |
| | Syphilis | 1,00 |
| | Krankheiten des Gehirns und seiner Häute | 8,18 |
| | Atrophia nervi optici nach Blutung | 0,06 |
| | Morbilli | 3,56 |
| | Scarlatina | 3,03 |
| | Variola | 7,49 |
| | Exanthem unbekannter Art | 0,44 |
| | Typhus | 1,00 |
| | Unbekannte allgem. Erkrankung | 0,50 |
| | Morbus maculosus | 0,03 |
| | Phlegmone orbitalis | 0,03 |
| | Tussis convulsiva | 0,12 |
| | Cholera | 0,03 |
| | Intermittens | 0,03 |
| | Bleivergiftung | 0,06 |
| | Tabaksvergiftung | 0,03 |
| | Unbekannte Ursachen | 8,40 |

Tab. XXVIII. *Das Vorkommen der Blindheit in Europa nach Volkszählungen.*

| Land | Blindheit auf 10,000 | Jahr |
|---|---|---|
| Russland[1] die Gouvernemente Kiew, Pultawa, Kasan . . . . . . . . | 24 | 1883 |
| Finnland[2] . . . . . . . . . . . | 21,1 | 1880 |
| Portugal[3] . . . . . . . . . . . | 20 | 1878 |
| Norwegen[4] . . . . . . . . . . | 13,6 | 1876 |
| Ungarn[5] . . . . . . . . . . . | 13,3 | 1880 |
| Spanien[6] . . . . . . . . . . . | 11,3 | 1860 |
| England[7] . . . . . . . . . . . | 8,8 | 1881 |
| Oesterreich[8] . . . . . . . . . . | 9,1 | 1880 |
| Frankreich[6] . . . . . . . . . . | 8,4 | 1872 |
| Preussen[9] . . . . . . . . . . . | 8,3 | 1880 |
| Schweden[10] . . . . . . . . . . | 8,2 | 1880 |
| Belgien[6] . . . . . . . . . . . | 8,1 | 1858 |
| Schweiz[6] . . . . . . . . . . . | 7,6 | 1870 |
| Italien[11] . . . . . . . . . . . | 7,6 | 1881 |
| Dänemark[12] . . . . . . . . . . | 6,5 | 1880 |
| Holland[6] . . . . . . . . . . . | 4,5 | 1869 |

[1] Petersb. Med. Wochenschr. 1886, Nr. 4. Wahrscheinlich ist das Vorkommen der Blindheit nicht überall so frequent, wie in diesen Gouvernementen. Nach DOBROWOLSKY (Klin. Monatsbl. f. Augenheilk.) kommen in St. Petersburg 8,8 Blinde auf 10,000 vor.

[2] Finlands officiela statistik 1883. Da die hohe Zahl der Blinden in Finnland eine grosse Aufmerksamkeit erregt hat, dürfte es von Interesse sein mitzutheilen, dass Dr. FABRITIUS in Kuopio (Ende 1877) unter den 32 Schülern im dortigen Blindeninstitute 12 (= 37,5 %) Blinde in Folge der Blattern gefunden hat.

[3] Annuario Estatistico de Portugal 1886.

[4] Norges officiela statistik 1882.

[5] Ergebnisse der in den Ländern der Ungarischen Krone am Anfange des Jahres 1881 vollzogenen Volkszählung etc. 1882.

[6] MAYER: Die Verbreitung der Blindheit etc. XXXV. H. der Beiträge zur Statistik des Königreichs Bayern, München 1877.

[7] Statistics of the blind in England and Wales. Census of England and Wales for 1881 publ. 1883; IV p. 60, 62; III Tab. XVIII.

[8] Oesterreichische Statistik 1882.

[9] Zeitschrift des Königl. Preuss. Statist. Bureaus 1882.

[10] Sveriges officiela statistik 1885.

[11] Annali di Statestica Serie 3, Vol. 7, 1883. Diese Zahl weicht in einem so beträchtlichen Grade von derjenigen der früheren Volkszählungen ab, dass man mit Recht ihre Uebereinstimmung mit dem thatsächlichen Verhalten bezweifeln kann. Die Volkszählung von 1861 ergab nämlich 9,05, diejenige von 1871 10,05 — eine Abnahme von 25 % in 10 Jahren erscheint ja ziemlich unwahrscheinlich.

[12] Danmarks Statistik 1883.

Ein Vergleich zwischen den Tabellen XXVI und XXVII zeigt, dass die Blennorrhöeblindheit in Schweden relativ ebenso frequent wie im übrigen Europa ist. Früher haben wir gesehen, dass der Procentsatz der Blennorrhöeblinden bei den Blindeninstituten Deutschlands und Schwedens derselbe ist. Weder für das eine noch für das andere Land kann irgend eine andere bedeutende Ursache zur Blindheit nachgewiesen werden. Die Häufigkeit der Blinden ist nach der letzten Volkszählung in beiden dieselbe. Es ist daher wahrscheinlich, dass die Blennorrhöeblindheit in Schweden ebenso oft wie in Deutschland vorkommt.

Ueber den Procentsatz der Blennorrhöeblinden in den Blindeninstituten besitzen wir zahlreiche Angaben aus den meisten Ländern Europas. In Bezug auf die Zahl der Blennorrhöeblinden im Verhältniss zu sämmtlichen Blinden in einem Lande liegen nur ganz wenige Angaben vor. Lachman[1] giebt für Braunschweig 28 %, für Nassau 12 % an. Kerschbaumer[2], der sehr genaue Forschungen über die Ursachen der Blindheit im Herzogthum Salzburg vorgenommen hat, fand unter 250 Blinden 26 (= 10,2 %) Blennrorrhöeblinde, d. h. 1,59 Blennorrhöeblinde auf 10,000 Einwohner. Magnus hat die Ursachen der Blindheit in 2528 Fällen von totaler Blindheit aus neun Augenkliniken in Deutschland zusammengestellt. Unter diesen waren 10,87 % Blinde in Folge der Ophthalmia neonatorum. Diese Zahl dürfte wohl als Durchschnittszahl für die Blennorrhöeblindheit in Deutschland gelten können. Fuchs fasst sie aber als zu hoch auf, denn da die meisten Blennorrhöeblinden ihre in dem Kindesalter entstandene Krankheit als etwas, was nicht mehr zu ändern ist, auffassen, erscheinen sie verhältnissmässig seltener als andere Blinde in den Augenpolikliniken.

Es ist natürlich sehr heikel, aus den dem Comité für gemeinschaftliche Forschung eingelieferten Angaben die Gesammtzahl der Blennorrhöeblinden in Schweden zu berechnen. Man könnte dies jedoch in folgender Weise versuchen. Für das Jahr 1885 sind 14 Fälle von Blindheit in Folge der Ophthalmia neonatorum angegeben worden; in jenem Jahre sind 130,000 lebendige Kinder geboren. Also erblindete wenigstens ein Kind auf 10,000 in Folge dieser Krankheit. Unter der Voraussetzung, dass dies Verhältniss zwischen den lebendig Geborenen und den durch die Ophthalmia neonatorum

[1] Nach Magnus, Die Jugendblindheit, S. 162.

[2] Kerschbaumer, Die Blindheit des Herzogthums Salzburg, S. 186.

erblindeten Kindern constant sei, wäre also in Schweden etwa ein Individuum auf 10,000 blennorrhöeblind. Nun hat aber Schweden auf je 10,000 Einwohner acht Blinde. Also hätte jeder achte Blinde, d. h. 12,5 % der Blinden sein Sehvermögen in Folge der Ophthalmia neonatorum eingebüsst.

Aus einer derartigen Berechnung kann man jedoch absolut keine bestimmten Schlussfolgerungen hinsichtlich der wirklichen Zahl der Blennorrhöeblinden ziehen. Denn in erster Linie muss die Zahl der Neugeborenen, welche in Folge der Krankheit erblinden, von Jahr zu Jahr wechseln. Ferner kann die Zahl 14 nicht als absolute Ziffer für die im Jahre 1884 durch die Blennorrhöe Erblindeten gelten, da ja nur die Hälfte der schwedischen Aerzte das ausgesandte Frageformular beantwortet hat. Im Gegentheil ist es sehr wahrscheinlich, dass mehr als eines unter 10,000 lebendig geborenen Kindern in Folge der Krankheit sein Sehvermögen verloren hat. Endlich giebt es noch einen wichtigen Factor, der das Procent der Blennorrhöeblinden in hohem Grade vermindern muss, nämlich die Sterblichkeit dieser Blinden. Freilich besitzen wir keine bestimmte Statistik über die Sterblichkeit blennorrhöeblinder Kinder, es ist jedoch sehr wahrscheinlich, dass sie eine sehr hohe ist.[1] Denn es ist selbstverständlich, dass ein in seinem zartesten Alter erblindetes Kind zum Kampf um's Dasein sehr schlecht ausgerüstet sein muss. Man erinnere sich nur, wie wenig es sich gegen äussere Gefahr hüten kann, wie schädlich es auf seine Gesundheit einwirken muss, dass es sich nicht nach Belieben in freier Luft aufhalten kann, sondern innerhalb der vier Wände des Zimmers sorgfältig gehütet werden muss — ein Umstand, der um so schädlicher wirken muss, als es in der Regel die Kinder der Armen sind, welche von diesem Unglück betroffen werden, und also die ihnen zu Gebote stehende Luft die verdorbene Luft der elenden Wohnung der Armuth ist. Ein grosser Theil von ihnen stirbt daher in jungen Jahren. Darum entspricht die Zahl der Blennorrhöeblinden in einem Lande lange nicht dem Procent satz der Neugeborenen, welche in Folge der Ophthalmia neonatorum ihr Sehvermögen verlieren.

[1] Vgl. Schönberg, Forhandl. i det med. Selsk. 1886, S. 129.

## Zusatz (1891).

Für den Leser der vorstehenden Arbeit dürften einige Angaben darüber, wie die Frage bezüglich der Maassregeln gegen die Ophthalmia neonatorum in Schweden behandelt worden, nicht ganz ohne Interesse sein.

Nach meinem am 3. März 1885 in der Gesellschaft der schwedischen Aerzte gehaltenen Vortrage beschloss die Gesellschaft, die Frage wegen der Maassregeln gegen die Ophthalmia neonatorum zur Discussion aufzunehmen. Diese letztere fand bei den Sitzungen vom 31. März und 28. April desselben Jahres statt, wonach die Gesellschaft beschloss, ein Comité von drei Personen einzusetzen, bestehend aus einem Pädiatriker, einem Obstetriker und einem Ophthalmologen, welche auf der Grundlage der Ansichten, die während der Discussion ausgesprochen wurden, einen Vorschlag zu Maassregeln in vorliegender Frage ausarbeiten und denselben der Gesellschaft zur Begutachtung vorlegen sollten. Als Mitglieder dieses Comités erwählte die Gesellschaft Prof. Medin, Dr. Sondén und den Verfasser.

Das Gutachten des Comités ward am 19. Januar 1886 eingereicht und den 16. Februar desselben Jahres von der Gesellschaft geprüft; die von dem Comité gemachten Vorschläge wurden mit einigen wenigen Aenderungen angenommen.[1]

---

[1] In Punkt 7, Seite 106 wurde Zuschwellung zu Schwellung abgeändert; die Punkte 1 und 2 (S. 105 u. 106) wurden zu einem einzigen mit folgendem Wortlaut zusammengefasst: dass bei der Medicinal-Direction darum angehalten werde, dass dieselbe betreffs der Ophthalmia neonatorum Vorschriften für die Hebammen ergehen lassen und diesen Gelegenheit verschaffen wolle, in den Hebammeninstituten Credé's Methode praktisch zu erlernen.

Nachdem indessen die Medicinal-Direction die Gesellschaft der Aerzte aufgefordert hatte, sich über einige Punkte zu äussern, welche man für nicht genügend deutlich gehalten, und nachdem die Gesellschaft die Comitévorschläge nochmals remittirt, discutirt und modificirt hatte, hörte die weitere Behandlung der Frage auf.

Dieselbe war jedoch nicht ganz ohne Nutzen auf die Tagesordnung gekommen. Eine populäre Schrift über die Augenentzündung bei Neugeborenen wurde in den Kalender für das Jahr 1886 (vergl. S. 100) eingerückt; es wurden für Hebammen Vorlesungen über Prophylaxe bei Ophthalmia neonatorum gehalten, und Credé's Methode begann bei den privaten Entbindungen in Stockholm grosse Anwendung zu finden (vergl. S. 135—136). Dass diese Maassregeln von nicht geringer Bedeutung waren, geht aus mehreren statistischen Angaben in vorstehender Abhandlung hervor. Die Frequenz der Ophthalmia neonatorum nahm bedeutend ab (vergl. z. B. Tab. XIII S. 141), die Erkrankten kamen unter frühzeitigere Behandlung als ehedem (Tab. X S. 128), und im Zusammenhange damit wurden auch die Cornealaffectionen (Tab. XIX, 1) viel seltener als vorher.

Seitdem meine Abhandlung „Zur Kenntniss der Ophthalmia neonatorum in Schweden" erschien, sind fast drei Jahre vergangen. Es dürfte desshalb von Interesse sein, zu sehen, ob die Frequenz der erwähnten Krankheit einige weitere Veränderungen in Stockholm erfahren hat. Hierzu eignen sich jedoch nicht die Angaben in den Wochenberichten über die Morbilität in der Hauptstadt (vergl. S. 109). Diese haben sich nämlich als allzu unvollständig erwiesen, um aus ihnen einige bestimmte Schlüsse ziehen zu können.[1] Ich habe mich desshalb an die Polikliniken gewendet und stelle hier unten die Angaben zusammen, welche ich von ihnen über die Frequenz der Krankheit erhalten habe.

[1] Im Jahre 1887 war die Zahl der angemeldeten Fälle 40, im Jahre 1890 nur sieben. Dieser grosse Unterschied beruht ohne Zweifel darauf, dass die Angaben von den meisten der Polikliniken allmählich aufhörten.

*Das Vorkommen der Ophthalmia neonatorum in den Polikliniken zu Stockholm während der Jahre 1884—1890.*

| Jahr | Poliklinik | | | | | | | | | | Summe der Stockholmer Polikliniken | | Procent der Blennorrhöe |
|---|---|---|---|---|---|---|---|---|---|---|---|---|---|
| | Norrmalm | | Södermalm | | Seraphimer Lazareth | | Findelhaus | | Kinderspital | | | | |
| | Pat. | Blenn. | Pat. | Blenn. | Pat. | Blenn. | Pat. | Blenn. | Pat. | Blenn. | Pat. | Blenn. | |
| 1884 | 1634 | 56 | 723 | 14 | 1500? | — | 2056 | 21 | 2322 | 8 | 8235 | 99 | 1,20 |
| 1885 | 1738 | 41 | 977 | 12 | 1500? | 0 | 1841 | 11 | 2393 | 10 | 8449 | 74 | 0,88 |
| 1886 | 1964 | 21 | 1038 | 12 | 1541 | 0 | 2129 | 23 | 2731 | 10 | 9403 | 66 | 0,70 |
| 1887[1] | 1965 | 9 | 1281 | 16 | 1838 | 4 | 2259 | 8 | 2985 | 11 | 10328 | 48 | 0,46 |
| 1888 | 1756 | 21 | 1283 | 3 | 1626 | 1 | 2171 | 8 | 3053 | 6 | 9889 | 39 | 0,39 |
| 1889 | 1906 | 12 | 1170 | 4 | 2014 | 4 | 2319 | 9 | 3329 | 1 | 10738 | 30 | 0,28 |
| 1890 | 1960 | 9 | 1238 | 5 | 2129 | 6 | 3021 | 6 | 3731 | 3 | 12079 | 29 | 0,24 |

Diese Zahlen dürften ein recht genaues relatives Maass sein für die Abnahme der Krankheit in der Hauptstadt während der letzten Jahre und berechtigen also zu der Annahme, dass die Krankheit im Jahre 1890 fünf Mal seltener als im Jahre 1884 vorgekommen ist. Die Abnahme hat ohne Zweifel in der ersten Reihe ihren Grund in der Verwendung der Methode Credé.

Wenn man annehmen dürfte, dass die Procentzahl der Hornhautaffectionen sich ebenso niedrig wie im Jahre 1887 (6% gegen 30% 1884) halten würde, so hätte also die absolute Zahl der Cornealaffectionen vom Jahre 1884 bis zum Jahre 1890 zu ($^1/_5 \times {}^1/_5 =$) $^1/_{25}$ abgenommen.

Die Angaben von der Poliklinik zu Norrmalm zeigen ein Steigen der Frequenz der Krankheit bei dieser Anstalt von 1887 (erste Hälfte) an (vergl. S. 125). Dies scheint die Richtigkeit meiner Annahme auf Seite 140 zu bestreiten. Ich glaube jedoch, dass dieser Widerspruch nur ein scheinbarer ist. Am 1. October 1887 wurde nämlich die Poliklinik des Findelhauses von ihrem früheren Platze in der Gemeinde Adolf Friedrich (DH auf der Karte) nach der Gemeinde Clara (BH[1] auf der Karte) verlegt, wonach die Poliklinik zu Norrmalm wahrscheinlich eine relativ grössere Anzahl Patienten aus den ärmeren Gemeinden Johannis und Adolf Friedrich aufnehmen

[1] Im Jahre 1887 wurde in der Gemeinde Clara noch eine Augenpoliklinik gebildet (vergl. S. 125 Note 4). In dieser Poliklinik kamen 1888 fünf Fälle von Ophthalmia neonatorum auf 753 Patienten, 1889 zwei Fälle auf 496 Patienten vor. Die Poliklinik hörte mit Beginn des Jahres 1890 auf.

musste, dagegen eine relativ geringere Zahl aus der reicheren Clara-Gemeinde als früher.

Wie ich vorher (S. 139) angedeutet habe, trat während der ersten Jahre in der unter meiner Leitung stehenden Poliklinik zu Södermalm ein verhältnissmässig geringes Sinken in der Frequenz der Ophthalmia neonatorum ein. Da ich fand, dass die bislang getroffenen Maassregeln zu keiner bedeutenderen Verbesserung der Verhältnisse in Södermalm führten, machte ich es mir zur Regel, bei jedem Fall von Ophthalmia neonatorum, der in der Poliklinik eintrat, die Hebamme holen zu lassen, welche die Entbindung überwacht hatte, sie auf die Gefahren der Krankheit, wie auf die Nothwendigkeit, derselben vorzubeugen, aufmerksam zu machen und ihr die Art und Weise zu zeigen, in welcher man der Krankheit am besten zuvorkommen kann. Wenn die Hebamme sich weigerte, in die Poliklinik zu kommen, suchte ich sie in ihrer eigenen Wohnung auf und machte ihr dort Vorstellungen dieser Art. Dies schien die gewünschte Wirkung zu haben, denn die Krankheit nahm in ihrer Frequenz sehr schnell ab, und die Verhältnisse gestalteten sich in Södermalm bald ebenso günstig wie in den übrigen Theilen der Stadt.

---

In Bezug auf die Culturversuche, welche ich in Nr. IV (S. 89) beschrieben habe, ist es klar, dass es mir nicht gelungen ist, Gonokokken zu erhalten, sondern eine von den gonokokkenähnlichen Bakterien, welche Bumm, Legrain[1] und nun zuletzt Steinschneider[2] näher beschrieben haben. Ich konnte nämlich mit meinen Reinculturen niemals eine charakteristische Gonnorrhöe hervorrufen. Indessen ist es eigenthümlich, dass ich einmal nach einer Inoculation in dem minimalen Secrete, welches auftrat, auch in einigen Eiterkörpern Mikrokokken fand. Dieser Umstand war es, der mich annehmen liess, dass die reincultivirten Bakterien Gonokokken sein sollten. Ich machte jedoch keine vergleichenden Färbungsversuche, um deren Identität zu ermitteln. Roux's[3] und Bumm's[4] Beobachtungen, dass sich die Gonokokken mittelst Gram's Methode abfär-

[1] Les microbes des écoulements uretraux.
[2] Berlin, Klin. Wochenschrift 1890, Nr. 24.
[3] Acad. des Sciences 8 Novembre 1886.
[4] Gonococcus Neisser. Zweite Auflage S. 30. 1887.

ben, war nämlich noch nicht gemacht oder doch jedenfalls noch nicht veröffentlicht, als ich in der Gesellschaft der schwedischen Aerzte meinen Vortrag hielt. Meine Beobachtung scheint mir jedoch von einem gewissen Interesse zu sein, weil Steinschneider noch in seiner letzten Arbeit sagt, dass die Gonokokken sich von allen anderen Diplokokken durch das „Merkmal der haufenweisen Lagerung im Innern von Zellen um den Kern herum" unterscheiden. Ich füge desshalb hier ein Bild (Taf. I) von den Mikrokokken bei, welche ich in dem minimalen Secrete fand, das durch meine Reinculturen hervorgerufen wurde. Auch der geübteste Untersucher wird zugeben, dass diese Mikroben den Gonokokken täuschend ähnlich sind. Und doch darf man nicht behaupten, dass sie Gonokokken seien, da sie keine typische Gonorrhöe hervorriefen.

---

## Erklärung der Tafel I.

Kokken im Urethralsecrete nach einer Inoculation mit aus gonorrhoischem Secrete reincultivirten Bakterien.

---

# VIII

# Bakteriologische Studien über Dakryocystitis und Ulcus serpens corneae.

(Nordiskt Medicinskt Arkiv, Bd. XVI, Nr. 25, 1884.)

Obgleich die Antiseptik in ihrer ganzen Strenge bei der Ophthalmologie nicht angewendet werden kann, haben jedoch die Augenoperationen im Allgemeinen einen günstigen Erfolg und eine Suppuration nach einer Augenoperation wird immer seltener. Dass man trotz einer unvollständigen Antiseptik so befriedigende Resultate erhalten kann, ist von mehreren Ursachen bedingt, und zwar theils von dem lebhaften Nutritionsprocesse in denjenigen Theilen des Auges, an welchen Operationen in der Regel gemacht werden, theils von der Kleinheit der Operationswunde im Vergleich mit den Wunden, welche bei der grossen Chirurgie vorkommen, theils von der Vollendung, welche die Operationstechnik nunmehr erreicht hat. Ferner dürfte noch ein Umstand zu diesem günstigen Erfolg in einem nicht unerheblichen Grade beitragen: die Operationswunde ist, so zu sagen, einer natürlichen Drainirung ausgesetzt. Die Thränenflüssigkeit, welche den Conjunctivalsack ununterbrochen feuchtet, berieselt, unter Mitwirkung der Bewegungen der Augenlider, den ganzen vorderen Theil des Auges und wird dann durch den Ductus lacrymalis entfernt. Es findet also eine stetige Strömung einer sterilen Flüssigkeit von dem Auge durch die Thränencanäle zu der Nase statt, und hierdurch müssen natürlich die in den Conjunctivalsack hineingekommenen Bakterien leicht fortgespült und also daran verhindert werden, sich an der Operationswunde festzusetzen und zu entwickeln. Wenn die vordere Kammer bei der Operation geöffnet worden ist, so wird auch das Kammerwasser eine nicht unerhebliche Rolle spielen. Diejenigen Gefässe, aus welchen es abgesondert wird, werden mit einem Mal von dem Druck, der vorher von der Kammer aus auf deren Wände ausgeübt worden ist, befreit, sie werden mit Blut prall gefüllt, und es kommt eine so lebhafte Transsudation und Neubildung von Kammerwasser zu Stande, dass, wenn die Operation nur in einer Punctio corneae besteht, die vordere Kammer schon innerhalb weniger Minuten wieder hergestellt ist. Wenn dagegen ein längerer Einschnitt, wie bei einer Staaroperation, gemacht worden ist, so dauert es mehrere Stunden lang, bevor die Wundränder zusammengeklebt sind; während dieser ganzen Zeit fliesst Kammerwasser ununterbrochen heraus, und die mit unsauberen Instrumenten möglicherweise eingeführten Bakterien müssen daher von diesem Strom mitgeschleppt und vom Auge entfernt werden.

Bei krankhaften Veränderungen der Thränencanäle wird dagegen die Aussicht eines günstigen Erfolges bei einer Augenoperation sehr gering. Besonders ist dies bei einem Katarrh des Thränensackes der Fall. Bei dem kleinsten operativen Eingriff in ein mit diesem Leiden behaftetes Auge nimmt die Operationswunde fast in der Regel einen bösartigen Charakter an; eine ganz oberflächliche Epithelialabstossung kann unter diesen Umständen zum Verlust des ganzen Auges führen. Aber auch sonst schwebt das Auge bei einem an Dakryocystitis Erkrankten in Gefahr; nicht selten entsteht an demselben ein Ulcus serpens corneae.

Saemisch hat zuerst (1870) die Aufmerksamkeit darauf gelenkt, dass die letzterwähnte Krankheit bei krankhaften Veränderungen der Thränencanäle, besonders bei Dakryocystitis, sehr oft vorkommt. Dann sprach Leber (1873), auf Impfversuche, welche theils er selber, theils andere Forscher mit bakterienhaltigen Stoffen an der Hornhaut des Kaninchens vorgenommen hatten, gestützt, die Annahme aus, dass das Ulcus serpens corneae von einer Infection bedingt wäre. Schmidt-Rimpler wies etwas später (1876) nach, dass das dakryocystitische Secret, der Hornhaut des Kaninchens eingeimpft, Keratiten hervorrief, welche eine augenfällige Aehnlichkeit mit dem Ulcus serpens corneae beim Menschen oft darboten. Da nun ferner Krause und Hirschberg bei dem Thränensackkatarrh Bakterien entdeckten, und Mikroorganismen gleichfalls beim Ulcus serpens corneae nachgewiesen wurden, war es natürlich sehr wahrscheinlich, dass diese Krankheit von einer Infection bedingt wäre, sowie dass man in dem Falle, dass sie zusammen mit einer Dakryocystitis vorkam, ihren Ursprung in einer Bakterieneinwanderung von dem Thränensacke aus zu suchen hätte. Die Untersuchungen, über welche ich in dieser Abhandlung berichten werde, sind vorgenommen, um das Richtige dieser Auffassung zu beweisen.

Unter den klinischen Fällen, welche mir dabei zu Gebote gestanden haben, entstammt fast die Hälfte aus dem Seraphimer Lazareth, wo sie von Herrn Prof. ROSSANDER wohlwollend zu meiner Verfügung gestellt worden sind. Die bakteriologischen Untersuchungen und die Versuche sind, mit gütiger Genehmigung der Herren Prof. KEY und WALLIS, am pathologisch-anatomischen Laboratorium des Carolinischen Instituts ausgeführt worden.

Im Laufe von etwas mehr als einem Jahre habe ich Gelegenheit gehabt, 37 Fälle von Dakryocystitis und zwei Fälle von Ulcus serpens corneae zu untersuchen. Bei allen diesen habe ich Bakterien gefunden, it alleiniger Ausnahme von ein paar Fällen von Dakryocystitis, im Anfang der Untersuchung, als ich mit den Färbunminethoden noch nicht vollständig vertraut war. Um die Bakterien nachzuweisen, habe ich Anilinfarben, gewöhnlich Fuchsin, in der von WELANDER in seiner Abhandlung über die Gonokokken angegebenen Weise benutzt.[1] Ausserdem habe ich mit Gentianaviolett in folgender Weise gefärbt. Das mit einer äusserst dünnen Schicht des über einer Gasflamme vorsichtig getrockneten Secretes versehene Deckgläschen wurde ein paar Secunden in eine 2% Wasserlösung des Farbstoffes eingetaucht, dann mit destillirtem Wasser abgespült, über einer Gasflamme wieder getrocknet, mit Nelkenöl gefeuchtet und in Canadabalsam untersucht.

Die bei allen diesen Fällen vorkommenden Bakterien sind Mikrokokken. Ziemlich selten kommen sie vereinzelt vor, oft sind sie zu längeren oder kürzeren Ketten aneinandergereiht, in der Regel aber nur je zwei zu Diplokokken vereinigt und zwar zuweilen so dicht, dass sie das Aussehen kurzer Stäbchen darbieten. Fast immer liegen sie frei im Secrete. Wenn sie zuweilen an den Zellen vorkommen, erscheinen sie mehr von aussen anlagernd, als an denselben vegetirend. Nicht selten sind sie von einem helleren Hof umgeben.[2] Sie werden mit Anilinfarben leicht gefärbt, am besten ist mir dies mit Gentianaviolett gelungen. In der Regel habe ich doch Fuchsin benutzt, weil sich dabei ein weiterer Unterschied zwischen ihnen und den Gonokokken zeigt. Die letzteren färben sich mit Fuchsin sehr intensiv, fast schwarzroth,

---

[1] WELANDER, Nord. Med. Ark., 16, Nr. 2, S. 6.

[2] Ob dies eine optische Erscheinung, ein Artefact oder eine wirkliche Kapsel darstellt, wage ich nicht zu entscheiden.

während die Bakterien der Dakryocystitis weit schwächer gefärbt werden.

Nachdem ich mich davon überzeugt hatte, dass bei der Dakryocystitis Bakterien constant vorkommen, machte ich den Versuch, dieselben rein zu cultiviren. Dies gelang mir sehr leicht an Rinderblutserumgelatine. Bei der Reincultur bin ich in der folgenden Weise zu Werke gegangen. Durch Druck auf den Thränensack wurde das Secret aus dem Thränenpunkte ausgepresst und unmittelbar mit einem kleinen, eben vorher ausgeglühtem Spatel aufgefangen und dieser gleich danach in ein Probirgläschen mit sterilisirter Gelatine eingeführt. Das Probirgläschen wurde in ein wohl verschlossenes Cylinderglas (um das Eintrocknen der Gelatine zu verhindern) und dies in ein Wasserbad von 30—35° C. eingesetzt.[1] Schon am zweiten oder dritten Tage erschienen an der Stelle des Stiches kleine punktförmige Trübungen, welche allmählich zu runden, graugelbweissen, glatten Herden auswuchsen. Bei mikroskopischer Untersuchung zeigte es sich, dass sie aus Mikrokokken desselben Aussehens, wie die im Thränensacksecrete beobachteten, bestanden. Von dieser ersten Generation wurde mittelst eines eben ausgeglühten Platindrahtes eine ganz kleine Menge in eine andere Gelatine eingeführt. Am zweiten Tage war bei dieser die Stelle des Stiches wie von einem dünnen Häutchen überzogen und die Oberfläche rundumher von einem graugelbweissen, etwas erhobener Herd, dessen Ränder nur selten vollkommen zirkelrund, sondern in der Regel wie gekerbt waren, umgeben. Während der folgenden Tage erweiterte sich dieser Herd immer mehr. Dazu entwickelte sich um den Stich herum eine Art leichter Flaum, welcher bei näherer Betrachtung eine radiäre Streifung zeigte, so dass er mit der Fahne einer Gänsefeder eine gewisse Aehnlichkeit darbot.

Mit den reincultivirten Bakterien nahm ich Impfversuche an Kaninchen vor. Die jüngste dabei benutzte Generation war die vierte, die älteste die vierundzwanzigste. Ein Graefe'sches Staarmesser, welches eben vorher in absoluten Alkohol getaucht und mit Borwatte abgetrocknet war, wurde mit der flachen Seite in die Mitte der Hornhaut, schief zwischen ihren Lamellen, etwa 3—4 mm tief eingeführt. Beim Ausziehen des Messers wurde es etwas nach vorn

[1] Die betreffenden Bakterien wachsen auch bei gewöhnlicher Zimmertemperatur, obwohl viel langsamer.

geführt, so dass der Stich etwas vergrössert wurde und eine taschenförmige Wunde entstand. In diese Tasche wurde mit einem vorher ausgeglühten Spatel bakterienhaltige Gelatine eingeführt, wobei ich jedesmal mich davon überzeugte, dass sie in der Wunde wirklich zurückblieb. Ich machte in Allem 20 Impfversuche und bei keinem einzigen fand die Heilung der Wunde reizungslos statt: bei allen entstanden mehr oder weniger heftige Entzündungssymptome. Bei den schwereren Fällen stellten sie sich in der folgenden Weise dar.

Am Tage nach der Inoculation waren die Augenlider etwas geschwollen, oft zusammengeklebt; die Conj. palpebr. lebhaft geröthet und geschwollen, die Conj. oculi stark hyperämisch. An der Stelle des Stiches an der Hornhaut erschien ein gelbweisser, etwas erhobener Herd von 3—4 mm Durchmesser. Rund herum war das Gewebe diffus getrübt. Das Kammerwasser zeigte sich wolkig getrübt. Die Pupille in der Regel zusammengezogen. Am zweiten oder dritten Tage entstand an der Stelle des Stiches ein kleines Geschwür, gewöhnlich mit spiegelndem Grund. Gegen die eine Seite war sein Rand mit Eiter infiltrirt und diese Infiltration ging in den eben erwähnten gelben Herd unmittelbar über. Ausnahmsweise waren die Ränder der Wunde auch gegen andere Seiten von einer schmalen Infiltration umgeben. Von dieser aus streckten sich nicht selten kurze, nach aussen schmäler werdende, strahlenförmige Ausläufer in das umgebende Gewebe hinein. Die Trübung der vorderen Kammer nahm immer mehr zu, und in dem niederen Theil bildete sich oft ein Hypopyon aus. Die Geschwüre breiteten sich die folgenden Tage in der Regel oberflächlich, seltener in die Tiefe aus. Das Hypopyon nahm gleichfalls zu und erreichte in ein paar Fällen eine Höhe von 4—5 mm. Nach kürzerer oder längerer Zeit, gewöhnlich nach einer Woche, fing in den meisten Fällen die Heftigkeit der Symptome an abzunehmen. Die Schwellung und die Röthe der Conj. palpebr. nahmen ab, die Conj. oculi erblasste, das Hypopyon wurde resorbirt, die Randinfiltration schmäler und das Geschwür weniger tief. Nicht selten wuchsen Gefässe von dem Hornhautrand aus bis zu den Rändern des Geschwüres hinein; endlich wurde das Geschwür geheilt, einen weissgrauen Fleck zurücklassend.

Bei etwa einem Drittel der Fälle waren die Symptome weit gelinder. Als Beispiele der verschiedenen Heftigkeit der hervorgerufenen Krankheit mögen die folgenden Fälle hier angeführt werden.

I. *Weisses Kaninchen,* am 12. Juli in die Mitte der Hornhaut mit der vierten Generation der reincultivirten Bakterien geimpft.

13. Juli. Die Augenlider etwas geschwollen, etwas zugeklebt; Conj. palpebr. injicirt und geschwollen; Conj. oculi lebhaft geröthet. In der Mitte der Hornhaut findet sich ein hanfsamengrosser, gelber, etwas erhobener Herd; übrigens ist die Hornhaut überall leicht getrübt.

14. Juli. Oberhalb des einen Randes des Herdes, etwa bis auf denselben, sieht man eine lineare Narbe des Stiches; an deren oberem Ende erscheint ein kleines, etwa 2 mm breites Geschwür mit spiegelndem Grund; sein Rand ist nach unten mit Eiter infiltrirt; diese Infiltration geht in den gelben Herd, dessen Rand nicht eben ist, sondern eine Menge strahlenförmiger Ausläufer von 1—2 mm Länge darbietet, unmittelbar über. Die Pupille verengt.

15. Juli. An dem unteren Rand der vorderen Kammer erscheint ein etwa 2 mm breites Hypopyon.

16. Juli. Fortwährend Hypopyon; ausserdem etwas höher eine eiterähnliche Wolke, deren hinterer Theil die untere Hälfte der Pupille ausfüllt, während der vordere Theil an die hintere Oberfläche der Hornhaut grenzt.

17. Juli. Das Geschwür etwa 3—4 mm breit, 6 mm lang, fortwährend spiegelnd; bei schiefer Beleuchtung erscheint jedoch sein Grund graugelb getrübt; ungefähr die Hälfte seines Randes ist infiltrirt, nach oben ist diese Infiltration schmal, nach unten aber breiter, und von diesem breiteren Theil gehen strahlenförmige Ausläufer in das umgebende Gewebe aus; die Pupille stark contrahirt; fortwährend Hypopyon. Das Kaninchen wurde getödtet und das Auge enucleirt.

II. *Schwarz und weissfleckiges Kaninchen,* an beiden Augen in die Mitte der Hornhaut mit der sechsten Generation reincultivirter Bakterien inoculirt.

13. Juli. *Rechtes Auge.* Die Augenlider zusammen geklebt; die Conj. palpebr. geschwollen und wie auch die Conj. oculi lebhaft injicirt; in der Mitte der Hornhaut findet sich ein etwa 3 mm breiter, gelber, erhobener Herd; im übrigen ist sie leicht opalescent.

14. Juli. Von dem Rand des gelben Herdes aus verbreiten sich an mehreren Stellen etwa 2 mm lange, nach aussen schmäler werdende Streifen; in der unteren Hälfte der vorderen Kammer

mehrere kleine, gelbliche, wolkige Trübungen, aber kein eigentliches Hypopyon.

16. Juli. An der Impfstelle erscheint ein kleines flaches Geschwür mit spiegelndem Grund und gegen den gelben Herd eiterinfiltrirtem Rand; in der vorderen Kammer eine wolkige Trübung, welche nach oben den unteren Rand der Pupille erreicht; kein eigentliches Hypopyon.

17. Juli. Das Geschwür hat sich an der Oberfläche ausgebreitet; ist jetzt etwa 4 mm lang, 3 mm breit; im Uebrigen wie am Tage vorher.

18. Juli. Wie am 17.

*Linkes Auge.* 13. Juli. Die Augenlider nicht zusammengeklebt; gelinde Absonderung von der Conj. palpebr.; die Conj. oculi injicirt, besonders um die Hornhaut herum; an der Impfstelle ein etwa 3 mm breiter, erhabener, gelber Herd, mit unebenen, etwas streifigen Rändern; die Hornhaut übrigens fast in ihrer ganzen Ausdehnung leicht getrübt.

15. Juli. An dem unteren Rande der vorderen Kammer erscheint ein 1—2 mm breites Hypopyon.

16. Juli. An dem oberen Rand der Impfstelle ein kleines Geschwür mit spiegelndem Grunde; dessen gegen den gelben Herd grenzender Rand ist eiterinfiltrirt; fortwährend Hypopyon.

17. Juli. Das Geschwür hat sich verbreitet und ist jetzt etwa 4 mm breit; von der Infiltration aus gehen viele kleine, radiäre Streifen in das umgebende Gewebe aus.

18. Juli. Alle Symptome weniger heftig. Das Hypopyon zum grössten Theil resorbirt; das Kaninchen wird getödtet und die Augen enucleirt.

III. *Weiss-graues Kaninchen;* wurde am 1. October in die Mitte der beiden Hornhäute mit reincultivirten Bakterien der 18. Generation geimpft; das rechte Auge wurde perforirt.

*Linkes Auge.* Das Auge eine mässige Menge Eiter absondernd; die Conj. palpebr. geröthet und geschwollen; die Conj. oculi injicirt, besonders um die Hornhaut herum; an der Mitte der Hornhaut ein kleiner gelber, erhobener Herd.

3. October. Die Injection der Conj. oculi hat zugenommen; die ganze Hornhaut leicht getrübt.

5. October. An der Impfstelle ein kleines Geschwür mit spiegelndem Grund und an der einen Seite eiterinfiltrirtem Rand; kleine strahlenförmige Ausläufer; kein Hypopyon.

9. October. Das Geschwür hat sich etwas vergrössert; die Randinfiltration ganz unbedeutend; kein Hypopyon; übrigens alle Symptome der Entzündung vermindert.

14. October. Das Geschwür seichter; sein Grund nicht länger spiegelnd, sondern matt, grauweiss. Dieselbe Farbe hat eine angrenzende Partie, so weit sich die gelbe Infiltration gestreckt hat; nur ein paar Gefässe erscheinen an der Conj. oculi.

20. October. Das Geschwür geheilt, eine grauweisse Trübung zurücklassend.

*Rechtes Auge.* 2. October. Die Augenlider geschwollen und zusammengeklebt; starke Injection der Conj. oculi; an der Mitte der Hornhaut eine gelbe Infiltration; das Kammerwasser getrübt.

3. October. An der Impfstelle ein 3 mm breites, 4 mm langes, seichtes Geschwür mit spiegelndem Grund, an die gelbe Infiltration unmittelbar angrenzend; die Hornhaut in ihrer ganzen Ausdehnung nicht unbeträchtlich getrübt; die vordere Kammer eiterähnlich getrübt.

4. October. Der obere Theil des Grundes des Geschwüres spiegelnd, der untere Theil infiltrirt; die Trübung der vorderen Kammer so stark, dass die Iris nicht unterschieden werden kann.

6. October. An der Mitte des Geschwüres erscheint ein kleiner, brauner, stecknadelkopfgrosser Prolaps von Iris.

9. October. Der Prolaps grösser; die Infiltration um das Geschwür herum mehr verbreitet; deutliche Ausläufer von dessen Rande sind nicht zu beobachten; die ganze Hornhaut beträchtlich getrübt; starke ciliäre Injection.

14. October. Der Prolaps noch grösser, sodass er den ganzen Grund des Geschwüres ausfüllt; seine Farbe ist jetzt mehr graugelb; eine concentrische Gefässinjection nähert sich allmählich dem Geschwür von der Peripherie der Hornhaut aus, nur einen 1 cm breiten Kreis um dasselbe herum frei lassend.

20. October. Die ganze Hornhaut vascularisirt; das Geschwür kleiner.

Die wahrscheinliche Erklärung der eben beschriebenen Symptome ist natürlich die, dass die in die Hornhautwunde eingeführten Bakterien in das Gewebe eingewandert sind und dort eine Ansteckung hervorgerufen haben. Jedoch habe ich an zwei andere Möglichkeiten der stattgefundenen Ansteckung gedacht, bezw. dass die Bakterien nicht durch eine ihnen eigenthümliche krankheitserregende Kraft die Veränderungen zuwege bringen würden, sondern dass diese dadurch entstehen würden, dass die eingeführte bakterienhaltige Gelatine ein mechanisches Hinderniss für die Wundheilung per primam darstellte und dass diese Heilung in Folge dessen per secundam, durch Eiterbildung erfolge; oder auch wären die krankhaften Erscheinungen in der That ein Ausdruck einer Infection, diese wäre aber nicht von den eingeimpften Bakterien, sondern von anderen, welche von aussen in den Conjunctivalsack hineingekommen und ferner in die Operationswunde hineingewandert waren, bedingt.

Um diese Möglichkeiten zu prüfen, nahm ich eine neue Versuchsreihe vor. An zehn Kaninchenaugen machte ich Schnitte ganz wie bei den früheren Versuchen, statt einer bakterienhaltigen Gelatine führte ich aber zwischen die Wundränder eine sterile. Bei allen diesen Versuchen wurde die Wunde ohne jede andere Reizung als eine gelinde Injection der Conj. oculi geheilt. Am zweiten Tage erschien nur eine schwache, grauweisse Trübung von etwa 3—4 mm Umfang. Diese nahm während den zwei darauffolgenden Tagen allmählich ab und nach 4—5 Tagen blieb nur eine ganz geringe, kaum merkbare Trübung der Hornhaut zurück.

Wenn also die eingeimpften Bakterien die krankhaften Veränderungen hervorrufen, sollte man dieselben in dem entzündeten Gewebe natürlich wiederfinden. Ferner sollte man aus dem künstlich hervorgerufenen Geschwür dieselben wieder reincultiviren können, sowie durch neue Inoculation mit diesen dieselben Veränderungen wie mit den ursprünglichen Dakryocystisbakterien noch einmal erzielen können. Um zu prüfen, inwiefern die früheren Versuche diesen Schlussfolgerungen entsprachen, machte ich die folgenden Untersuchungen.

Um Bakterien in dem infectirten Gewebe nachzuweisen, benutzte ich die Färbung mit Anilinfarben, besonders Gentianaviolett. Unmittelbar nach Tödtung des Kaninchens und Enucleiren des Auges, wurde die Hornhaut mittelst eines Gefriermikrotoms in feine Schnitte zertheilt. Der Nachweis von Bakterien in diesen Schnitten stellte sich aber als besonders schwierig dar, weil die Zellenauswanderung sehr lebhaft gewesen, und die stark gefärbten

Zellenkerne andere Gewebebestandtheile leicht verdeckten. Nach vielen misslungenen Versuchen erreichte ich in der folgenden Weise das erstrebte Resultat. Die Schnitte wurden während ein paar Secunden in eine 2 % wässerige Lösung von Gentianaviolett gebracht, darnach mit destillirtem Wasser ausgespült und in dieser Flüssigkeit untersucht. Wenn die Entzündung sich in ihrem ersten Stadium befand, bevor noch eine reichlichere Zellenauswanderung, wie am zweiten Tage, stattgefunden hatte, war es mit dieser Methode leicht, die Bakterien nachzuweisen. Sie lagen dann, in der Regel zu zweien, ziemlich reichlich überall in dem Gewebe in der Nähe der Impfstelle. Bei schon älterer Entzündung bot in Folge reichlicherer Zellenauswanderung die Untersuchung grössere Schwierigkeiten dar. Dennoch habe ich noch am siebenten Tage der Entzündung Bakterien finden können. Die Wundränder infiltrirend, kamen sie dann ein paar Mal in so unerhörten Massen vor, dass sie an vielen Orten das übrige Gewebe vollständig verdeckten. Von diesen Massen aus drangen hier und da Ausläufer von Bakterienhäufchen in das umgebende Gewebe weit hinein.

An einem künstlich hervorgerufenen Geschwür an der Hornhaut eines Kaninchens wurde die Oberfläche mit einem eben vorher sterilisirten Spatel abgekratzt. Dieser wurde dann in eine sterilisirte Blutserumgelatine, welche nachher einer Temperatur von 30—35° C. ausgesetzt wurde, eingestochen. Um die Stelle des Stiches herum wuchs während der nächstfolgenden Tage ein Bakterienhäutchen aus, welches dem unbewaffneten Auge dem ursprünglichen ganz ähnlich erschien und auch bei mikroskopischer Untersuchung sich als aus Mikroorganismen ganz desselben Aussehens wie diejenigen im Thränensacksecrete beobachteten bestehend erwies. Von diesen Bakterien wurde die vierte Generation in sechs Kaninchenaugen geimpft; bei allen sechs Fällen wurden dieselben krankhaften Erscheinungen, wie bei den früher beschriebenen, hervorgerufen.

Um die Wirkung der Bakterien, wenn sie subcutan eingeführt werden, zu prüfen, machte ich Versuche an fünf Kaninchen. Die zu impfende Stelle der Haut wurde rasirt und mit einer Sublimatlösung (1 : 1000) gewaschen. Dann wurde ein kleiner Schnitt, welcher zwischen der Haut und der Fascie verlängert wurde, so dass eine kleine taschenförmige Wunde entstand, gemacht. In die Tiefe dieser Wunde wurde ein wenig bakterienhaltige Gelatine eingeführt, wonach sie mit Catgut zusammengenäht und mit einem Lister'schen Verband bedeckt wurde. Bei allen fünf Fällen entstand um die Hautwunde herum eine Infiltration. Diese wurde am fünften Tage durchschnitten und es zeigte sich, dass sie aus käsigem Eiter bestand. Von diesem wurde mit einem sterilisirten Spatel eine ganz kleine Menge genommen und in eine Blutserumgelatine eingeführt. Um den Stich herum bildete sich ein Bakterienhäutchen, das makro- und mikroskopisch die früher beschriebenen Eigenschaften besass. Die vierte Generation dieser Bakterien wurde in fünf Kaninchenhornhäute eingeimpft und rief bei allen dieselben Veränderungen wie die ursprünglich reincultivirten hervor.

Aus diesen Versuchen an Kaninchen geht hervor:

Dass die in die Hornhaut geimpften Bakterien der Dakryocystitis eine ulceröse Keratitis, welche durch den spiegelnden Grund des Geschwüres, die von demselben ausgehenden, strahlenförmigen Ausläufer, das Hypopyon u. s. w. mit dem Ulcus serpens corneae beim Menschen eine auffallende Aehnlichkeit zeigen, hervorrufen. Man ist also gezwungen anzunehmen, dass es die Bakterien des Thränensacksecretes sind, welche bei Leuten, die an einer Dakryocystitis erkrankt sind, die bösartigen Hornhautentzündungen, besonders das Ulcus serpens corneae, bedingen.

Da ferner diese Bakterien, wenn sie subcutan eingeführt werden, Abscesse hervorrufen, so ist es wohl sehr wahrscheinlich, dass die phlegmonöse Dakryocystitis und die Blepharadenitis, welche den Thränensackkatarrh nicht selten compliciren, ihnen ihr Entstehen verdanken, und das um so mehr, als gleichartige Bakterien bei diesen beiden Krankheiten vorkommen. Selbst habe ich vier Fälle von Blepharadenitis und fünf Fälle von Dakryocystitis untersucht. Bei drei Fällen unter den ersteren, nicht aber bei dem vierten kamen in den Pusteln Mikroben vor; bei vier unter den fünf Fällen von phlegmonöser Dakryocystitis wurden Mikroorganismen, denjenigen bei der einfachen Dakryocystitis vorkommenden ähnlich, nachgewiesen, bei dem fünften aber keine. Bei diesen trat jedoch bei der Incision eine nicht unerhebliche Blutung auf, wodurch der Eiter beträchtlich verdünnt und also die Untersuchung in hohem Grade erschwert wurde. Ich möchte aber noch bemerken, dass die Abscesshöhle bei der phlegmonösen Dakryocystitis in offener Verbindung mit dem Thränensacke steht, und also Bakterien aus letzterem dem Eiter mechanisch zugemischt werden können.

Die Wahrscheinlichkeit davon, dass die beiden letzterwähnten Complicationen von einer Bakterieneinwanderung aus dem Thränensack verursacht werden, würde selbstverständlich eine kräftige Stütze erhalten, wenn es gelingen würde, die betreffenden Bakterien rein zu cultiviren und zu zeigen, dass sie in derselben Weise wachsen, sowie in die Hornhaut geimpft, dieselben Entzündungssymptome hervorrufen. Einige von mir in dieser Richtung angestellte Versuche haben jedoch noch keine bestimmten Resultate ergeben.

Sind diese Bakterien auch für das Entstehen des Thränensackkatarrhs von Bedeutung? Experimentell diese Frage zu beantworten, dürfte nicht ganz leicht sein. Wenn man die reincultivirten Bakterien in den Thränensack einführen sollte, so würden sie — weil sie die Fähigkeit nicht zu besitzen scheinen, sich an das Epithel festzusetzen — ohne Zweifel von der durch den Ductus lacrymalis strömenden Flüssigkeit sogleich weggespült werden. Wenn man sie dagegen subcutan in die Nähe des Thränensackes einführen sollte, so würden sie ganz sicher nur einen Abscess, aber keinen Katarrh hervorrufen. Da sie aber constant und in reichlicher Menge vorkommen, so ist es wohl wahrscheinlich, dass sie dazu beitragen, den Katarrh zu unterhalten und zu verschlimmern, wenn sie denselben auch nicht direct verursachen.

Hierzu im schwedischen Originale eine Tafel. Vgl. Nord. Med. Ark. XVI. 4.

IX

# Bakteriologische Studien über Dakryocystitis, Hypopyonkeratitis, Blepharadenitis und phlegmonöse Dakryocystitis.

(Hygiea. Medicinsk och Farmacevtisk Månadsskrift, Band XLVII, October 1885.)

Am Ende vorigen Jahres habe ich über einige von mir gemachte Untersuchungen über die Dakryocystitis und das Ulcus serpens berichtet.[1] Ich suchte nachzuweisen — was schon durch frühere Forschungen besonders von deutschen Gelehrten in hohem Grade wahrscheinlich gemacht worden ist —, dass das Ulcus serpens corneae von einer Bakterieneinwanderung, gewöhnlich aus dem Thränensacke, d. h. wenn dieser von einer Dakryocystitis angegriffen ist, bedingt sei. Bei 37 untersuchten Fällen der letztgenannten Krankheit hatte ich nämlich Bakterien constant gefunden, dieselben in Gelatine reincultivirt, die reincultivirten Bakterien in die Hornhaut des Kaninchens eingeimpft und dabei Entzündungsprocesse mit der Tendenz, die Form eines Ulcus serpens anzunehmen, constant hervorgerufen. Auch hatte ich bei zwei untersuchten Fällen von Ulcus serpens beim Menschen Bakterien gefunden.

Jedoch nicht allein bei dem Ulcus serpens oder der Hypopyonkeratitis im Allgemeinen, sondern auch bei zwei anderen Krankheiten, welche den Thränensackkatarrh compliciren, und zwar bei der Blepharadenitis und der phlegmonösen Dakryocystitis, begegnen wir Bakterien. Ich habe selber bei der Abfassung meiner früheren Abhandlung mehrere Fälle der beiden Krankheiten untersucht und dabei Bakterien fast constant gefunden. Auf Grund dessen sprach ich die Annahme aus, dass auch diese Krankheiten von einer Infection bedingt seien, sowie dass man, wenn sie einen Thränensackkatarrh begleiten, ihre Ursache in einer Bakterieneinwanderung aus dem Thränensacke zu suchen habe.

---

[1] Verhandl. d. Schwed. Ges. d. Aerzte S. 202 u. 264, 1884; Nord. Med. Ark. XVI, Nr. 25, 1884 (s. Abh. VIII).

Schon bei diesen Versuchen beobachtete ich einige Mal, dass die Vegetationen beim Cultiviren der Thränensackbakterien nicht immer in derselben Weise wuchsen, sondern eine etwas variirende Form darboten. Als ich dann die Bakterien der Blepharadenitis und der phlegmonösen Dakryocystitis untersuchte, stellte sich die Ungleichheit noch deutlicher dar; die Culturen der ersteren zeigten im Allgemeinen ein ganz anderes Aussehen als diejenigen der letzteren. Es war also einleuchtend, dass, wenn diese beiden die Dakryocystitis complicirenden Krankheiten thatsächlich durch eine Bakterieneinwanderung aus dem Thränensacke bedingt wären, dieser mehrere verschiedene Bakterienarten enthalten müsste.

Bei näherer Prüfung scheint dies auch nicht unwahrscheinlich zu sein. Der Thränensack bildet ja keine geschlossene Höhle, sondern er steht einerseits durch die Canaliculi und die Thränenpunkte, andererseits durch den Ductus nasolacrymalis und die Nasenhöhle in Communication mit der äusseren Luft, aus welcher natürlich eine Menge Bakterien in denselben hineinkommen können. Auch haben schon vorher einige Verfasser im Thränensacksecrete verschiedene Bakterien nachgewiesen. Holmer giebt an, dass er in denselben nicht nur Kokken, sondern auch Bacillen gefunden habe[1] und dieselbe Angabe findet man auch bei Schmidt-Rimpler.[2]

Im vergangenen Sommer nahm ich das Studium des Thränensacksecretes wieder auf und suchte die verschiedenen Bakterien desselben zu trennen. Bisher habe ich in dieser Hinsicht zehn Fälle untersucht und dabei vier verschiedene Arten, drei Mikrokokken und einen Bacill, isoliren können. Von diesen Mikroben sind im Allgemeinen mehrere Arten zusammen vorgekommen; nur bei drei Fällen fand ich nur eine Bakterienart im Secret. Bevor ich den Bericht meiner Untersuchung fortsetze, dürfte es am zweckmässigsten sein, die gefundenen Bakterien, welche ich vorläufig *A*, *B*, *C* und *D* nennen will, zuerst zu beschreiben.

*A* und *B*. Diese beiden Bakterien wachsen in üppigen Vegetationen sowohl an Bsg[3] und Fpa wie auch an Fpg, welche letztere

[1] Holmer, Om Ulcus serpens corneae, Kopenhagen 1883, S, 59.

[2] Schmidt-Rimpler, Augenheilkunde 1885, S. 447.

[3] Der Kürze wegen bezeichne ich in dieser Abhandlung Blutserumgelatine mit Bsg, Fleischextract-pepton-gelatine mit Fpg und Fleischextract-pepton-agar mit Fpa.

von den Bakterien geschmolzen wird, bevor sich eine charakteristische Culturform noch gebildet hat. Alle beide sind kleine, vollkommen kugelförmige Kokken und einander so ähnlich, dass sie mikroskopisch nicht unterschieden werden können. Im Secrete kommen sie gewöhnlich zu zweien oder auch einzeln oder in kleinen aus drei oder vier oder mehreren Kokken bestehenden Gruppen vor. Cultivirt bilden sie in der Regel grosse, zusammenhängende Haufen. Wo sie weniger dicht liegen, kommen sie theils in kleinen Haufen, theils zu zweien oder einzeln vor. Nur ausnahmsweise sind sie zu kurzen Ketten angeordnet. Die einzige Differenz zwischen den beiden Bakterien ist die verschiedene Farbe ihrer Vegetationen; diejenige der ersten ist rein weiss, die der anderen dagegen, je nach dem Alter, heller oder dunkler gelb bis orange.

*C.* Diese Bakterie ist sowohl im Secrete wie auch in den Culturen in der Regel zu langen Ketten von etwas verschieden grossen Kokken angeordnet. Oft liegen in den Ketten je zwei einander näher, zuweilen zerfallen sie jedoch in einzelne oder paarweise Kokken. Die Bakterie wächst in schwachen Culturen sowohl an Bsg, Fpg und Fpa ohne sie zu schmelzen. Sie wuchert in ganz kleinen, höchstens 1 mm. grossen, halb durchsichtigen Herden. Bei meinen ersten Versuchen, welche an der weniger durchsichtigen Blutserumgelatine gemacht wurden, entgingen mir diese Herde vollständig, und ich glaubte daher, dass der betreffende Versuch erfolglos war. Bei Cultivirung an Fpg zeigten sich dagegen deutliche, wenn auch kleine Culturen, diese wuchsen aber ausserordentlich langsam und es gelang mir nicht, in dieser Weise die Bakterie länger als bis auf die dritte Generation zu cultiviren. Erst bei Cultivirung an Fpa und bei Brütofentemperatur wuchs sie bei der Ueberführung von Gelatine zu Gelatine kräftiger. Aber auch diese Culturen waren schwach und leicht zu übersehen: sie bildeten nur ein feines Häutchen um den Impfstich herum und zeigten übrigens dieselbe Eigenthümlichkeit wie die erste Generation, nämlich eine Tendenz in eine Menge von kleinen punktförmigen Herden zu zerfallen.

*D.* Diese Bakterie stellt ein kleines Stäbchen, welches im Thränensacksecrete sehr oft vorkommt, dar. Sie wächst üppig in grossen Herden an Bsg, Fpa und Fpg und verbreitet einen schwach putriden oder moderigen Geruch.

Ausser diesen Cultivirungsversuchen mit dem Thränensacksecret habe ich auch einige Versuche mit der Blepharadenitis und mit der phlegmonösen Dakryocystitis vorgenommen.

Von Blepharadenitis habe ich ausser den vorher erwähnten fünf Fällen, noch 14 neue Fälle mit Abscessen in den Ciliarwurzeln zu untersuchen Gelegenheit gehabt.[1] Bei acht unter diesen Fällen fand ich nur die Bakterie A, bei vier A und B zusammen und bei zwei nur B. Der eine der Fälle, wo ich nur der Bakterie B begegnete, trat als Complication einer Dakryocystitis auf, und im Secret dieser wurde dieselbe Bakterie in grosser Menge nachgewiesen.

Von der phlegmonösen Dakryocystitis habe ich in toto zwölf Fälle, darin die vorher erwähnten fünf Fälle eingerechnet, untersucht. Bei elf unter diesen fand ich überwiegend Kettenbakterien, beim zwölften dagegen einen anderen Micrococcus, wahrscheinlich A. Bei sechs Fällen mit Kettenbakterien habe ich Reinculturen vorgenommen. Bei fünf von diesen entwickelte sich nur C, bei dem sechsten dieselbe Bakterie nebst B in geringer Menge. C scheint also diejenige Bakterie zu sein, die in der Regel bei der phlegmonösen Dakryocystitis vorkommt.[2]

Wie bekannt, ist es gelungen, vier verschiedene Mikroorganismen, welche dem Menschen pyogen sind, zu unterscheiden, und zwar Staphylococcus pyogenes aureus und albus, Streptococcus pyogenes und Micrococcus tenuis.[3]

Da nun drei von den Mikroben, welche im Thränensacksecrete vorkommen, auch bei der Blepharadenitis und der phlegmonösen

---

[1] Diese Abscesse sind von wechselnder Grösse, von der geringsten, nur bei genauer Untersuchung merkbaren, bis zu derjenigen der grösseren Gerstenkörner, gewesen. Das Sammeln des Secretes hat in der Regel in der Weise stattgefunden, dass die Cilie, welche die Mitte des Abscesses bildet, entfernt und der Eiter an einem eben ausgeglühten Platindraht aufgefangen wurde. Die grösseren Gerstenkörner sind mittelst eines, mit concentrirtem Spiritus desinficirten und mit Borwatte abgetrockneten Messers geöffnet worden.

[2] In diesem Zusammenhange dürften zwei Fälle von Dakryocystitis, bei welchen nur Streptococcus pyogenes im Secrete vorkam, einer Erwähnung werth sein. In beiden war kurz bevor sie unter meine Behandlung kamen, eine phlegmonöse Dakryocystitis erschienen, und bei dem einen, wo dies schon mehrmals stattgefunden, recidivirte diese Krankheit nicht weniger als drei Mal im Laufe der drei Monate, während welcher ich den Fall behandelte.

[3] Rosenbach, Die Wundinfectionskrankheiten. Zu diesen vier Bakterien fügt Passet (Fortschritte der Medicin 1885, Heft 2 und 3) noch eine, Bacillus pyogenes foetidus, hinzu.

Dakryocystitis nachgewiesen worden sind und demnach fähig zu sein scheinen, theils in den Wurzeln der Cilien, theils in dem subcutanen Gewebe vor dem Thränensack Abscesse hervorzurufen lag es nahe anzunehmen, dass sie wahrscheinlich, mit einigen der gewöhnlichen pyogenen Bakterien identisch seien. Daher habe ich dieselben nach den Reactionen, welche Rosenbach in seiner Arbeit „Die Mikroorganismen der Wundinfectionskrankheiten des Menschen" angiebt[1], geprüft und dabei gefunden, dass die Bakterien A, B und C in der That Staphylococcus aureus und albus sowie Streptococcus pyogenes sind.

Auf den ersten Blick könnte es sehr eigenthümlich erscheinen, dass unter diesen drei Bakterien zwei in der Regel in die Wurzeln der Cilien, der dritte dagegen in die Haut vor dem Thränensack hineinwandern sollten. Jedoch stimmt dies mit früher bekannten Thatsachen sehr gut überein. Nach Ogston und Rosenbach würden nämlich die Staphylokokken im Allgemeinen locale und circumscripte Abscesse, Streptococcus pyogenes dagegen Abscesse eines mehr „erysipelatoiden Charakters" hervorrufen. Wenn man nun bedenkt, wie oft die phlegmonöse Dakryocystitis mit einer starken Schwellung nicht nur der Gegend vor dem Thränensack, sondern auch der Augenlider und der ganzen Hautpartie bis zu der Nase und der Wange herab, und nicht selten sogar mit allgemeinem Unwohlsein und Fieber anfängt, während dagegen die kleinen Abscesse bei der Blepharadenitis sich in der Regel scharf abgegrenzt halten, ohne einige besondere Störungen der Umgebung oder des allgemeinen Zustandes hervorzurufen, dürfte man die Vermuthung kaum unwahrscheinlich finden, dass die beiden Krankheiten in der Regel von einer Einwanderung verschiedener Bakterien bedingt sind.

Mit allen vier Bakterien habe ich an der Hornhaut des Kaninchens Impfungen vorgenommen. Bei denselben bin ich in folgender Weise zu Werke gegangen. Nachdem das Auge durch Cocain vollkommen schmerzlos gemacht worden, wurde ein Beer'sches Staar-

[1] Ausserdem habe ich mit Bakterien aus anderen Abscessen, bis jetzt allerdings nur drei, und zwar 1. aus einem Abscess hinter dem Ohre bei einem 8jährigen Mädchen, 2. aus einer suppurativen Bursitis bei einem 54jährigen Manne, 3. aus einem Abscess hinter dem Ohre bei einer 20jährigen Frau, vergleichende Culturversuche vorgenommen. Diese Versuche ergaben bei 1. nur die Bakterie A, bei 2. und 3. die Bakterien A und B zusammen.

messer in schiefer Richtung zwischen den Hornhautlamellen 3—4 mm tief eingestochen. Dadurch wurde eine taschenförmige Wunde gemacht, und in diese Wunde mittelst eines eben ausgeglühten Platindrahtes ein wenig bakterienhaltige Gelatine eingeführt. Ich habe zusammengenommen 40—50 Impfversuche gemacht, keinen einzigen ohne Erfolg. Gleichgültig ob die eine oder die andere dieser Bakterien zur Inoculation benutzt wurde, wurde dadurch eine mehr oder weniger heftige Entzündung, welche fast immer als eine ulceröse Hypopyonkeratitis erschien, constant hervorgerufen. Das Geschwür zeigte oft einen spiegelnden Grund mit infiltrirtem Rande, und von diesem gingen zuweilen radiäre Streifen aus nach der weniger getrübten Umgebung, d. h. die Entzündung nahm ziemlich oft den Charakter eines Ulcus serpens an.

Hieraus scheint also deutlich hervorzugehen, dass die Bakterien des Thränensacksecretes für die Hornhaut pathogen sind. Jedoch darf man nur mit grosser Vorsicht die an Thieren gemachten Erfahrungen auf den Menschen übertragen. Ist es doch gar nicht undenkbar, dass eine Bakterie, die beim Kaninchen eine ulceröse Hypopyonkeratitis hervorruft, für die Hornhaut des Menschen ganz und gar unschädlich ist. Damit der Beweis entscheidend sein soll, muss man daher nachweisen, dass die betreffenden Bakterien in der That auch bei den entsprechenden Entzündungsprocessen beim Menschen vorkommen. Dies ist aber sehr schwierig, weil es nur selten zutrifft, dass ein mit dieser Krankheit behaftetes Auge enucleirt werden muss. Ich habe jedoch in einer anderen Weise eine Lösung erstrebt, indem ich nämlich mittelst eines eben ausgeglühten Platindrahtes oder eines kleinen Metallspatels das Cornealgeschwür vorsichtig gekratzt und nachher das so Erhaltene untersucht habe. Diese Methode habe ich bei vier Fällen von Ulcus serpens angewandt und bei allen die Gegenwart von Bakterien nachweisen können. Aber nur bei dem folgenden Falle habe ich Reinculturen gemacht.

Ein 22jähriger Mann erschien in der Augenpoliklinik zu Södermalm am 14. August. Er hatte seit höchstens zwei Tagen beobachtet, dass sein linkes Auge etwas lichtscheu war und einen, übrigens nur gelinden Schmerz an der Stirn und an der Schläfe empfunden. Bei der Untersuchung fand ich eine mässige Injection um die Hornhaut herum sowie an der Hornhaut selbst, etwas excentrisch nach aussen, ein ganz kleines, nur bei schiefer Beleuchtung merkbares, kaum mehr als 1 mm grosses, oberflächliches, spiegelndes Geschwür, welches nach der einen Seite eiterinfiltrirt war; nach aussen von der eiterinfiltrirten Partie wurde eine schwächere, nur leicht opalescente Zone beobachtet. In dieser erschienen einige deutliche, radiäre, von dem infiltrirten Rande des Geschwüres ausgehende Streifen. Kein Hypopyon konnte beobachtet werden.

Trotz der geringen Ausdehnung des Geschwüres, gab sein Aussehen jedoch die Veranlassung anzunehmen, dass es einen Ulcus serpens in seinem ersten Beginn darstellte. Ich kratzte daher das Geschwür vorsichtig mit einem eben ausgeglühten Platindraht und machte mit diesem Stiche in zwei Gelatinen; aus beiden erhielt ich Reinculturen von Staphylococcus pyogenes albus, mit welchen an die Hornhäute einiger Kaninchen Impfversuche von positivem Erfolg gemacht worden sind. Die Beweiskette muss also — was diese Bakterie betrifft — als vollständig aufgefasst werden.

Dagegen habe ich die übrigen drei Bakterien bei keiner Hornhautkrankheit beim Menschen wiedergefunden. Jedoch bin ich bei einem Hypopyon bei einer Entzündung, welche nach einer Staaroperation auftrat und den vollständigen Verlust des Auges bedingte, der stäbchenförmigen Bakterie begegnet.

Die an der Hornhaut des Kaninchens gemachten Impfversuche haben also ergeben:

*Staphylococcus pyogenes albus.* Diese Bakterie ist aus der Dakryocystitis, Blepharadenitis und einem Fall von Ulcus serpens cultivirt und in sechs bezw. sechs und vier, zusammen 16 Kaninchenhornhäute eingeimpft worden. Ausserdem ist sie aus einem Falle von phlegmonöser Dakryocystitis cultivirt worden, jedoch ohne dass Inoculationsversuche damit gemacht worden sind.

*Staphylococcus pyogenes aureus.* Diese Bakterie ist aus der Dakryocystitis und Blepharadenitis cultivirt sowie in je vier, zusammen acht, Kaninchenhornhäute eingeimpft worden.

*Streptococcus pyogenes.* Diese Bakterie ist aus dem purulenten Thränensackkatarrh und der phlegmonösen Dakryocystitis cultivirt worden. Mit den aus der letzterwähnten Krankheit erhaltenen Culturen ist Impfung in sechs Kaninchenhornhäute vorgenommen worden.

*Die stäbchenförmige Bakterie.* Diese ist von Dakryocystitis und von einem Hypopyon stammend cultivirt und in zehn, bezw. vier Kaninchenhornhäute eingeimpft worden.

Alle diese Impfversuche haben, wie schon erwähnt, ohne Ausnahme positiven Erfolg gehabt. Von den durch Inoculation hervorgerufenen Entzündungen sind die Bakterien wieder cultivirt worden, wodurch ich mich davon überzeugt habe, dass in der That die eingeführten Bakterien und nicht möglicherweise andere, in die Impfwunde zufällig hineingekommene die Entzündung hervorgerufen haben. Auch sind diese Bakterien im entzündeten Gewebe mikroskopisch nachgewiesen worden.

Die Ergebnisse dieser Untersuchungen zeigen deutlich, dass verschiedene Bakterien für die Hornhaut pathogen sind. Dies stimmt auch mit früheren Beobachtungen überein. Nicht nur sind eingewanderte Bakterien gefunden worden, sondern Leber hat sogar einen Fall von Hypopyonkeratitis, wo der gewöhnliche Schimmelpilz (Aspergillus glaucus) in der entzündeten Hornhaut beobachtet worden ist, beschrieben.

Die Hypopyonkeratiten, welche beim Menschen vorkommen, sind oft in wesentlich verschiedenem Grade bösartig. Zuweilen gehen sie sehr leicht zurück, oft zeigen sie schon von ihrem allerersten Anfang an eine extreme Malignität und rufen, trotz der kräftigsten Behandlung, eine schnelle und vollständige Zerstörung der ganzen Hornhaut hervor. Dass diese verschieden grosse Heftigkeit der Krankheit von der Menge der eingeführten Bakterien nicht bedingt ist, hat Schmidt-Rimpler deutlich nachgewiesen. Er fand nämlich bei seinen Impfversuchen mit dem Thränensacksecrete, dass die Heftigkeit der hervorgerufenen Entzündung in keinem Verhältniss zu der Menge von Bakterien im Impfmaterial stand. Dagegen dürfte sie nicht selten von der verschieden ansteckenden Kraft der verschiedenen Bakterien, welche die Entzündung hervorrufen, bedingt sein. Wenigstens habe ich eine nicht unwesentliche Differenz der Heftigkeit der Symptome beobachtet, je nachdem ich die eine oder die andere Bakterie eingeimpft habe. Da nun auch die Entzündungen im Uebrigen mehrere, wenn auch nicht sehr wesentliche Verschiedenheiten darboten, erlaube ich mir einige der Impfversuche als Belege hier anzuführen.

*1. Weisses Kaninchen-Männchen,* mit der 14. Generation von Staphylococcus pyogenes albus, aus einer Blepharadenitis cultivirt, am 2. August geimpft.

*Rechtes Auge.* 3. Aug. Die Augenlider geschwollen, stark zusammengeklebt; starke Eiterabsonderung aus der Bindehaut;

Conj. palpebralis stark geröthet und geschwollen; Conj. oculi lebhaft injicirt. An der Impfstelle erscheint ein 2—3 mm breiter, gelber, etwas erhobener Herd, die Hornhaut im Uebrigen leicht getrübt, ebenso das Kammerwasser; die Pupille zusammengezogen.

4. Aug. Die Augenlider leicht zusammengeklebt, die Injection der Conj. oculi etwas vermindert; an der Impfstelle erscheint fortwährend der gelbe Herd, dessen Rand an der einen Seite etwas gekerbt, an der anderen ulcerirt ist; in der Tiefe der vorderen Kammer erscheint ein kleines Hypopyon.

6. Aug. Der gelbe Herd hat sich verbreitet und ist jetzt etwa 5—6 mm breit; an dessen einem Rande erscheint fortwährend eine Ulceration von 2—3 mm Breite; das Hypopyon hat sich vergrössert und ist jetzt etwa 4 mm hoch.

9. Aug. Fortwährend Ulceration, welche unmittelbar an den gelben Herd grenzt; das Hypopyon verschwunden; ein Gefässkranz streckt sich von der Conj. oculi aus nach dem Hornhautrand hinüber.

11. Aug. Der Gefässkranz hat sich an der Hornhaut weiter ausgebreitet und nähert sich ihrer Mitte.

13. Aug. Die Ulceration 4—5 mm breit; ihr Grund ist eiterinfiltrirt, ebenso der Rand, welcher unmittelbar an den gelben Herd grenzt; der letztere hat sich beträchtlich vermindert. Der von der Conj. oculi ausgehende Gefässkranz hat sich noch mehr der Mitte der Hornhaut genähert und erreicht jetzt den Rand der Ulceration von oben; Conj. palpebralis fortwährend etwas geschwollen, ziemlich injicirt und in unbedeutendem Grade absondernd.

21. Aug. Fortwährend Schwellung und Absonderung aus der Conj. palpebralis; die Hornhaut concentrisch injicirt. Die Ulceration fast geheilt.

*Linkes Auge.* 4. Aug. Mässige Absonderung aus der Bindehaut, Schwellung und Röthe der Conj. palpebralis; ciliäre Injection; an der Impfstelle erscheint ein gelber, erhabener Herd mit ungleichmässigem, hier und da gekerbtem Rande; in der Tiefe der vorderen Kammer ein kleines Hypopyon.

6. Aug. An der Impfstelle ein ganz kleines, leicht zu übersehendes Geschwür, dessen einer Rand infiltrirt ist; diese Infiltration geht in den gelben Herd direct über; das Hypopyon hat bis zu einer Höhe von 3—4 mm zugenommen.

9. Aug. Ein concentrischer Gefässkranz hat angefangen aus der Conj. oculi über den Rand der Hornhaut hineinzuwachsen.

Die gesammte Hornhaut ist ziemlich getrübt; das Hypopyon resorbirt.

11. Aug. Das Geschwür 2—3 mm breit. Die aus der Conj. oculi entstammenden Gefässe erreichen den Rand des Geschwüres.

13. Aug. Die Ulceration hat sich noch mehr vergrössert und ist jetzt etwa 4—5 mm breit. Sowohl ihr Grund, wie auch ihr einer Rand ist gelblich infiltrirt, die Randinfiltration hängt mit dem gelben Herd, dessen Umfang beträchtlich abgenommen hat, zusammen. Die Trübung der Hornhaut hat zugenommen.

21. Aug. Die ganze Hornhaut ist vascularisirt und undurchsichtig, die Ulceration fast geheilt; die Conj. palpebralis fortwährend schwach geschwollen und roth, sowie etwas absondernd.

*2. Braunes Kaninchen-Weibchen*, mit der fünften Generation von Staphylococcus pyogenes albus, von einem Ulcus corneae (serpens incipiens[1]) cultivirt, am 24. August geimpft.

*Rechtes Auge*. 25. Aug. Ziemlich starke Absonderung aus der Bindehaut, jedoch keine Zusammenklebung der Augenlider; die Conj. palpebralis sehr geschwollen und geröthet; die Conj. oculi lebhaft injicirt; in der Mitte der Hornhaut bei der Impfstelle erscheint eine 3—4 mm grosse, graugelbweisse Trübung, welche von einem schwächeren blauweissen Kreis umgeben ist.

26. Aug. Der Herd mehr gesättigt gelb und etwas erhoben; an der Impfstelle selbst erscheint eine 1—2 mm breite Ulceration; in der Tiefe der vorderen Kammer ein kleines Hypopyon.

27. Aug. Die Ulceration etwas grösser, 2—3 mm breit.

29. Aug. Die Ulceration 3—4 mm breit, ihre Oberfläche und ihr einer Rand eiterinfiltrirt; fortwährend Hypopyon.

*Linkes Auge*. 25. Aug. Ziemlich starke Absonderung aus der Bindehaut, jedoch keine Zuklebung der Augenlider; die Conj. oculi geschwollen und geröthet, die Conj. bulbi lebhaft injicirt; in der Mitte der Hornhaut ein gelbweisser, erhobener und von einer schwach getrübten Partie umgebener Herd.

26. Aug. Der gelbe Herd an dem Rande hier und da oberflächlich ulcerirt; Hypopyon.

27. Aug. Eine grosse, 2—3 mm breite Ulceration, welche halbmondförmig den gelben Herd umfasst.

29. Aug. Das Kammerwasser getrübt, so dass die Iris kaum

[1] Der oben erwähnte Fall.

unterschieden werden kann; in der unteren Hälfte der vorderen Kammer ein Hypopyon.

Das Thier wurde getödtet und die Augen enucleirt.

*3. Lichtbraun und weisses Kaninchen - Männchen,* am 2. August mit der siebenten Generation von Staphylococcus pyogenes aureus, aus Dakryocystitis cultivirt, geimpft.

*Rechtes Auge.* 3. Aug. Ziemlich reichliche Absonderung aus der Bindehaut, mässige Schwellung der Augenlider, keine Zuklebung; lebhafte Injection der Conj. oculi, an der Impfstelle ein 2—3 mm breiter, gelbweisser, etwas erhobener Herd; die Hornhaut übrigens klar.

4. Aug. Die Injection der Conj. oculi geringer, sie besteht aus wenigen, radiären Gefässen, welche sich in der Nähe der Hornhaut verästeln und zu einem Kranz um den Cornealrand herum anastomosiren; der gelbe Herd ist von einer schwach blauweissen Zone, in welcher einige undeutliche, radiäre, von dem Herde ausgehende Streifen erscheinen, umgeben.

6. Aug. An der Stelle des Stiches eine ganz kleine, oberflächliche Ulceration; der gelbe Herd ist von der beschriebenen Zone umgeben, und in dieser erscheinen zwei mehr gesättigte, mit dem Herde concentrische, bogenförmige Kreise.

9. Aug. Die Ulceration undeutlich, etwa 2 mm breit, spiegelnd; kein Hypopyon.

11. Aug. Die Ulceration kaum merkbar, der Herd bedeutend blasser, nur in seiner Mitte etwas gelblich; die Umgebung schwach blauweiss.

13. Aug. Der Herd noch schwächer markirt; die Pericornealinjection fast verschwunden.

21. Aug. An der Impfstelle nur eine blauweisse Trübung.

*Linkes Auge.* 3. Aug. Die Conj. palpebralis ziemlich geschwollen und geröthet, mässig absondernd; die Conj. oculi lebhaft injicirt, an der Impfstelle ein 2—3 mm breiter, erhobener, gelber Herd; die Hornhaut übrigens ziemlich klar.

4. Aug. An der Stelle des Stiches ein oberflächliches, 2—3 mm breites Geschwür, dessen einer Rand infiltrirt ist; die Infiltration geht in den gelben Herd direct über. Die Pupille zusammengezogen.

6. Aug. Das Geschwür fortwährend ganz klein, 2—3 mm breit und sowohl in der Tiefe wie an seinem einen Rand infiltrirt;

der gelbe Herd wie am rechten Auge von einer Zone umgeben; in derselben erscheinen zwei concentrische, schwach markirte Kreise; aus dem gelben Herd strecken sich an einer Stelle mehrere feine radiäre Streifen in den inneren Kreis.

9. Aug. Das Geschwür fortwährend unbedeutend; die beiden concentrischen Kreise sind noch sichtbar, die radiären Streifen aber nunmehr kaum merkbar; die Pericornealinjection bedeutend vermindert.

13. Aug. Die Ulceration viel seichter; alle Symptome sind in Abnahme begriffen.

21. Aug. Ein ganz kleines Geschwür mit schwach blauweisser Oberfläche und Umgebung ist noch sichtbar; einige Gefässe aus der Conj. oculi erreichen den oberen Rand des Geschwüres.

*4. Weisses Männchen,* am 24. August mit der vierten Generation von Staphylococcus pyogenes aureus, von einer Blepharadenitis cultivirt, geimpft.

*Rechtes Auge.* 25. Aug. Starke Absonderung aus der Bindehaut, bedeutende Schwellung und Röthe der Conj. palpebralis, lebhafte Injection der Conj. oculi; an der Impfstelle ein gelber, erhobener, 3 mm breiter Herd mit etwas gekerbtem Rand.

26. Aug. Eine ganz kleine, 1—2 mm breite, nicht spiegelnde Ulceration an der Stelle des Stiches.

27. Aug. Die Ulceration mehr verbreitet, 5—6 mm lang, 2—3 mm breit, mit Randinfiltration, welche auf den gelben Herd direct übergeht; kein Hypopyon.

7. Sept. Der gelbe Herd verkleinert, nunmehr nur eine 2 mm breite Infiltration an dem einen Rand der Ulceration darstellend; sie ist fortwährend oberflächlich und wenig spiegelnd; die Hornhaut im Uebrigen leicht getrübt; kein Hypopyon, lebhafte pericorneale Infiltration, den Hornhautrand überschreitend.

17. Sept. Das Geschwür fast geheilt, seine Oberfläche und Umgebung blauweiss; eine Menge von Reparationsgefässen von der Conj. oculi nähert sich demselben und erreicht nach oben seinen Rand.

*Linkes Auge.* 25. Aug. Die Augenlider geschwollen, zugeklebt; bei deren Oeffnen fliesst Eiter reichlich aus; die Conj. oculi äusserst lebhaft injicirt und geschwollen; an der Impfstelle ein 3—4 mm breiter gelber Herd; die ganze Hornhaut übrigens leicht getrübt; die Pupille etwas verengt.

26. Aug. Der gelbe Herd scharf markirt; an dem Stiche ist sein Rand ulcerirt; nirgends eine Andeutung einiger Ausläufer; in der Tiefe der vorderen Kammer ein 2 mm hohes Hypopyon.

27. Aug. Die Ulceration etwa 4 mm breit, spiegelnd; ihr dem gelben Herd zugekehrter Rand infiltrirt; die infiltrirte Partie von einer schmalen, blauweissen Zone umgeben; die Hornhaut übrigens leicht opalescent; fortwährend Hypopyon.

29. Aug. Fortwährend Hypopyon.

7. Sept. Das Geschwür etwa 10 mm gross, spiegelnd; der gelbe Herd ist etwas verkleinert und grenzt wie eine 2—3 mm breite Infiltration den einen Rand des Geschwüres ab; das Hypopyon verschwunden; fast die ganze Hornhaut vascularisirt.

21. Sept. Ein ganz seichtes Geschwür dauert noch fort; die Vascularisation der Hornhaut beträchtlich verkleinert; jedoch erscheint noch eine Menge von Gefässen, welche den Rand der Hornhaut überschreiten und sich bis zu dem Rande des Geschwüres erstrecken; die Tiefe und die nächste Umgebung des Geschwüres blauweiss; die ganze Hornhaut übrigens wolkig getrübt.

*5. Braunes Männchen,* am 3. August mit der 13. Generation der von einer Dakryocystitis cultivirten stäbchenförmigen Bakterie geimpft.

*Rechtes Auge.* 4. Aug. Mässige Schwellung und Röthe der Conj. palpebralis, unbedeutende Absonderung aus der Bindehaut; die Conj. oculi von gröberen, oberflächlichen Gefässen, welche sich in der Gegend des Hornhautrandes theilen und um denselben herum zu einem Gefässkranz zusammenfliessen, injicirt; an der Impfstelle erscheint ein 2—3 mm breiter, etwas gelbweisser Herd, die Hornhaut in dessen nächster Umgebung ganz leicht getrübt, übrigens ganz hell; die Pupille etwas verengt.

6. Aug. An der Stelle des Stiches ein etwa 4 mm breites, spiegelndes Geschwür, welches unmittelbar an den gelben Herd grenzt. An seinem freien Rande erscheinen einige, ganz kurze, radiäre Streifen; die Hornhaut in der Umgebung leicht getrübt; kein Hypopyon.

9. Aug. Die ganze pericorneale Injection fast verschwunden; das Geschwür dauert fort; der gelbe Herd beträchtlich verkleinert wie ein schmaler Gürtel in einer Richtung den Rand des Geschwüres infiltrirend; keine Ausläufer.

11. Aug. Unbedeutende Röthe und Schwellung der Conj.

palpebralis; die ganze pericorneale Injection verschwunden; das Geschwür etwa 4 mm breit; die Infiltration blasser, blauweiss.

13. Aug. Die nächste Umgebung des Geschwüres wolkig getrübt; eine äusserst unbedeutende Absonderung aus der Bindehaut.

30. Aug. Das Geschwür geheilt, eine unbedeutende Trübung zurücklassend.

*Linkes Auge.* Mässige Absonderung von der Hornhaut, mässige Schwellung, aber lebhafte Röthe der Conj. palpebralis; Conj. oculi stark injicirt; an der Impfstelle erscheint ein 2 mm breiter, etwas gelblicher, erhobener, von einem schwach getrübten Felde umgebener Herd; in dem unteren Theil der vorderen Kammer einige Eiterhäufchen; die Pupille schwach zusammengezogen.

6. Aug. Der gelbe Herd 3—4 mm breit; an der Stelle des Stiches ein kleines Geschwür mit gelbem infiltrirtem Grund und Rand; Hypopyon.

9. Aug. Das Geschwür grösser, 2—3 mm breit; das Hypopyon beträchtlich verkleinert; die Injection der Conj. oculi weniger lebhaft, am stärksten am Rande der Hornhaut.

11. Aug. Das Geschwür wie vorher; die Infiltration viel blasser; das Hypopyon verschwunden; nur eine Andeutung der Injection der Conj. oculi.

13. Aug. Noch eine kleine Schwellung und eine unbedeutende Röthe der Conj. palpebralis; die Injection der Conj. oculi hat ganz aufgehört; das Geschwür von einem schwach getrübten Felde umgeben.

21. Aug. Das Geschwür kaum merkbar; die Hornhaut in dessen Umgebung ganz unbedeutend getrübt.

*6. Braun und weisses Männchen*, am 26. August mit der fünften Generation der von einem Hypopyon cultivirten stäbchenförmigen Bakterie geimpft.

*Rechtes Auge.* 27. Aug. Das Auge thränend; Conj. palpebralis lebhaft geröthet und etwas geschwollen; ziemlich lebhafte pericorneale Injection; an der Stelle des Stiches eine schwache Trübung der Hornhaut; die Pupille etwas verengt.

28. Aug. Die Pupille stark verengt, die Trübung an der Stelle des Stiches mehr gesättigt, grauweiss.

29. Aug. Die Trübung hat sich verbreitet, ist jetzt etwa 3 mm breit und von einer schwächer getrübten Partie umgeben; an der

Stelle des Stiches ein kleines spiegelndes Geschwür; in der Tiefe der vorderen Kammer ein 2—3 mm breites Hypopyon.

2. Sept. Das Geschwür 2—3 mm breit; die infiltrirte Partie hinsichtlich ihres Umfanges beträchtlich verkleinert und viel blasser; das Hypopyon resorbirt; die pericorneale Injection ganz unbedeutend.

7. Sept. Das Geschwür viel seichter, jedoch fortwährend deutlich; seine Umgebung schwach blauweiss; die pericorneale Injection verschwunden; die Conj. palpebralis noch etwas geröthet.

*Linkes Auge.* 27. Aug. Keine Absonderung von der Bindehaut; die Conj. palpebr. roth, wenig geschwollen, lebhafte pericorneale Injection; an der Stelle des Stiches eine schwache Trübung; die Pupille verengt.

28. Aug. Unbedeutende Absonderung aus der Bindehaut; die Trübung der Hornhaut gesättigter; an dem Stiche ein oberflächliches, undeutliches Geschwür; in der Tiefe der vorderen Kammer ein ganz kleines Hypopyon; die ganze Conj. oculi lebhaft injicirt.

29. Aug. Das Geschwür fortwährend sehr unbedeutend, an den grauweissen Herd, dessen entgegengesetzter Rand einige ganz kurze, undeutliche Ausläufer zeigt, unmittelbar angrenzend; die Hornhaut im Uebrigen schwach getrübt; das Hypopyon etwa 2 mm hoch.

2. Sept. Das Geschwür etwas grösser, etwa 2 mm breit; der Herd blasser; das Hypopyon verschwunden.

7. Sept. Das Auge noch etwas feuchtend, die Conj. palpebralis schwach geröthet und unbedeutend geschwollen; die ganze Injection der Conj. oculi verschwunden; das Geschwür kaum merkbar: die Hornhaut in der Umgebung schwach blauweiss.

20. Sept. Das Geschwür geheilt, eine geringe Trübung zurücklassend.

7. *Braunes Weibchen*, am 6. September mit der sechsten Generation des von einer phlegmonösen Dakryocystitis cultivirten Streptococcus pyogenes geimpft.

7. Sept. Die Conj. palpebr. etwas roth und wenig geschwollen; die Conj. oculi mässig injicirt, die Hornhaut an der Impfstelle schwach getrübt; keine Absonderung von der Bindehaut.

9. Sept. Die Trübung in der Mitte der Hornhaut etwas stärker; an der Stelle des Stiches ein kleines dreieckiges, spiegelndes Geschwür, dessen einer Rand infiltrirt ist, diese Infiltration geht auf

die getrübte Partie direct über; die Conj. oculi lebhaft injicirt, die Pupille verengt.

11. Sept. Die Infiltration 4—5 mm lang, 2—3 mm breit; von ihrem einen Rande gehen mehrere deutliche, aber kurze Ausläufer aus; ihr anderer Rand grenzt unmittelbar an das Geschwür, welches jetzt etwa 2—3 mm breit ist; in dem unteren Theil der vorderen Kammer ein ganz kleines Hypopyon.

12. Sept. Die Infiltration fortwährend mit deutlichen Ausläufern; das Hypopyon verschwunden.

14. Sept. Das spiegelnde Geschwür dauert noch fort, die Infiltration hat abgenommen, kein Hypopyon; die Injection der Conj. oculi hat fast aufgehört.

16. Sept. Die pericorneale Injection vollständig verschwunden, ebenso die Infiltration; das Geschwür fortdauernd mit schwach blauweissem Grund und ähnlicher Umgebung.

25. Sept. Das Geschwür kaum merkbar; die Mitte der Hornhaut leicht getrübt.

*Linkes Auge.* 7. Sept. Mässige Röthung der Conj. palpebralis, unbedeutende Injection der Conj. oculi, schwache Trübung der Mitte der Hornhaut; die Pupille etwas verengt.

9. Sept. Stärkere Trübung in der Gegend um die Impfstelle; lebhafte Injection der Conj. oculi.

10. Sept. Die Infiltration der Hornhaut etwa 4 mm lang, 2 mm breit; an ihrem einen Rande bei der Impfstelle ein kleines dreieckiges, spiegelndes Geschwür.

12. Sept. Die Infiltration zeigt eine Menge von deutlichen Ausläufern; in der vorderen Kammer ein 3—4 mm breites Hypopyon.

14. Sept. Die Infiltration zeigt fortwährend deutliche Ausläufer; die Hornhaut in ihrer nächsten Umgebung leicht getrübt; das Hypopyon etwas verkleinert, etwa 2 mm hoch; das Geschwür etwa 3 mm breit.

16. Sept. Das Hypopyon verschwunden; die Infiltration beträchtlich verkleinert, ebenso die pericorneale Injection.

29. Sept. Das Geschwür kaum merkbar, sein Grund und seine Umgebung blauweiss; die pericorneale Injection vollständig verschwunden.

*8. Weisses Männchen,* am 6. Sept. mit der fünften Generation des aus einer phlegmonösen Dakryocystitis cultivirten Staphylococcus pyogenes geimpft.

*Rechtes Auge.* 7. Sept. Die Conj. palpebralis lebhaft geröthet und etwas geschwollen; mässige Injection der Conj. oculi; an der Stelle des Stiches eine schwache Trübung der Hornhaut; die Pupille verengt.

9. Sept. Lebhafte Injection der Conj. oculi; die Trübung der Hornhaut stärker grauweiss; von dem Rande der Trübung geht eine Menge von sehr deutlichen, radiären Streifen aus; an der Stelle des Stiches ist sie ulcerirt; der Grund des Geschwüres spiegelnd; kein Hypopyon.

10. Sept. Das Geschwür beträchtlich vergrössert, die grauweisse Infiltration halbmondförmig umfassend; an dem freien Rande der Infiltration erscheinen fortwährend deutliche Ausläufer; die Hornhaut in ihrer Umgebung leicht getrübt.

12. Sept. Das Geschwür wie vorher; die Ausläufer weniger deutlich.

14. Sept. Der grauweisse Herd verkleinert, eine schmale Infiltration längs dem concaven Rande des halbmondförmigen Geschwüres bildend; starke pericorneale Injection, auf die Hornhaut etwas übergreifend.

17. Sept. Das Geschwür fortwährend spiegelnd; die Infiltration beträchtlich schwächer; die pericorneale Injection hat fast aufgehört.

25. Sept. Das Geschwür fast geheilt, einen blauweissen Fleck zurücklassend.

*Linkes Auge.* 7. Sept. Conj. palpebralis lebhaft geröthet und mässig geschwollen; die Conj. oculi ziemlich injicirt; die Gegend um die Impfstelle in 2—3 mm Ausdehnung ziemlich getrübt.

9. Sept. Lebhafte Injection der Conj. oculi; die Trübung in der Mitte der Hornhaut hat zugenommen und bildet jetzt einen ziemlich gesättigten, 2—3 mm breiten, grauweissen Herd, dessen Rand an der einen Seite wie gekerbt, an der anderen, der Impfstelle zugekehrten, ulcerirt. Das Geschwür ist ganz klein, oberflächlich und spiegelnd.

10. Sept. Der Herd hat sich verbreitet, ist nunmehr 5—6 mm lang, 3—4 mm breit, mit undeutlichen Ausläufern; das Geschwür klein, spiegelnd; die gesammte Hornhaut leicht getrübt.

12. Sept. Die ganze Hornhaut matt, so dass die Iris kaum unterschieden werden kann; das Geschwür 2—3 mm breit; ein etwa 3 mm hohes Hypopyon.

14. Sept. Der Herd intensiv gelb, die Hornhaut hervorgewölbt; das Geschwür beträchtlich vertieft; das Hypopyon 4—5 mm hoch.

17. Sept. Das Geschwür hat die Hornhaut, die in ihrer ganzen Ausdehnung undurchsichtig ist, perforirt; eine äusserst intensive pericorneale Injection ein paar Millimeter auf die Hornhaut übergreifend.

25. Sept. Fortwährend Geschwür in der Mitte der Hornhaut, welche beträchtlich hervorgewölbt, opak und vascularisirt ist.

---

Eine augenfällige Differenz zwischen den durch Inoculation an Kaninchen hervorgerufenen Hornhautentzündungen und denjenigen bei an Dakryocystitis erkrankten Menschen auftretenden, ist ihr verschiedener Ausgang. Während jene in den weitaus meisten Fällen nach einer längeren oder kürzeren Zeit anfangen zurückzugehen und allmählich aufhören, ohne ernstere Veränderungen der Hornhaut als einen grösseren oder kleineren Fleck zurückzulassen, rufen diese, wenn sie sich selbst überlassen werden, in der Regel eine vollständige Zerstörung der Hornhaut hervor. Die Ursache dieser Verschiedenheit findet sich ganz sicher in der verschiedenen Weise, wie die Injection stattfindet; in dem einen Falle werden die Bakterien nur ein Mal, in dem zweiten dagegen mittelst des aus dem Thränensack regurgitirenden Secretes unaufhörlich eingeführt.[1] Nach den freilich nur wenigen Versuchen, die ich gemacht, nach einer ausgelaufenen Entzündung noch ein Mal dieselbe Bakterie einzuimpfen, zu urtheilen, scheint es, als ob eine vorhergehende Invasion dieser Bakterien keine Immunität gegen eine neue Infection zurücklassen würde. Es ist daher wahrscheinlich, dass eine ununterbrochene Einwanderung von dem Thränensack durch das einmal aufgetretene Geschwür stattfindet und in dieser Weise der Krankheit stets neue Nahrung giebt. Dies stimmt auch mit der klinischen Erfahrung überein, dass die Hauptbedingungen für das Zurückgehen der Hornhautentzündung das Aufheben der ursprünglichen Krankheit des Thränensackes ist.

Ausser diesen Versuchen an der Hornhaut des Kaninchens habe ich auch einige subcutane Inoculationen an denselben Thieren

---

[1] Vgl. HOLMER, Ulcus serpens, S. 48.

ausgeführt. Nachdem eine Hautpartie rasirt und mit Sublimat (1 : 1000) sorgfältig desinficirt worden war, wurde durch Transfixion ein kleiner Hautschnitt gemacht; dieser wurde dann etwa 3 cm lang zwischen Haut und Fascie verlängert. In der Tiefe dieser Wunde wurde etwas bakterienhaltige Gelatine eingeführt, wonach die Wunde mit Catgut zusammengenäht wurde. Alle die hierbei benutzten Instrumente waren mit absolutem Alkohol sorgfältig desinficirt.[1] Mit Staph. pyog. albus wurden vier, mit Staph. pyog. aureus zwei und mit der stäbchenförmigen Bakterie fünf Versuche gemacht. Schon am Tage nach der Inoculation konnte man um die Impfstelle herum eine deutliche Infiltration merken; nach noch drei bis vier Tagen wurde Fluctuation beobachtet und beim Schnitt zeigte sich Eiter. Von diesem wurden die eingeimpften Bakterien wieder reincultivirt.[2]

Auf Grund der vorliegenden Untersuchungen glaube ich eine Frage, welche ich in meiner früheren Abhandlung unentschieden lassen musste, jetzt beantworten zu können, nämlich welche Bedeutung die bei der Dakryocystitis vorkommenden Bakterien bei der Entstehung des Thränensacksecretes selbst beanspruchen können? Stellen sie vielleicht seine Ursache dar? Meiner Ansicht nach ist die letzte Frage entschieden zu verneinen. Drei von den vier im Secrete vorkommenden Mikroorganismen sind ja gewöhnliche pyogene Bakterien, und auch wenn sie oft mit der vierten zusammen vorkommen, so sind sie doch mehrmals allein beobachtet worden. Aber so viel bis jetzt bekannt ist, können diese Bakterien, welche bei ihrer Einwanderung Abscesse mit Pus bonum et laudabile hervorrufen, keinen krankhaften Process an einer Schleimhaut veranlassen. Wie oft geschieht es z. B., dass Eiter aus einem Abscess in der Nähe des Auges zufällig in den Conjunctivalsack kommt, dass eine Zahnbeule sich in der Mundhöhle öffnet, eine phlegmonöse Angina ihren Inhalt in die Rachenhöhle entleert, ein Empyem einen Bronchus durchbricht, oder ein Abscess der Fossa recto-ischiadica seinen Inhalt in das Rectum ergiesst! Dies alles gehört der tagtäglichen Erfahrung des practischen Arztes an. Dieselbe lehrt aber

[1] Da jedoch diese Methode die Möglichkeit einer Infection durch andere Bakterien als die absichtlich eingeführten nicht ausschliesst, wurde zur Controle an denselben Thieren in eine andere Hautwunde sterile Gelatine eingeführt.

[2] Auch die stäbchenförmige Bakterie ist also für Kaninchen pyogen, was beim Menschen nicht der Fall zu sein scheint.

auch, dass dabei in der Schleimhaut, mit welcher der Eiter in Berührung gekommen ist, keine Entzündung entsteht; oder mit anderen Worten, dass die im Eiter enthaltenen Bakterien keinen Katarrh hervorrufen können. Es ist daher wenig wahrscheinlich, dass dieselben Bakterien, welche für andere Schleimhäute vollkommen unschädlich sind, für die Schleimhaut des Thränensackes pathogen sein sollten. Auf der anderen Seite ist es kaum denkbar, dass die Menge von Bakterien, welche beim Thränensackkatarrh vorkommen, gar keinen Einfluss auf denselben hätten. Meinerseits habe ich mir die Sache in folgender Weise vorgestellt. Wenn die Thränencanäle normal sind, findet eine ununterbrochene Strömung von Thränen durch dieselben vom Conjunctivalsacke zu der Nase statt. Die Bakterien, welche durch die Rima oculi in den Conjunctivalsack hineinkommen, werden von diesem Strome mitgeschleppt, da sie unvermögend sind, sich an das Epithel, welches gegen sie eine undurchdringliche Mauer bildet, festzusetzen. Wenn aber ein Hinderniss für den Thränenstrom entsteht, wie z. B. bei einer Verdrängung des Canalis lacrymalis, stockt der Inhalt des Thränensackes und die Bakterien, welche dort hineinkommen, finden dann günstigere Bedingungen für ihre Entwickelung: ist ja die Ruhe einer Flüssigkeit für die Entwickelung der Mikroben ebenso günstig, wie die Bewegung hindernd. Bei ihrer Entwickelung und Vermehrung in Millionen rufen sie eine Veränderung des Inhalts des Thränensackes hervor. Dieser abnorme Inhalt reizt seinerseits heftig die Wände des Thränensackes und bedingt dadurch eine lebhafte Neubildung und Anwanderung lymphoider Zellen. Dieser Auffassung gemäss, würden also die Bakterien nicht das Thränensackleiden selbst hervorrufen, aber durch ihre Reizung dazu beitragen, dasselbe zu verschlimmern.

Betreffs der drei Krankheiten, welche den Thränensackkatarrh zuweilen compliciren, dürften die vorliegenden Untersuchungen als eine Stütze der folgenden Ansichten angesehen werden können:

Die kleinen Abscesse der Ränder der Augenlider, welche bei der Blepharadenitis vorkommen, sind in der Regel von einer Einwanderung von Staphylococcus albus oder aureus oder allen beiden in die Wurzeln der Cilien bedingt. Wenn sie eine Dakryocystitis compliciren, sind sie in den meisten Fällen dadurch verursacht, dass diese Bakterien im Thränensacke vorkommen und von dort in die Cilienwurzeln eindringen.

Die phlegmonöse Dakryocystitis wird in den meisten Fällen von einer Einwanderung von Streptococcus pyogenes vom Thränensack in das vor demselben liegende Gewebe hervorgerufen. Wahrscheinlich können auch andere pyogene Bakterien (Staph. alb. und aureus) durch ihre Einwanderung die Krankheit verursachen.

Die Hypopyonkeratitis kann von mehreren verschiedenen Bakterien verursacht werden; die verschiedene Heftigkeit, mit welcher die Krankheit auftritt, hat wahrscheinlich oft ihren Grund in einer Einwanderung von in verschiedenem Grade ansteckungsfähigen Bakterien. Wenn das Leiden eine Dakryocystitis complicirt, wird es durch eine Bakterieneinwanderung vom Thränensack aus hervorgerufen.

Hierzu im schwedischen Originale eine Tafel, reproducirt in „Revue générale d'ophtalmologie" IV. Nr. 12, p. 552. 1885.

X

# Weitere Beobachtungen über die Dakryocystitis und ihre Complicationen.

(Hygiea. Medicinsk och farmacevtisk Månadsskrift, Bd. XLIX. Febr. 1887.)

Bei der Sitzung der Schwedischen Gesellschaft der Aerzte am 8. September 1885 sowie im Octoberhefte der Hygiea desselben Jahres berichtete ich über einige Untersuchungen über den Thränensackkatarrh und dessen Complicationen. Ich hatte damals bei zehn Fällen von Dakryocystitis aus dem Secrete vier verschiedene Bakterien (unter welchen die gewöhnlichen pyogenen Bakterien Staphylococcus albus und aureus sowie Streptococcus pyogenes) rein cultivirt; diese Mikroorganismen hatte ich in die Hornhaut des Kaninchens eingeimpft und dabei Hypopyonkeratiten hervorgerufen; endlich hatte ich gefunden, dass zwei unter den vier Bakterien (Staphyl. albus und aureus) für die kleinen Abscesse bei Blepharadenitis constant waren sowie dass eine (Streptococcus pyogenes) die gewöhnliche Ursache der phlegmonösen Dakryocystitis darstellte.

Etwa zu derselben Zeit (am 15. September 1885) hielt Sattler auf dem Ophthalmologen-Congress zu Heidelberg einen Vortrag über seine Untersuchungen über die Bakterien der Dakryocystitis. Er hatte eine viel grössere Anzahl Fälle (26) als ich untersucht und auch mehrere Bakterien, und zwar zehn verschiedene Arten (vier Mikrokokken und sechs stäbchenförmige Bakterien) gefunden. Unter den Mikrokokken fanden sich auch Staph. pyogenes aureus und albus, welche bei 85 % aller Fälle vorkamen. In der Discussion nach dem Vortrage erwähnte Leber, dass er auch den Streptococcus pyogenes gefunden habe — eine Beobachtung, deren Richtigkeit Sattler durch fortgesetzte Culturversuche bestätigt hat. Es dürfte also als entschieden angenommen werden, dass die drei genannten pyogenen Bakterien bei dem Thränensackkatarrh vorkommen.

Dies Verhalten, dass gewöhnliche pyogene Bakterien bei dem Thränensackkatarrh oft und bei mehreren Fällen der Krankheit ausschliesslich vorkommen, zeigt deutlich, dass sich keine für diese Krankheit specifische Bakterien finden. Ich habe auch nicht gesucht, neue Arten aus dem Thränensacksekrete darzustellen, sondern statt dessen nur diejenigen Bakterien, welche bei den Complicationen vorkommen, studirt. Ich habe also drei neue Fälle von Ulcus serpens[1] untersucht und bei zweien Staph. albus allein, bei dem dritten Staph. albus und aureus zusammen gefunden. Von phlegmonöser Dakryocystitis habe ich vier neue Fälle untersucht; unter diesen waren bei dreien die Mikroorganismen überwiegend zu Ketten, bei dem vierten dagegen in Achten und kleineren Gruppen geordnet. Unter jenen zeigte die Reincultur bei einem Falle Strept. pyogenes allein, bei dem zweiten dieselbe Bakterie nebst wenig zahlreichen Staph. albus, bei dem dritten ebenfalls Strept. pyogenes nebst einer ganz kleinen Menge von Staph. aureus. Bei dem vierten kam nur Staph. aureus vor. Von Blepharadenitis habe ich sechs neue Fälle untersucht; bei vieren kam nur Staph. albus, bei zweien nur Staph. aureus vor.

Schon in meiner ersten Mittheilung über die Dakryocystitis (S. Abh. VIII) hob ich hervor, dass die dabei vorkommenden Bakterien sich in verschiedener Hinsicht von den Gonokokken unterscheiden. Ich habe auch jetzt keine Gründe, diese Auffassung zu verändern. Freilich findet man beim Thränensackkatarrh oft Mikrokokken, welche ganz wie die Gonokokken im Trippereiter zu zweien oder zu dreien und vieren oder in kleineren Gruppen im Secrete frei liegen: man begegnet aber niemals der für die Gonokokken so äusserst charakteristischen Gruppirung in den Lymphzellen und um deren Kerne herum. Und auch die klinischen Symptome widerlegen es bestimmt, dass die Gonokokken bei dem Thränensackkatarrh vorkommen. Wenn dies thatsächlich der Fall wäre, so würden sie natürlich aus dem Thränensack in den Conjunctivalsack leicht hineinkommen und dort eine purulente Ophthalmie desselben Charakters wie die gonorrhoische Entzündung hervorrufen können. Jedoch hat wohl Niemand diese Complication einer Dakryocystitis

[1] Mit einer sterilisirten Discissionsnadel kratzte ich das Geschwür vorsichtig und untersuchte das so erhaltene theils mikroskopisch, theils mittelst Reinculturen.

beobachtet. Auf der anderen Seite kommt freilich, obwohl äusserst selten, eine Dakryocystitis als Complication einer purulenten Ophthalmie vor, und man könnte darin Veranlassung finden, den Wahrscheinlichkeitsschluss zu ziehen, dass sich bei diesen seltenen Ausnahmefällen Gonokokken im Thränensack entwickeln; jedoch muss man auch bei dieser Schlussfolgerung sehr vorsichtig sein. Bei der starken Infiltration der Augenlider bei einer purulenten Ophthalmie können die Thränenpunkte leicht zuschwellen oder vom Augapfel entfernt, und dadurch die Strömung der Thränenflüssigkeit durch den Duct. lacrymalis unterbrochen werden. Dann bietet sich aber den Bakterien sogleich die Möglichkeit dar, von einer anderen Seite und zwar von der Nase aus in den Thränencanal einzudringen. Im Nasenschleim kommen nämlich selbstverständlich zahlreiche Bakterien vor. Bei jedem Athemzug strömt ja die atmosphärische Luft in die Nase; die Luft enthält in reichlicher Menge Bakterien oder Sporen, einige von diesen setzen sich an die Wände der Nasenhöhle fest und entwickeln sich dort. Bei normalen Verhältnissen werden diese Bakterien durch den in entgegengesetzter Richtung fliessenden Thränenstrom daran verhindert, in den Thränensack hineinzudringen. Wenn der Thränenstrom aber einmal unterbrochen ist, ist auch das bedeutendste Hinderniss für die Invasion der Bakterien in den Saccus lacrymalis weggeräumt. Es ist durchaus nicht unwahrscheinlich, dass der Thränensackkatarrh, welcher die gonorrhoische Augenentzündung zuweilen complicirt, von aus der Nase kommenden Bakterien und nicht von aus der Bindehaut eingewanderten Gonokokken hervorgerufen wird — ein Verhalten, welches übrigens nur durch die bakteriologische Untersuchung derartiger Fälle bestimmt nachgewiesen werden kann.

Wie bekannt, kommt bei der Dakryocystitis noch eine Affection der Bindehaut vor, gewöhnlich nur eine Hyperämie, oft aber eine wirkliche Conjunctivitis. Es liegt natürlich nahe anzunehmen, dass diese Affection der Bindehaut von aus dem Thränensack gekommenen Bakterien verursacht ist. In seinem Heidelberger Vortrage giebt Sattler auch an, dass er durch mehrere von den reincultivirten Bakterien, wenn sie beim Kaninchen in den Conjunctivalsack waren eingeführt worden, Schwellung, Röthe und Schleimsecretion aus der Bindehaut, und zwar oft in einem recht bedeutendem Grade, hervorgerufen hat. Bei meinen früheren Untersuchungen habe ich zwar keine ausführlicheren Versuche in Betreff dieser

Conjunctivitis vorgenommen, die wenigen Beobachtungen, die ich gemacht, stimmen aber mit den Angaben SATTLER's nicht überein. Um die Frage näher zu studiren wurden neue Versuche gemacht.

Eine Schwierigkeit bei diesen Versuchen entsteht durch die Menge von Bakterien, die im Thränensacksecrete vorkommen. Wenn es auch gelingen sollte nachzuweisen, dass mehrere unter diesen Bakterien keine Conjunctivitis hervorrufen, würde aber doch die Möglichkeit zurückbleiben, dass eine von den übrigen für die Bindehaut pathogen wäre. In seinem Vortrage giebt SATTLER auch nicht an, welche unter den gefundenen Bakterien die Conjunctivitis hervorrufen. Bei meinen Versuchen erwählte ich den Staph. aureus, theils weil derselbe beim Thränensackkatarrh sehr gewöhnlich ist, theils weil ich bei einem Falle der betreffenden Krankheit nur diesen allein gefunden hatte. Ausserdem bin ich demselben bei einer Menge Fälle von Blepharadenitis, bei einem Fall von Ulcus serpens (nebst Staph. albus) und endlich bei zwei Fällen von phlegmonöser Dakryocystitis, also bei allen Complicationen der Dakryocystitis, wo ich überhaupt Bakterien gefunden, begegnet. Es kommt aber noch hinzu, dass diese Bakterie, wenn sie in die Hornhaut des Kaninchens eingeimpft wird, eine Hypopyonkeratitis, welche von einer heftigen Entzündung der Bindehaut begleitet wird, hervorruft.

*I. Versuch.* Mit einem eben ausgeglühten Platindraht wurde der Staph. aureus bei acht Kaninchen in das Fornix des einen Auges eingeführt. Dies wurde während einer Woche ein Mal täglich wiederholt. Bei dreien der Versuchsthiere zeigte sich nach dieser Zeit keine Veränderung, bei dreien erschien eine kaum merkbare Röthe und vielleicht eine kleine, auf das obere Fornix beschränkte Schwellung der Conj. palpebralis, bei zweien traten endlich an der Conj. palpebralis an der Impfstelle eine deutlichere Röthe und an der Conj. oculi eine circumscripte Injection hervor. Die Injection erstreckte sich bei dem einen Kaninchen bis auf den Limbus corneae, welcher in 1—2 mm Ausdehnung ganz leicht und unbedeutend getrübt war.

Bei diesen Versuchen hatte, wie oben erwähnt, das Einlegen der bakterienhaltigen Gelatine mittelst eines dünnen Platindrahts stattgefunden. Es war aber möglich, dass der Draht irgend eine Läsion der Bindehaut hervorgerufen hatte und dass diese bei dem (wenn auch unbedeutenden) Erfolg mitbetheiligt gewesen. Dies schien mir besonders bei den zwei zuletzt erwähnten Fällen eingetreten zu sein, denn die Kaninchen waren bei der Inoculation unbändig gewesen und hatten sich beim Einführen der bakterienhaltigen Gelatine mehrmals heftig bewegt. Ich machte daher neue Versuche, bei welchen ich statt des Platindrahts einen an den beiden Enden durch Schmelzen wohl abgerundeten Glasstab benutzte.

*II. Versuch.* Bei fünf Kaninchen wurde bakterienhaltige Gelatine drei Mal mit je halbstündlicher Zwischenzeit in das eine Auge eingelegt. Am folgenden Tage erschien bei zweien keine Veränderung, bei den drei übrigen zeigten sich an der Impfstelle eine ganz unbedeutende Röthe und eine kaum merkbare Schwellung. Die Veränderungen waren nur bei genauerem Vergleich mit dem anderen Auge zu entdecken und verschwanden nach zwei bis drei Tagen.

*III. Versuch.* Bei fünf Kaninchen wurde mit absichtlicher Gewalt der Staph. aureus in das linke Auge eingelegt; in das rechte Auge wurde eine ebenso starke mechanische Reizung mit dem Glasstabe ausgeübt, jedoch ohne Einführung von Bakterien. Bei drei Kaninchen war am folgenden Tage die Reizung stärker an dem linken Auge, bei zweien dagegen an dem rechten Auge.

*IV. Versuch.* Vier Kaninchen. Unter Anwendung von Cocain als anästhetisches Mittel wurde die Conjunctiva am oberen Fornix mittelst eines Staarmessers durchschnitten, dann Bakterien in das rechte Auge, nicht aber in das linke eingelegt. Bei einem Kaninchen zeigte sich die Wirkung an beiden Augen etwa gleich stark, bei den drei übrigen fand dagegen an dem rechten Auge an der Impfstelle eine stärkere Reizung mit Eiterinfiltration in den Wundrändern statt.

Bei diesen Versuchen an Kaninchen wurde also sogar durch wiederholtes Einführen von Staph. aureus entweder gar keine oder auch eine äusserst unbedeutende, nur bei einem genauen Vergleich zwischen dem inoculirten und dem nicht-inoculirten Auge merkbare Reizung hervorgerufen. Freilich zeigte sich die Wirkung bei Inoculation nach Durchschneidung der Bindehaut stärker, aber auch in diesem Falle entwickelte sich kein Katarrh. Ferner habe ich bei mehreren Kaninchen auch Culturen von Staph. albus und Streptococcus pyogenes in den Conjunctivalsack eingeführt, jedoch ohne mit diesen Bakterien eine grössere Wirkung als mit

Staph. aureus zu erzielen. Es scheint mir auch wenig annehmbar, dass die Conjunctivitis, welche den Thränensackkatarrh begleitet, von einer Infection in der gewöhnlichen Meinung, d. h. von einer Bakterieneinwanderung in das Gewebe der Hornhaut bedingt wäre. Die Bakterien, welche bei der Dakryocystitis am öftesten vorkommen, sind ja gewöhnlich pyogene Bakterien, und gegen solche sind die Schleimhäute im Allgemeinen immun. Es scheint mir daher wahrscheinlicher, dass die Bakterien, welche mit dem regurgitirenden Secret aus dem Saccus lacrymalis in den Conjunctivalsack unaufhörlich hineinkommen, eine Veränderung der Thränenflüssigkeit hervorrufen und dadurch, mittelbar, die Bindehaut reizen.

Die complicirende Conjunctivitis wäre also von etwa denselben Bedingungen wie der Thränensackkatarrh selbst abhängig. Beide Krankheiten sind nicht als Infectionskrankheiten in der gewöhnlichen Meinung aufzufassen, d. h. sie entstehen nicht dadurch, dass für sie eigenthümliche oder specifische Bakterien in das Gewebe hineinwandern und dadurch den krankhaften Process hervorrufen, sondern bei ihnen entwickelt sich an der Oberfläche des Gewebes eine Menge von Bakterien verschiedener Art. Wahrscheinlich können aber in Folge der Entzündung Epithelialabhebungen stattfinden und durch die derart gebildeten Oeffnungen Bakterien in das Gewebe secundär einwandern und dadurch den Process verschlimmern. —

Dass eine derartige Einwanderung wenigstens in das Gewebe des Thränensacks secundär stattfinden kann, zeigt die phlegmonöse Dakryocystitis, welche von einer Invasion pyogener Bakterien aus dem Thränensack in das umgebende Bindegewebe bedingt ist.

In meiner früheren Mittheilung sprach ich die Vermuthung aus, dass die verschieden grosse Heftigkeit der Hypopyonkeratiten, welche beim Menschen bei dem Thränensackkatarrh vorkommen, wahrscheinlich zum Theil von der verschieden grossen Ansteckungsfähigkeit derjenigen Bakterien, welche das Leiden hervorrufen, bedingt ist, und erwähnte als Stütze dieser Auffassung einige Beispiele des verschiedenartigen Charakters bei den an der Kaninchenhornhaut hervorgerufenen Keratiten, je nachdem die eine oder die andere Bakterie eingeimpft worden ist. Bei meinen fortgesetzten Untersuchungen habe ich die folgenden Verschiedenheiten bei den durch Inoculation hervorgerufenen Hornhautentzündungen constatirt.[1]

*Staphylococcus aureus und albus.* Diese beiden Bakterien rufen Keratiten, welche gewöhnlich von einer intensiven Conjunctivitis begleitet werden und mit äusserst heftigen Initialsymptomen beginnen, hervor. Schon innerhalb 24 Stunden sind die Augenlider beträchtlich geschwollen und zusammengeklebt, Conj. palpebr. lebhaft geröthet und geschwollen, Eiter in ziemlich reichlicher Menge absondernd, Conj. oculi intensiv und gleichförmig injicirt mit starker Chemosis. An der Impfstelle erscheint schon jetzt ein ziemlich gesättigt gelber Abscess; dieser ulcerirt in der Regel am dritten oder vierten Tage und lässt ein Geschwür mit eiterinfiltrirtem Rande zurück, welches Geschwür an seinem freien Rande oft eingekerbt ist, aber verhältnissmässig selten die langen, feinen, strahlenförmigen Ausläufer, welche das Ulcus serpens beim Menschen charakterisiren, darbietet. Das Geschwür oder die Eiterinfiltration können sich oberflächlich oder in die Tiefe ausbreiten, rufen Perforation der Hornhaut, Prolaps von Iris und adhärente, partielle oder örtliche Leukome hervor. Diese ernsthaften Veränderungen sind bei etwa 15°/₀ meiner Impfversuche mit diesen Bakterien erschienen.

*Streptococcus pyogenes.* Diese Bakterienform ruft Keratiten eines schleichenden Charakters hervor. Am zweiten Tage erscheinen weder Schwellung noch Zusammenklebung der Augenlider, auch keine merkbare Schwellung und Röthe der Conj. palpebr., sondern nur eine mässige pericorneale Injection sowie eine schwache

[1] Aus diesen Verschiedenheiten der durch Inoculation an Kaninchenhornhäuten hervorgerufenen Keratiten dürfte man freilich zu der Schlussfolgerung berechtigt sein, dass auch beim Menschen verschiedene Bakterien wahrscheinlich Keratiten von verschiedenem Charakter hervorrufen. Dagegen darf man nicht schliessen, dass dieselbe Bakterie Keratiten ganz desselben Aussehens beim Menschen und beim Kaninchen hervorrufe. Theils können ja Verschiedenheiten zwischen der Hornhaut des Menschen und derjenigen des Kaninchens existiren, welche der Entzündung einen verschiedenen Charakter verleihen, theils ist auch die Art und Weise der Inoculation ganz gewiss von Bedeutung. Bei Inoculation an Kaninchen wird durch eine verhältnissmässig grosse Incisionsöffnung auf ein Mal, aber auch nur ein Mal, eine ganze Menge von Bakterien eingeführt, während dagegen bei der Hypopyonkeratitis beim Menschen durch einen, in der Regel ganz kleinen Epithelverlust wahrscheinlich eine ununterbrochene Einwanderung während einer längeren Zeit stattfindet.

Trübung der Hornhaut an der Impfstelle. Die Trübung nimmt am dritten und vierten Tage zu und zeigt oft sehr deutliche Ausläufer, so dass das Ganze nicht selten in einem gewissen Grade einem Stern ähnlich ist. Die Infiltration geht am dritten oder vierten Tage in eine Ulceration über. Während der ganzen Dauer des Processes sind die Reizungssymptome unbedeutend, jedoch sind diese Keratiten nicht weniger bösartig als die vorher besprochenen, und auch hier findet nicht selten Perforation und vollständige Zerstörung der Hornhaut statt.

*Die stäbchenförmige Bakterie.* Die durch diese Bakterie hervorgerufenen Keratiten verlaufen entschieden günstiger, als die vorher erwähnten. Oft stellte nur ein unbedeutender, in 4—5 Tagen vorübergehender örtlicher Abscess die einzige Folge der Inoculation dar. Bei den meisten Fällen sind freilich Hypopyonkeratiten eingetreten, diese sind aber im Allgemeinen schneller verlaufen und haben kaum bei einem einzigen Falle eine vollständige Zerstörung der Hornhaut hervorgerufen, wenn nämlich die letztere nicht bei der Inoculation durchstochen worden ist und die Bakterien solcherart in die vordere Kammer direct eingeführt worden sind. Wenn dagegen dies stattgefunden hat, sind äusserst heftige Entzündungen, welche in der Regel zur vollständigen Zerstörung des Auges geführt haben, hervorgerufen worden. Ich erinnere in diesem Zusammenhange an einen Operationsfall, dessen ich in meiner früheren Mittheilung nur ganz flüchtig erwähnte. Es bezog sich auf einen Kranken im Seraphimer Lazareth, welcher wegen eines Staars operirt, ohne dass eine vorhandene, ganz unbedeutende Dakryocystitis vorher bemerkt und behandelt worden ist. Nach der Operation trat eine äusserst heftige Entzündung auf, welche endlich zum Verlust des Auges führte. Um das in der vorderen Kammer entstandene Hypopyon zu entfernen, wurde einige Tage nach der Operation eine Incision der Hornhaut gemacht, und durch das wohlwollende Entgegenkommen des Herrn Prof. Rossander bekam ich die Gelegenheit, dabei den heraustretenden Eiter aufzufangen und theils mikroskopisch, theils durch Reinculturen zu untersuchen. In diesem Eiter zeigte das Mikroskop keine anderen Bakterien als eine reichliche Menge von Stäbchen, und bei der Reincultur wurden ebenfalls fast ausschliesslich dieselben Mikroorganismen erhalten. Diese zeigten sich pathogen, wenn sie in die Hornhaut des Kaninchens eingeimpft wurden. Es ist also kaum zu bezweifeln, dass nicht nur die pyogenen, sondern auch andere in dem Thränensack vorkommende Mikroorganismen die Rolle von Krankheitserregern bei Augenoperationen spielen können.

Wie bekannt, tritt das Ulcus serpens beim Menschen fast immer in der Mitte der Hornhaut oder in ihrer Nähe auf. Bei meinen früheren Inoculationen hatte ich auch geglaubt zu bemerken, dass die durch Inoculation hervorgerufenen Entzündungen heftigere Symptome zeigten, wenn die Inoculation in der Mitte der Hornhaut, als wenn sie in der Nähe ihrer Peripherie stattgefunden hatte. Um dies Verhalten näher zu untersuchen, habe ich folgende Versuche ausgeführt.

*V. Versuch.* Die Inoculation wurde mit Staphylococcus aureus vorgenommen, nach stattgefundener Cocainisirung bei vier Kaninchen an dem Rande der beiden Augen.

Nr. 1. Mittelgrosses schwarzes Kaninchen.

*Rechtes Auge.* Am zweiten Tage: unbedeutende Schwellung der Augenlider und der Bindehaut, mässige Injection der Conj. oculi, ein kleiner Abscess an der Impfstelle.

Am dritten Tage: der Abscess ulcerirt.

Am sechsten Tage: die Ulceration hat die Hornhaut perforirt, ein kleiner Irisprolaps.

Am neunten Tage: die Eiterinfiltration am Rande des Cornealgeschwürs verschwunden; nur eine geringe pericorneale Injection.

Am achtzehnten Tage: der Irisprolaps dauert noch fort; das Auge reizungsfrei.

*Linkes Auge.* Am zweiten Tage: die Augenlider geschwollen und zusammengeklebt, ziemlich reichliche Eiterabsonderung; Chemosis und lebhafte Injection der Conj. oculi; Abscess an der Impfstelle.

Am dritten Tage: Hypopyon.

Am sechsten Tage: Irisprolaps.

Am neunten Tage: die gesammte Hornhaut ziemlich undurchsichtig; der Irisprolaps dauert fort.

Am achtzehnten Tage: das Auge atrophisch.

Nr. 2. Grosses schwarzes Kaninchen.

*Rechtes Auge.* Am zweiten Tage: Heftige Entzündung mit geschwollenen, zusammengeklebten Augenlidern, Chemosis, örtlicher Abscess.

Am dritten Tage: der Abscess ulcerirt; Hypopyon.

Am sechsten Tage: fortwährend Hypopyon.

Am neunten Tage: das Hypopyon resorbirt, die Eiterinfiltration am Rande der Wunde fast ganz und gar verschwunden.

Am zwölften Tage: das Geschwür dauert fort, alle Reizungssymptome haben aufgehört.

*Linkes Auge.* Am zweiten Tage: keine Schwellung der Augenlider, keine Zusammenklebung, keine Chemosis, mässige Injection der Conj. oculi, Abscess an der Impfstelle.

Am dritten Tage: der Abscess ulcerirt, im Uebrigen wie früher.

Am sechsten Tage: Eiterinfiltration am Rande, die Wunde jetzt beträchtlich verkleinert.

Am neunten Tage: die Eiterinfiltration vollständig resorbirt, eine kleine spiegelnde Ulceration dauert fort; das Auge reizungsfrei.

Nr. 3. Braunes, halb erwachsenes Kaninchen.

*Linkes und rechtes Auge.* Am zweiten Tage: keine Schwellung der Augenlider, keine Zusammenklebung, keine Chemosis; ein localer Abscess an der Impfstelle.

Am dritten Tage: beginnende Ulceration des Abscesses; mässige pericorneale Injection; kein Hypopyon.

Am sechsten Tage: der Abscess beträchtlich verkleinert; nur unbedeutende pericorneale Injection.

Am neunten Tage: die Eiterinfiltration verschwunden, die Ulceration spiegelnd, eine unbedeutende Injection an der Impfstelle, die ganze übrige pericorneale Injection verschwunden.

Am fünfzehnten Tage: die Ulceration geheilt mit Zurücklassen einer unbedeutenden Trübung.

Nr. 4. Grosses graues Kaninchen.

*Rechtes und linkes Auge.* Am zweiten Tage: keine Schwellung der Augenlider, geringe Absonderung aus der Bindehaut; keine Chemosis; mässige Injection der Conj. oculi; localer Abscess an der Impfstelle.

Am dritten Tage: der Abscess ulcerirt, kein Hypopyon.

Am sechsten Tage: an beiden Hornhäuten ein spiegelndes Geschwür, die Eiterinfiltration am Rande resorbirt; Injection der Conj. oculi in der Nähe des Geschwüres; die ganze übrige pericorneale Injection verschwunden.

Unter diesen durch Inoculation hervorgerufenen Keratiten waren freilich drei (Nr. 1 beide Augen, Nr. 2 das rechte Auge) ziemlich heftig, die fünf übrigen verliefen aber ganz leicht mit geringer Schwellung der Augenlider, geringer Absonderung aus der

Bindehaut, keiner Chemosis, nur mässiger Injection der Bindehaut, keinem Hypopyon. Jedoch kann man sich vorstellen, dass der im Allgemeinen milde Charakter der betreffenden Entzündungen von anderen Umständen, z. B. einer geringeren Empfänglichkeit der benutzten Kaninchen oder einer geringeren Virulenz der bei den Inoculationen benutzten Culturen, bedingt sein könnte. Es war daher nothwendig, Controlversuche auszuführen. Diese wurden an sechs Kaninchen, bei welchen die linke Hornhaut in der Mitte, die rechte am Rande mit denselben Culturen von Staph. aureus ausgeführt, gemacht.

*VI. Versuch.* Nr. 1. Grosses braunes Kaninchen, die Impfstelle am rechten Auge wurde etwas zu weit vom Rande gelegt.

*Linkes und rechtes Auge.* Am dritten Tage: die Augenlider zugeschwollen, reichliche Eiterabsonderung, Chemosis, Abscess an der Impfstelle; die Symptome am rechten Auge etwas weniger heftig als am linken.

Am siebenten Tage: die Entzündung an den beiden Hornhäuten etwa gleich heftig, der Abscess ulcerirt, die Eiterinfiltration hat sich beträchtlich verbreitet; Hypopyon.

Am zehnten Tage: die Entzündung fortwährend sehr heftig, etwa gleich stark an den beiden Augen.

Am dreizehnten Tage: die Entzündung am rechten Auge hat etwas abgenommen.

Am zwanzigsten Tage: die beiden Hornhäute fast in ihrer ganzen Ausdehnung getrübt, lebhaft vascularisirt.

Nr. 2. Halberwachsenes schwarzes Kaninchen.

*Linkes Auge.* Am dritten Tage: mässige Schwellung der Augenlider, mässige Absonderung aus der Bindehaut, lebhafte Injection der Conj. oculi; Abscess an der Impfstelle.

Am sechsten Tage: die Entzündung dauert fort, obwohl sie etwas abgenommen hat.

Am achten Tage: die Reizung hat vollständig aufgehört; an der Impfstelle ein spiegelndes Geschwür.

*Rechtes Auge.* Am dritten Tage: keine Schwellung der Augenlider, keine Absonderung aus der Bindehaut, unbedeutende Injection der Conj. oculi; ein kleiner Abscess an der Impfstelle.

Am sechsten Tage: die Reizung hat vollständig aufgehört.

Am achten Tage: nur eine kleine, unbedeutende Trübung an der Impfstelle.

Nr. 3. Grosses weisses Kaninchen.

*Linkes Auge.* Am dritten Tage: die Augenlider beträchtlich geschwollen und zusammengeklebt; reichliche Absonderung aus der Bindehaut, Chemosis, beginnende Ulceration des Abscesses an der Impfstelle; die Hornhaut übrigens in ihrer ganzen Ausdehnung getrübt; fast die ganze vordere Kammer mit Eiter gefüllt.

Am sechsten Tage: der Abscess hat sich beträchtlich verbreitet.

Am achten Tage: die Entzündung fortwährend heftig, die ganze Hornhaut vollständig undurchsichtig.

Am elften Tage: Perforation der Hornhaut.

Am einundzwanzigsten Tage: totales Leukom.

*Rechtes Auge.* Am dritten Tage: keine Schwellung der Augenlider, keine Absonderung aus der Bindehaut, unbedeutende Injection der Conj. oculi; ein kleiner Abscess an der Impfstelle.

Am sechsten Tage: die Entzündung hat fast vollständig aufgehört; ein kleines Geschwür an der Impfstelle.

Am achten Tage: das Auge reizungsfrei.

Nr. 4. Halberwachsenes Kaninchen.

*Linkes Auge.* Am dritten Tage: die Augenlider geschwollen, mässige Absonderung aus der Bindehaut, lebhafte Injection der Conj. oculi; Abscess an der Impfstelle, zum Theil ulcerirt.

Am fünften Tage: die Ulceration etwas grösser, sonst wie vorher.

Am zehnten Tage: nur ein spiegelndes Geschwür an der Impfstelle; das Auge sonst reizungsfrei.

*Rechtes Auge.* Am zweiten Tage: keine Schwellung der Augenlider, keine Absonderung, unbedeutende pericorneale Injection, ein kleiner Abscess an der Impfstelle.

Am fünften Tage: das Auge reizungsfrei; an der Impfstelle eine kleine Trübung der Hornhaut.

Nr. 5. Kleines braunes Kaninchen.

*Linkes Auge.* Am zweiten Tage: die entzündlichen Symptome nur unbedeutend; geringe pericorneale Injection, Abscess an der Impfstelle.

Am fünften Tage: eine unbedeutende Ulceration an der Impfstelle, die Eiterinfiltration fast vollständig verschwunden.

Am achten Tage: das Auge reizungsfrei.

*Rechtes Auge.* Am zweiten Tage: die Augenlider ziemlich geschwollen, mässige Absonderung aus der Bindehaut; mässige Chemosis; Abscess an der Impfstelle.

Am fünften Tage: an der Impfstelle ein Geschwür mit eiterinfiltrirtem Rande, Conj. oculi fortwährend lebhaft injicirt.

Am siebenten Tage: an der Impfstelle ein spiegelndes Geschwür ohne Eiterinfiltration; das Auge reizungsfrei.

Nr. 6. Mittelgrosses weisses Kaninchen.

*Linkes Auge.* Am dritten Tage: die Augenlider geschwollen und zusammengeklebt, reichliche Absonderung aus der Bindehaut, starke Injection der Conj. oculi, Chemosis; Abscess an der Impfstelle, an dem einen Rande ulcerirt; Hypopyon.

Am fünften Tage: die Ulceration hat zugenommen, sonst wie vorher.

Am siebenten Tage: wie vorher.

Am achten Tage: die Entzündung hat abgenommen, das Hypopyon ist resorbirt.

Am elften Tage: fortwährend Geschwür mit eiterinfiltrirtem Rande, mässige pericorneale Injection.

*Rechtes Auge.* Am dritten Tage: keine Schwellung der Augenlider, keine Absonderung aus der Bindehaut, mässige pericorneale Injection; Abscess an der Impfstelle.

Am fünften Tage: der Abscess ulcerirt, die ganze Inflammation geht zurück.

Am siebenten Tage: das Auge reizungsfrei.

Unter sechs Fällen war also bei einem (Nr. 5) die Wirkung stärker auf das rechte Auge; bei einem zweiten (Nr. 1) zeigte sich die Entzündung ebenso heftig an beiden Augen, wobei jedoch zu bemerken ist, dass die Imptstelle am linken Auge ziemlich weit von dem Hornhautrande entfernt war; bei den vier übrigen trat aber die Entzündung am linken Auge entschieden intensiver als am rechten auf. Der Rand der Hornhaut zeigt sich also freilich nicht immun gegen die Bakterie, denn bei keinem einzigen Falle hatte die Inoculation einen negativen Erfolg; die Entzündungen aber, welche hervorgerufen wurden, hatten im Allgemeinen den Charakter eines örtlichen Abscesses und zeigten keine besondere Neigung, sich längs der Oberfläche der Hornhaut zu verbreiten oder mit Hypopyon complicirt zu werden; sie gingen auch in der Regel in einer kürzeren Zeit wieder zurück. Die Ursache davon ist wohl wahrscheinlich darin zu finden, dass in den peripheren Theilen der Hornhaut, welche den Gefässen der umgebenden Gewebe näher liegen, die Nutrition lebhafter als im Centrum vor sich geht: die Reaction des Gewebes gegen die Bakterien wird hierdurch stärker und die Widerstandskraft grösser.

Wie ich in meiner früheren Mittheilung dargestellt habe, zeigen diese durch Inoculation reincultivirter Bakterien hervorgerufenen Entzündungen einen wichtigen Unterschied in Bezug auf die Hypopyonkeratiten, welche beim Menschen als Complication der Dakryocystitis auftreten. Jene gehen im Allgemeinen zurück, ohne die Hornhaut vollständig zu zerstören, diese enden dagegen, — wenn sie sich selbst überlassen und nicht behandelt werden, — in der Regel mit Perforation der Hornhaut und Bildung ausgebreiteter adhärenter Leukome. Diese Verschiedenheit ist wahrscheinlich dadurch bedingt, dass in dem einen Falle Bakterien nur ein Mal eingeführt werden, während im zweiten Mikroorganismen aus dem Thränensacksecrete in das einmal entstandene Geschwür unaufhörlich einwandern, solcherart der Entzündung ununterbrochen neue Nahrung darbietend. Diese Auffassung würde an Wahrscheinlichkeit beträchtlich gewinnen, wenn es sich nachweisen liesse, dass die Hornhaut nach einer vorübergegangenen, von Thränensackbakterien hervorgerufenen Entzündung für eine neue Einwanderung derselben Mikroorganismen nicht unempfindlich würde. Auch erwähnte ich in meiner früheren Mittheilung, dass ich mehrmals durch neue Inoculation mit derselben Bakterie an dieselbe Hornhaut eine Hypopyonkeratitis wieder hervorgebracht habe. Um jedoch dies Verhalten näher zu prüfen, machte ich bei den jetzt zu erwähnenden Versuchen wiederholte Inoculationen mit Staph. aureus. Die Re-inoculation wurde 2—4 Wochen nach der vorhergehenden Inoculation und unmittelbar an der früheren Impfstelle gemacht.

*VIII. Versuch.* Re-inoculation.

Nr. 1. Mittelgrosses schwarz-weisses Kaninchen, an den beiden Augen geimpft.

*Linkes Auge.* Am dritten Tage: mässige Schwellung der Augenlider, mässige Absonderung aus der Bindehaut, ziemlich lebhafte Injection der Conj. oculi; örtlicher Abscess.

Am fünften Tage: fortwährend örtlicher Abscess, zum Theil ulcerirt; die Symptome sonst im Rückgang.

Am achten Tage: an der Impfstelle ein spiegelndes Geschwür, die Eiterinfiltration in der Umgebung resorbirt, das Auge reizungsfrei.

*Rechtes Auge.* Am dritten Tage: mässige Schwellung der

Augenlider und Absonderung aus der Bindehaut; intensive Injection der Conj. oculi; örtlicher Abscess an der Impfstelle.

Am fünften Tage: der Abscess zum Theil ulcerirt, die Hornhaut im Uebrigen leicht getrübt, eine kleine Menge Blut und Eiter in der vorderen Kammer.

Am achten Tage: das Geschwür nur mit einer unbedeutenden Eiterinfiltration am Rande; das Blut und der Eiter in der vorderen Kammer resorbirt; mässige pericorneale Injection.

Am elften Tage: die Eiterinfiltration am Rande des Geschwüres ganz und gar resorbirt, das Auge reizungsfrei.

Nr. 2. Grau-weisses mittelgrosses Kaninchen, an beiden Augen geimpft.

Am dritten Tage: die Augenlider geschwollen, zusammengeklebt; starke Injection der Conj. oculi; Chemosis; Abscess an der Impfstelle, Hypopyon.

Am fünften Tage: der Abscess ulcerirt, das Hypopyon resorbirt, die Entzündung fortwährend sehr heftig.

Am neunten Tage: das Geschwür sehr tief, sein Rand fortwährend eiterinfiltrirt; die Heftigkeit der Entzündung hat übrigens beträchtlich abgenommen.

Am elften Tage: an der Impfstelle bleibt ein tiefes, spiegelndes Geschwür noch zurück; die Augen sonst reizungsfrei.

Nr. 3. Kleines schwarz-weisses Kaninchen, nur an einem Auge geimpft.

Am dritten Tage: die Augenlider geschwollen, mässige Absonderung aus der Bindehaut, lebhafte Injection der Conj. oculi, Abscess an der Impfstelle, Hypopyon.

Am fünften Tage: Geschwür mit spiegelndem Grund und eiterinfiltrirtem Rande, das Hypopyon resorbirt.

Am siebenten Tage: fortwährend Geschwür mit eiterinfiltrirtem Rande, die gesammte Hornhaut ziemlich getrübt.

Am zehnten Tage: die ganze Hornhaut völlig undurchsichtig; ein concentrischer Gefässkranz streckt sich von der Conj. oculi in die Hornhaut hinein.

Das Geschwür wurde später unter Bildung eines totalen Leukomes geheilt.

Nr. 4. Mittelgrosses schwarz-weisses Kaninchen, an beiden Augen geimpft.

*Linkes Auge.* Am dritten Tage: geringe Schwellung der

Augenlider, geringe Absonderung, lebhafte Injection der Conj. oculi; ulcerirender Abscess an der Impfstelle.

Am fünften Tage: die Entzündung beginnt zurückzugehen.

Am achten Tage: an der Impfstelle ein spiegelndes Geschwür, das Auge reizungsfrei; das Geschwür wurde mit Zurücklassen eines blauweissen Fleckes geheilt.

*Rechtes Auge.* Am dritten Tage: die Augenlider stark geschwollen, zusammengeklebt, reichliche purulente Absonderung aus der Bindehaut, lebhafte Injection der Conj. oculi, Chemosis, ulcerirender Abscess an der Impfstelle, Hypopyon.

Am fünften Tage: Perforation der Hornhaut, Irisprolaps.

Am neunten Tage: der Rand des Geschwüres fortwährend eiterinfiltrirt, im Grunde desselben erscheint noch der Irisprolaps: die vordere Kammer fortwährend gehoben.

Am dreizehnten Tage: fortwährend Irisprolaps und Hebung der vorderen Kammer; das Auge sonst reizungsfrei.

Das Geschwür wurde geheilt unter Zurücklassen eines adhärenten Leukoms.

Nr. 5. Mittelgrosses weisses Kaninchen, an beiden Augen geimpft.

*Rechtes Auge.* Am dritten Tage: beträchtliche Schwellung und Zusammenklebung der Augenlider, reichliche Absonderung aus der Bindehaut; an der Impfstelle ein ausgebreiteter, zum Theil ulcerirender Abscess; Hypopyon.

Am fünften Tage: das Geschwür hat sich beträchtlich verbreitet; die Symptome sonst wie vorher.

Am neunten Tage: das Hypopyon resorbirt.

Am dreizehnten Tage: das Geschwür dauert noch fort, die Eiterinfiltration ist resorbirt worden; das Auge reizungsfrei. Das Geschwür wurde allmählich unter Zurücklassen eines centralen Fleckes geheilt.

*Linkes Auge.* Am dritten Tage: Schwellung und Zusammenklebung der Augenlider, ziemlich reichliche Absonderung aus der Bindehaut; an der Impfsfelle ein Abscess; die Hornhaut übrigens in ihrer ganzen Ausdehnung getrübt, sodass die Iris kaum unterschieden werden kann.

Am fünften Tage: der Abscess ulcerirt, Hypopyon.

Am neunten Tage: fortwährend Hypopyon.

Am dreizehnten Tage: das Geschwür ziemlich tief, die Eiterinfiltration verschwunden, ebenso das Hypopyon; das Auge reizungsfrei.

Das Geschwür wurde unter Zurücklassen eines ziemlich verbreiteten Fleckes geheilt.

Nr. 6. Mittelgrosses braunes Kaninchen, an beiden Augen geimpft.

*Rechtes Auge.* Am dritten Tage: starke Schwellung und Zusammenklebung der Augenlider, lebhafte Injection der Conj. oculi; Chemosis; ulcerirender Abscess an der Impfstelle; Hypopyon.

Am fünften Tage: das Geschwür mit spiegelndem Grunde; die Randinfiltration vermindert, das Hypopyon resorbirt.

Am neunten Tage: das Geschwür spiegelnd, von einer blauweissen, getrübten Partie umgeben; das Auge fast reizungsfrei. Das Geschwür wurde unter Zurücklassen eines Hornhautfleckes geheilt.

*Linkes Auge.* Am dritten Tage: beträchtliche Schwellung und Zusammenklebung der Augenlider; reichliche Absonderung aus der Bindehaut; starke Injection der Conj. oculi; Chemosis; ein grosser Abscess an der Impfstelle; ein Eiterhaufen in der vorderen Kammer erscheint wie von dem Abscess herabhängend.

Am fünften Tage: der Abscess sehr verbreitet, ulcerirt, Eiter in der vorderen Kammer wie vorher.

Am neunten Tage: das Geschwür hat sich sowohl an der Oberfläche wie in der Tiefe sehr verbreitet.

Am dreizehnten Tage: Perforation der Hornhaut, Irisprolaps.

Das Geschwür wurde unter Zurücklassen eines adhärenten Leukoms geheilt.

Sämmtliche elf Re-inoculationen hatten also einen positiven Erfolg. Bei zwei Fällen entstand freilich nur ein örtlicher Abscess, bei den neun übrigen entwickelten sich dagegen Hypopyonkeratiten mit Schwellung der Augenlider, reichlicher Absonderung aus der Bindehaut und Chemosis; bei zweien dieser Fälle fand eine Perforation der Hornhaut und Bildung eines adhärenten Leukoms statt, bei einem dritten stellte sich als Folge der Entzündung eine Trübung der ganzen Hornhaut dar. Es ist also einleuchtend, dass eine vorhergehende Infection mit Staph. aureus keine Immunität gegen eine neue Einwanderung derselben Bakterie zur Folge hat.

Von Blepharadenitis habe ich, wie schon erwähnt, noch sechs Fälle untersucht, bei welchen ich, ebenso wie bei den zwölf früheren, nur den beiden Staphylokokken entweder jedem für sich oder allen beiden zusammen begegnet bin. Bei den 18 Fällen, bei welchen ich Reinculturen gemacht habe, sind also nur diese beiden Bakterien zum Vorschein gekommen. Es kann eigenthümlich erscheinen, da die Blepharadenitis als Complication mehrerer, ganz verschiedener Krankheiten auftritt. Sie kann ja nicht bloss bei Kranheiten des Thränenkanals, sondern auch bei Conjunctiviten (z. B. Trachom) oder Refractionsanomalien, besonders Hypermetropie vorkommen; ferner zeigt sie sich sogar bei mehreren constitutionellen Krankheiten, z. B. bei Masern. Auch die von mir untersuchten Fälle haben verschiedene Krankheiten complicirt, einige sind bei scrophulösen Kindern vorgekommen, ein paar sind bei Masern, einer bei Trachom, mehrere bei Thränensackkatarrh aufgetreten. Ich glaube auch nicht, dass diese Krankheiten die Blepharadenitis direct hervorrufen, sondern für das betreffende Leiden nur prädisponiren. Die wahrscheinliche Erklärung dürfte die folgende sein. Unter gewöhnlichen Verhältnissen finden diejenigen Bakterien, welche sich an den Rändern der Augenlider zufällig ablagern, dort nur einen wenig günstigen Boden für ihre Entwicklung. Eine unumgängliche Bedingung für die Entwicklung der Bakterien ist nämlich im Allgemeinen die Feuchtigkeit. Unter normalen Verhältnissen sind aber die Ciliarränder verhältnissmässig trocken, weil die Thränencanäle die Conjunctivalflüssigkeit ununterbrochen fortleiten. Ganz anders dagegen bei krankhaften Veränderungen, welche Hindernisse für die Strömung der Thränen durch den Canalis lacrymalis hervorrufen, oder bei derartigen Krankheiten, welche eine vermehrte Absonderung von Thränen oder Conjunctivalsecreten leicht veranlassen. Bei diesen findet eine vermehrte Befeuchtung der Ciliarränder statt, und hierdurch wird die Entwicklung der Bakterien an diesen, sowie deren Eindringen in die Ciliarwurzeln begünstigt (unter der Voraussetzung, dass die Absonderung nicht zu reichlich ist, denn in diesem Falle können die Bakterien im Gegentheil durch die über den Rand des Augenlides strömende Flüssigkeit mechanisch entfernt werden). Das Eindringen der Bakterien in die Ciliarwurzeln findet um so leichter statt, wenn in Folge einer constitutionellen Krankheit die Lebenskraft des Gewebes vermindert und in Folge dessen seine Reactionsfähigkeit abgeschwächt worden ist.

# XI

# Einige bakteriologisch-ophthalmiatrische Studien.

(Nordisk Ophthalmologisk Tidskrift Bd. I. H. 1, 2. 1888.)

In der Hygiea (October 1885 und Februar 1887) habe ich einige bakteriologische Untersuchungen, welche ich über den Thränensackkatarrh und dessen Complicationen ausgeführt hatte, mitgetheilt (s. Abh. IX u. X). Dabei habe ich die Ansicht verfochten, dass die Bakterien, welche bei dem Thränensackkatarrh vorkommen — so lange die Bindehaut und die Thränencanäle normal sind — keine Infection hervorrufen können. Ich will hier nicht die Gründe wiederholen, welche ich als Stütze dieser Ansicht vorgebracht habe, sondern nur eine hierhergehörige Thatsache besprechen. Von der Voraussetzung ausgehend, dass Bakterien, welche an einem gesunden Auge in den Conjunctivalsack eingeführt werden, von dem Thränenstrome nothwendig mitgeschleppt werden und also in den Thränensack hineinkommen müssen, habe ich die von mir reincultivirten Bakterien in die Bindehaut des Kaninchens eingeimpft, aber ohne Erfolg.

Gegen diesen Beweis konnte der wichtige Einwand geltend gemacht werden, dass eine Menge verschiedener Bakterien beim Thränensackkatarrh vorkommen, und dass es mir nur gelungen sei, von einigen derselben Reinculturen herzustellen, von anderen dagegen nicht, und dass eben unter den letzteren irgend eine für den Thränensack und die Bindehaut ansteckende sein konnte. Um diese Einwendung zu widerlegen, habe ich bei vielen Kaninchen das Thränensacksecret eingeimpft, aber auch diese Versuche ergaben kein positives Resultat.

Jedoch sind auch diese Inoculationen nicht vollständig beweisend. Aus denselben geht in der That nur das hervor, dass die Bindehaut und der Thränensack des Kaninchens für die Bakterien der Dakryocystitis immun sind. Die Bindehaut und der Thränensack des Menschen können dennoch für diese Mikroorganismen empfänglich sein. In der Gonnorrhöe haben wir ja ein Beispiel eines derartigen Verhaltens. Diese Krankheit ist bei dem Menschen sehr ansteckend, bis jetzt ist es aber Niemand gelungen, dieselbe auf ein Thier, sogar nicht auf die dem Menschen so nahestehenden Affen, zu übertragen.

Der einzige entscheidende Beweis kann daher nur durch Impfversuche am Menschen erbracht werden. Solche Versuche habe ich auch vorgenommen. Von drei Kranken mit Dakryocystitis habe ich an drei gesunde Menschen (vier Augen) zusammen sieben Mal das Secret eingeimpft. Alle diese Versuche ergaben Folgendes: Sogleich nach der Einführung des Secretes wurde ein schwaches Stechen im Auge empfunden, dazu kam ein ganz unbedeutender Thränenfluss und eine geringe Röthe der Conj. palpebr. Diese Symptome verschwanden jedoch innerhalb ein paar Stunden, wonach das Auge sich normal verhielt. Das Ergebniss war also im grossen Ganzen ein negatives.

Es muss daher als ziemlich sicher nachgewiesen angesehen werden, dass die beim Thränensackkatarrh vorkommenden Bakterien vollkommen unschädlich sind, so lange die Bindehaut und die Thränencanäle normal sind, sowie dass irgend eine krankhafte Veränderung vorher stattfinden muss, wenn sie eine Entzündung hervorzurufen im Stande sein sollen. Ich stelle mir vor, dass diese krankhafte Veränderung in irgend einem Hinderniss für die Strömung der Thränen durch die Thränencanäle besteht, und ich finde eine gewisse Stütze dieserAnsicht in den klinischen Erfahrungen bei der Behandlung der Krankheit. Das kräftigste Mittel, das wir gegen den Thränensackkatarrh besitzen, ist die Operation Bowman's und Sondirung, wodurch wir ja ein möglicherweise stattfindendes Hinderniss für die Strömung der Thränenflüssigkeit durch den Canalis lacrymalis wegzuräumen suchen.

Die von mir aus dem Thränensacksecrete reincultivirten Bakterien habe ich in die Kaninchenhornhaut eingeimpft und dabei Hypopyonkeratiten, deren Aussehen und Charakter ich in meiner früheren Mittheilung (s. Abh. X) näher beschrieben habe, hervorgerufen. Ich erwähnte dort auch, dass ich aus drei Fällen von Ulcus serpens beim Menschen den Staph. pyogenes reincultivirt habe. Später habe ich weitere Culturversuche aus zwei Fällen von Ulcus serpens vorgenommen: bei dem einen erhielt ich Streptococcus pyogenes, bei dem zweiten einen anderen Mikrococus (von welchem es mir jedoch nur gelungen ist, die erste Generation rein zu cultiviren). Ich habe also beim Ulcus serpens mehrere verschiedene Bakterien gefunden. Hieraus folgt jedoch nur, dass an der Oberfläche des Geschwüres verschiedene Mikroorganismen-Arten vorkommen. Dies hindert nicht, dass die specielle Form der Hypopyonkeratitis, welche wir Ulcus serpens nennen, von einer specifischen Bakterie hervorgerufen wird, obgleich nachdem das Geschwür entstanden ist, andere Bakterien an der Oberfläche hinzukommen können.

Betreffend der Blepharadenitis habe ich noch sieben Fälle untersucht; die Gesammtzahl der von mir untersuchten Fälle beträgt also 25. Bei allen habe ich den Staph. pyogenes constant gefunden. Meine diesbezüglichen Beobachtungen stimmen mit den Untersuchungen Bockhardt's über die Aetiologie des Furunkels, des Impetigo und der Sykosis überein.[1] Bei diesen Krankheiten hat er im Eiter, in den Haarwurzeln und im Gewebe den Staph. pyogenes constant gefunden, und findet sich daher zu dem Schlusse berechtigt, dass diese Krankheiten von einer Infection durch diese Bakterien abhängig seien. Ohne Zweifel sind viele Formen von Blepharadenitis der Sycosis in hohem Grade ähnlich, und es ist daher von einem gewissen ätiologischen Interesse, dass eine und dieselbe Bakterie bei diesen beiden Krankheiten beobachtet worden ist.

Da man bei der Blepharadenitis Bakterien constant begegnet, und auf der anderen Seite weiss, dass diese Krankheit oft von Phlyktänen begleitet wird, so liegt es natürlich nahe anzunehmen, dass auch dieses Leiden eines infectiösen Ursprunges sei. Es finden sich auch Beobachtungen, welche diese Auffassung wahrscheinlich machen. Im Jahre 1886 theilte Gifford[2] mit, dass er im Conjunctivalsacke bei 28 untersuchten Augen mit phlyktänulärer Conjunctivitis oder Keratitis Mikroorganismen, freilich mehrere verschiedene, darunter aber immer Bakterien, dem Staph. pyogenes ähnlich, constant gefunden hatte. Es gelang ihm jedoch nicht mittelst Einführung dieser Kokken in den Conjunctivalsack eine Phlyktäne hervorzurufen. Auch wenn er eine Ritze in das Gewebe vorher gemacht hatte, wurde nur eine Infiltration der Wundränder, aber keine charakteristische Phlyktäne durch die Inoculation hervorge-

[1] Bockhardt, Monatshefte f. pract. Dermatologie, 1887, Nr. 10.

[2] Gifford, Arch. f. Augenheilkunde, 16, 1886, S. 197.

rufen. Auch fand er bei 25 untersuchten Fällen mit normaler Bindehaut zwölf Mal Mikroorganismen, obgleich sehr spärlich, und unter diesen den gewöhnlichen Staph. pyogenes. Er wagt daher nicht, bestimmte Schlussfolgerungen hinsichtlich des ätiologischen Zusammenhanges der gefundenen Bakterien mit der Phlyktäne zu ziehen. Seine Beobachtungen über das Vorkommen von Mikroorganismen im Conjunctivalsacke unter völlig normalen Verhältnissen ist später von Fick bestätigt worden, welcher bei vielen untersuchten normalen Fällen Mikroorganismen, darunter oft den Staph. pyogenes, gefunden hat — ein Verhalten, was übrigens daraus leicht erklärt werden kann, dass der Conjunctivalsack mit der atmosphärischen Luft in offener Verbindung steht.

Im Anfang des Jahres 1887 giebt Burchardt an[1], dass er bei zwei Fällen von Phlyktäne einen Mikroorganismus, welcher sich durch seine geringere Grösse von Staphylococcus pyogenes unterscheiden sollte, gefunden hatte. Er findet die von ihm beobachtete Bakterie dem Coccus flavus desidens von Flügge am nächsten ähnlich. Im selben Jahre veröffentlichte Gallenga[2] eine Arbeit über die Phlyktäne, wo er erwähnt, dass er dabei zwei Mikrokokken, von welchen die kleinere pathogen sei, constant gefunden habe. Bei der geringsten Läsion der Hornhaut oder der Bindehaut entsteht eine kleine, knötchenförmige, diffuse Infiltration. Die Infiltration erreicht eine noch grössere Ausbreitung, wenn die Cultur nach Verdünnung mit destillirtem Wasser subcutan injicirt wird. Bei unversehrter Horn- oder Bindehaut sind die Mikrokokken unwirksam. Er lenkt übrigens die Aufmerksamkeit darauf, dass die Keratoconjunctiviten mit eigenthümlichen Krankheiten der Cilien oft complicirt sind, in deren Wurzelscheiden man eine Menge von Mikrokokken, welche etwas grösser als Staph. pyogenes sind, findet. Nach Gallenga würde man annehmen können, dass in der Wurzelscheide erkrankter Cilien ein Micrococcus vorkommt, welcher grösser, aber weniger wirksam als Staph. pyogenes ist und welcher es auch vermag, die bei schwachen Kindern so oft erscheinende oberflächliche Keratitis hervorzurufen. Nur von solchen schwachen Kindern hat der Verfasser sein Versuchsmaterial erhalten.

---

[1] Centralbl. f. Augenheilkunde, 1887.

[2] Contribuzione allo studio delle cheratiti superficiali infettiva; ref. Klin. Monatsbl. f. Augenheilkunde, 1887. Aug.

Selber habe ich keine eigentlichen Untersuchungen über die bei der Phlyktäne vorkommenden Mikroorganismen ausgeführt; nur bei einem Falle habe ich den Inhalt einer Phlyktäne ausgekratzt und bei Reincultur des in dieser Weise erhaltenen Materials spärliche Colonien von Staph. pyog. albus erhalten. Dieser Versuch beweist aber in der That nicht viel. Da es von Gifford und von Fick nachgewiesen worden ist, dass Staph. pyogenes im Conjunctivalsack auch unter normalen Verhältnissen sehr oft vorkommt, können ja die Colonien, die ich erhalten, den an der Oberfläche der Bindehaut zufällig vegetirenden Bakterien ihre Entstehung verdanken.

Dagegen habe ich bei meinen Impfversuchen mit aus Blepharadenitis reincultivirten Bakterien einige Beobachtungen gemacht, welche für die Frage von dem infectiösen Ursprung der Phlyktäne vielleicht ein gewisses Interesse beanspruchen können.

Beim Einführen von Staph. pyogenes in den Conjunctivalsack des Kaninchens wird gar keine oder eine äusserst geringe Reizung hervorgerufen. Wenn vor dem Einführen die Bindehaut an einer Stelle durchschnitten wird, so entsteht entweder keine Reizung oder auch nur eine Infiltration der Wundränder. Wird aber eine taschenförmige Wunde in die Conj. oculi gemacht und die bakterienhaltige Gelatine in ihre Tiefe eingeführt, so entsteht eine Pustel, welche mit der Phlyktäne beim Menschen eine grosse Aehnlichkeit hat. Wird mittelst einer Pravatz'schen Spritze eine aufgeschlemmte Cultur von Staph. pyog. unter die Conj. oculi eingespritzt, so wird hierdurch eine örtliche, von einer katarrhalen Conjunctivitis begleitete Infiltration hervorgerufen; — eine Complication, welche auch bei der Phlyktäne des Menschen zuweilen vorkommt.

Betreffend der Frage von der Aetiologie der Phlyktäne und deren Zusammenhang mit der Blepharadenitis haben wir also 1. die Beobachtung Gifford's (1886), dass ein Micrococcus, wahrscheinlich Staph. pyogenes, bei dieser Krankheit im Conjunctivalsack constant vorkommt; 2. diejenige von Burchardt und Gallenga (1887), dass in der Phlyktäne ein Micrococcus von einer gewissen Aehnlichkeit mit dem Staph. pyogenes sich findet; 3. meine Beobachtung (1885), dass der Staph. pyogenes in den kleinen Abscessen bei der Blepharadenitis constant erscheint.

Da es ziemlich wahrscheinlich ist, dass wenn die Phlyktäne und die Blepharadenitis durch eine Infection bedingt sind, diese von einem und demselben Mikroorganismus hervorgerufen wird, und da auf der anderen Seite BURCHARDT behauptet hat, dass die von ihm bei der Phlyktäne gefundene Bakterie mit dem eiterbildenden Staphylococcus nicht identisch sei, habe ich einige Controluntersuchungen mit den von mir bei der Blepharadenitis gefundenen Bakterien gemacht. Ich habe jedoch zwischen diesen und dem Staph. pyogenes keinen Unterschied, weder in Bezug auf die Grösse der Bakterien, die Geschwindigkeit, mit welcher sie die Gelatine schmelzen, noch mit Hinsicht auf die Farbe und den Wachsthumsmodus überhaupt finden können.

XII

# Refractionsuntersuchungen in einigen Schulen Stockholms.

(Nordiskt Medicinskt Arkiv Bd. XVIII. Nr. 4, 1886.)

Aufgefordert von Herrn Prof. WALLIS, stellte ich im Jahre 1884 einige Untersuchungen über die Refraction in drei Töchterschulen zu Stockholm an. Die drei Schulen, bei welchen diese Untersuchungen ausgeführt worden sind, stimmen hinsichtlich ihrer Organisation mit derjenigen der öffentlichen Elementarschulen für Knaben einigermaassen überein; der Zweck der Untersuchung war, zu entscheiden, wie das Auge der Mädchen sich verhält, wenn ihm eine ebenso anstrengende Nahearbeit wie den Augen der Knaben bei unseren höheren Elementarschulen zugemuthet wird.

Die untersuchten Schulen waren das Höhere Lehrerinnen-Seminarium und die damit vereinigte Normalschule für Mädchen, die WALLIN'sche Elementarschule und das Lyceum für Mädchen. Unter diesen ist die Normalschule und das Seminarium zur Ausbildung von Lehrerinnen, die WALLIN'sche Schule und das Lyceum für Mädchen hauptsächlich oder wenigstens zum Theil zur Präparation für das Abiturientenexamen eingerichtet.

Die Zahl der Schülerinnen betrug zur Zeit der Untersuchung bei der Normalschule und dem Seminarium 346, bei der WALLIN-schen Schule 216, beim Lyceum für Mädchen 229, in Allem 781. Unter diesen wurden resp. 329, 201 und, 212 zusammen 742 Schülerinnen untersucht.

Zum Vergleich wurden ebenfalls drei Knabenschulen, und zwar die BESKOW'sche (eine private Schule), die Neue Elementarschule, sowie die vorbereitende Elementarschule der Herren LAGERSTRÖM und NORDQVIST untersucht. Die letztgenannte wurde auf Veranlassung des Herrn Prof. KEY untersucht, nicht um die Refractionsverhältnisse im Allgemeinen, sondern nur um die Frequenz der Myopie kennen zu lernen. Ursprünglich sollten diese Untersuchungen im ausführlichen Berichte KEY's über die hygienischen

Verhältnisse in den Schulen Schwedens ihren Platz finden. Ich fand jedoch keine Zeit, die Berechnungen so schnell zu ordnen, und theile sie daher hier mit. Die Zahl der Schüler betrug bei der Beskow'schen Schule 292, bei der Neuen Elementarschule 303, bei der Schule Lagerström's und Nordqvist's 138, zusammen 733. Unter diesen wurden resp. 268, 286 und 138, zusammen 692 untersucht. Mit Einschluss von zwölf Knaben aus den niedersten Classen der Wallin'schen Schule und des Lyceums für Mädchen beträgt die Gesammtzahl der von mir untersuchten Knaben 704.

Bei allen diesen Untersuchungen wurde die Prüfung mit Glas an der Tabelle Monoyer's in fünf Meter Entfernung vorgenommen; jedes Auge wurde für sich geprüft. Die Beleuchtung war, wenn irgend möglich, Tageslicht, bei den kurzen Wintertagen musste jedoch nicht selten eine künstliche Beleuchtung angewendet werden. Die Controle mit dem Augenspiegel fand nicht immer statt, weil ohnedies die Untersuchungen ziemlich lange Zeit in Anspruch nahmen und ich es nicht wagte, einen zu grossen Eintrag am Schulunterricht zu thun. Ich beschränkte daher die Augenspiegeluntersuchung theils auf diejenigen Fälle, wo die Prüfung mit den Brillengläsern ein unsicheres Ergebniss ergab, theils auf die Fälle der Myopie, wo die Kurzsichtigkeit mehr als 2 D. oder die Sehschärfe weniger als 0,8 betrug. Nur in der Neuen Elementarschule wurden die Augenspiegeluntersuchungen auf alle Fälle von Myopie erstreckt.

Da die verschiedenen Schulen hinsichtlich ihrer Organisation eine nicht unbedeutende Differenz darboten, sodass ihre Classen einander nicht vollständig entsprachen, so wurde das Beobachtungsmaterial im ersten Raume nicht nach den Classen der Schule, sondern nach den Altersclassen geordnet. Ich that dies um so eher, als Key bei seiner Zusammenstellung der Angaben über die Myopie bei einer grossen Zahl von Schulen gefunden zu haben glaubt, dass die Neigung zur Myopie bei verschiedenem Alter verschieden stark wäre, — eine Beobachtuug, die in Bezug auf das Ordnen des Unterrichtes in einer die hygienischen Gesichtspunkte befriedigenden Weise von nicht geringer Bedeutung erscheint. Neben dieser Tabelle über die Refractionsverhältnisse nach den Altersclassen, habe ich auch eine über die Myopie nach den Classen der Schule und eine über die Sehschärfe zusammengestellt.

Ich werde zuerst über die Ergebnisse bei jeder einzelnen Schule berichten, und dann, so weit sich das Beobachtungsmaterial dazu eignet, die Beobachtungen in grösseren gemeinsamen Tabellen zusammenstellen.

*A. Das höhere Lehrerinnen-Seminarium und die Normalschule.* Unter diesen mit einander vereinigten Lehranstalten hat die Normalschule eine vorbereitende Abtheilung mit drei Classen und eine höhere mit acht Classen. Das Seminarium besteht aus drei Classen. Die beiden Lehranstalten besitzen also im Ganzen 14 einjährige Classen. Das Alter der Schülerinnen betrug in der niedersten Classe etwa sieben Jahre, in den höchsten etwa 21 Jahre. Die Zahl der Schülerinnen war 346, von welchen 329 untersucht wurden.

## A. Die Normalsc

Tab. I. *Refra*

| | Hypermetropie | | | | | | | | | | Emmetropie | Myopie | | | | | | | | | | | | | |
|---|---|---|---|---|---|---|---|---|---|---|---|---|---|---|---|---|---|---|---|---|---|---|---|---|---|
| | 3,00 | 2,50 | 2,00 | 1,75 | 1,50 | 1,25 | 1,00 | 0,75 | 0,50 | 0,25 | | 0,25 | 0,50 | 0,75 | 1,00 | 1,25 | 1,50 | 1,75 | 2,00 | 2,25 | 2,50 | 2,75 | 3,00 | 3,50 | 4,00 |
| 6 u. 7 Jahr | — | — | — | 1 | 1 | 1 | 3 | 4 | 2 | 2 | 3 | — | — | — | — | — | — | — | — | — | — | — | — | — | — |
| 8 Jahr | — | — | — | — | — | 2 | — | 1 | 9 | 10 | 5 | 1 | — | — | — | — | — | — | — | — | — | — | — | — | — |
| 9 Jahr | — | 1 | 1 | — | — | — | 1 | 3 | 6 | 6 | 10 | — | — | — | — | — | — | — | — | — | — | — | — | — | — |
| 10 Jahr | — | 2 | 1 | — | — | — | 4 | 6 | 6 | 17 | 16 | 2 | 1 | 1 | — | — | — | — | — | — | — | — | — | — | — |
| 11 Jahr | — | — | — | — | 1 | 3 | — | 3 | 10 | 11 | 16 | 1 | 2 | — | 1 | 1 | — | 1 | — | — | — | — | — | — | — |
| 12 Jahr | — | — | 1 | — | 1 | — | 2 | 1 | 6 | 9 | 18 | 4 | — | — | — | — | — | — | — | — | — | — | — | — | — |
| 13 Jahr | — | — | — | 1 | 1 | 2 | 2 | 3 | 10 | 15 | 9 | 4 | 1 | — | 1 | — | 1 | — | — | 1 | — | 1 | — | — | — |
| 14 Jahr | — | — | — | — | — | 2 | 1 | 3 | 5 | 10 | 19 | 5 | 4 | 1 | — | 1 | — | 1 | — | — | — | — | — | 2 | — |
| 15 Jahr | 1 | — | — | — | — | — | — | 4 | 5 | 8 | 19 | 5 | 3 | 1 | 2 | 1 | 1 | 1 | — | 1 | — | — | 1 | — | — |
| 16 Jahr | — | — | — | — | 1 | — | 2 | 6 | 7 | 6 | 6 | 1 | 3 | — | 2 | 1 | — | — | — | — | 1 | 1 | — | 2 | 1 |
| 17 Jahr | — | — | — | 1 | 1 | 2 | — | 1 | 8 | 8 | 9 | — | — | 3 | — | — | 2 | — | 3 | — | — | 1 | 2 | 1 | — |
| 18 Jahr | — | — | — | — | — | 1 | 1 | — | 6 | 4 | 8 | 1 | 1 | 1 | — | — | — | — | — | — | — | — | 1 | 1 | 2 |
| 19 Jahr | — | — | — | — | — | 1 | — | 1 | 2 | 2 | 5 | — | — | 2 | 1 | 2 | — | — | 2 | — | — | — | 1 | 1 | 1 |
| 20 Jahr | — | — | — | — | — | — | — | — | 3 | 11 | 6 | 5 | 2 | 1 | — | — | 2 | — | — | 3 | — | — | — | — | 1 |
| 21 Jahr | — | — | — | — | — | — | — | — | 2 | 6 | 9 | — | — | 2 | 1 | 2 | — | 3 | — | — | — | 1 | 1 | 1 | 1 |
| 22 Jahr und mehr | — | — | — | — | 1 | — | — | — | — | 2 | 3 | 1 | — | 1 | — | — | 2 | 1 | — | — | — | — | 3 | — | — |
| Summe | 1 | 3 | 3 | 3 | 7 | 14 | 16 | 36 | 87 | 127 | 161 | 30 | 17 | 13 | 8 | 8 | 8 | 7 | 5 | 5 | 1 | 4 | 9 | 8 | 6 |

# das Seminarium.

*den Altersclassen.*

| | | | | | Astigmatismus + | | | | | | | | Astigmatismus − | | | | | | | | Summe der untersuchten Augen | Summe der kurzsichtigen Augen | Procent der kurzsichtigen Augen | Durchschnittl. Grad der Myopie |
|---|---|---|---|---|---|---|---|---|---|---|---|---|---|---|---|---|---|---|---|---|---|---|---|---|
| 7,00 | 8,00 | 9,00 | 10,00 | 11,00 | 0,25 | 0,50 | 0,75 | 1,00 | 1,50 | 2,00 | 2,50 | 3,00 | 0,25 | 0,50 | 0,75 | 1,00 | 1,50 | 2,00 | 2,50 | 3,00 | | | | |
| — | — | — | — | — | — | — | — | — | 1 | — | — | — | — | — | — | — | — | — | — | — | 18 | — | — | — |
| — | — | — | — | — | 2 | — | — | — | — | — | — | — | — | — | — | — | — | — | — | — | 30 | 1 | 3,3 | 0,25 |
| — | — | — | — | — | — | — | 1 | — | 1 | — | — | — | — | 1 | — | — | 1 | — | — | — | 32 | — | — | — |
| — | — | — | — | — | 1 | — | — | — | — | — | — | — | — | — | — | — | 1 | — | — | — | 58 | 4 | 6,89 | 0,44 |
| — | — | — | — | — | — | — | — | — | — | — | — | — | — | — | 2 | — | — | — | — | — | 52 | 6 | 11,54 | 0,87 |
| — | — | — | — | — | — | — | — | — | — | — | — | — | — | — | — | — | — | — | — | — | 42 | 4 | 9,52 | 0,25 |
| 1 | — | — | — | — | 2 | — | — | — | — | — | — | — | — | — | 2 | — | — | — | — | — | 60 | 13 | 21,67 | 2,46 |
| — | — | — | — | — | — | — | — | — | — | — | — | — | — | — | — | — | — | — | — | — | 54 | 14 | 25,92 | 1,00 |
| — | — | — | — | — | — | 1 | — | — | — | — | — | — | — | — | — | — | — | — | — | — | 56 | 18 | 32,73 | 1,43 |
| — | — | — | — | — | — | 1 | — | — | — | — | — | — | — | — | 1 | 1 | — | — | — | — | 44 | 13 | 29,54 | 1,82 |
| 3 | — | — | — | — | — | — | — | — | — | — | — | — | — | 1 | — | 1 | — | — | — | — | 50 | 18 | 36,00 | 3,36 |
| — | — | — | — | — | — | — | 1 | — | — | — | — | — | — | 2 | — | 1 | — | — | — | — | 34 | 10 | 29,41 | 3,20 |
| — | — | — | — | — | — | — | — | — | — | — | — | — | 1 | 2 | — | — | — | — | — | — | 30 | 16 | 53,35 | 3,15 |
| — | — | — | — | — | — | — | — | — | 1 | — | — | — | — | 1 | — | — | — | — | — | — | 36 | 14 | 38,89 | 1,19 |
| 1 | 2 | — | — | 2 | — | — | — | — | — | — | — | — | — | — | — | — | 1 | — | — | — | 44 | 26 | 59,09 | 4,52 |
| 1 | — | — | — | — | — | — | — | — | — | — | — | — | — | — | — | — | 1 | — | — | — | 18 | 11 | 61,11 | 2,93 |
| 6 | 2 | — | — | 2 | 5 | 2 | 2 | — | 3 | — | — | — | 1 | 7 | 5 | 3 | 4 | — | — | — | 658 | 168 | 25,54 | — |

## A. Die Normalschule und das Seminarium.

Tab. II. *Die Kurzsichtigkeit nach den Schulclassen.*

| | | | 0,25 | 0,50 | 0,75 | 1,00 | 1,25 | 1,50 | 1,75 | 2,00 | 2,25 | 2,50 | 2,75 | 3,00 | 3,50 | 4,00 | 4,50 | 5,00 | 5,50 | 6,00 | 7,00 | 8,00 | 9,00 | 10,00 | 11,00 | Untersuchte Augen | Zahl der Kurzsichtigen | Procent der Kurzsichtigen | Durchschnittl. Grad der Myopie |
|---|---|---|---|---|---|---|---|---|---|---|---|---|---|---|---|---|---|---|---|---|---|---|---|---|---|---|---|---|---|
| 1 | Die vorbereitende Schule | 1. Cl. | — | — | — | — | — | — | — | — | — | — | — | — | — | — | — | — | — | — | — | — | — | — | — | 28 | — | — | — |
| 2 | | 2. Cl. | 1 | — | — | — | — | — | — | — | — | — | — | — | — | — | — | — | — | — | — | — | — | — | — | 30 | 1 | 3,30 | 0,25 |
| 3 | | 3. Cl. | — | — | 1 | — | — | — | — | — | — | — | — | — | — | — | — | — | — | — | — | — | — | — | — | 46 | 1 | 2,17 | 0,75 |
| 4 | Die Normalschule | 1. Cl. | 4 | 1 | — | — | — | — | — | — | — | — | — | — | — | — | — | — | — | — | — | — | — | — | — | 52 | 5 | 9,26 | 0,30 |
| 5 | | 2. Cl. | 2 | 2 | — | 1 | 1 | — | 1 | — | — | — | — | — | — | — | — | — | — | — | — | — | — | — | — | 48 | 7 | 14,50 | 0,78 |
| 6 | | 3. Cl. | 3 | 1 | — | 1 | — | — | — | — | 1 | — | 1 | — | — | — | — | — | — | — | — | — | — | — | — | 46 | 7 | 15,28 | 1,04 |
| 7 | | 4. Cl. | 6 | 3 | — | — | — | 1 | — | — | — | — | — | — | — | — | 1 | — | 1 | — | — | — | — | — | — | 58 | 12 | 20,69 | 1,21 |
| 8 | | 5. Cl. | 3 | 3 | 2 | 1 | 1 | — | 1 | — | — | — | — | 1 | — | — | 1 | — | — | 1 | 1 | — | — | — | — | 54 | 15 | 30,88 | 1,22 |
| 9 | | 6. Cl. | 3 | 2 | — | 3 | 2 | — | 1 | 1 | — | — | — | 1 | 4 | — | — | — | — | 1 | — | — | — | — | — | 58 | 18 | 26,47 | 1,59 |
| 10 | | 7. Cl. | — | — | 2 | — | — | 3 | — | 1 | 1 | — | — | 2 | 2 | 1 | — | 2 | — | 2 | 3 | — | — | — | — | 58 | 19 | 31,03 | 3,68 |
| 11 | | 8. Cl. | 1 | 2 | 2 | — | 1 | — | — | 3 | — | 1 | 2 | — | — | — | — | — | 1 | 1 | — | — | — | — | — | 42 | 14 | 33,33 | 2,11 |
| 12 | Das Seminarium | 1. Cl. | 3 | 1 | 3 | 1 | 1 | 3 | — | — | — | — | — | 3 | — | 2 | 1 | — | 1 | 1 | — | — | — | — | — | 44 | 20 | 45,45 | 2,16 |
| 13 | | 2. Cl. | 2 | — | 3 | 1 | 1 | — | 1 | — | 3 | — | 1 | 1 | 2 | 1 | 1 | 3 | 2 | 1 | — | 2 | — | — | — | 46 | 25 | 54,35 | 2,55 |
| 14 | | 3. Cl. | 2 | 2 | — | — | 1 | 1 | 3 | — | — | — | — | 1 | — | 2 | 2 | 1 | 1 | 4 | 2 | — | — | — | 2 | 48 | 24 | 50,00 | 4,16 |
| | | Summe | 30 | 17 | 13 | 8 | 8 | 8 | 7 | 5 | 5 | 1 | 4 | 9 | 8 | 6 | 6 | 6 | 6 | 11 | 6 | 2 | — | — | 2 | 658 | 168 | 25,15 | — |

## A. Die Normalschule und das Seminarium.

Tab. III. *Die Sehschärfe bei verschiedener Refraction.*

| | Hyperopie | | | | | | Emmetropie | Myopie | | | | | | | | | | | | | | | | | Summe | Procent |
|---|---|---|---|---|---|---|---|---|---|---|---|---|---|---|---|---|---|---|---|---|---|---|---|---|---|---|
| | 3,00 | 2,50 | 2,00 | 1,50 | 1,00 | 0,50 | | 0,50 | 1,00 | 1,50 | 2,00 | 2,50 | 3,00 | 3,50 | 4,00 | 4,50 | 5,00 | 5,50 | 6,00 | 7,00 | 8,00 | 9,00 | 10,00 | 11,00 | | |
| 1,0 | — | 1 | 3 | 12 | 40 | 185 | 139 | 37 | 14 | 4 | 2 | 1 | — | 3 | 2 | 3 | — | — | — | 2 | — | — | — | — | 448 | 71,92 |
| 0,9 | — | — | — | 1 | 4 | 13 | 9 | 9 | 2 | 5 | 4 | 4 | 8 | 2 | 1 | — | — | 1 | 1 | — | — | — | — | — | 64 | 10,28 |
| 0,8 | — | — | — | — | 3 | 6 | 1 | 1 | 1 | 2 | — | — | 2 | 1 | — | 1 | — | 1 | 1 | — | 1 | — | — | — | 21 | 3,38 |
| 0,7 | — | — | — | 1 | 2 | 3 | 3 | — | 2 | 3 | 2 | 1 | 1 | 2 | 2 | — | 3 | 4 | 2 | 2 | — | — | — | — | 33 | 5,27 |
| 0,6 | — | — | — | — | — | 2 | 2 | — | — | — | 2 | — | 2 | — | — | 2 | 1 | — | 2 | 1 | 1 | — | — | 2 | 17 | 2,73 |
| 0,5 | — | — | — | 1 | — | 1 | — | — | 1[1] | — | — | — | — | — | — | — | — | — | 2 | 1 | — | — | — | — | 6 | 0,96 |
| 0,4 | 1 | 2 | — | 4 | 2 | 4 | 2 | — | — | 1 | — | — | — | — | — | — | — | — | 2 | — | — | — | — | — | 18 | 2,89 |
| 0,3 | — | — | 1 | — | 1 | — | — | — | 1 | 1 | — | — | — | — | — | — | — | — | 1 | — | — | — | — | — | 5 | 0,80 |
| 0,2 | — | — | 1 | 2 | — | — | 1 | — | — | — | 1 | — | — | — | 1 | — | 2 | — | — | — | — | — | — | — | 8 | 1,29 |
| 0,1 | — | — | 1 | — | — | — | 1 | — | — | — | — | — | — | — | — | — | — | — | — | — | — | — | — | — | 2 | 0,32 |
| Amblyopie | — | — | — | — | — | — | 1 | — | — | — | — | — | — | — | — | — | — | — | — | — | — | — | — | — | 1 | 0,16 |
| Summe | 1 | 3 | 6 | 21 | 52 | 214 | 159 | 47 | 21 | 16 | 11 | 6 | 13 | 8 | 6 | 6 | 6 | 6 | 11 | 6 | 2 | — | — | 2 | 623 | 100,00 |

[1] Cornealfleck.

*B. Die Wallin'sche Schule.* Diese private Lehranstalt besteht aus einer vorbereitenden Abtheilung mit zwei Classen, einer Elementarschule mit acht Classen und einer Gymnasialabtheilung mit vier Classen.[1] Dabei ist jedoch zu bemerken, dass die Schülerinnen schon von der siebenten Classe der Elementarschule in die Gymnasialabtheilung hinaufrücken, und dass die achte Classe der Elementarschule nur einen abschliessenden Cursus für diejenigen

[1] Wegen der kleinen Anzahl (nur zwei) von Schülerinnen in der dritten Gymnasialclasse habe ich diese mit der vierten zusammengeschlagen.

## B. Die Wallin's

Tab. I. *Die Refra*

| | Hypermetropie | | | | | | | | | | | | Emmetropie | My | | | | | | | | | |
|---|---|---|---|---|---|---|---|---|---|---|---|---|---|---|---|---|---|---|---|---|---|---|---|
| | 3,00 | 2,75 | 2,50 | 2,25 | 2,00 | 1,75 | 1,50 | 1,25 | 1,00 | 0,75 | 0,50 | 0,25 | | 0,25 | 0,50 | 0,75 | 1,00 | 1,25 | 1,50 | 1,75 | 2,00 | 2,25 | 2,50 |
| 6—7 Jahr | — | — | — | — | — | — | — | — | — | — | — | 1 | 1 | — | — | — | — | — | — | — | — | — | — |
| 8 Jahr | — | — | — | — | — | — | — | — | — | 4 | 5 | 5 | 4 | — | — | — | — | — | — | — | — | — | — |
| 9 Jahr | — | — | — | — | — | 1 | — | — | — | 3 | 7 | 1 | 8 | — | — | — | — | — | — | — | — | — | — |
| 10 Jahr | — | — | — | — | — | — | — | — | — | 3 | 7 | 6 | 8 | 1 | 1 | — | — | — | — | — | — | 1 | — |
| 11 Jahr | — | — | — | — | — | — | — | — | — | 1 | 5 | 9 | 3 | 1 | 1 | 1 | — | — | — | — | — | — | — |
| 12 Jahr | — | — | — | — | — | — | — | 1 | — | — | 5 | 6 | 5 | 1 | 2 | 1 | 2 | — | — | — | 1 | — | — |
| 13 Jahr | — | — | — | — | — | — | 1 | — | 1 | 2 | 5 | 9 | 9 | 1 | 1 | — | 1 | — | — | — | — | — | — |
| 14 Jahr | — | — | — | — | 2 | — | — | 2 | 1 | — | 5 | 8 | 12 | 2 | 2 | 1 | 4 | — | 2 | — | — | — | — |
| 15 Jahr | — | — | — | — | 1 | — | 1 | — | 1 | 1 | 4 | 13 | 10 | 2 | 2 | 1 | — | 3 | 1 | 1 | — | — | — |
| 16 Jahr | 1 | — | — | — | — | — | — | — | — | 1 | 5 | 10 | 15 | 1 | 2 | 2 | 1 | 1 | — | 1 | 1 | 1 | — |
| 17 Jahr | — | — | 1 | — | — | — | — | — | — | 2 | 2 | 12 | 7 | 1 | 3 | 3 | 1 | 1 | 2 | — | 1 | 1 | — |
| 18 Jahr | 1 | — | — | — | — | — | — | — | 1 | 1 | 1 | 3 | 5 | — | — | 2 | — | — | 1 | — | — | — | — |
| 19 Jahr | 1 | — | — | — | — | — | — | — | — | 1 | 2 | 4 | 5 | 3 | — | 1 | — | 1 | — | — | — | — | — |
| 20 Jahr | 1 | — | — | — | — | — | — | — | — | — | — | — | 6 | — | — | — | — | — | — | — | 1 | — | 1 |
| 21 Jahr | — | — | — | — | — | — | — | — | — | — | 2 | — | — | — | — | 2 | — | 2 | — | — | 1 | — | — |
| Summe | 3 | — | 1 | — | 3 | 1 | 2 | 3 | 4 | 19 | 55 | 87 | 98 | 13 | 14 | 14 | 9 | 8 | 6 | 2 | 5 | 3 | 1 |

Schülerinnen, welche das Abiturientenexamen nicht ablegen wollen, beabsichtigt. Alle Classen sind einjährig und die Schule kann also in 13 Jahren durchgemacht werden. Das Alter der Schülerinnen betrug in der ersten Classe 7—8 Jahre, in den höchsten 19 bis 20 Jahre. Die Zahl der Schülerinnen war 216[2]; unter diesen wurden 201 Schülerinnen untersucht.

[1] Darunter in den vorbereitenden Classen sieben Knaben, welche nicht hier, sondern bei der Darstellung der Untersuchungen an den Lehranstalten für Knaben berücksichtigt werden.

## ule.

*den Altersclassen.*

| | | | | | | Astigmatismus + | | | | | Astigmatismus − | | | | | | | | Zahl der Augen | Zahl der kurzsichtigen Augen | Procent Kurzsichtige | Durchschnittl. Grad der Myopie |
|---|---|---|---|---|---|---|---|---|---|---|---|---|---|---|---|---|---|---|---|---|---|---|
| 4,50 | 5,00 | 5,50 | 6,00 | 7,00 | 8,00 | 0,25 | 0,50 | 1,00 | 1,50 | 2,00 | 0,25 | 0,50 | 0,75 | 1,00 | 1,50 | 2,00 | 2,50 | 3,00 | | | | |
| — | — | — | — | — | — | — | — | — | — | — | — | — | — | — | — | — | — | — | 2 | — | — | — |
| — | — | — | — | — | — | — | — | — | — | — | — | — | — | — | — | — | — | — | 18 | — | — | — |
| — | — | — | — | — | — | — | — | — | — | — | — | — | — | — | — | — | — | — | 20 | — | — | — |
| — | — | — | — | — | — | — | — | — | — | — | — | — | — | — | — | — | — | — | 28 | 4 | 14,22 | 1,50 |
| — | — | — | — | — | — | 1 | — | — | 1 | — | — | — | — | — | — | — | — | — | 24 | 4 | 16,67 | 1,12 |
| — | — | — | — | — | — | — | — | — | — | — | — | — | — | — | — | — | — | — | 24 | 7 | 29,17 | 0,86 |
| 1 | — | — | — | — | — | — | — | — | — | 3 | — | — | — | — | 2 | — | — | — | 36 | 4 | 11,11 | 1,56 |
| 1 | 1 | — | — | — | — | — | — | — | — | — | — | — | — | 1 | 2 | — | — | — | 46 | 13 | 28,26 | 1,44 |
| — | — | — | 2 | — | — | — | — | — | — | — | — | — | 3 | 1 | — | 1 | — | — | 50 | 14 | 28,00 | 2,02 |
| 1 | — | — | — | 1 | 1 | — | — | 1 | — | — | — | — | — | — | — | — | — | 2 | 54 | 19 | 35,18 | 2,45 |
| — | — | — | — | — | — | — | — | — | — | — | — | — | — | 1 | — | — | — | — | 38 | 13 | 34,21 | 1,04 |
| — | 2 | 1 | — | 2 | — | — | — | 1 | 1 | — | 1 | — | — | — | — | — | — | — | 26 | 11 | 42,31 | 4,04 |
| — | — | — | — | — | — | — | — | — | — | — | — | — | — | — | 1 | 1 | — | — | 20 | 5 | 25,00 | 0,25 |
| — | — | — | — | — | — | — | — | — | — | — | — | — | — | — | — | — | — | — | 8 | 2 | 25,00 | 2,25 |
| — | — | — | — | — | — | — | — | — | — | — | — | — | — | — | — | — | — | 1 | 8 | 5 | 62,50 | 1,20 |
| 3 | 3 | 1 | 2 | 3 | 1 | 1 | — | 2 | 2 | 3 | 1 | — | 3 | 3 | 5 | 2 | — | 3 | 402 | 101 | 25,12 | — |

## B. Die Wallin'sche Schule.

Tab II. *Die Kurzsichtigkeit nach den Schulclassen.*

| | | 0,25 | 0,50 | 0,75 | 1,00 | 1,25 | 1,50 | 1,75 | 2,00 | 2,25 | 2,50 | 2,75 | 3,00 | 3,50 | 4,00 | 4,50 | 5,00 | 5,50 | 6,00 | 7,00 | 8,00 | Untersuchte Augen | Kurzsichtige Augen | Procent Kurzsichtige | Durchschnittl. Grad der Myopie |
|---|---|---|---|---|---|---|---|---|---|---|---|---|---|---|---|---|---|---|---|---|---|---|---|---|---|
| 1 | Vorbereit.-Cl. | — | — | — | — | — | — | — | — | — | — | — | — | — | — | — | — | — | — | — | — | 10 | — | — | — |
| 2 | „ „ | — | — | — | — | — | — | — | — | — | — | — | — | — | — | — | — | — | — | — | — | 18 | — | — | — |
| 3 | Cl. 1 | — | — | — | — | — | — | — | — | — | — | — | — | — | — | — | — | — | — | — | — | 24 | — | — | — |
| 4 | Cl. 2 | — | — | 1 | 1 | — | — | — | — | 1 | — | — | 1 | — | — | — | — | — | — | — | — | 28 | 4 | 14,29 | 1,75 |
| 5 | Cl. 3 | 3 | 3 | 2 | — | — | — | — | — | — | — | — | 1 | — | — | — | — | — | — | — | — | 34 | 9 | 26,47 | 0,75 |
| 6 | Cl. 4 | 1 | — | — | 2 | — | — | — | 1 | — | — | — | — | — | — | 1 | — | — | — | — | — | 40 | 5 | 12,50 | 1,75 |
| 7 | Cl. 5 | 2 | 3 | — | 3 | 3 | — | — | — | — | — | — | — | — | 1 | 2 | 1 | — | — | — | — | 58 | 15 | 24,14 | 1,78 |
| 8 | Cl. 6 | 2 | 2 | 1 | 1 | — | 3 | 1 | — | — | — | — | 1 | — | 1 | — | — | — | 2 | — | — | 46 | 14 | 30,43 | 2,04 |
| 9 | Cl. 7 | 2 | 4 | 4 | — | — | — | 1 | — | 1 | — | — | 2 | — | 1 | — | — | — | — | 3 | 1 | 56 | 19 | 33,93 | 2,55 |
| | (Cl. 8) | 1 | — | — | — | — | — | — | 1 | 1 | — | — | — | — | — | — | 1 | 1 | — | — | — | 14 | 5 | 35,71 | 3,10 |
| 10 | Cl. 1 Gymnasial-Abtheilung | — | — | 3 | 1 | — | 1 | — | — | — | — | — | — | 2 | — | — | — | — | — | — | — | 22 | 7 | 31,82 | 1,64 |
| 11 | Cl. 2 Gymnasial-Abtheilung | 2 | 2 | — | 1 | 2 | 1 | — | 1 | — | — | — | — | — | — | — | — | — | — | — | — | 30 | 9 | 30,00 | 0,94 |
| 12, 13 | Cl. 3 u. 4 Gymnasial-Abtheilung | — | — | 3 | — | 3 | 1 | — | 2 | — | 1 | — | — | — | 3 | — | 1 | — | — | — | — | 22 | 14 | 63,64 | 2,21 |
| | Summe | 13 | 14 | 14 | 9 | 8 | 6 | 2 | 5 | 3 | 1 | — | 5 | 2 | 6 | 3 | 3 | 1 | 2 | 3 | 1 | 402 | 101 | 25,12 | — |

## B. Die Wallin'sche Schule.

Tab. III. *Die Sehschärfe bei verschiedener Refraction.*

| | Hyperopie | | | | | | Emmetropie | Myopie | | | | | | | | | | | | | | Summe | Procent |
|---|---|---|---|---|---|---|---|---|---|---|---|---|---|---|---|---|---|---|---|---|---|---|---|
| | 3,00 | 2,50 | 2,00 | 1,50 | 1,00 | 0,50 | | 0,50 | 1,00 | 1,50 | 2,00 | 2,50 | 3,00 | 3,50 | 4,00 | 4,50 | 5,00 | 5,50 | 6,00 | 7,00 | 8,00 | | |
| 1,0 | — | — | 1 | 1 | 9 | 105 | 77 | 22 | 15 | 6 | 1 | 1 | 1 | — | — | — | — | — | — | — | — | 239 | 63,56 |
| 0,9 | — | — | — | 1 | 10 | 25 | 11 | 3 | 6 | 1 | 3 | 1 | 1 | — | 1 | 1 | — | — | — | — | — | 64 | 16,87 |
| 0,8 | — | — | — | — | — | 6 | 3 | 1 | — | 2 | — | — | 1 | — | — | — | — | — | — | — | 1 | 14 | 3,60 |
| 0,7 | — | — | 1 | — | 3 | 2 | 1 | 1 | — | 3 | 3 | 1 | — | 1 | 1 | — | 1 | — | — | 3 | — | 21 | 5,44 |
| 0,6 | — | 1 | — | — | 1 | 4 | 2 | — | — | 1 | — | 1 | — | 1 | 3 | 1 | 2 | 1 | 1 | — | — | 19 | 5,06 |
| 0,5 | — | — | — | 1 | — | — | 2 | — | — | 1 | — | — | — | — | 1 | 1 | — | — | 1 | — | — | 7 | 1,81 |
| 0,4 | 1 | — | 1 | 2 | — | — | — | — | 2 | — | — | — | 1 | — | — | — | — | — | — | — | — | 7 | 1,81 |
| 0,3 | 1 | — | 1 | — | — | — | — | — | — | — | — | — | — | — | — | — | — | — | — | — | — | 2 | 0,81 |
| 0,2 | 1 | — | — | — | — | — | 1 | — | — | — | — | — | 1[1] | — | — | — | — | — | — | — | — | 3 | 0,78 |
| 0,1 | — | — | — | — | — | — | 1 | — | — | — | — | — | — | — | — | — | — | — | — | — | — | 1 | 0,26 |
| Summe | 3 | 1 | 4 | 5 | 23 | 142 | 98 | 27 | 23 | 14 | 7 | 4 | 5 | 2 | 6 | 3 | 3 | 1 | 2 | 3 | 1 | 377 | 100,00 |

[1] Cornealfleck.

*C. Das Lyceum für Mädchen.* Diese Schule besteht aus einer vorbereitenden Abtheilung mit drei Classen und einer Elementarschule mit sechs Classen. Darnach folgt eine Fortbildungsschule mit drei parallelen Linien, nämlich: 1. eine Gymnasialabtheilung mit drei Classen, von welcher aus die Schülerinnen ihr Abiturientenexamen ablegen; 2. ein vorbereitende Seminarabtheilung, welche bezweckt, die Schülerinnen für die Aufnahme in das höhere Lehrerinnen-Seminarium auszubilden; 3. eine practische Linie für diejenigen Schülerinnen, welche sich fortgesetzten Studien nicht widmen wollen. Die niederen Classen sind fest; von der dritten Classe der Elementarschule an können die Schülerinnen, je nachdem sie in dem einen oder anderen Lehrstoffe mehr oder weniger avancirt sind, in die eine oder andere der genannten Linien versetzt werden. Jedoch dürften auch die höheren Classen im All-

## C. Lyce

Tab. I. *Die Refra*

| | Hyperopie | | | | | | | | | | | | Emmetropie | My | | | | | | | | | |
|---|---|---|---|---|---|---|---|---|---|---|---|---|---|---|---|---|---|---|---|---|---|---|---|
| | 4,50 | 3,50 | 3,00 | 2,50 | 2,00 | 1,75 | 1,50 | 1,25 | 1,00 | 0,75 | 0,50 | 0,25 | | 0,25 | 0,50 | 0,75 | 1,00 | 1,25 | 1,50 | 1,75 | 2,00 | 2,25 | 2,50 |
| 7 Jahr | — | — | — | — | — | — | — | — | 1 | 1 | 1 | 1 | 4 | — | — | — | — | — | — | — | — | — | — |
| 8 Jahr | — | — | — | — | — | — | — | — | 1 | 2 | 8 | 5 | 10 | — | — | — | — | — | — | — | — | — | — |
| 9 Jahr | — | — | — | — | — | — | — | — | 1 | 3 | 10 | 6 | 7 | — | — | — | — | — | — | — | — | — | — |
| 10 Jahr | — | — | — | — | — | — | — | — | 1 | 2 | 8 | 11 | 9 | 1 | — | — | 1 | 1 | — | — | — | — | — |
| 11 Jahr | — | — | — | — | — | — | — | 1 | — | — | 1 | 6 | 16 | — | — | 1 | — | — | — | — | — | — | — |
| 12 Jahr | — | — | — | — | — | — | 1 | — | — | 1 | 1 | 16 | 26 | 5 | 2 | 2 | 3 | — | 1 | — | — | — | — |
| 13 Jahr | — | — | — | — | — | — | — | 2 | — | 3 | 1 | 10 | 21 | — | 3 | — | — | — | — | — | — | — | — |
| 14 Jahr | — | — | — | — | — | — | — | — | — | 5 | 6 | 12 | 8 | 7 | 2 | 5 | 1 | — | 2 | — | 1 | 1 | — |
| 15 Jahr | — | 1 | — | — | — | — | 3 | — | — | 2 | 5 | 7 | 5 | 1 | — | 2 | — | — | — | 3 | — | — | 2 |
| 16 Jahr | — | — | — | — | — | — | — | — | 1 | 1 | 2 | 8 | 3 | 1 | 1 | 1 | — | — | — | — | 2 | 1 | — |
| 17 Jahr | — | — | — | — | — | — | — | — | — | 1 | 2 | 8 | 13 | 2 | — | 3 | — | — | 1 | — | 3 | 1 | — |
| 18 Jahr | — | — | — | — | — | — | — | — | — | — | — | 1 | 5 | — | — | — | — | — | — | — | — | — | — |
| 19 Jahr | — | — | — | — | — | — | — | — | — | — | 4 | 1 | 3 | — | 4 | — | — | — | — | — | — | — | — |
| 20 Jahr | 1 | — | — | — | — | — | — | — | 1 | 2 | 2 | — | — | — | — | — | — | — | — | — | — | — | — |
| Summe | 1 | 1 | — | — | — | — | 4 | 3 | 6 | 23 | 51 | 92 | 129 | 17 | 12 | 14 | 5 | 1 | 4 | 3 | 6 | 3 | 2 |

gemeinen einjährig sein, und die Schule, von der ersten vorbereitenden Classe bis zur Ablegung des Abiturientenexamens, in etwa zwölf Jahren durchlaufen werden. Die Zahl der Schüler betrug 229[1], unter welchen 212 untersucht wurden. Das Alter der Schülerinnen betrug in der ersten vorbereitenden Classe 7—8 Jahre, in der höchsten Classe des Gymnasiums etwa 19 Jahre. Weil die höheren Classen nur wenige Schülerinnen enthalten, habe ich, um nicht mit allzu kleinen Zahlen zu arbeiten, in dem jetzt folgenden Bericht die Angaben aus der Gymnasial- und der vorbereitenden Seminarabtheilung zusammengeschlagen, dagegen die practische Linie für sich aufgenommen.

[1] Darunter auch sieben Knaben, von welchen fünf untersucht worden, einberechnet. Diese Knaben werden bei der Darstellung der Knabenschulen berücksichtigt werden.

## Mädchen.

*den Altersclassen.*

| | | | | | Astigmatismus + | | | | | | | | Astigmatismus − | | | | | Zahl der untersuchten Augen | Zahl der kurzsichtigen Augen | Procent Kurzsichtige | Mittlerer Grad der Myopie |
|---|---|---|---|---|---|---|---|---|---|---|---|---|---|---|---|---|---|---|---|---|---|
| 4,50 | 5,00 | 5,50 | 6,00 | 7,00 | 0,25 | 0,50 | 0,75 | 1,00 | 1,25 | 1,50 | 2,00 | 2,25 | 0,25 | 0,50 | 0,75 | 1,00 | 1,25 | | | | |
| — | — | — | — | — | — | — | — | — | — | — | — | — | — | — | — | — | — | 8 | — | — | — |
| — | — | — | — | — | — | 2 | — | — | — | — | — | — | — | 2 | — | — | — | 30 | — | — | — |
| — | — | — | — | — | 1 | — | 2 | — | — | — | — | — | — | — | — | — | — | 30 | — | — | — |
| — | — | — | — | — | — | — | — | — | — | — | 1 | — | — | — | — | — | 1 | 36 | 3 | 8,34 | 0,83 |
| — | — | — | — | — | 2 | — | — | — | 1 | — | — | — | — | — | — | — | — | 28 | 1 | 3,70 | 0,75 |
| 1 | — | — | — | — | — | — | — | 1 | — | — | — | 2 | 1 | 2 | — | — | — | 66 | 15 | 22,78 | 1,12 |
| — | — | — | — | — | — | — | — | — | — | — | — | — | — | — | — | — | — | 40 | 3 | 7,50 | 0,50 |
| — | — | — | — | — | — | — | — | — | — | — | — | — | — | 1 | — | — | — | 50 | 19 | 37,25 | 0,78 |
| — | — | — | — | — | — | — | 1 | — | — | 1 | — | — | 1 | — | — | — | — | 36 | 10 | 27,78 | 1,95 |
| — | — | 1 | 1 | — | — | 1 | — | — | 1 | — | 1 | — | — | — | — | — | — | 28 | 10 | 35,71 | 2,57 |
| — | — | — | 2 | — | — | — | 1 | — | — | — | — | — | — | — | — | — | — | 38 | 13 | 35,13 | 2,11 |
| — | — | — | 1 | 1 | — | — | — | — | — | — | — | — | — | — | — | — | — | 10 | 4 | 40,00 | 4,37 |
| — | 1 | — | — | — | — | — | — | — | — | — | — | — | — | — | — | — | — | 14 | 6 | 42,85 | 1,75 |
| 1 | — | 1 | — | — | — | — | — | — | — | — | — | — | — | — | — | — | — | 10 | 4 | 40,00 | 4,19 |
| 2 | 1 | 2 | 4 | 1 | 3 | 3 | 4 | 1 | 2 | 1 | 2 | 2 | 2 | 5 | — | — | 1 | 424 | 88 | 20,75 | — |

## C. Das Lyceum für Mädchen.

Tab. II. *Die Kurzsichtigkeit nach den Schulclassen.*

| | 0,25 | 0,50 | 0,75 | 1,00 | 1,25 | 1,50 | 1,75 | 2,00 | 2,25 | 2,50 | 2,75 | 3,00 | 3,50 | 4,00 | 4,50 | 5,00 | 5,50 | 6,00 | 7,00 | Zahl der untersuchten Augen | Zahl der Kurzsichtigen | Procent Kurzsichtige | Mittlerer Grad der Myopie |
|---|---|---|---|---|---|---|---|---|---|---|---|---|---|---|---|---|---|---|---|---|---|---|---|
| 1 Die vorbereitende Abtheilung Cl. 1 . . . | — | — | — | — | — | — | — | — | — | — | — | — | — | — | — | — | — | — | — | 10 | — | — | — |
| 2 Die vorbereitende Abtheilung Cl. 2 . . . | — | — | — | — | — | — | — | — | — | — | — | — | — | — | — | — | — | — | — | 28 | — | — | — |
| 3 Die vorbereitende Abtheilung Cl. 3 . . . | — | — | — | — | — | — | — | — | — | — | — | — | — | — | — | — | — | — | — | 36 | — | — | — |
| 4 Die Elementarschule Cl. 1 . . . | 1 | — | — | 1 | 1 | — | — | — | — | — | — | — | — | — | — | — | — | — | — | 30 | 3 | 9,37 | 0,83 |
| 5 Die Elementarschule Cl. 2 . . . | — | 1 | 3 | — | — | — | — | — | — | — | — | — | — | — | — | — | — | — | — | 44 | 4 | 9,09 | 0,68 |
| 6 Die Elementarschule Cl. 3 . . . | 5 | 2 | — | 1 | — | — | — | — | — | — | — | — | — | 1 | 1 | — | — | — | — | 66 | 10 | 15,15 | 1,17 |
| 7 Die Elementarschule Cl. 4 . . . | 4 | 4 | 6 | 3 | — | 1 | — | 1 | 1 | — | — | — | — | — | — | — | — | 2 | — | 64 | 22 | 34,37 | 1,28 |
| 8 Die Elementarschule Cl. 5 . . . | 3 | — | 2 | — | — | 1 | — | 1 | 1 | — | — | — | 1 | 1 | — | — | — | — | — | 54 | 10 | 18,52 | 1,55 |
| 9 Die Elementarschule Cl. 6 . . . | 2 | 1 | 1 | — | — | 1 | 3 | 1 | — | 2 | — | 2 | 3 | — | — | 1 | 1 | 1 | — | 38 | 19 | 50,00 | 2,55 |
| 10, 11, 12 Die Gymnasial- und die zum Seminar vorbereitende Abtheilung | 1 | 4 | 2 | — | — | — | — | 1 | 1 | — | 1 | — | — | 1 | 1 | — | 1 | — | — | 26 | 13 | 50,00 | 1,86 |
| (Die praktische Linie) | 1 | — | — | — | — | 1 | — | 2 | — | — | — | 1 | — | — | — | — | — | 1 | 1 | 28 | 7 | 25,00 | 3,11 |
| Summe | 17 | 12 | 14 | 5 | 1 | 4 | 3 | 6 | 3 | 2 | 1 | 3 | 4 | 3 | 2 | 1 | 2 | 4 | 1 | 424 | 88 | 20,75 | — |

## C. Das Lyceum für Mädchen.

Tab. III. *Die Sehschärfe bei verschiedener Refraction.*

| | Hyperopie | | | | | | | | | Emmetropie | Myopie | | | | | | | | | | | | | Summe | Procent |
|---|---|---|---|---|---|---|---|---|---|---|---|---|---|---|---|---|---|---|---|---|---|---|---|---|---|
| | 4,50 | 4,00 | 3,50 | 3,00 | 2,50 | 2,00 | 1,50 | 1,00 | 0,50 | | 0,50 | 1,00 | 1,50 | 2,00 | 2,50 | 3,00 | 3,50 | 4,00 | 4,50 | 5,00 | 5,50 | 6,00 | 7,00 | | |
| 1,0 | — | — | — | — | — | — | 2 | 20 | 137 | 110 | 28 | 16 | 5 | 8 | 5 | 4 | 3 | 2 | — | 1 | 1 | 3 | 1 | 346 | 86,97 |
| 0,9 | — | — | — | — | — | — | 1 | 4 | 5 | 11 | 1 | 1 | — | — | — | — | 1 | 1 | 1 | — | 1 | 1 | — | 28 | 7,03 |
| 0,8 | — | — | 1 | — | — | — | — | 1 | 1 | 1 | — | — | — | 1 | — | — | — | — | — | — | — | — | — | 5 | 1,25 |
| 0,7 | — | — | — | — | — | — | 1 | — | — | 1 | — | — | — | — | — | — | — | — | — | — | — | — | — | 2 | 0,50 |
| 0,6 | — | — | — | — | — | — | — | — | — | — | — | 1 | — | — | — | — | — | — | — | — | — | — | — | 1 | 0,25 |
| 0,5 | — | — | — | — | — | — | — | 2 | — | 1 | — | — | — | — | — | — | — | — | 1 | — | — | — | — | 4 | 1,00 |
| 0,4 | — | — | — | — | — | — | 1 | 2 | — | 4 | — | 1 | — | — | — | — | — | — | — | — | — | — | — | 8 | 2,00 |
| 0,3 | — | — | — | — | — | — | — | — | — | — | — | — | — | — | — | — | — | — | — | — | — | — | — | — | — |
| 0,2 | 1 | — | — | — | — | — | 1 | — | — | — | — | — | — | — | — | — | — | — | — | — | — | — | — | 2 | 0,50 |
| 0,1 | — | — | — | — | — | — | 1 | — | — | 1 | — | — | — | — | — | — | — | — | — | — | — | — | — | 2 | 0,50 |
| Amblyopie | — | — | — | — | — | — | — | — | — | — | — | — | — | — | — | — | — | — | — | — | — | — | — | — | — |
| Summe | 1 | — | 1 | — | — | — | 7 | 29 | 143 | 129 | 29 | 19 | 5 | 9 | 5 | 4 | 4 | 3 | 2 | 1 | 2 | 4 | 1 | 398 | 100,00 |

*D. Die Beskow'sche Schule.* Diese private Lehranstalt besteht aus einer vorbereitenden Schule mit drei Classen und einer Elementarschule, welche mit den öffentlichen Staatsschulen für Knaben voll-

## D. Die Beskow's

Tab. I. *Die Refra*

| | Hyperopie | | | | | | | | | | | | Emmetropie | My… | | | | | | | | | | | |
|---|---|---|---|---|---|---|---|---|---|---|---|---|---|---|---|---|---|---|---|---|---|---|---|---|---|
| | 3,00 | 2,75 | 2,50 | 2,25 | 2,00 | 1,75 | 1,50 | 1,25 | 1,00 | 0,75 | 0,50 | 0,25 | | 0,25 | 0,50 | 0,75 | 1,00 | 1,25 | 1,50 | 1,75 | 2,00 | 2,25 | 2,50 | 2,75 | 3,00 |
| 7 Jahr | — | — | — | — | — | — | — | — | 1 | 3 | 7 | 4 | 8 | — | — | — | — | — | — | — | — | — | — | — | — |
| 8 Jahr | — | — | — | — | — | — | 1 | — | — | 1 | 9 | 12 | 16 | 3 | — | — | — | — | 1 | 1 | — | — | — | — | — |
| 9 Jahr | — | — | — | — | — | — | — | — | — | 4 | 7 | 3 | 24 | 3 | — | — | — | 2 | — | — | — | — | — | — | — |
| 10 Jahr | — | — | — | — | — | — | — | — | — | 2 | 15 | 8 | 25 | — | — | — | — | — | — | — | — | — | — | — | — |
| 11 Jahr | — | — | — | — | — | — | — | — | 1 | 5 | 10 | 8 | 11 | 4 | 1 | — | — | 1 | 1 | — | — | — | — | — | — |
| 12 Jahr | 1 | — | — | — | — | — | — | — | 2 | 6 | 12 | 12 | 23 | 4 | — | 2 | — | — | — | — | — | — | — | — | — |
| 13 Jahr | — | — | — | — | — | — | — | 1 | — | 3 | 8 | 1 | 12 | 3 | 1 | 3 | — | — | — | — | — | — | — | — | — |
| 14 Jahr | — | — | — | 1 | 1 | — | — | — | 1 | 2 | 5 | 9 | 13 | — | 2 | 2 | 1 | — | — | — | 1 | — | 1 | — | 1 |
| 15 Jahr | — | — | — | 1 | — | — | — | — | 1 | 2 | 2 | 4 | 23 | 1 | 4 | 3 | 3 | — | 2 | — | 1 | — | — | — | — |
| 16 Jahr | — | — | — | — | — | — | — | — | — | 1 | 5 | 2 | 21 | 1 | 2 | 2 | 5 | 1 | — | — | — | 1 | 2 | — | 2 |
| 17 Jahr | — | — | — | — | — | — | — | — | — | 1 | 1 | — | 8 | 1 | — | 1 | — | — | — | — | — | — | — | — | 2 |
| 18 Jahr | — | — | — | — | — | — | — | — | — | — | 2 | — | 15 | — | 2 | — | — | — | 2 | 2 | — | 3 | — | — | 1 |
| 19 Jahr | — | — | — | 1 | — | — | — | — | — | — | 2 | 2 | 5 | — | 2 | 1 | — | — | — | — | 2 | 1 | — | — | — |
| 20 Jahr | — | — | — | — | — | — | — | — | — | — | 2 | — | 4 | — | — | — | — | — | — | — | — | 1 | 1 | 1 | — |
| Summe | 1 | — | — | 3 | 1 | — | 1 | 1 | 6 | 30 | 87 | 65 | 208 | 20 | 14 | 14 | 9 | 4 | 6 | 3 | 4 | 6 | 4 | 1 | 6 |

ständig übereinstimmt. Die Zahl der Schüler betrug 292, unter welchen 268 untersucht worden sind. Das Durchschnittsalter betrug in der ersten vorbereitenden Classe sieben Jahre, in der oberen siebenten 19 Jahre.

## ule.

*den Altersclassen.*

| | | | | | | | Astigmatismus + | | | | | | | Astigmatismus − | | | | | | | Untersuchte Augen | Kurzsichtige Augen | Procent Kurzsichtige | Mittlerer Grad der Myopie |
|---|---|---|---|---|---|---|---|---|---|---|---|---|---|---|---|---|---|---|---|---|---|---|---|---|
| 5,50 | 6,00 | 7,00 | 8,00 | 9,00 | 10,00 | 11,00 | 3,00 | 2,50 | 2,00 | 1,50 | 1,00 | 0,75 | 0,50 | 0,50 | 0,75 | 1,00 | 1,50 | 2,00 | 2,50 | 3,00 | | | | |
| — | — | — | — | — | — | — | — | — | — | — | — | — | — | — | — | — | — | — | — | — | 24 | — | — | — |
| — | — | — | — | — | — | — | — | — | — | — | — | — | — | — | — | — | — | — | — | — | 44 | 5 | 11,36 | 0,80 |
| — | — | — | — | — | — | — | — | — | — | 1 | — | — | — | — | — | — | — | — | — | — | 44 | 5 | 11,36 | 0,65 |
| — | — | — | — | — | — | — | — | — | — | — | — | — | — | — | — | — | — | — | — | — | 50 | — | — | — |
| — | — | — | — | — | — | — | — | — | — | — | — | — | — | 2 | — | — | — | — | — | — | 44 | 7 | 15,91 | 0,61 |
| — | — | — | — | — | — | — | — | — | — | — | — | — | 1 | — | — | 1 | — | — | — | — | 64 | 6 | 9,37 | 0,42 |
| — | — | — | — | — | — | — | — | — | — | — | — | — | — | — | — | — | — | — | — | — | 32 | 7 | 21,87 | 0,50 |
| — | — | — | — | — | — | — | — | — | — | — | — | — | — | — | — | — | — | — | — | — | 44 | 11 | 25,58 | 2,14 |
| — | — | — | — | — | — | — | — | — | — | — | — | — | — | 1 | — | — | — | — | 1 | 1 | 50 | 14 | 28,00 | 0,90 |
| 2 | — | — | — | — | — | 2 | — | — | 1 | — | — | — | — | 1 | — | — | — | — | — | — | 52 | 21 | 40,38 | 2,70 |
| 1 | — | — | — | — | — | — | — | — | — | — | — | — | — | — | — | — | — | — | — | — | 16 | 6 | 37,50 | 2,75 |
| 1 | 1 | 1 | — | — | — | — | — | — | — | — | — | — | — | — | 1 | 1 | — | — | — | — | 38 | 18 | 48,65 | 3,15 |
| 1 | — | 1 | — | — | — | — | — | — | — | — | — | — | — | 1 | — | — | — | — | — | — | 24 | 13 | 54,17 | 3,19 |
| — | — | — | — | — | — | — | — | — | — | — | — | — | — | — | — | — | — | — | — | — | 10 | 4 | 40,00 | 2,75 |
| 5 | 1 | 2 | — | — | — | 2 | — | — | 1 | 1 | — | — | 1 | 5 | 1 | 2 | — | — | 1 | 1 | 536 | 117 | 21,82 | |

## D. Die Beskow'sche Schule.

Tab. II. *Die Kurzsichtigkeit nach den Schulclassen.*

| | 0,25 | 0,50 | 0,75 | 1,00 | 1,25 | 1,50 | 1,75 | 2,00 | 2,25 | 2,50 | 2,75 | 3,00 | 3,50 | 4,00 | 4,50 | 5,00 | 5,50 | 6,00 | 7,00 | 8,00 | 9,00 | 10,00 | 11,00 | Zahl der untersuchten Augen | Zahl der Kurzsichtigen | Procent Kurzsichtige | | Mittlerer Grad der Myopie |
|---|---|---|---|---|---|---|---|---|---|---|---|---|---|---|---|---|---|---|---|---|---|---|---|---|---|---|---|---|
| 1. vorbereitende | 1 | — | — | — | — | — | — | — | — | — | — | — | — | — | — | — | — | — | — | — | — | — | — | 28 | 1 | 3,57 | | 0,25 |
| 2. „ | — | — | — | — | — | — | — | — | — | — | — | — | — | — | — | — | — | — | — | — | — | — | — | 36 | — | — | | — |
| 3. „ | 2 | — | — | — | 2 | 1 | 1 | — | — | — | — | — | — | — | — | — | — | — | — | — | — | — | — | 46 | 6 | 13,04 | | 1,04 |
| Cl. 1 | 7 | 1 | — | — | — | — | — | — | — | — | — | — | — | — | — | — | — | — | — | — | — | — | — | 92 | 8 | 7,61 | | 0,28 |
| Cl. 2 | 4 | — | 3 | — | 1 | 1 | — | — | — | — | — | — | — | — | — | — | — | — | — | — | — | — | — | 62 | 9 | 14,52 | | 0,67 |
| Cl. 3 | 3 | 1 | 4 | — | — | — | — | — | — | — | — | — | — | — | — | — | — | — | — | — | — | — | — | 42 | 8 | 19,05 | | 0,53 |
| Cl. 4 | — | 2 | 1 | 2 | — | 1 | — | — | — | 1 | — | 1 | — | 2 | 1 | — | — | — | — | — | — | — | — | 54 | 11 | 20,37 | | 2,11 |
| Cl. 5 | 1 | 3 | 3 | 1 | — | 1 | — | 2 | 1 | — | — | 1 | — | — | — | — | — | — | — | — | — | — | — | 42 | 13 | 30,95 | | 1,21 |
| Cl. 6: 1 | 1 | 3 | 1 | 4 | — | — | — | — | — | 2 | — | 2 | — | — | — | — | 2 | — | — | — | — | — | — | 30 | 15 | 50 | 38,57 | 1,90 |
| Cl. 6: 2 | 1 | 1 | 1 | 1 | — | — | — | — | — | 1 | — | 1 | 2 | 2 | — | — | — | — | — | — | — | — | 2 | 40 | 12 | 30 | | 3,73 |
| Cl. 7: 1 | — | 3 | 1 | 1 | 1 | 2 | 1 | — | 2 | — | — | 1 | 1 | 3 | 1 | 2 | 3 | 1 | 1 | — | — | — | — | 40 | 24 | 60 | 53,11 | 3,17 |
| Cl. 7: 2 | — | — | — | — | — | — | 1 | 2 | 3 | — | 1 | — | 1 | — | 1 | — | — | — | 1 | — | — | — | — | 24 | 10 | 41,67 | | 3,02 |
| Summe | 20 | 14 | 14 | 9 | 4 | 6 | 3 | 4 | 6 | 4 | 1 | 6 | 4 | 7 | 3 | 2 | 5 | 1 | 2 | — | — | — | 2 | 536 | 117 | 21,82 | | |

## D. Die Beskow'sche Schule.

Tab. III. *Die Sehschärfe bei verschiedener Refraction.*

| Sehschärfe | Hyperopie | | | | | | Emmetropie | Myopie | | | | | | | | | | | | | | Summe Augen | Procent |
|---|---|---|---|---|---|---|---|---|---|---|---|---|---|---|---|---|---|---|---|---|---|---|---|
| | 3,00 | 2,50 | 2,00 | 1,50 | 1,00 | 0,50 | | 0,50 | 1,00 | 1,50 | 2,00 | 2,50 | 3,00 | 3,50 | 4,00 | 4,50 | 5,00 | 5,50 | 6,00 | 7,00 | 11,00 | | |
| 1,0 | — | 3 | — | 1 | 27 | 130 | 173 | 31 | 21 | 8 | 4 | 5 | 3 | — | 4 | 1 | 2 | 2 | — | — | — | 415 | 79,57 |
| 0,9 | — | — | — | — | 5 | 13 | 20 | 3 | 1 | — | 2 | 1 | 4 | 2 | 2 | 1 | — | 2 | 1 | 1 | — | 58 | 11,11 |
| 0,8 | — | — | — | — | — | 6 | 3 | — | 1 | 1 | — | 1 | — | — | 1 | — | — | — | — | — | — | 13 | 2,51 |
| 0,7 | — | — | — | — | 3 | — | 4 | — | — | 1 | 1 | 2 | — | 1 | — | 1 | — | 1 | — | — | 2 | 16 | 3,01 |
| 0,6 | — | — | — | — | 1 | 1 | 2 | — | — | — | — | — | — | — | — | — | — | — | — | 1 | — | 5 | 0,95 |
| 0,5 | — | — | — | 1 | — | — | — | — | — | — | — | — | — | — | — | — | — | — | — | — | — | 1 | 0,19 |
| 0,4 | — | — | — | — | — | 3 | 2 | — | — | — | — | — | — | — | — | — | — | — | — | — | — | 5 | 0,95 |
| 0,3 | — | — | — | — | — | — | 4 | — | — | — | — | — | — | — | — | — | — | — | — | — | — | 4 | 0,76 |
| 0,2 | — | — | — | — | — | — | — | — | — | — | — | 1 | — | 1 | — | — | — | — | — | — | — | 2 | 0,38 |
| 0,1 | — | — | — | — | — | — | — | — | — | — | — | — | — | — | — | — | — | — | — | — | — | — | — |
| Amblyopie | 1 | — | 1 | — | — | — | 1 | — | — | — | — | — | — | — | — | — | — | — | — | — | — | 3 | 0,57 |
| Summe | 1 | 3 | 1 | 2 | 36 | 153 | 209 | 34 | 23 | 10 | 7 | 10 | 7 | 4 | 7 | 3 | 2 | 5 | 1 | 2 | 2 | 522 | 100 |

*E. Die Neue Elementarschule* (öffentliche Staatsanstalt). Diese Schule unterscheidet sich von den übrigen öffentlichen Elementarschulen dadurch, dass die Classen nicht fest sind, sondern von der vierten Classe an die Schüler, je nachdem sie in dem einen oder anderen Lehrstoffe mehr avancirt sind, in eine höhere Classe

## E. Die n

Tab. II. *Die Refra*

| | Hyperopie | | | | | | | | | | | | Emmetropie | My | | | | | | | | | | | |
|---|---|---|---|---|---|---|---|---|---|---|---|---|---|---|---|---|---|---|---|---|---|---|---|---|---|
| | 3,00 | 2,75 | 2,50 | 2,25 | 2,00 | 1,75 | 1,50 | 1,25 | 1,00 | 0,75 | 0,50 | 0,25 | | 0,25 | 0,50 | 0,75 | 1,00 | 1,25 | 1,50 | 1,75 | 2,00 | 2,25 | 2,50 | 2,75 | 3,00 |
| 9 Jahr | — | — | — | — | — | — | — | — | — | — | 1 | 8 | 8 | — | 2 | — | — | — | 1 | — | 1 | 1 | — | — | — |
| 10 Jahr | — | — | — | — | — | — | — | — | — | 3 | 9 | 14 | 15 | 2 | 2 | 1 | 1 | — | 2 | — | — | — | — | — | — |
| 11 Jahr | — | — | — | — | — | — | — | 1 | 2 | 3 | 5 | 8 | 27 | 3 | — | — | 1 | — | 1 | — | — | — | — | — | — |
| 12 Jahr | — | — | — | — | — | — | 4 | 1 | 1 | 4 | 10 | 11 | 29 | 4 | 5 | 3 | 1 | — | 2 | — | — | — | — | — | — |
| 13 Jahr | — | — | — | — | — | — | — | 1 | 1 | — | 4 | 16 | 33 | 2 | — | — | — | — | — | 1 | — | — | — | — | — |
| 14 Jahr | 1 | — | — | — | 1 | — | — | — | — | 3 | 5 | 8 | 30 | 4 | 6 | 1 | 1 | 1 | 1 | 3 | — | — | — | — | — |
| 15 Jahr | — | — | — | — | — | — | — | — | 1 | 5 | 9 | 10 | 32 | 2 | 3 | 2 | — | — | — | — | 1 | — | — | 1 | 2 |
| 16 Jahr | — | — | — | — | — | — | 1 | — | 1 | — | 7 | 8 | 19 | 6 | 2 | 1 | 1 | 1 | — | 2 | — | 2 | — | 3 | 2 |
| 17 Jahr | — | — | — | — | — | — | — | — | — | — | 5 | 6 | 22 | 1 | — | 1 | 2 | 1 | 2 | — | 1 | — | 1 | — | 1 |
| 18 Jahr | — | — | — | — | — | — | — | — | — | 1 | 5 | — | 7 | 1 | 1 | 1 | — | 1 | — | 3 | — | — | — | 2 | 1 |
| 19 Jahr | — | — | — | — | — | — | — | — | — | — | 2 | — | 8 | — | 3 | — | 1 | — | — | — | — | — | 1 | 1 | — |
| 20 Jahr | — | — | — | — | — | — | — | — | — | — | 1 | — | 1 | — | — | — | 1 | 1 | 2 | — | — | — | — | — | — |
| Summe | 1 | — | — | — | 1 | — | 5 | 3 | 6 | 19 | 63 | 89 | 231 | 25 | 24 | 10 | 9 | 5 | 11 | 9 | 3 | 3 | 2 | 7 | 6 |

versetzt werden, sowie dass die sechste und die siebente Classe nicht in zwei Abtheilungen getheilt sind. Die Zahl der Schüler betrug 303, von welchen 286 untersucht worden sind; das Alter in der ersten Classe etwa zehn Jahre, in der siebenten 18—19 Jahre.

## mentarschule.

*den Altersclassen.*

| | | | | | | | Astigmatismus + | | | | | | | Astigmatismus − | | | | | | | Zahl der untersuchten Augen | Zahl der kurzsichtigen Augen | Procent Kurzsichtige | Mittlerer Grad der Myopie |
|---|---|---|---|---|---|---|---|---|---|---|---|---|---|---|---|---|---|---|---|---|---|---|---|---|
| 5,50 | 6,00 | 7,00 | 8,00 | 9,00 | 10,00 | 11,00 | 3,00 | 2,50 | 2,00 | 1,50 | 1,00 | 0,75 | 0,50 | 0,50 | 0,75 | 1,00 | 1,50 | 2,00 | 2,50 | 3,00 | | | | |
| — | — | — | — | — | — | — | — | — | — | — | — | — | — | — | — | — | — | — | — | — | 22 | 5 | 22,72 | 1,35 |
| — | — | — | — | — | — | — | — | — | — | — | — | — | — | — | — | — | — | — | — | — | 50 | 9 | 18,00 | 1,14 |
| — | — | — | — | — | — | — | — | 1 | — | — | — | — | — | — | — | — | — | — | — | — | 52 | 5 | 9,61 | 0,95 |
| — | — | — | — | — | — | — | — | — | — | — | — | — | — | — | — | — | — | — | — | — | 76 | 16 | 21,05 | 0,86 |
| 1 | 1 | — | 1 | — | — | — | — | — | — | — | — | — | — | 1 | — | — | — | — | — | — | 62 | 6 | 9,67 | 3,46 |
| 1 | 1 | — | — | — | — | — | — | — | — | — | — | — | 1 | 1 | — | 1 | — | — | — | — | 70 | 19 | 27,14 | 2,19 |
| — | 1 | 1 | — | — | — | — | — | — | — | — | — | — | 1 | 3 | 1 | — | — | — | — | — | 76 | 14 | 18,16 | 1,25 |
| 1 | — | — | — | — | — | — | — | — | — | — | — | 1 | — | — | — | — | — | — | 2 | — | 64 | 25 | 18,42 | 1,95 |
| — | 1 | — | — | — | — | — | — | — | — | — | — | — | — | — | — | — | — | — | — | — | 46 | 13 | 27,39 | 2,33 |
| 1 | — | — | — | — | — | — | — | — | — | — | — | — | — | — | — | — | — | — | — | — | 30 | 17 | 56,67 | 2,78 |
| — | — | — | — | — | — | — | — | — | — | — | — | — | — | — | — | — | — | — | — | — | 16 | 6 | 37,50 | 1,55 |
| — | — | — | — | — | — | — | — | — | — | — | — | — | — | — | — | — | — | — | — | — | 8 | 6 | 75,00 | 2,54 |
| 4 | 4 | 1 | 1 | — | — | — | — | 1 | — | — | — | 1 | 2 | 5 | 1 | 1 | — | — | 2 | — | 572 | 141 | 24,65 | — |

## E. Die Neue Elementarschule.

Tab. II. *Die Kurzsichtigkeit nach den Schulclassen.*

| | 0,25 | 0,50 | 0,75 | 1,00 | 1,25 | 1,50 | 1,75 | 2,00 | 2,25 | 2,50 | 2,75 | 3,00 | 3,50 | 4,00 | 4,50 | 5,00 | 5,50 | 6,00 | 7,00 | 8,00 | Zahl der untersuchten Augen | Zahl der kurzsichtigen Augen | Procent Kurzsichtige | Mittlerer Grad der Myopie |
|---|---|---|---|---|---|---|---|---|---|---|---|---|---|---|---|---|---|---|---|---|---|---|---|---|
| Cl. 1 | 2 | 2 | — | 1 | — | 4 | — | — | — | — | — | — | — | — | — | — | — | — | — | — | 52 | 9 | 17,30 | 0,94 |
| Cl. 2 | 2 | 1 | 1 | 1 | — | 1 | 1 | 1 | 1 | — | — | — | — | 1 | — | — | — | — | — | — | 66 | 10 | 15,15 | 1,54 |
| Cl. 3 | 5 | 4 | 3 | — | — | — | 1 | — | — | — | — | — | — | 1 | — | — | — | — | — | — | 86 | 14 | 16,28 | 0,80 |
| Cl. 4 | 8 | 8 | 2 | 1 | 1 | 1 | 2 | — | — | — | 1 | — | — | — | — | — | 2 | 2 | — | 1 | 140 | 29 | 20,71 | 1,67 |
| Cl. 5 | 3 | 5 | 1 | 1 | 1 | — | 2 | 1 | — | — | 3 | 2 | 3 | — | 2 | — | 1 | — | — | — | 100 | 25 | 25,00 | 1,92 |
| Cl. 6 | 3 | 4 | 2 | 5 | 1 | 5 | 2 | 1 | 2 | 2 | 1 | 1 | — | — | 1 | 4 | 1 | 2 | 1 | — | 96 | 38 | 39,56 | 2,41 |
| Cl. 7 | 2 | — | — | 1 | 2 | — | 1 | — | — | — | 2 | 3 | 1 | 2 | — | 2 | — | — | — | — | 32 | 16 | 50,00 | 2,61 |
| Summe | 25 | 24 | 9 | 10 | 5 | 11 | 9 | 3 | 3 | 2 | 7 | 6 | 4 | 4 | 3 | 6 | 4 | 4 | 1 | 1 | 572 | 141 | 24,65 | |

## E. Die Neue Elementarschule.

Tab. III. *Die Sehschärfe.*

| Sehschärfe | Hyperopie | | | | | | Emmetropie | Myopie | | | | | | | | | | | | | | Summe | Procent |
|---|---|---|---|---|---|---|---|---|---|---|---|---|---|---|---|---|---|---|---|---|---|---|---|
| | 3,00 | 2,50 | 2,00 | 1,50 | 1,00 | 0,50 | | 0,50 | 1,00 | 1,50 | 2,00 | 2,50 | 3,00 | 3,50 | 4,00 | 4,50 | 5,00 | 5,50 | 6,00 | 7,00 | 8,00 | | |
| 1,0 | — | — | — | 3 | 16 | 132 | 204 | 42 | 12 | 8 | 5 | 3 | 5 | 2 | 1 | — | — | — | 1 | — | — | 434 | 77,64 |
| 0,9 | — | — | — | — | 3 | 9 | 16 | 6 | 5 | 4 | 5 | 2 | 3 | 1 | — | 1 | 5 | 2 | — | 1 | — | 63 | 11,28 |
| 0,8 | — | — | — | 1 | 1 | 1 | 3 | 1 | 2 | 1 | 2 | — | 1 | — | — | 1 | — | — | — | — | — | 14 | 2,50 |
| 0,7 | — | — | — | 2 | 3 | 9 | 4 | — | — | 1 | — | — | 1 | — | 1 | 1 | — | 1 | 3 | — | — | 26 | 4,66 |
| 0,6 | — | — | — | — | 2 | 1 | 1 | — | — | — | — | — | — | — | — | — | — | 1 | — | — | — | 5 | 0,89 |
| 0,5 | — | — | — | — | — | — | 2 | — | — | 2 | — | — | — | — | 1 | — | — | — | — | — | — | 5 | 0,89 |
| 0,4 | — | — | 1 | — | — | — | 1 | — | — | — | — | — | 1 | — | 1 | — | — | — | — | — | — | 4 | 0,71 |
| 0,3 | 1 | — | — | — | — | — | — | — | — | — | — | — | 1 | 1 | — | — | — | — | — | — | — | 3 | 0,54 |
| 0,2 | — | — | — | 2 | — | — | — | — | — | — | — | — | 1 | — | — | — | 1 | — | — | — | — | 4 | 0,71 |
| 0,1 | — | — | — | — | — | — | — | — | — | — | — | — | — | — | — | — | — | — | — | — | — | — | — |
| Amblyopie | — | — | — | — | — | — | — | — | — | — | — | — | — | — | — | — | — | — | — | — | 1 | 1 | 0,18 |
| Summe | 1 | — | 1 | 8 | 25 | 152 | 231 | 49 | 19 | 16 | 12 | 5 | 13 | 4 | 4 | 3 | 6 | 4 | 4 | 1 | 1 | 559 | 100 |

*F. Die private vorbereitende Elementarschule der Herren Lagerström und Nordquist.* Diese Schule besteht aus einer oberen und einer niederen Abtheilung, jede mit zwei einjährigen Classen. Die höchste Classe entspricht etwa der ersten Classe der öffentlichen Elementarschulen. Die Zahl der Schüler betrug 138; das Alter der Schüler in der niedersten Classe etwa sieben Jahre, in der obersten etwa zehn Jahre. Wie schon erwähnt, wurde in dieser Schule keine vollständige Untersuchung der Refraction im Allgemeinen, sondern nur der Myopie gemacht.

F. Tab. I. *Die Kurzsichtigkeit nach den Altersclassen.*

| Alter | Zahl der untersuchten Augen | Zahl der Kurzsichtigen | Procent Kurzsichtige | Grad der Myopie |
|---|---|---|---|---|
| 6 Jahr . . . | 24 | — | — | — |
| 7 Jahr . . . | 40 | — | — | — |
| 8 Jahr . . . | 72 | 4 | 5,58 | 1,19 |
| 9 Jahr . . . | 76 | 6 | 7,89 | 1,17 |
| 10 Jahr . . . | 68 | 7 | 10,29 | 0,82 |
| 11 Jahr . . . | 14 | — | — | — |
| 12 Jahr . . . | 2 | — | — | — |
| Summe | 276 | 17 | 6,16 | 1,03 |

F. Tab. II. *Die Kurzsichtigkeit nach den Schulclassen.*

| Classe | Zahl der untersuchten Augen | Zahl der Kurzsichtigen | Procent Kurzsichtige | Grad der Myopie |
|---|---|---|---|---|
| 1 . . . . . | 48 | 2 | 4,17 | 0,50 |
| 2 . . . . . | 66 | — | — | — |
| 3 . . . . . | 100 | 15 | 15 | 1,10 |
| 4 . . . . . | 62 | — | — | — |
| Summe | 276 | 17 | 6,16 | 1,03 |

Wie oben erwähnt, wurden noch zwölf Knaben (von vierzehn in der Wallin'schen Schule und fünf im Lyceum für Mädchen) untersucht. Von diesen waren drei der niedersten und neun der nächstniedersten Classe zugehörig. Drei waren sieben, sieben acht, einer neun und einer zehn Jahre alt. Unter diesen zwölf Knaben fand sich kein Kurzsichtiger.

Die Beobachtungsresultate sämmtlicher untersuchten Knaben ergeben Folgendes:

Tab. I. *Die Kurzsichtigkeit bei sämmtlichen Knabenschulen nach den Altersclassen.*

| Alter | Zahl der untersuchten Augen | Zahl der kurzsichtigen Augen | Procent Kurzsichtige | Grad der Myopie |
|---|---|---|---|---|
| 6—7 Jahr . . | 94 | — | — | — |
| 8 Jahr . . . | 130 | 9 | 6,68 | 0,97 |
| 9 Jahr . . . | 144 | 16 | 11,01 | 1,00 |
| 10 Jahr . . . | 170 | 16 | 9,42 | 1,00 |
| 11 Jahr . . . | 110 | 12 | 10,91 | 0,62 |
| 12 Jahr . . . | 142 | 22 | 15,45 | 0,78 |
| 13 Jahr . . . | 94 | 13 | 13,89 | 1,94 |
| 14 Jahr . . . | 114 | 30 | 26,31 | 1,62 |
| 15 Jahr . . . | 126 | 28 | 22,22 | 1,54 |
| 16 Jahr . . . | 116 | 46 | 39,66 | 1,95 |
| 17 Jahr . . . | 62 | 19 | 36,45 | 2,38 |
| 18 Jahr . . . | 68 | 35 | 51,47 | 3,01 |
| 19 Jahr . . . | 40 | 19 | 47,50 | 2,58 |
| 20 Jahr . . . | 18 | 10 | 55,50 | 2,62 |
| Summe | 1408 | 275 | 19,53 | |

Tab. II. *Die Kurzsichtigkeit bei sämmtlichen Knabenschulen nach den Schulclassen.*

| Classe | | Zahl der untersuchten Augen | Zahl der kurzsichtigen Augen | Procent Kurzsichtige | Grad der Myopie |
|---|---|---|---|---|---|
| 1 | Vorbereitende Abtheilung 1 . . | 82 | 3 | 3,94 | 0,41 |
| 2 | 2 . . | 120 | — | — | — |
| 3 | 3 . . | 146 | 21 | 14,34 | 1,08 |
| 4 | Elementarschule 1 . . | 206 | 17 | 8,25 | 0,63 |
| 5 | 2 . . | 128 | 19 | 14,48 | 1,04 |
| 6 | 3 . . | 128 | 22 | 17,10 | 0,70 |
| 7 | 4 . . | 194 | 40 | 20,61 | 1,84 |
| 8 | 5 . . | 142 | 38 | 26,76 | 1,76 |
| 9+10 | 6: 1+2 | 166 | 65 | 39,16 | 2,40 |
| 11+12 | 7: 1+2 | 96 | 50 | 52,08 | 3,00 |
| | Summe | 1408 | 275 | 19,53 | |

Aus der Zusammenstellung nach den Altersclassen geht hervor, dass unter 47 6—7jährigen Knaben (94 Augen) die Myopie in keinem einzigen Falle vorgekommen ist, dass aber schon bei den achtjährigen die Myopie in einer Zahl von fast 7 % auftritt, sowie dass dann die Zahl der Kurzsichtigen fortwährend zunimmt, bis sie unter den 20jährigen 55,5 % beträgt. Gleichfalls steigt der Grad der Myopie, wenn auch unregelmässig[1], von 0,97 D unter den achtjährigen bis auf 2,62 D unter den 20jährigen. Aus der Tabelle II finden wir, dass die Myopie in den zwei niedersten vorbereitenden Classen nur äusserst selten vorkommt, sodass wir unter 202 untersuchten Augen nur drei kurzsichtige finden, dass dagegen schon in der dritten vorbereitenden Classe der Procentsatz der Kurzsichtigen 14,34 beträgt und von der ersten Classe der Elementarschule an ununterbrochen steigt bis er in der siebenten Classe 52,08 beträgt. Wie der Procentsatz, nimmt auch der Grad der Myopie, obgleich nicht so regelmässig, zu, bis er in der siebenten Classe den Werth von 3 D erreicht.

Wie schon erwähnt, sind die Refractionsverhältnisse in einer Tabelle nach den Altersclassen geordnet, um das von Key bei seiner Zusammenstellung der ihm gelieferten Angaben gefundene und von ihm zur weiteren Untersuchung empfohlene Verhalten, dass die Knaben gegen die die Myopie hervorrufenden Einflüsse während zweier Perioden ihrer Entwicklung eine grössere Widerstandskraft besitzen, eventuell zu constatiren. Von diesen Perioden würde die eine im 14.—15. Jahre, die andere im 17.—18. Jahre, d. h. beim Uebergange von der dritten zur vierten, und von der ersten zur zweiten Abtheilung der sechsten Classe eintreten. Wenn nun eine derartige stärkere Widerstandskraft in der That existiren sollte, so würde die betreffende Eigenthümlichkeit in der Tabelle der Myopie nach den Altersclassen leichter als in derjenigen nach den Classen der Schule hervortreten. Bei meinen Untersuchungen habe ich jedoch dieses Verhalten nicht nachweisen können.[2] Die Tabelle nach den Altersclassen stellt eine ziemlich unstetige Zunahme der

---

[1] Dass der Zuwachs des Grades der Myopie sehr unregelmässig stattfindet, wird ohne Schwierigkeit dadurch erklärt, dass der Zuwachs der Zahl der Kurzsichtigen durch Zuschuss von Myopen niederen Grades geschieht. Wenn letztere zahlreich sind, müssen sie selbstverständlich den mittleren Grad der Kurzsichtigkeit leicht herabdrücken.

[2] Dabei will ich jedoch bemerken, dass die drei Schulen hinsichtlich ihrer Organisation nicht vollständig übereinstimmend waren, sowie dass die Untersuchungen zu verschiedenen Jahreszeiten, und zwar im Frühling bei den Schulen Beskow's, Lagerström's und Nordquist's, im Herbst dagegen bei der Neuen Elementarschule stattfanden. Die Alters- und die Schulclassen der verschiedenen Schulen entsprechen einander also nicht vollständig.

Myopie mit abwechselnder Vermehrung und Verminderung dar. Eine Abnahme kommt freilich beim 14.—15. Jahre (13—14 Jahr), vor, dagegen zeigt sich eine Zunahme beim 17.—18. Jahre (16.—17. Jahre); beide scheinen übrigens ziemlich zufällig zu sein. Aus der Tabelle nach den Classen der Schule geht keine verminderte Steigerung der Myopie von der dritten zur vierten Classe hervor. Wie dies sich bei den beiden Abtheilungen der sechsten Classe verhält, kann an der Hand des vorliegenden Materials nicht entschieden werden, weil in der einen der untersuchten Schulen (der Neuen Elementarschule) die betreffende Classe nicht in zwei Abtheilungen getheilt ist. Beim Vergleich der Tabellen nach den Alters- und den Schulclassen zeigt die letztere eine weit regelmässigere Steigerung der Myopie — eine natürliche Folge des überwiegenden Einflusses, welchen die von Classe zu Classe gesteigerte Arbeit auf die Progression der Myopie ausübt.

Auch die bei den Töchterschulen gemachten Beobachtungen über die Myopie habe ich in Tabellen nach den Altersclassen geordnet. Ebenso habe ich eine Tabelle über die Myopie in den verschiedenen Classen der Schulen entworfen, dabei aber nur die neun ersten Classen berücksichtigt, weil die folgenden, wegen der verschiedenen Organisation der Schulen, einander kaum entsprechen. Wenn also die letztere Tabelle auch unvollständig geworden ist, so dürfte sie doch ein gewisses Interesse beanspruchen können, da die neunte Classe (Durchschnittsalter der Schülerinnen etwa 16 Jahre) so ziemlich der höchsten Classe unserer Töchterschulen im Allgemeinen entspricht.

Tab. I. *Die Kurzsichtigkeit bei sämmtlichen Töchterschulen nach den Altersclassen.*

| Alter | Zahl der untersuchten Augen | Zahl der Kurzsichtigen | Procent Kurzsichtige | Grad der Myopie |
|---|---|---|---|---|
| 7 Jahr . . . | 28 | — | — | — |
| 8 Jahr . . . | 78 | 1 | 1,28 | 0,25 |
| 9 Jahr . . . | 82 | — | — | — |
| 10 Jahr . . . | 122 | 11 | 9,01 | 0,93 |
| 11 Jahr . . . | 104 | 11 | 10,57 | 0,95 |
| 12 Jahr . . . | 132 | 26 | 19,69 | 0,91 |
| 13 Jahr . . . | 136 | 20 | 14,70 | 1,99 |
| 14 Jahr . . . | 150 | 46 | 30,67 | 1,03 |
| 15 Jahr . . . | 142 | 42 | 29,58 | 1,51 |
| 16 Jahr . . . | 126 | 42 | 33,33 | 2,50 |
| 17 Jahr . . . | 126 | 44 | 34,92 | 2,31 |
| 18 Jahr . . . | 70 | 25 | 35,71 | 3,84 |
| 19 Jahr . . . | 64 | 27 | 42,18 | 2,36 |
| 20 Jahr . . . | 54 | 20 | 37,04 | 3,11 |
| 21 Jahr . . . | 52 | 31 | 50,61 | 3,08 |
| 22 Jahr . . . | 18 | 11 | 61,11 | 2,93 |
| Summe | 1,484 | 357 | 24,05 | |

Tab. II. *Die Kurzsichtigkeit bei sämmtlichen Töchterschulen nach den Schulclassen.*

| Classe | Zahl der untersuchten Augen | Zahl der kurzsichtigen Augen | Procent Kurzsichtige | Grad der Myopie |
|---|---|---|---|---|
| Classe 1 . . . | 48 | — | — | — |
| „ 2 . . . | 76 | 1 | 1,31 | 0,25 |
| „ 3 . . . | 106 | 1 | 0,94 | 0,75 |
| „ 4 . . . | 110 | 12 | 10,91 | 1,17 |
| „ 5 . . . | 126 | 20 | 15,80 | 0,75 |
| „ 6 . . . | 152 | 22 | 14,46 | 1,26 |
| „ 7 . . . | 180 | 49 | 27,22 | 1,41 |
| „ 8 . . . | 154 | 39 | 25,32 | 1,52 |
| „ 9 . . . | 152 | 56 | 36,84 | 2,34 |
| Summe | 1,104 | 200 | 18,11 | 1,54 |

Die nach dem Alter aufgestellte Tabelle zeigt, dass unter 94 sieben-, acht- und neunjährigen Schülerinnen (188 Augen) nur eine einzige kurzsichtig, und dies nur in einem sehr geringen Grade (0,25 D), sowie nur an dem einen Auge ist. Unter den zehnjährigen Mädchen beträgt die Zahl der Kurzsichtigen 9,01% und der mittlere Grad der Myopie 0,92 D. Darnach steigt die Myopie allmählich aber stetig und erreicht bei den 22jährigen jungen Damen eine Procentzahl von 61,11 und einen mittleren Grad von 2,93 D. Die nach den Classen geordnete Tabelle lehrt, dass in der ersten Classe sich keine einzige, in der zweiten und dritten nur je eine an dem einen Auge Kurzsichtige findet. In der vierten Classe ist die Procentzahl der Kurzsichtigen 10,91 und der mittlere Grad der Myopie 1,17 D. Darnach steigt sie fast ununterbrochen, bis sie in der neunten Classe den Werth von 36,84% und den mittleren Grad von 2,34 D erreicht. Werden die Angaben aus der höchsten Classe der drei Schulen (der dritten Classe des Seminariums, der vierten der WALLIN'schen Schule, der dritten Gymnasialclasse des Lyceums) zusammengenommen, so erhält man für die Myopie 54,28% und für deren Grad 3,31 D.

Ein Vergleich zwischen den nach dem Alter und den Schulclassen aufgestellten Tabellen ergiebt, dass die Steigerung der Procentzahl der Kurzsichtigen sich in allen beiden ungefähr gleich regelmässig darstellt, dass aber die Zunahme des mittleren Grades der Myopie in der Tabelle nach den Schulclassen entschieden regelmässiger als in derjenigen nach den Altersclassen ist. Besonders bemerkenswerth ist der starke Zuwachs der Myopie vom 20.—22. Jahre. Dies Verhalten giebt Anlass zu befürchten, dass bei einer grossen Zahl die Myopie auch nach beendigten Schulstudien nicht stationär wird, sondern fortwährend zunimmt.[1]

Einen näheren Vergleich zwischen den Angaben aus den Knaben- und den Töchterschulen will ich nicht wagen, da die Verschiedenheit des Vorkommens der Myopie in Folge der zu geringen Zahl von Beobachtungen nur zufällig sein kann. Jedoch glaube ich hervorheben zu können, dass die Mädchen (in den von mir untersuchten Schulen) im 16. Jahre oder dem Alter, in welchem sie in der Regel ihre Schulstudien abschliessen, ungefähr ebenso kurzsichtig wie die Knaben im entsprechenden Alter (33,33% und 2,50 D, 39,66% und 1,95 D) sind, sowie dass die Myopie in der höchten Classe der Töchterschulen etwas stärker als in der höchsten Classe der Knabenschulen[2] (54,28% und 3,31 D,

[1] Dieser starke Zuwachs in den von mir untersuchten Schulen ist vielleicht nur von einem Zufall bedingt; jedoch stimmen meine Zahlen mit den Angaben KEY's überein. (Vgl. Läroverkskomiténs betänkande III, Bilaga E, S. 229.)

[2] Die obere siebente Classe der BESKOW'schen Schule und die einjährige siebente Classe der Neuen Elementarschule.

46,43 % und 2,73 D) ist. Der höchste Procentsatz Kurzsichtiger, 66,67, kommt in einer Töchterschule (der WALLIN'schen) vor, der höchste Grad der Myopie, 4,16 D, gleichfalls in einer Töchterschule (dem höheren Lehrerinnenseminarium[1]). Man kann hieraus folgern, dass die Gefahr der Ueberanstrengung des Auges bei unserer weiblichen Jugend vielleicht grösser als bei der männlichen ist, wenn die Schularbeit derselben Grösse ist. Dieser Umstand ist, meiner Ansicht nach, nur zum Theil dadurch bedingt, dass die Schülerin schwächer als der Schüler ist, sondern wird in wesentlichem Grade auch von anderen Ursachen hervorgerufen. Die junge Dame verbringt ihre freien Stunden gewöhnlich zu Hause, mit Handarbeit, als Nähen, Sticken, Brodiren beschäftigt; dazu kommen oft Musikübungen u. s. w. — alles Dinge, welche an den von der Schularbeit freien Stunden das Sehorgan noch weiter anstrengen. Ferner vermeidet sie aus kosmetischen Gründen oft, corrigirende Brillengläser zu benutzen und fördert dadurch nur zu leicht die Zunahme einer schon stattfindenden Myopie. Ausserdem wird die physische Entwicklung in den Töchterschulen viel weniger als in den Knabenschulen berücksichtigt. Die gymnastischen Uebungen sind in der Regel ungenügend und die Schulen ermangeln oft eines Hofes, wo sich die Schülerinnen während der Freistunden mit körperlichen Uebungen im Freien auffrischen könnten.

Ich möchte noch darauf aufmerksam machen, dass während in den drei niedersten Classen der Töchterschulen die Myopie äusserst

[1] Damit will ich keineswegs gesagt haben, dass die hygienischen Verhältnisse in diesen Schulen in Bezug auf das Auge weniger gut als in den übrigen sind. Denn theils war die Zahl der Untersuchten (z. B. in der höchsten Classe der WALLIN'schen Schule nur neun Schülerinnen) so klein, dass eine höhere Procentzahl vollständig zufällig sein kann, theils kommt noch ein anderer bedeutungsvoller Umstand hinzu. Das höhere Lehrerinnen-Seminarium ist die einzige Anstalt ihrer Art in Schweden, die WALLIN'sche Schule eine unter den wenigen, in welchen Mädchen zum Abiturientenexamen ausgebildet werden. In Folge dessen werden die höheren Classen dieser Schulen von Schülerinnen aus dem ganzen Lande, welche früher andere Lehranstalten besucht haben, besucht. Die Zuströmung ist so stark, dass zur Zeit meiner Untersuchung mehr als 50 % der Schülerinnen aus anderen Orten als Stockholm stammten, während in den drei niedersten Classen der Normalschule und der Wallinschen Schule dies mit keiner einzigen Schülerin der Fall war. Es ist selbstverständlich, dass bei derartigen Umständen die Schulen, bei welchen die Schülerinnen ihre Studien abschliessen, nur zum Theil wegen der hohen Zahl der Kurzsichtigen verantwortlich gemacht werden können.

gering (nur zwei kurzsichtige Augen von 230 untersuchten = 0,87 %) war, sie in den entsprechenden Classen der Knabenschulen schon in einem bemerkenswerthen Grade vorkam (24 kurzsichtige Augen unter 348 untersuchten = 6,89 %). Dies kann kaum zufällig sein, denn theils ist die Zahl der Untersuchten ziemlich gross, theils stimmen die gefundenen Werthe mit den von Key angegebenen ganz gut überein. Nach Key findet sich nämlich in den vorbereitenden Classen unter 163 untersuchten Mädchen keine einzige Kurzsichtige, dagegen unter 530 in vorbereitenden Schulen untersuchten Knaben 4,50 % Kurzsichtige. Ich glaube daher, dass die Myopie ziemlich constant in den Knabenschulen früher als in den Töchterschulen vorkommt, kann mir jedoch nicht vorstellen, dass dies davon bedingt wäre, dass die Knaben in jüngeren Jahren mehr als die Mädchen der Myopie ergeben wären, sondern davon, dass sie von Anfang an mehr angestrengt werden. Die vorbereitenden Knabenschulen bezwecken nämlich im Allgemeinen, den Schülern ein gewisses Maass von Wissen beizubringen, damit sie in die erste Classe der Elementarschule aufgenommen werden können. Mit den vorbereitenden Classen der Töchterschulen ist dies aber nicht der Fall. In diesen gilt es nicht, schon von Anfang an den Schülerinnen ein für das Examen nothwendiges bestimmtes Pensum zu lehren. Die Forderungen können daher dem Alter und den Kräften der Schülerinnen entsprechend leichter angepasst werden.

Wie bekannt, ist das kurzsichtige Auge verschiedenen Folgekrankheiten, welche eine bedeutende Herabsetzung des Sehvermögens hervorrufen, ja sogar vollständige Blindheit veranlassen können, ausgesetzt. Diese Complicationen kommen freilich im Allmeinen nur bei den höchsten Graden der Myopie vor, und zu denselben entwickelt sich, nach Tscherning, die durch Arbeit in kurzer Entfernung entstandene Myopie nicht. Eine Unannehmlichkeit, die jedoch auch mässige Grade von Myopie begleitet, ist die Herabsetzung der Sehschärfe. Die folgenden Tabellen, welche die Angaben aus sämmtlichen Schulen zusammenfassen, zeigen diese Herabsetzung der Sehschärfe mit der zunehmenden Myopie.

## Sämmtliche Schulen.

Tab. I. *Die Sehschärfe bei verschiedenen Refractionsgraden.*

| | Hyperopie | | | | | | | Emmetropie | Myopie | | | | | | | | | | | | | | |
|---|---|---|---|---|---|---|---|---|---|---|---|---|---|---|---|---|---|---|---|---|---|---|---|
| | 3,50 | 3,00 | 2,50 | 2,00 | 1,50 | 1,00 | 0,50 | | 0,50 | 1,00 | 1,50 | 2,00 | 2,50 | 3,00 | 3,50 | 4,00 | 4,50 | 5,00 | 5,50 | 6,00 | 7,00 | 8,00 | 11,00 |
| S = 1 . . . | — | — | 57,14 | 33,33 | 45,24 | 67,68 | 85,64 | 85,16 | 86,01 | 75,00 | 50,86 | 44,45 | 45,46 | 31,71 | 36,36 | 34,62 | 17,65 | 16,67 | 16,67 | 18,18 | 23,07 | — | — |
| S = 0,9 . . . | — | — | — | — | 7,14 | 15,85 | 8,09 | 8,15 | 11,81 | 14,41 | 16,38 | 31,11 | 30,30 | 39,02 | 27,27 | 19,23 | 23,53 | 27,78 | 33,34 | 13,64 | 15,39 | — | — |
| S = 0,8 . . . | 50,00 | — | — | — | 2,38 | 3,04 | 2,50 | 1,35 | 1,61 | 3,87 | 9,82 | 6,67 | 3,03 | 9,75 | 4,55 | 3,85 | 17,65 | — | 5,88 | 4,55 | — | 50,00 | — |
| S — 0,7 . . . | — | — | — | 8,33 | 9,52 | 6,76 | 1,75 | 1,58 | 0,57 | 1,92 | 13,11 | 13,33 | 18,18 | 4,88 | 18,18 | 15,38 | 5,88 | 22,22 | 33,34 | 22,73 | 38,46 | — | 50,00 |
| S = 0,6 . . . | — | — | 14,29 | — | — | 1,82 | 1,01 | 0,86 | — | 0,96 | 1,64 | 4,44 | — | 4,88 | 4,55 | 11,53 | 23,53 | 16,67 | 11,77 | 13,63 | 15,39 | 25,00 | 50,00 |
| S = 0,5 . . . | — | — | — | — | 7,15 | 1,82 | 0,13 | 0,60 | — | — | 4,91 | — | — | — | — | 7,69 | 11,76 | — | — | 13,63 | 7,69 | — | — |
| S = 0,4 . . . | — | 33,33 | 28,57 | 16,67 | 16,67 | 2,43 | 0,88 | 1,09 | — | 0,96 | 1,64 | — | — | 4,88 | — | 3,85 | — | — | — | 9,09 | — | — | — |
| S = 0,3 . . . | — | 33,33 | — | 16,67 | — | 0,60 | — | 0,49 | — | 0,96 | 1,64 | — | — | 2,44 | 4,55 | — | — | — | — | 4,55 | — | — | — |
| S = 0,2 . . . | 0,50 | 16,67 | — | 8,33 | 11,90 | — | — | 0,24 | — | 1,92 | — | — | 3,03 | 2,44 | 4,54 | 3,85 | — | 16,66 | — | — | — | — | — |
| S = 0,1 . . . | — | — | — | 8,33 | — | — | — | 0,36 | — | — | — | — | — | — | — | — | — | — | — | — | — | 25,00 | — |
| Amblyopie . . | — | 16,67 | — | 8,34 | — | — | — | 0,12 | — | — | — | — | — | — | — | — | — | — | — | — | — | — | — |
| Zahl der untersuchten Augen | 2 | 6 | 7 | 12 | 42 | 164 | 804 | 822 | 186 | 104 | 61 | 45 | 33 | 41 | 22 | 26 | 17 | 18 | 18 | 22 | 13 | 4 | 4 |

## Sämmtliche Schulen.

Tab. II. *Die mittlere Sehschärfe bei verschiedenen Refractionsgraden.*

| | Dioptrien | Zahl der untersuchten Augen | Sehschärfe |
|---|---|---|---|
| Hyperopie | 2,50 und höher | 15 | 0,50 |
| | 2,00 | 12 | 0,53 |
| | 1,50 | 42 | 0,73 |
| | 1,00 | 164 | 0,92 |
| | 0,50 | 804 | 0,97 |
| Emmetropie | — | 822 | 0,96 |
| Myopie | 0,50 | 186 | 0,98 |
| | 1,00 | 104 | 0,94 |
| | 1,50 | 61 | 0,87 |
| | 2,00 | 45 | 0,80 |
| | 2,50 | 33 | 0,88 |
| | 3,00 | 41 | 0,84 |
| | 3,50 | 22 | 0,82 |
| | 4,00 | 26 | 0,79 |
| | 4,50 | 17 | 0,71 |
| | 5,00 | 18 | 0,70 |
| | 5,50 | 18 | 0,80 |
| | 6,00 | 22 | 0,70 |
| | 7,00 | 13 | 0,77 |
| | 8,00 und höher | 8 | 0,60 |

Wir finden also, dass unter den Emmetropen 85 %, unter den Myopen des niedersten Grades etwas mehr oder 86 % eine normale Sehschärfe (S = 1) besitzen, dass aber mit der zunehmenden Myopie die Procentzahl derjenigen, welche eine normale Sehschärfe haben, immer mehr herabsinkt, bis sie bei M. 8 D und mehr gar nicht vorkommt. In derselben Weise verhält sich das Mittel der Sehschärfe. Bei Emmetropie ist es = 0,96, steigt bei dem niedersten Grade der Myopie auf 0,98, sinkt dann aber und erreicht bei 8 D und darüber kaum mehr als die Hälfte (S = 0,60) des Normalen.

In seinem Berichte über die hygienischen Verhältnisse in unseren Schulen hat Key der Myopie eine ausführliche Darstellung gewidmet. Dabei hat er ein Material von 17000 untersuchten Knaben und 3068 Mädchen aus einer grossen Zahl von den Schulen Schwedens zu seiner Verfügung gehabt. Gegen diese Untersuchungen, welche zum grössten Theile von Aerzten, wenn auch nicht von Ophthalmologen ausgeführt worden sind, konnte mit Recht der Einwand erhoben werden, dass sie keine vollständig exacten Angaben hinsichtlich des Vorkommens der Myopie liefern. Key hat bei seiner Kritik des Materials selber die Ueberzeugung ausgesprochen, dass die Zahlen gar zu niedrig seien, und hat daher aus den vorliegenden Beobachtungen die genaueren Untersuchungen an zehn Knabenschulen mit zusammen 3054 Schülern besonders berücksichtigt. In diesen zehn Schulen betrug die Myopie in den zwei obersten Classen im Mittel 42 %. Im Vergleich mit der von mir gefundenen entsprechenden Zahl (52,08 %) erscheint diese ziemlich klein; jedoch ist zu bemerken, dass bei den Key's Berechnungen zu Grunde liegenden Beobachtungen die beiden Augen zu gleicher Zeit untersucht, und dass also die nur an dem einen Auge kurzsichtigen in den Angaben nicht aufgenommen worden sind. Wenn ich von meinen Beobachtungen, die nur an einem Auge Kurzsichtigen abziehe, so erhalte ich eine Zahl von 47 %, d. h. einen Werth, der mit demjenigen von Key ziemlich gut übereinstimmt.

Dieser Abhandlung war bei der erstmaligen Veröffentlichung in schwedischer Sprache eine Tafel beigegeben, welche auch in der „Revue générale d'ophtalmologie“ VI, I. 1887 reproducirt ist.

XIII

# Ein Fall von Netzhautgliom.

(Nordiskt Medicinskt Arkiv XX, Nr. 15, 1888.)

Mit Tafel II—V.

Ueber das Gliom der Netzhaut liegen viele Publicationen, theils als casuistische Mittheilungen, theils als ausführliche Monographien, vor. Schon WARDROP beschreibt in seiner Arbeit „Fungus haematodes“[1] 17 Fälle, KNAPP in seinem Buche „Die intraoculären Geschwülste“ sieben.[2] In seiner Monographie hat HIRSCHBERG[3] nicht weniger als 77 Fälle zusammengestellt und PINTO hat 13 eigene Fälle beschrieben.[4] Obgleich also die Literatur über das Glioma retinae als sehr reichhaltig angesehen werden muss, habe ich doch geglaubt, dass der hier zu beschreibende Fall einer Veröffentlichung werth wäre.

Signe K., acht Monate alt. Nach den Angaben der Mutter ist das Kind, das nur an der Brust ernährt worden ist, stets gesund gewesen, bis es vor etwa vier Wochen bemerkt wurde, dass die Pupille des linken Auges eine gelbliche Farbe hatte. Kurz nachher zeigte sich das Auge injicirt. Das Kind wurde weinerlich, empfindlich und unruhig Tag und Nacht. Am 18. Mai 1887 wurde ich consultirt und fand dabei Folgendes.

Das Kind kräftig und für sein Alter gut entwickelt; das linke Auge von gewöhnlicher Form und Grösse; lebhafte episclerale Injection; das Aussehen der Hornhaut normal; die vordere Kammer aufgehoben, die Pupille gleichmässig erweitert, unbeweglich und ohne Synechien; reagirt nicht für Licht. Die Linse hell, gleich hinter derselben eine gelbe, undurchsichtige Partie, von welcher der ganze Glaskörperraum erfüllt erscheint. Die vordere Oberfläche

---

[1] WARDROP, Observations on fungus haematodes or soft cancer. Edinburgh 1809. S. 10—98.

[2] H. KNAPP, Die intraocularen Geschwülste. Carlsruhe 1868.

[3] J. HIRSCHBERG, Der Markschwamm der Netzhaut. Berlin 1869.

[4] PINTO Netzhautgliome. Wiesbaden 1886.

dieser Partie ziemlich eben und concav. Sie zittert nicht bei den Bewegungen des Auges und bietet nirgends an ihrer Oberfläche Gefässe dar. Der intraoculare Druck beträchtlich gesteigert. Das Auge, wie es scheint, vollständig erblindet. Am rechten Auge keine Symptome krankhafter Veränderungen.

Die Diagnose konnte hier kaum irgend welche Schwierigkeiten darbieten. Der gelbe Reflex aus dem Innern des Auges, das Alter der Patientin und die glaukomatösen Symptome deuteten ein Gliom im Stadium der glaukomatösen Drucksteigerung an. An einen Abscess des Glaskörpers zu denken, gab es keine Veranlassung, da kein Trauma und kein allgemeines Leiden (wie z. B. eine Cerebrospinalmeningitis) der Krankheit des Auges vorhergegangen war, und auch keine Veränderungen nachgewiesen worden sind, welche, wie Synechien, Degeneration des Irisgewebes, herabgesetzte Tension, Verkleinerung des Augapfels oder anfangende Kataraktbildung, auf einer Entzündung im Inneren des Auges als die primäre Ursache hindeuten konnten. Dagegen sprach ja auch die bestimmte Angabe der Mutter, dass sich zuerst der gelbe Reflex von der Pupille und später die Injection des Bulbus gezeigt hätten. Noch weniger konnte ein intraocularer Cysticercus hier vorliegen. Wider diese Annahme sprachen u. A. der vermehrte Druck, das Alter des Kindes und der rasche Zuwachs der Geschwulst, sodass sie sich bei der nur acht Monate alten Patientin schon bis auf die hintere Linsenkapsel erstreckte. Bei einem Kinde, das ausschliesslich an der Brust ernährt worden ist, war ein Cysticercus übrigens undenkbar. Die Möglichkeit einer einfachen Netzhautablösung musste auch ausgeschlossen werden. Bei einer fibrösen Degeneration der abgelösten Netzhaut kann freilich ein so starker Reflex von derselben entstehen, dass dadurch das Bild eines amaurotischen Katzenauges hervorgerufen wird. Bei einer Netzhautablösung ist aber die Drucksteigerung selten, im Gegentheil ist die Spannung des Auges gewöhnlich vermindert. Uebrigens erschienen bei dem vorliegenden Falle an der gelben Partie nirgends Blutgefässe.

Die bösartige Natur der Geschwulst, ihre Neigung, sich ausserhalb des Auges zu verbreiten und Metastasen in anderen Organen hervorzurufen, forderte zu einer baldigen Operation auf. Diese wurde im Krankenhause St. Catharina ausgeführt. Bei der Operation wurde der Sehnerv abgeschnitten, so weit nach hinten wie möglich. Die Länge des Bulbus betrug 21 mm, die Breite 20 mm.

Das Auge wurde in Alkohol gehärtet, wonach es in sagittaler Richtung in eine obere und eine untere Hälfte durchschnitten wurde.

Makroskopisch erscheint der Sehnerv vollständig normal. Die Netzhaut (Taf. II, Fig. 1) ist überall von der Aderhaut abgelöst und läuft von dem Eintritt des Sehnerven, wo sie festhängt, wie ein Strang, welcher eine scheinbare Fortsetzung des Sehnerven bildet, gegen den hinteren Pol der Linse. Nach vorn geht die Netzhaut in ein faltenreiches Gewebe über, welches sich von der Gegend des hinteren Poles der Linse bis auf den Strahlenkörper erstreckt. Der ganze Raum zwischen der abgelösten Aderhaut und der Netzhaut wird von einer gelbweissen Geschwulstmasse, in welcher ein Netzwerk von gegenseitig anastomosirenden feinen Fäden erscheint, ausgefüllt. Die Aderhaut erscheint etwas dünner als gewöhnlich und liegt im Allgemeinen dicht an der Sehnenhaut. Nur an einer Stelle in der Nähe des Corpus ciliare ist sie in etwa 1 cm Ausdehnung durch Geschwulstmasse von der Sehnenhaut getrennt. Corpus ciliare an seinem gewöhnlichen Ort. Die Linse ist vorgeschoben. Ihre vordere Oberfläche ist convex, die hintere von den Seiten eingedrückt, sodass ihre ganze Form einem Rauchpilz ähnelt. Die Iris liegt dicht an der Hornhaut. Die vordere Kammer vollständig aufgehoben. Die Hornhaut und die Sehnenhaut bieten keine bemerkenswerthe Veränderungen dar.

Zur mikrcskopischen Untersuchung wurde das Auge in Celloidin eingebettet, wonach die mit Mikrotom gemachten Schnitte mit mehreren verschiedenen Farbstoffen, speciell mit Fuchsin, Vesuvin und Hämatoxylin gefärbt und in Canadabalsam eingelegt worden sind.

Mikroskopisch zeigt sich, dass die Geschwulstmasse zum grössten Theil aus einer grossen Menge feiner Fasern, welche sich zu einem schönen Reticulum zusammenflechten, besteht. Im Netzwerk finden sich abwechselnd Felder mit weiten und mit engen Maschen. Die makroskopisch sichtbaren anastomosirenden Stränge sind nur aus verdichteten Theilen des Netzwerkes zusammengesetzt.[1] Oft drän-

[1] Bei schwacher Vergrösserung geben diese Stränge leicht den Eindruck von Chorioïdallamellen. Bei näherer Untersuchung zeigt es sich jedoch, dass die Pigmentschicht der Netzhaut an langen Strecken die Aderhaut bekleidet, und dass unmittelbar nach innen von jenen die Stränge anfangen. Uebrigens vermissen dieselben ausgebildetes Bindegewebe und Blutgefässe.

gen sich die spärlichen Fasern, aus welchen es im Allgemeinen besteht, zusammen und gehen in einen derartigen Strang über. An und zwischen den Fasern kommt eine körnige Detritusmasse vor, welche in dickeren Schnitten das Netzwerk vollständig verdeckt. An derartigen Stellen ist die Geschwulst bei flüchtigem Ansehen einem geronnenen Exsudate ähnlich.

Im grossen Ganzen erscheinen Zellen in der Geschwulst nur spärlich. So kommt bei dem in Fig. 1 dargestellten Präparate nur in der dunkleren Partie rechts ein zellenreiches Gewebe vor. Alles Uebrige besteht aus einer zellenarmen, reticulären Grundsubstanz, welche in einem körnigen Detritus mit hier und da eingestreuten Zellen eingebettet ist. Diese haben einen grossen, von einer schmalen Protoplasmazone umgebenen Kern. Oft liegen sie an den Knotenpunkten des Fasernetzes. Vielfach bieten sie lange verästelte Ausläufer dar, welche sich mit den Fasern des umgebenden Netzwerkes zusammenflechten (Fig. 2). Diese Zellen sind den Zellen der Neuroglia ähnlich und entsprechen den von Virchow[1], Vetsch[2], Pinto[3], Treitel[4] und mehreren Anderen beschriebenen. Auch beim Gliom des Gehirnes kommen ähnliche Zellen vor.[5]

An einigen Stellen kommen in der Geschwulst Inseln vor, welche ein anderes Aussehen darbieten. Dieselben sind zellenreicher; die Zellen liegen ganz dicht aneinander, das Fasernetz zwischen ihnen ist mehr spärlich, an mehreren Stellen erscheint davon nur eine Andeutung. In diesen Inseln zeigen die Zellen hochgradige degenerative Veränderungen, welche oft so weit fortgeschritten sind, dass die Structur der Zellen ganz verschwunden und nur eine formlose, körnige Detritusmasse zurückgeblieben ist. Zwischen zellenreichen Stellen mit einigermaassen beibehaltenen Zellengrenzen und spärlichen Fasern und zellenarmen Stellen mit reichlichem Fasernetz finden sich eine Menge von Uebergangsformen (Fig. 3); ebenso zwischen derartigen Partien und körnigem Detritus, welches lehrt, dass dasselbe Gewebe in verschiedenen Stufen der Degeneration hier vorliegt.

---

[1] Die krankhaften Geschwülste, II, S. 164.

[2] Arch. f. Augenheilkunde, XI, S. 414.

[3] Netzhautgliome, S. 47.

[4] Arch. f. Ophthalmologie, XXII. 1, S. 164.

[5] Virchow, Die krankhaften Geschwülste, S. 131. Vgl. auch Ziegler, Pathol. Anatomie, Fig. an der Seite 204.

Die ausgebreitete Degeneration in der Geschwulst dürfte mit ihrer grossen Armuth an Blutgefässen in nahem Zusammenhange stehen. Im Gegensatz zu dem gewöhnlichen Verhalten beim Gliom sind die Blutgefässe hier so äusserst selten, dass man erst nach einer sehr genauen Durchmusterung solche entdecken kann. Und auch von diesen liegen nur sehr wenige in der eigentlichen Geschwulstmasse, die Mehrzahl findet sich entweder in den der Schicht der Nervenfasern entsprechenden Theilen der Netzhaut, wo die Zellenwucherung stellenweise angefangen, oder in dem Theil der Aderhaut, welchen die Geschwulst angegriffen und durchgebrochen hat. Die wenigen Gefässe sind oft stark zelleninfiltrirt, so dass die Wand zuweilen weit dicker als die Lichtung ist. Oft ist nur die Adventitia verdickt und wie in Lamellen, zwischen welchen grössere oder kleinere Zellenhaufen vorkommen, aufgerissen. Diese Veränderung trifft in der Regel nur einen Theil des Umfanges des Gefässes, während der übrige Theil ein mehr normales Aussehen darbietet. Zuweilen greift der Process auch auf die Muscularis über. Zuweilen erscheinen Geschwulstzellen sogar in der Lichtung des Gefässes. So z. B. in einem Gefäss in Fig. 8, wo theils die Wand stark zelleninfiltrirt ist, theils Geschwulstzellen in dem Gefässe selbst vorkommen; zwischen denselben findet sich sogar eine Andeutung von Fasern, denjenigen ähnlich, welche die intercellulare Substanz der Geschwulst darstellen.

Wie schon bemerkt, sind in den mehr zellenreichen Theilen der Geschwulst die Zellen stark degenerirt. Von der Degeneration sind sowohl die Kerne als auch das Protoplasma angegriffen. Die Veränderung des Kernes zeigt sich darin, dass gewisse Theile von ihm ihre Färbbarkeit verlieren, während andere Theile noch lebhaft gefärbt werden. Hierdurch entstehen oft Bilder, welche an eine Zellentheilung erinnern. Die färbbaren Theile werden allmählich immer kleiner, oft bleibt nur eine halbmondförmige Zone an dem einen Rande zurück, und endlich wird der ganze Kern blass und farblos.[1]

Die Veränderungen des Zellenprotoplasmas (Fig. 4) sind dadurch charakterisirt, dass die Zelle blasenförmig schwillt. Ihre Grenzen zeichnen sich sehr scharf ab, sodass sie das Aussehen einer Membran bekommen. In der Zelle treten feine, schmale, stark ge-

[1] Vgl. Pinto, Netzhautgliome, S. 60, 61.

färbte, lineare Streifen auf, welche theils mit dem Kern, theils mit einander zusammenhängen, theils bis zu der Zellengrenze hinauslaufen. Hierdurch erscheint die Zelle wie in eine Zahl von kleinen Räumen mit stark gefärbten Wänden und ungefärbtem oder schwach gefärbtem Inhalt getheilt. Der Kern dieser Zellen erblasst immer mehr und verschwindet endlich vollständig.

Diese Veränderung des Zellprotoplasmas, welche bei der vorliegenden Geschwulst sehr oft vorkommt, scheint beim Gliom im Allgemeinen ziemlich selten zu sein. Pinto, der zuerst dieselbe beschrieben hat, hat sie nur in einem Falle unter 13 untersuchten beobachtet.[1]

Dagegen bin ich bei meinem Falle einer anderen Degenerationsform nicht begegnet, welche nach Pinto gewöhnlicher ist und folgender Art sich darstellt: „Das Protoplasma der einzelnen Gliomzellen verliert unter ausgesprochenen Quellungserscheinungen allmählich seine Fictionsfähigkeit, wird homogener und etwas stärker lichtbrechend, während der Kern sich noch lebhaft färbt. Nach und nach verliert auch dieser seiner Lebensfrische, blasst ab, und verschwindet wie eine Wolke in der zu einem blassen und gleichmässigen Klumpen gewordenen Protoplasmamasse.“

Der *Sehnerv* zeigt keine bemerkenswerthe Veränderungen.

Die *Netzhaut.* Der hintere, strangförmige Theil der Netzhaut bietet in der Nähe der Papille eine längsgestreifte Zeichnung paralleler Fasern. Diese bilden eine unmittelbare Fortsetzung der Nervenfasern des Opticus. Hier und da erscheinen zwischen den Fasern kleine Herde von runden Zellen mit grossem Kern und dünner Protoplasmazone. An mehreren Stellen kommen auch bläschenförmige, zwischen den parallelen Fasern eingesprengte Zellen vor. An ein paar Stellen findet sich ein reticulares, dem schon früher aus der Geschwulst beschriebenen ähnliches Gewebe.

Weiter nach vorn (Fig. 6) zeigen sich an der Oberfläche des Stranges immer deutlicher mehrere von den Schichten der Netzhaut. Die beiden Körnchenschichten, die reticuläre Schicht und die Membrana limitans externa können hier unterschieden werden. Auch findet man an dem gewöhnlichen Ort der Ganglienzellen grosse, unregelmässige, ovale, von einem körnigen Protoplasma und einem deutlichen Kern mit Kernkörperchen bestehende Zellen.

[1] Netzhautgliome, S. 61.

Dagegen sind nur Rudimente von den Stäbchen und Zapfen zu beobachten.

In seiner Geschwulstlehre hat VIRCHOW[1] die Ansicht ausgesprochen, dass das Netzhautgliom, in Uebereinstimmung, mit den entsprechenden Geschwülsten im centralen Nervensystem von dem Stützgewebe der Nervensubstanz ausgeht. HIRSCHBERG[2] und NELLESEN[3] fanden, hiermit übereinstimmend, dass das Netzhautgliom oft von der inneren Körnerschicht oder von der Schicht der Netzhaut, wo die Kerne der MÜLLER'schen Stützfasern liegen, ausgeht. Zu derselben Ansicht ging auch KNAPP[4], welcher die Ursprungsstelle der Geschwulst früher in die äussere Körnerschicht verlegt hatte, über.[5] MANFREDI[6] und IWANOFF[7] haben bei je einem Falle nachgewiesen, dass die Geschwulst auch in den innersten Schichten der Netzhaut anfangen kann. Ebenso hat TREITEL[8] unlängst einen Fall mitgetheilt, wo die Schicht der Nervenfasern die Ursprungsstelle der Geschwulst darstellte. GAYET und PONCET[9] sind der Ansicht, dass das Gliom überall anfangen kann, wo Neuroglia sich findet; und LEBER[10] sagt, dass nicht allein bei verschiedenen Individuen Geschwülste aus verschiedenen Schichten der Netzhaut entstehen können, sondern dass bei einem und demselben Individuum mehrere Schichten an der Bildung der Geschwulst theilnehmen können. Auch BOCHERT[11] giebt an, dass das Gliom in mehreren Schichten der Netzhaut anfangen kann. PINTO[12], welcher durch Studium der Karyokinese die Frage aufzuklären versucht hat, fand bei einem Falle Zellentheilung ausschliesslich in der Körnerschicht und zieht daraus die Schlussfolgerung, dass

---

[1] Die krankhaften Geschwülste, II, S. 126, 127.

[2] Der Markschwamm der Netzhaut, S. 90.

[3] Nach PINTO a. a. O., S. 53.

[4] Arch. f. Augenheilkunde, II, S. 163.

[5] Die intraocularen Geschwülste, S. 60.

[6] „Die Wucherung geht von der Innenfläche der limitans interna, vielleicht von den Kernen an der Basis der Radiärfasern, die KÖLLIKER beschrieben." HIRSCHBERG, Markschwamm, S. 12.

[7] Arch. f. Ophthalmologie, XV. 2, S. 69. Bei diesem Fall ging die Geschwulst von der Nervenfaserschicht aus.

[8] Arch. f. Ophthalmologie, XXXII. 2, S. 151.

[9] Archives de physiologie, Série 2, II. S. 317.

[10] GRÄFE und SAEMISCH, Handbuch der Augenheilkunde, V. 2, S. 720.

[11] Untersuchungen über das Netzhautgliom.

[12] Netzhautgliome, S. 54.

wenigstens bei diesem Falle die betreffende Schicht der Ausgangspunkt der pathologischen Neubildung gewesen ist. Auf Grund seiner eigenen Beobachtungen, sowie derjenigen von Hirschberg, Nellesen und Knapp sieht er es als nachgewiesen an, dass von den beiden Körnerschichten vorzugsweise die innere bei der Bildung des Glioms betheiligt ist. Da aber eine gleichzeitige Wucherung in der äusseren Körnerschicht nicht ausgeschlossen werden kann, muss entweder ein Theil seiner Körner gliöser Natur sein, oder auch das Gliom, der Ansicht von Klebs gemäss, eine Hyperplasie aller Gewebebestandtheile der Netzhaut, also auch der nervösen Elemente, darstellen. Seiner Ansicht nach findet sich bis jetzt noch kein sicherer Beweis für die rein gliöse Natur des Netzhautgliomes.

Im vorliegenden Falle giebt der Theil der Netzhaut, welcher sich von der Gegend hinter der Linse in einer Zahl von Falten bis auf den Strahlenkörper erstreckt, eine günstige Gelegenheit, die anfangende gliomatöse Infiltration zu studiren (Taf. III, Fig. 5). Wie schon erwähnt, ist in dem hinteren strangförmigen Theil der Netzhaut die Schicht der Nervenfasern am besten erhalten. Gegen die Linse hin verhält es sich aber ganz anders. Hier sind die übrigen Schichten ziemlich gut erhalten, während die Schicht der Nervenfasern im Gegentheil stark infiltrirt ist und eine reichliche Menge von theils schmalen, langgestreckten Zellen mit spindelförmigem Kern, theils runden, oft bläschenförmig aufgeschwollenen Zellen zeigt. Hier und da liegen diese Zellen sehr dicht aneinander, solcher Art kleine Geschwulstherde bildend. Diese Herde sind an mehreren Stellen um ein Blutgefäss herum, welches also durch ihr Centrum läuft, gelagert. An mehreren Stellen in der Nervenfaserschicht sind grössere Geschwulstherde eingelagert. Ein solcher ist in Taf. IV, Fig. 7 abgebildet. Man sieht rechts die beträchtlich verdickte Schicht der Nervenfasern sich in zwei Theile spalten, von welchen der eine, dickere mit der übrigen Netzhaut zusammenhängt, während der andere, schmälere Theil wie ein feiner Streifen gegen eine Geschwulstmasse nach innen von der Netzhaut läuft. Die beiden Theile vereinigen sich dann wieder und schliessen einen Geschwulstherd in starker Degeneration und von dem reticulären Aussehen, welches die Geschwulst im Allgemeinen charakterisirt, ein. In ihrer entsprechenden Ausdehnung ist die Netzhaut sonst ziemlich normal, mit Ausnahme einer mässigen Verdickung der Körnerschichten. Erst nach links an der Figur fängt eine stärkere Infiltration auch der übrigen Schichten an. Eine derartige Stelle ist in Taf. IV, Fig. 8 wiedergegeben und entspricht der Gegend um das am meisten nach links liegende Blutgefäss in Taf. IV, Fig. 7. Die Netzhaut spaltet sich hier in zwei Theile, der eine aus den äusseren Schichten bis zu der inneren Körnerschicht einschliesslich, der andere aus den tieferen Schichten bestehend. Zwischen diesen beiden Theilen dringt reticuläre Geschwulstmasse hervor und greift allmählich auf die umgebende Netzhaut über; endlich durchbricht sie die letztere sowohl nach aussen wie nach innen und vereinigt sich dort mit der Hauptmasse der Geschwulst, während sie nach innen auf den schon erwähnten Herd in der Nervenfaserschicht übergeht.

Taf. III, Fig. 5 zeigt die anfangende Geschwulstbildung in mehreren verschiedenen Schichten, hauptsächlich aber in derjenigen der Nervenfasern. Am meisten nach oben ist diese Schicht durch eine starke Zelleninfiltration verdickt, darauf spaltet sie sich in zwei Theile, welche einen grösseren Geschwulstherd umfassen.[1] Bald zeigt sich auch in den beiden Körnerschichten, namentlich in der inneren, eine lebhafte Zellenwucherung. Die innere reticuläre Schicht läuft eine Strecke lang ziemlich gleichmässig, während die äussere unaufhörliche Windungen beschreibt — eine Folge der herdenweise auftretenden Infiltration in der inneren Körnerschicht. Ebenso schwillt die äussere Körnerschicht hier und da zu fransenartigen Bildungen an.

Ohne Zweifel ist unter den beiden Körnerschichten die innere am meisten angegriffen. Dass aber auch die äussere bei der Geschwulstbildung betheiligt ist, davon hat man schon in Taf. III, Fig. 5 ein Beispiel. Noch deutlicher geht dies Verhalten aus Taf. V, Fig. 9, wo die äussere Körnerschicht wenigstens in einem gleich hohen Grade wie die innere an der Bildung des Gliomherdes betheiligt ist.

Wenn es also erlaubt wäre, in diesem Falle aus den Verhältnissen in dem weniger veränderten Theil der Netzhaut Schlussfolgerungen bezüglich der Ursprungsstelle der Geschwulst zu ziehen, so würde hier, in Uebereinstimmung mit der Ansicht Poncet's und Leber's, das Gliom aus verschiedenen Netzhautschichten, theils aus den beiden Körnerschichten, theils aus der Schicht der Nervenfasern hervorgegangen sein. Bald in der einen, bald in der

[1] Das Geschwulstgewebe selbst ist vom Präparate weggefallen.

anderen dieser Schichten treten Geschwulstherde auf, welche die Netzhaut durchbrechen, zuweilen nach aussen, wo sie sich mit der Hauptmasse der Geschwulst vereinigen, zuweilen nach innen, wo sie in eine nach innen von der Netzhaut befindliche Ausbreitung übergehen. Zwischen diesen Herden ist die Netzhaut verhältnissmässig normal.

Bei stärkerer Vergrösserung zeigen sich in den infiltrirten Partien der Körnerschichten Zellen von zwei verschiedenen Arten (Fig. 10). Die einen, welche zahlreicher sind, sind kleine, runde Zellen mit grossem Kern und schmaler Protoplasmazone. Diese Zellen liegen gewöhnlich in Reihen, senkrecht gegen die Schicht der Nervenfasern. Die anderen sind dagegen ovale Zellen mit spindelförmigem Kern und zwei langen Ausläufern. Auch diese Zellen laufen durch die Netzhaut in querer Richtung. Am zahlreichsten sind sie in der inneren Körnerschicht. Jedoch sieht man sie in reichlicher Menge auch in der äusseren Körnerschicht an mehreren Stellen.

Straub[1] giebt an, dass er bei einem Falle von Gliom eine Menge Uebergangsformen von Neurogliazellen zu Geschwulstzellen gesehen hat, jedoch nur unter den Zellen, welche senkrecht an der Membrana limitans interna sitzen. Von diesen „langgeschwänzten“ Zellen bis zu den kleinen runden Geschwulstzellen fand er in mehreren Schnitten alle Uebergangsformen. In meinen Schnitten habe ich ebenfalls eine Menge von Gestalten, welche als derartige Uebergangsformen gedeutet werden können, gesehen. Ich wage es jedoch nicht, die Möglichkeit zu bestreiten, dass diese Formen in Folge einer queren oder schiefen Durchschneidung der „langgeschwänzten“ Zellen entstanden sind. In jedem Falle scheint es mir von einem gewissen Interesse zu sein, dass diese Zellen nicht nur in der inneren, sondern auch in der äusseren Körnerschicht, deren Körner bei normalen Verhältnissen ausschliesslich nervöser Natur sind, vorkommen.

Die *Aderhaut.* Die Pigmentschicht der Netzhaut liegt an den meisten Stellen dicht an der Aderhaut, welche im Allgemeinen dünner als gewöhnlich, jedoch sonst normal ist. Unmittelbar neben der Papille ist sie jedoch in einer kürzeren Ausdehnung von Geschwulstzellen infiltrirt. In der Nähe des Strahlenkörpers

[1] Arch. f. Ophthalmologie, XXXII. 1, S. 216.

greift die Geschwulst auf die Aderhaut in einer Ausdehnung von etwa 1 cm über (vergl. Fig. 1 rechts). Hier sieht man theils die Chorioïdallamellen von einander getrennt und zwischen ihnen Geschwulstmasse eingelagert, theils, an anderen Orten, die Aderhaut so verändert, dass man nur durch das hier und da eingelagerte Pigment sie von dem retinalen Theil der Geschwulst unterscheiden kann. An dem übrigen Theil der Aderhaut erscheinen an mehreren Stellen kleine mikroskopische Durchbrüche der Pigmentschicht der Netzhaut und der Lamina vitrea, sowie darunter circumscripte Gliomherde in der Aderhaut.

Der Erste, der die Art und Weise, in welcher das Gliom auf die Aderhaut übergreift, näher beschrieben hat, ist KNAPP. Nach ihm findet dies theils durch unmittelbare Berührung theils durch ausgestreute Samen statt.[1] Als Beispiel der letzteren Verbreiterungsweise können in meinem Falle die mikroskopischen Herde unterhalb der Pigmentschicht der Netzhaut dienen; als Beispiel der ersteren der infiltrirte Theil der Aderhaut in der Nähe der Papille. Man findet diese nach rechts mit Geschwulstzellen infiltrirt und diese Infiltration mit derjenigen der Aderhaut unmittelbar zusammenhängend. Jedoch auch an dem Orte, wo die Aderhaut in der Nähe des Strahlenkörpers angegriffen ist, findet man deutliche Zeichen eines unmittelbaren Ueberganges der Geschwulstmasse. In der naheliegenden Netzhaut finden sich zahlreiche von den in den Körnerschichten herdenweise auftretenden Wucherungen bedingte villöse Sprossen. Die Spitzen dieser Villi hängen oft mit der infiltrirten Chorioidea zusammen, sodass die Infiltration in der Netzhaut in solcher Weise direct in den chorioïdalen Theil der Geschwulstes übergeht.

Der *Strahlenkörper* liegt im Allgemeinen an seinem normalen Orte dicht an der Sehnenhaut. Der Theil, welcher an die von der Geschwulstmasse durchwachsene Stelle der Aderhaut grenzt, ist nach hinten durch die in der Suprachoroidea vegetirende Gliom-

[1] Die intraocularen Geschwülste, S. 61. HIRSCHBERG (Markschwamm, S. 97) nimmt an, dass das Gliom noch in einer dritten Weise auf die Aderhaut übergreift. Zwischen der Geschwulst und der Aderhaut sah er ein Blutgefäss mit sehr verdickter Wand, deren Adventitia der der Netzhaut angrenzenden Partie zahlreiche Rundzellen, denjenigen in der Geschwulst vorkommenden ähnlich, enthielt, und er stellt sich daher vor, dass die Geschwulst auch in dieser Weise die Chorioïdea angreifen kann.

masse von der Sehnenhaut getrennt. Nach vorn liegt er jedoch auch hier dicht an der Sehnenhaut, wodurch für die vordere Kammer eine Schutzmauer wider die Geschwulst gebildet wird. Der Strahlenkörper selbst erscheint fast überall vom Gliom durchwachsen. An mehreren Orten sieht man die Geschwulst den Strahlenkörper durchbrechen und in die hintere Kammer, welche von Gliommasse fast vollständig ausgefüllt ist, hineindringen. Dagegen ist die Regenbogenhaut normal, ebenso die Hornhaut und die Sehnenhaut. In der aufgehobenen vorderen Kammer erscheint nirgends eine Spur einer gliomatösen Infiltration (Membrana capsulo-pupillaris ist stehen geblieben).

Der *Glaskörper*. Die Veränderungen des Glaskörpers beim Netzhautgliom sind erst in der letzteren Zeit näher untersucht worden. Nach HIRSCHBERG[1], findet zu gleicher Zeit mit der Ablösung und Verdickung der Netzhaut eine Resorption des Glaskörpers statt. PINTO[2], welcher in seiner Monographie die Veränderungen beim Gliom im Allgemeinen sehr genau beschreibt, erwähnt in Bezug auf den Glaskörper nur im Vorbeigehen, dass dieses Gewebe theils resorbirt, theils von der Geschwulst überwachsen wird. HEITZMANN[3] hat die Ansicht geltend machen wollen, dass der Glaskörper im Bau der Geschwulst activ betheiligt ist und mit seinem lebenden Material den Baustoff der Geschwulst liefert. Auch HAENSEL[4] widmet den Veränderungen des Glaskörpers seine Aufmerksamkeit. Er beschreibt drei Fälle, unter welchen der Glaskörper bei einem zum Bindegewebe, bei den zwei übrigen in gliomatöses Gewebe verändert worden ist. TREITEL[5] hat bei einem Falle eine unendliche Menge kleine Gliomherde im Glaskörper gefunden, und seiner Ansicht nach sind die foetalen Blutgefässe die Bahn, auf welcher die Gliomzellen in den Glaskörper hineindringen.

Bei meinem Falle wird fast der ganze unregelmässig dreieckige Raum zwischen der Linse und der Netzhaut von der Geschwulst-

[1] Markschwamm, S. 145.

[2] PINTO, Netzhautgeschwülste, S. 76. Vgl. auch die Fälle 1 und 2 in der Casuistiti.

[3] Berichte der ophthal. Gesellsch. Heidelberg 1883, S. 37.

[4] Bull. de la clinique ophthalmologique de l'hospice des Quinze-Vingts 1884.

[5] Arch. f. Ophthalmologie XXXII. 1, S. 151. Vor ihm hat ROMPE in seiner Dissertation, Beiträge zur Kenntniss des Glioma retinae, Göttingen 1884, zwei Fälle mit miliären Gliomherden im Glaskörper beschrieben (nach TREITEL).

masse eingenommen. Nur unmittelbar an der Linse findet man einen Rest vom Glaskörper: eine schmale Schicht (Taf. II, Fig. 5) von ganz feinen Lamellen mit einem hauptsächlich der hinteren Linsenoberfläche parallelen Verlauf. Dieses Gewebe grenzt sich von der Geschwulstmasse nicht scharf ab, sondern bläschenförmige Zellen liegen hier und da eingesprengt und zwar zuerst vereinzelt, weiter nach hinten aber, wo sie in die nach innen von der Netzhaut liegende Geschwulstmasse übergehen, immer zahlreicher. Etwas weiter nach den Seiten zu sieht man diese Geschwulstmasse, welche desselben Charakters wie die nach aussen von der Netzhaut liegende Geschwulst ist, bis auf die hintere Linsenkapsel vordringen.

Die *Linse*. In seiner ausführlichen Monographie hebt Hirschberg[1] betreffend der Linse nur das hervor, dass sie bei der Krankheit nach vorn gedrängt und staargewandelt wird. Pinto[2] hat den dabei stattfindenden Veränderungen ein genaues Studium gewidmet. Nach ihm besteht die erste Veränderung in einer Epithelwucherung. Das Product dieser Wucherung sammelt sich nach vorn oder breitet sich längs des Aequators an der hinteren Linsenkapsel aus. Gleichzeitig mit der Wucherung des Epithels findet eine Lückenbildung in den Linsenschichten, hauptsächlich den peripheren, statt. Der Inhalt dieser Lücken besteht aus einem homogenen Exsudat, welches in geronnenem Zustande eine Menge runder Kügelchen bildet; diese treten oft als Reihen auf, welche denen von Becker[3] bei anfangendem Staar beschriebenen und Algenzellen genannten Bildungen ähnlich sind. Die Linsenkapsel wird durch Flüssigkeit von der Linsenmasse getrennt. In ihren centralen Theilen erscheint eine Menge verschiedenartiger Körper, welche bei flüchtigem Ansehen auf Grund ihrer stärkeren Färbbarkeit als Kerne aufgefasst werden können. Endlich degeneriren die Linsenfasern immer mehr, schwellen, zerfallen und gehen in homogene, stark lichtbrechende Körper über, welche zuletzt in dem flüssigen Exsudat vollständig aufgelöst werden. Der Inhalt der Linsenkapsel kann später resorbirt werden, sodass die Linse zu einer membranösen Bildung reducirt wird. Dagegen scheint die Kapsel die Linse gegen die eigentliche gliomatöse Neubildung,

[1] Markschwamm, S. 147.

[2] Netzhautgeschwülste, S. 76.

[3] Zur Anatomie der gesunden und kranken Linse, S. 59.

welche nur verhältnissmässig spät auf das Linsengewebe übergreift, kräftig zu schützen.

Im vorliegenden Falle zeigt die Linse die eben erwähnten Veränderungen nur in einem wenig ausgeprägten Grade. Das Epithel hat etwa normale Ausdehnung und normales Aussehen. Auch die Linsensubstanz zeigt kaum etwas Ungewöhnliches, mit Ausnahme von zwei Stellen in den vorderen Schichten der Corticalis, wo die Fasern wie zerfasert erscheinen und runde Kügelchen in den zwischen ihnen befindlichen Lücken liegen, denjenigen ähnlich, welche Becker bei anfangendem Staar beschrieben und auch Pinto bei mehreren seiner Gliomfälle nachgewiesen hat. Dagegen ist die hintere Linsenkapsel in ihrer ganzen Ausdehnung von der Linse getrennt. In dem derart gebildeten Raume findet man an mehreren Stellen eine feinkörnige Masse desselben Aussehens, wie dasjenige der Geschwulst an vielen Stellen, und in dieser feinkörnigen Masse liegen hier und da stark degenerirte Zellen von einer unverkennbaren Aehnlichkeit mit den früher beschriebenen bläschenförmigen Zellen. Es ist also einleuchtend, dass die Geschwulst die Kapsel hier durchbrochen hat und in die Linse hineingedrungen ist. Dieser Befund muss unerwartet erscheinen, da die Veränderungen der Linse sonst so unbedeutend sind und auch keine Trübung dieses Gewebes im Leben beobachtet worden ist. Das letzterwähnte wird jedoch dadurch erklärt, dass die Geschwulst auch nach innen von der Netzhaut eine bedeutende Ausdehnung hatte und mit Ausnahme einer beschränkten Stelle bis auf die hintere Linsenkapsel hervordrang. Die unmittelbar innerhalb der Kapsel liegende dünne Gliomschicht konnte daher leicht übersehen werden.

---

In seiner Arbeit „Die krankhaften Geschwülste“ äussert sich Virchow[1] hinsichtlich der Bösartigkeit des Gliomes sehr reservirt. Dagegen sprach von Graefe[2], auf seine klinische Erfahrung gestützt, die Ansicht, dass diese Geschwulstform bösartiger Natur sei, sehr bestimmt aus. Diese Ansicht ist auch durch spätere Beobachtungen, unter welchen die Sectionsfälle von Hjort und Hei-

[1] Bd. II, S. 151.

[2] Arch. f. Ophthalmologie, XIV. 2. S. 103.

BERG[1] und ein gleichzeitig von KNAPP[2] mitgetheilter Fall in erster Linie erwähnt werden dürfen, bestätigt worden. Jetzt wird das Gliom als eine durch ihre Neigung zu Metastasen, theils in entferntere Organe, theils und besonders innerhalb des Cavum cranii besonders maligne Geschwulst aufgefasst. KEY[3] hat die Bedeutung der im cerebrospinalen Nervensysteme befindlichen serösen Bahnen, welche durch seine und RETZIUS' Untersuchungen bekannt sind, für das Entstehen dieser Metastasen hervorgehoben. VETSCH[4] hat sich der Mühe unterworfen, die in der Literatur erwähnten Fälle von Gliom, wo nach Enucleation eine dauernde Verbesserung stattgefunden, zu sammeln, jedoch nicht mehr als elf Fälle, unter welchen zwei eigene, erhalten. Hierzu fügt PINTO[5] zwei eigene Fälle und einen von MARCEL FOUCHARD beobachteten. Die Gesammtzahl beträgt also nur 14 mit Sicherheit geheilte Fälle. Beim Aufstellen dieser Statistik sind aber nur diejenigen Fälle berücksichtigt worden, bei welchen nach $3^1/_2$ Jahren kein Recidiv stattgefunden hat. Diese lange Zeitdauer muss selbstverständlich in hohem Grade dazu beitragen, die Statistik ungünstig zu machen, denn wie oft hat man die Gelegenheit, einem Patienten so lange nach der Operation zu folgen? Es ist daher sehr wahrscheinlich, dass die Prognose in der That weit günstiger ist, als dies nach der erwähnten Statistik erscheint. Auch giebt PINTO an, dass er kein Beispiel davon kenne, dass die Geschwulst wieder zur Erscheinung gekommen ist, wenn der Querschnitt der Sehnerven am enucleirten Auge gesund gewesen und 8—10 Monate verflossen sind, ohne dass ein Recidiv stattgefunden hat. Wenn diese Erfahrung auf seine dreizehn eigenen Fälle angewendet wird, so würden sechs Fälle (46 %) dauernd geheilt worden sein.

Im vorliegenden Falle, wo die Schnittfläche des Sehnerven normal war, hat 13 Monate nach der Enucleation kein Recidiv stattgefunden.

Hinsichtlich der Frequenz des Glioms giebt HIRSCHBERG[6] an, dass in der Klinik VON GRAEFE's auf 120,000 Patienten 50 Gliomfälle

[1] Nord. Med. Arkiv, I. 1868; Arch. f. Ophthalmologie, XV. 1, S. 184.
[2] Die intraocularen Geschwülste.
[3] Nord. Med. Arkiv, XI. Nr. 29.
[4] Arch. f. Augenheilkunde, XI. S. 424.
[5] Netzhautgliome, S. 91.
[6] Markschwamm, S. 164.

(d. h. 0,04 %), VETSCH[1], dass in der Klinik HORNER's unter 75,000 Patienten 25 Fälle (d. h. 0,03 %) vorgekommen sind. In den Jahren 1884—1888, 1. Juli, sind in der Poliklinik zu Södermalm und in meiner privaten Praxis 7115 Patienten vorgekommen, darunter zwei Fälle von Gliom (d. h. nahe 0,03 %).

---

## Erklärung der Tafeln.

Tafel II.

Fig. 1. Horizontalschnitt des Augapfels. In der Mitte die abgelöste Netzhaut, wie eine scheinbare Fortsetzung des nerv. opt. von der Papille zur Linse laufend. An beiden Seiten Geschwulstmasse, welche den ganzen Raum zwischen der Netzhaut und der Aderhaut ausfüllt. Der vordere Theil des letztgenannten Gewebes ist nach rechts durchbrochen und durch Geschwulstmasse von der Sehnenhaut getrennt. Darin eine ganze Menge feiner, anastomosirender Stränge, welche mikroskopisch sich als verdichtete Theile des netzförmigen Geschwulstgewebes zeigen.

Fig. 2. Zellenarmer Theil der Geschwulst mit einer Menge feiner, einander kreuzender Fasern. Einige unter den wenigen Zellen besitzen deutliche, den Fasern des Netzwerkes ähnliche Ausläufer.

Fig. 3. Uebergang zwischen dem zellenarmen Gewebe links unten und dem zellenreicheren Gewebe rechts oben.

Fig. 4. Zellenreicher Theil der Geschwulst. Die Zellen haben ein bläschenförmig aufgetriebenes Protoplasma und eine scharfe, einer Zellenmembran ähnliche Grenze. Anastomosirende Streifen laufen vom Kern zur Peripherie, wodurch die Zellen wie in eine Menge kleine Räume getheilt erscheinen.

Tafel III.

Fig. 5. Der vordere Theil der Netzhaut mit der Linsenkapsel nach links unten. Bedeutende Verdickung der Nervenfaserschicht, nach oben von Geschwulstmasse (das Geschwulstgewebe selbst vom Präparate weggefallen, vergl. Fig. 7) gespalten. Die beiden Körnerschichten nach oben ziemlich gut erhalten, dann infiltrirt, besonders die innere. Unmittelbar hinter der Linse der geringe Rückstand des Glaskörpers mit einer Andeutung der Grenze zwischen ihm und dem nach innen von der Netzhaut liegenden Theil der Geschwulst.

Fig. 6. Verhältnissmässig unveränderte Netzhaut mit den beiden (etwas verdickten) Körnerschichten, den reticularen Schichten, der Membrana limitans externa, der Schicht der Ganglienzellen, der Nervenfaserschicht und Rudimenten von Stäbchen und Zapfen.

---

[1] Arch. f. Augenheilkunde, XI. S. 417.

Tafel IV.

Fig. 7. Geschwulstherd in der Nervenfaserschicht, durch einen schmalen Strang der Nervenfaserschicht von dem intraretinalen Theil der Geschwulst getrennt. Nach rechts ist die Netzhaut ziemlich gut erhalten. Etwas nach links von der Mitte um ein Blutgefäss herum, sind alle Schichten der Netzhaut diffus infiltrirt. Die infiltrirte Partie geht ohne Grenze sowohl nach aussen wie nach innen in das umgebende Geschwulstgewebe über. Die nach aussen von der Netzhaut liegende Geschwulst besteht aus einem reticulären Gewebe mit feineren Maschen nächst der Netzhaut und gröberen nach aussen.

Fig. 8. Die infiltrirte Netzhautpartie um das Gefäss (Fig. 7) bei stärkerer Vergrösserung. Nach rechts ist die Netzhaut einigermaasen erhalten, dann spaltet sie sich in zwei Theile. Der Zwischenraum ist von Geschwulstgewebe gefüllt; dieses dringt immer mehr in die Netzhaut hinein und bricht sie endlich sowohl nach ausssen wie nach innen durch.

Tafel V.

Fig. 9. Infiltrirte Netzhautpartie. An der Infiltration sind die beiden Körnerschichten, besonders die äussere, betheiligt. Die infiltrirte Partie geht ohne Grenze in die extraretinale Geschwulstmasse über.

Fig. 10. Infiltrirte Netzhautpartie, stärkere Vergrösserung. Kleine runde, in den beiden Körnerschichten reihenweise geordnete Zellen. Auch grössere Zellen mit ovalem Kern und einem langen Ausläufer an beiden Enden.

---

Von den Figuren sind 5, 7, 8 von Herrn N. O. Björkman, die übrigen von Fräulein S. Andersson gezeichnet.

# XIV

# Weitere Beobachtungen über einen Fall von Glioma retinae.

(Nordiskt Medicinskt Arkiv XXI, Nr. 25, 1889.)

Mit Tafel VI und VII.

Im Nord. med. Archiv XX, Nr. 15 habe ich einen Fall von Glioma retinae beschrieben (s. Abh. XIII), welcher sich von dem gewöhnlichen Netzhautgliom in mehrerer Hinsicht unterschied. Nach der Abfassung dieser Mittheilung habe ich einige Präparate untersucht, welche geeignet sind, die Eigenthümlichkeiten der Geschwulst weiter aufzuklären, und ich komme daher noch einmal auf dieselbe zurück.

Eine der am meisten hervortretenden Eigenthümlichkeiten der Geschwulst ist die starke Degeneration, welche sie zum grössten Theil erfahren hat. In Folge dieser Degeneration ist eine Masse entstanden, welehe eine recht eigenthümliche Structur besitzt, und wie ich es in meiner früheren Mittheilung hervorgehoben habe, beim ersten Anblick einem Exsudat ähnlich erscheint.[1] Dass hier jedoch kein Exsudat vorliegen kann, lehren mit voller Sicherheit die zahlreichen, von mir beobachteten Uebergangsformen zwischen typischen, vollständig erhaltenen Geschwulstpartien und dem vorher besprochenen, eigenthümlichen Degenerationsproduct, welches aus einem massenhafte Körnchen einschliessenden Fasernetz und einzelnen, deutlich degenerirten Zellen besteht.

Uebergangsformen dieser Art findet man sowohl in der Hauptmasse der Geschwulst wie auch in den von derselben getrennten Gliomherden in der Netzhaut selbst. Derartige Stellen sind in Taf. VII, Fig. 2 und 3 abgebildet; die Figuren stellen periphere Theile eines Geschwulstherdes in der Nervenfaserschicht dar. Am meisten nach unten in Fig. 2 findet sich eine infiltrirte Partie dieser Schicht. Schon unmittelbar an derselben erscheinen einige Zellen degenerirt, theils in Bezug auf den Kern, welcher Zeichen eines Zerfalles zeigt, theils in Bezug auf das Protoplasma, welches ge-

[1] Vergl. S. 284.

schwollen ist. Am meisten nach oben und am meisten nach rechts liegen zwei Zellen, deren Degeneration so weit fortgeschritten ist, dass sie das Aussehen einer körnigen Zone um einen, noch in einem gewissen Grade erhaltenen Kern darbieten, solcher Art eine deutliche Uebergangsform zum körnigen Detritus bildend.

Eine besonders interessante Partie der Geschwulst ist in Taf. VIII, Fig. 5 wiedergegeben. In dieser hat man nämlich Gelegenheit, einen fast unmittelbaren Uebergang einer Netzhautschicht in faserige Geschwulstmasse zu beobachten. Die zellenreiche Partie nach oben und links ist eine Duplicatur der äusseren Körnerschicht, — von welcher man sich in dem, der Figur zu Grunde liegenden Präparat ohne die geringste Schwierigkeit überzeugen kann. Einen kleinen Rückstand der Membrana limitans externa findet man auch an dieser Stelle. Wie aus der Figur hervorgeht, geht diese kleine Netzhautpartie nach unten in ein Gewebe über, welches aus (hier) hauptsächlich parallelen Fasern und spärlichen Zellen besteht. Nicht sehr weit von der noch erkennbaren Netzhautpartie, nach rechts oben in der Figur, hat dieses Gewebe das dem grössten Theil der Geschwulst charakteristische und früher besprochene Aussehen angenommen. Ich habe diese Abbildung besonders hervorheben wollen, weil sie den nahen Zusammenhang zwischen den Netzhautelementen und der neugebildeten Gewebsmasse, welche das kranke Auge ausfüllt, besonders gut illustrirt.

Schon in meiner früheren Mittheilung hob ich die Degeneration der Gefässe als eine wahrscheinliche Ursache des Unterganges der Geschwulstzellen hervor. Ein fortgesetztes Studium hat diese Auffassung nur bestätigt. Ich habe in den degenerirten Geschwulstpartien Rückstände von Blutgefässen gefunden. Nur in dieser Weise kann ich die in Taf. VII, Fig. 4 wiedergegebenen Bildungen deuten: Gefässe, welche nicht mehr blutführend, deren Wände vollständig degenerirt, wenigstens ohne deutliche Structur sind, deren Lumen aber nicht vollständig verschwunden oder von Detritusmasse gefüllt ist.

In meiner früheren Mittheilung hob ich ferner hervor, dass die beim ersten Anblick am meisten auffällige Eigenschaft der Geschwulstmasse ihr reticulirtes Aussehen ist. Die das Netzwerk bildenden Fasern sammeln sich hier und da zu gröberen, makroskopisch sichtbaren Strängen. Zwischen mehreren dieser Stränge und der Netzhaut ist der Zusammenhang ein sehr inniger.

Taf. VI, Fig. 1 giebt eine derartige Stelle wieder und zeigt, wie sich der von der Netzhaut ausgehende Strang in mehrere Aeste spaltet und das den degenerirten Geschwulstpartien charakteristische Aussehen allmählich annimmt. Wenn man bei stärkerer Vergrösserung untersucht, so findet man unmitlelbar an der Netzhaut den Strang den angrenzenden Theilen der Netzhaut vollkommen ähnlich. Man sieht hier eine Menge kleiner, runder, reihenweise geordneter Zellen, und zwischen ihnen eine reichliche Menge Fasern. Dieses Fasergewebe ist in der folgenden Partie des Stranges noch deutlicher ausgeprägt. Die Zellen, welche theils rund, theils oval sind, zeigen hier keine auffälligen Zeichen einer Degeneration. Etwas weiter von der Netzhaut fängt eine Veränderung an zu erscheinen. Die Zellenkerne zerfallen, das Protoplasma schwillt, die Zellengrenzen werden immer undeutlicher und endlich ganz verwischt. Gleichzeitig werden die intercellularen Fasern feiner und hinsichtlich ihres Verlaufes unregelmässiger. Am weitesten nach oben in der Figur hat der Strang das der Geschwulst charakteristische Aussehen von körnigem, in einer faserigen Zwischensubstanz mit spärlichen und hochgradig degenerirten Zellen eingebetteten Detritus angenommen.

Dass die Fig. 1 den genetischen Zusammenhang der Geschwulstmasse mit den Netzhautelementen vollständig beweist, dürfte wohl kaum bezweifelt werden können. Möglicherweise könnte man diesen Strang als eine secundäre Wucherung aus der Netzhaut in ein schon vorher befindliches Exsudat auffassen wollen. In diesem Falle müsste er aber schärfer abgegrenzt sein, und nicht wie hier sich in immer feinere Fasern spalten und in das die Detritusmasse durchsetzende Fasernetz endlich auflösen. Am besten scheint es, denselben aufzufassen als gleichzeitig mit den übrigen Theilen der Geschwulst gebildet und seiner Art nach mit derselben übereinstimmend. Dass diese und ähnliche Partien nicht zerfallen sind, sondern in der Differenzirung ihrer Elemente (spindelförmiger Zellen) sogar weiter fortgeschritten sind, wird dadurch leicht erklärt, dass die Gefässe hier noch blutführend sind.

Der Einfluss des Blutzuflusses auf die Eigenschaften des Gewebes geht in einer auffälligen Weise aus der Fig. 6, welche eben nach einem der besprochenen Stränge ausgeführt ist, hervor. In der Nähe der Gefässe erscheint eine Menge zum Theil von einer schmalen Protoplasmazone umgebener Kerne, und dazu noch hier und da bläschenförmig geschwollene Zellen. Diese zellen- und kernreiche Partie ist nach rechts und unten von körnigem Detritus umgeben. In dem Gewebe zwischen beiden sieht man Kerne, welche von einer körnigen Zone umgeben sind: es sind das ohne Zweifel in Degeneration begriffene Zellen.

---

## Erklärung der Tafeln.

Tafel VI.

Fig. 1 zeigt bei schwacher Vergrösserung einen der makroskopisch sichtbaren Stränge, welche die Geschwulst durchziehen. Nach unten die Netzhaut, deren innere Schicht eine reichliche Menge transversal laufender Fasern zeigen. Der von der Netzhaut ausgehende Strang ist an seiner Basis zellenreich, weiter nach vorn nimmt die Anzahl der Zellen beträchtlich ab, während die faserige Beschaffenheit schärfer hervortritt. Nach oben geht der Strang in ein Netzwerk von feinen Fasern mit körnigem Detritus und einzelnen, theilweise geschwollenen Zellen über. (Hämatoxylin.)

Fig. 2. Peripherer Theil eines Geschwulstherdes in der Nervenfaserschicht. Nach unten Nervenfasern. Die Zellen haben theils zerfallende Kerne, theils geschwollenes Protoplasma. Am meisten nach oben und am meisten nach rechts finden sich zwei hochgradig degenerirte Zellen; sie erscheinen wie je eine körnige, den noch ziemlich deutlichen Kern umschliessende Zone. Nach oben und nach rechts körniger Detritus. (Vesuvin.)

Fig. 3. Ein anderer peripherer Theil desselben Geschwulstherdes. Am meisten nach links eine Andeutung der Nervenfasern als parallele Fasern. Zwischen denselben Zellen desselben Charakters wie in Fig. 2. Nach rechts und nach oben tritt eine faserige Zwischensubstanz zum Vorschein. Ganz oben eine körnig zerfallende Zelle. (Vesuvin.)

Tafel VII.

Fig. 4. Körniger Detritus mit Gefässlichtungen. (Vesuvin.)

Fig. 5. Die Entwicklung von Fasernetz und Detritus in der Netzhaut. Die zellenreiche Partie nach oben ist eine Duplicatur der äusseren Körnerschicht. Nach links parallele Fasern und kleine runde Zellen. Mehr nach rechts unregelmässig verlaufende Fasern und geschwollene Zellen. Am meisten nach rechts körniger Detritus. (Carmin-Hämatoxylin.)

Fig. 6. Gefässführende Partie der Geschwulst mit zwei grösseren, von Blutkörperchen gefüllten Gefässlichtungen. Das Gewebe zeigt eine ziemlich reichliche Menge erhaltener, theilweise von deutlichem Protoplasma umgebener Kerne. Nach rechts und unten körniger Detritus. An der Grenze gegen diesen Theil Zellen in körnigem Zerfall. Nach links zeigt das Gewebe eine ausgeprägt faserige Structur. (Hämatoxylin.)

---

# XV

# Einige Beobachtungen über Augensymptome bei peripheren Trigeminus-Affectionen.

(Nordisk Ophthalmologisk Tidskrift II. H. 2. 1889. Klinische Monatsblätter für Augenheilkunde XXVIII. September 1890.)

Viele krankhafte Zustände des Auges äussern sich bekanntlich durch Schmerzen, welche das Bewusstsein nicht nur in das Sehorgan selbst, sondern auch in umgebende Hautpartien, die gewöhnlich dem Gebiete für die cutanen Zweige des Ramus ophthalmicus nervi trigemini entsprechen, verlegt. So ist dies z. B. oft der Fall bei Entzündungen in der Iris und in dem Corpus ciliare, sowie bei Glaukom. Eine nicht ungewöhnliche Ursache solcher Schmerzen sind bekanntlich die Refractionsanomalien. In derartigen Fällen ist die Schmerzempfindung nicht nur im Auge selbst, sondern auch um dasselbe herum, so vorherrschend, dass der Patient und zuweilen auch der Arzt — wenn er nicht Ophthalmologe ist — das eigentliche Grundleiden übersieht und glaubt, es mit einer selbständigen Neuralgie zu thun zu haben. Nicht selten werden daher irrthümlich die begleitenden Schmerzen Gegenstand einer Behandlung, die es nicht vermag, dieselben zu heben, weil sie nicht gegen das Grundleiden gerichtet ist.

Diese von dem Auge ausstrahlenden Schmerzen dürften ohne Zweifel durch eine centrale Irradiation bedingt sein. Der Ophthalmologe sieht Beispiele davon beinahe täglich in seiner Praxis. Es ist deshalb auch oft hervorgehoben worden, dass es von Bedeutung sei, bei Schmerzen um das Auge herum die Refraction desselben zu untersuchen, indem die Schmerzen leicht symptomatischer Natur sein und in einer Refractionsanomalie ihren Grund haben können. Dahingegen sind auf Trigeminus-Neuralgien beruhende symptomatische Schmerzen in den Augen bisher wenig beachtet worden. Und gleichwohl kommen sowohl Augenschmerzen, wie auch andere Symptome am Sehorgane bei Trigeminus-Affectionen nicht so selten vor, und sie können zuweilen in täuschender Weise ein Augenleiden simuliren. Zumal, wenn sie zusammen mit einer Augenanomalie auftreten, sind sie oft schwer zu erkennen, und man kann in Betreff ihrer wirklichen Ursache leicht auf Irrwege gerathen.

Die Trigeminus-Neuralgien können, gleichwie jede andere Neuralgie, ihren Grund theils in centralen, theils in peripherischen Ursachen haben, und die letzteren hinwieder können theils intra- theils extracraniell sein. Eine eigenthümliche und sehr interessante Form von Neuralgie — dieses Wort in seiner allgemeinen Bedeutung genommen — ist die namentlich von Féré[1] so vortrefflich geschilderte Hemicranie ophtalmique, wo der Anfall durch Augensymptome — Flimmerskotom — eingeleitet wird und wo zuweilen hinzutretende Paraesthesien, vorübergehende Hemiplegien, epileptische Zustände, Störungen in der Sprache u. s. w. auf eine centrale Ursache des Leidens hinweisen. Es ist jedoch nicht meine Absicht, hier über die Augensymptome zu berichten, die bei den durch centrale oder intracranielle Ursachen hervorgerufenen Neuralgien auftreten, sondern über jene, welche bei der Form von Trigeminus-Affectionen vorkommen, bei der man wirkliche palpaple Veränderungen um die cutanen Endzweige des Nerven findet.

Diese Form ist besonders von S. Henschen studirt worden. Er hebt in seiner Arbeit über die Neuralgien des Kopfes[2] hervor, dass man bei Neuralgien oft palpable Veränderungen um die peripherischen Nerven finde. Besonders sei dies der Fall mit den cutanen Aesten des Ramus ophthalmicus. Sehr oft finde man in der Stirn empfindliche, strangförmige Verdickungen, welche in der Richtung der Nervenäste verlaufen und wohl im allgemeinen die durch neuritische oder perineuritische Processe verdickten Nerven sein dürften. Er hält dafür, dass diese Veränderungen auf atmosphärischen Einflüssen beruhen und am richtigsten als eine rheumatische Affection aufzufassen seien. Wenn der Schmerz sich über grössere Gebiete ausbreitet, so geschieht dieses, nach ihm, oft nicht durch eine centrale Irradiation, sondern dadurch, dass die rheumatische Affection sich über ein grösseres Hautgebiet verbreitet. Einen Grund für diese Ansicht findet er darin, dass der Schmerz sich über angrenzende Hautpartien ausbreitet, unabhängig, von welchen Nerven diese innervirt werden. So breitet er sich von der Stirn,

[1] Revue de médecine 1881. pag. 625 bis 649.

[2] Studier öfver hufvudets neuralgier. Upsala 1881.

die vom Frontalis innervirt wird, auf das Gebiet des Occipitalis oder Auriculo-temporalis, dahingegen aber sehr selten auf das Gebiet des Nervus infraorbitalis oder maxillaris superior aus.

Henschen berichtet in Kürze über die Augensymptome, welche er bei seinen Migränefällen beobachtet hat.[1] Von 91 Fällen kommen solche Symptome in 76 vor; die vornehmlichsten derselben waren: Thränenfluss in 31, Unvermögen oder Schwierigkeit zu sehen oder zu lesen in 18, Lichtscheu in 15, Röthung in 12, Flimmern und Schwarzwerden vor den Augen in 12, Kleinwerden und Zurücktreten der Augen in ihre Höhlen in 12 Fällen etc. Hierzu führt er nach anderen Verfassern auch oculo-pupilläre Symptome an, obschon er selbst nicht Gelegenheit gehabt hat, solche bei Migräne zu beobachten.

Von den Ophthalmologen sind diese Symptome wenig beachtet worden. Einer der wenigen, die ihnen Aufmerksamkeit geschenkt haben, ist Rossander. Derselbe sagt in seiner Arbeit „Ueber die Augenentzündungen“,[2] dass eine nicht ungewöhnliche Ursache einer Hyperämie der Bindehaut, Neuralgie im Trigeminus — Supra- und Infratrochlearis, Nasociliaris — ist. Er hat Personen gesehen, welche, nachdem sie lange Zeit hindurch ohne den geringsten Erfolg wegen „Augenkatarrh“ behandelt worden waren, mittelst 10 bis 14 Massagesitzungen geheilt wurden, ein Mittel, das er nicht genug empfehlen kann.

Folgender Fall, der in meiner Praxis vorgekommen ist, und ein anderer, den ich weiter unten (Nr. 3) mittheilen werde, haben mich veranlasst, die Augensymptome bei Trigeminus-Affectionen von oben genannter Art etwas näher zu studiren, und da mir dieselben die Beachtung der Ophthalmologen mehr zu verdienen scheinen, als dies bisher der Fall gewesen ist, so habe ich geglaubt, dass meine Beobachtungen der Veröffentlichung werth sein könnten.

Nr. 1. Christina B., 42 Jahre, Wittwe.

Die Patientin hat seit vier Jahren, besonders bei der Arbeit, an Schmerzen in den Augen gelitten. Die Schmerzen stellen sich bei einer selbst nur einige Minuten andauernden Anstrengung der Augen ein. Es ist der Patientin deshalb beinahe unmöglich, mehr als einige Zeilen in einem Buche zu lesen, und sie hat in diesen

[1] L. c. pag. 78.

[2] Om ögoninflammationerna. Stockholm 1883. pag. 5.

Jahren nicht einmal einen kurzen Brief schreiben können. Ebenso fühlt sie sich durch stärkeres Licht belästigt. Das Sehen auf weisse Gegenstände ist ihr nahezu unmöglich. Sie kann z. B. kein weisses Zeug nähen, während ihr dieses mit schwarzem nicht ganz unmöglich ist. Doch muss sie auch hierbei häufig die Augen ausruhen lassen. Der Schmerz wird theils in den Augen, theils in der Nasenwurzel, theils über den Augenbrauen gefühlt. Für gewöhnlich ist er mehr dumpf und nicht besonders stark. Aber hin und wieder, mehrmals des Tages, stellen sich Anfälle ein, in denen er sich bis zu äusserster Heftigkeit, „wie von Messerstichen", steigert. Sie benutzt Brillengläser + 1,50 von leichter Rauchfarbe. Diese Gläser ist sie gezwungen, beständig zu tragen. Das Betrachten eines Gegenstandes ohne dieselben ruft nämlich sofort den heftigsten Schmerz hervor. Sie hat dieselben deshalb auch des Nachts neben dem Bette liegen, um sie des Morgens beim Erwachen sofort aufsetzen zu können.

Status praesens am 8. Januar 1885: Die Patientin ist bleich und hat ein leidendes Aussehen. Sie hat starkes Blasen über den Halsgefässen, fühlt sich beständig müde und hat Schmerzen in den Armen und Beinen. Die Untersuchung der Augen zeigte eine Hyperopie von 1,50 — genau so viel, als der Brille der Patientin entsprach —; die Sehschärfe war 1,0, der Nahepunkt nach Correction der Hyperopie 22 cm und die Fixation gut. Im Uebrigen war nichts Abnormes zu bemerken.

Die am meisten hervortretenden Symptome waren hier Lichtscheu und Schmerz in den Augen und um dieselben herum, welcher Schmerz sich bei Accommodationsanstrengungen bis zum Aeussersten steigerte. Man würde erwartet haben, dass die Untersuchung einen höheren Grad von Hyperopie dargethan hätte. Eine Hyperopie fand sich auch vor, aber von einem Grade, der zu der Heftigkeit des Schmerzes in keinem entsprechenden Verhältniss stand. Die Brille, welche die Patientin trug, und welche ihre Refractionsanomalie vollständig corrigirte und den Nahepunkt bis auf 22 cm Entfernung vom Auge verlegte, hob den Schmerz nicht vollständig, sondern linderte ihn nur. Trotz eines beständigen Gebrauches derselben hatte eine Anstrengung der Augen beinahe sofort einen heftigen Schmerzanfall zur Folge. Es war mithin offenbar, dass die heftigen Symptome noch eine andere — und zwar wesentliche — Ursache haben mussten.

Ich dachte nun in erster Reihe an eine Kopiopia hysterica. Die meist hervortretenden Symptome bei diesem Leiden sind ja gerade Lichtscheu und Schmerzen in und um die Augen herum, welche Schmerzen vorzugsweise dann auftreten, wenn die Augen angestrengt oder von starkem Lichte getroffen werden. Die Pat. hatte indessen sonst keine Symptome von Hysterie oder einem Unterleibsleiden. Sie hatte seit ihrem 17. Jahre menstruirt, hatte sich im 20. verheirathet und dann ein Kind geboren, wobei die Schwangerschaft, die Entbindung und das Puerperium normal gewesen waren. Sie hatte nie Schmerzen im Kreuz und nie weissen Fluss gehabt; die Menstruation war mit Ausnahme der Unterbrechung während der Schwangerschaft stets regelmässig und auch im Uebrigen normal gewesen. Ich verschob es daher bis auf Weiteres, die Patientin von einem Gynäkologen untersuchen zu lassen, bereitete sie aber darauf vor, dass dieses vielleicht späterhin in Frage kommen könnte. Vor der Hand verordnete ich Blaud'sche Pillen und behielt die Pat. eine Woche unter Beobachtung.

Während dieser Zeit erfuhr ich, dass sie auch an Kopfschmerz, vorzugsweise im Nacken localisirt, litt. Der Schmerz war oft so heftig, dass sie des Nachts nicht schlafen konnte. Ausserdem konnte sie nur mit Schwierigkeit schwerere Gegenstände heben und die Arme in senkrechter Richtung halten. Dieses liess mich Infiltrationen im Musc. cucullaris vermuthen. Als ich diesen untersuchte, fand ich Infiltrationen auch in grosser Ausdehnung vor. Geleitet durch diesen Fund, untersuchte ich nun die Haut der Stirn und fand dieselben auch hier wieder.

Ich begann nun, die Pat. mit Massage über die empfindlichen Partien zu behandeln. Hierdurch hoffte ich wenigstens den starken Kopfschmerz, an welchem sie litt, vermindern zu können. Die Behandlung zeigte auch recht bald ein günstiges Resultat. Noch ehe 14 Tage vergangen waren, fing der Schmerz an geringer zu werden, und nach ungefähr drei Wochen traten Intermissionen ein. Aber nicht genug damit, auch die Lichtscheu und Empfindlichkeit für Accommodationsanstrengungen nahm allmählich ab. Jedoch erst nach einer viermonatlichen täglichen Massage war die Pat. vollständig hergestellt. Die empfindlichen Infiltrationen waren dann verschwunden und mit diesen auch der Schmerz und die Lichtscheu, und die Pat. war nun im Stande, mehrere Stunden hintereinander ohne Beschwerde zu lesen. Die Besserung bestand noch nach zwei Monaten. Seitdem habe ich die Pat. nicht wieder gesehen.

Nach diesem Fall habe ich noch ungefähr 30 andere Fälle beobachtet, bei denen sich Augensymptome neben peripheren Trigeminus-Affectionen von der obengenannten Art vorgefunden haben. Die Augensymptome, welche ich dabei beobachtet habe, sind folgende:

*Schmerzen.* Diese werden von dem Pat. oft nach der Umgebung des Auges, nach dem Gebiete eines oder mehrerer cutanen Aeste des Trigeminus — in die Stirn, die Schläfe oder die Nase — verlegt. Es sind dann eigentlich keine Augenschmerzen, doch haben sie gleichwohl ihr Interesse für den Augenarzt, indem bei Augenkrankheiten der begleitende Schmerz oft in die Umgebung des Auges verlegt wird. In anderen Fällen hinwieder wird der Schmerz im Auge selbst oder hinter demselben, tief in der Orbita, gefühlt. Bisweilen hat der Patient Brennen und Hitze in den Augenlidern, deren Innenseite er wie eine einzige Wunde fühlt. Der Schmerz ist bald gelinde und dumpf, bald äusserst heftig, schneidend oder bohrend. Zuweilen ist er continuirlich, obschon bald mit Remissionen, wobei er ganz unbedeutend sein kann, bald mit Exacerbationen, wobei er bis zur äussersten Heftigkeit gesteigert wird, verbunden. Mitunter ist er intermittirend, meist mit unregelmässigen Intervallen.

*Lichtscheu.* Dieses Symptom fehlt bisweilen, gewöhnlich aber ist es in grösserem oder geringerem Grade vorhanden. Dem Pat. fällt es dann besonders schwer, künstliche Beleuchtung zu ertragen. Das Lesen und derartige Beschäftigung bei Lampenlicht ist oft äusserst beschwerlich. Auch den Blick auf helle Gegenstände zu richten, fällt ihm schwer. Frauen, welche von diesem Leiden befallen sind, wird es z. B. oft sehr schwer, weisses Zeug zu nähen, während ihnen dieses mit schwarzem Zeug verhältnissmässig viel leichter fällt.

*Obscurationen.* Während des eigentlichen Anfalles scheint es dem Pat., als ob er Alles gleichsam durch einen Schleier sehe. Alles um ihn herum erscheint ihm nebelig und verschwommen. Bei der Untersuchung findet man gleichwohl — trotz der Angaben des Pat. in entgegengesetzter Richtung — dass die Sehschärfe gewöhnlich gleich der der freien Intervalle ist. Ausnahmsweise ist dieselbe jedoch bedeutend vermindert. Doch ist es mir vorgekommen, als ob dies gewöhnlich nicht durch eine eigentliche Verminderung des Sehvermögens, sondern dadurch bedingt sei, dass der Pat. zufolge der Schmerzen und der Lichtscheu nicht im Stande ist, die Buchstaben auf der Typenscala hinreichend scharf zu fixiren.

*Gefühl von Schwere in den Augenlidern.* Den Pat. fällt es zuweilen, selbst wenn der Schmerz ein gelinder ist, ja sogar während der Intervalle, schwer, die Augen offen zu halten. Sie klagen nicht selten über Schwere in den Augenlidern, sie haben Mühe, dieselben des Morgens zu öffnen, und sitzen am liebsten mit geschlossenen Augen da.

Bei der Untersuchung findet man objectiv auf Seiten der Augen entweder gar keine oder nur ganz unbedeutende Symptome. Das häufigste ist eine mässige Hyperämie der Conjunctiva palpebralis, zuweilen verbunden mit einer gelinden Anschwellung der Augenlider. Bei ungewöhnlich heftigen Anfällen kommt auch Thränenfluss und eine mässige Injection der Conjunctiva oculi vor. Bei einem Pat. habe ich einen geringen Grad von Chemosis, bei einem anderen eine Empfindlichkeit für Druck auf den Bulbus beobachtet. Diese Empfindlichkeit war jedoch nicht sehr intensiv und unterschied sich von derjenigen, welche bei Cyklitis vorkommt, dadurch, dass sie nicht auf einen Punkt beschränkt war. Bei zwei Pat. habe ich auch Empfindlichkeit bei Bewegungen der Augen beobachtet. Der eine dieser Pat. konnte vor Schmerzen nicht nach der Seite sehen, ohne den Kopf in entsprechendem Grade zu bewegen.

Die Anfälle können durch allerlei Ursachen, besonders aber durch augenanstrengende Arbeit und starkes Licht, hervorgerufen werden. Vorzugsweise treten sie häufig nach der Arbeit auf, so dass der Pat. gewöhnlich alle anderen Ursachen übersieht, und angiebt, im Uebrigen ganz gesund zu sein und nur beim Arbeiten etwas Unangenehmes in den Augen zu fühlen. Hierdurch ahmt das Leiden oft das Bild einer accommodativen oder musculären Asthenopie nach. Die Aehnlichkeit wird um so schlagender, wenn sich beim Pat. als zufällige Complication noch eine Refractionsanomalie findet. Das Krankheitsbild wird dann jenem Leiden äusserst ähnlich. In dem einen Falle handelt es sich um Schmerzen, welche nach dem Gebiete eines oder mehrerer Aeste des Trigeminus verlegt werden und in Folge einer centralen Irradiation durch Ueberanstrengung des Musc. ciliaris oder der Musc. rect.

interni entstehen, in dem anderen wieder um eine wirkliche Nervenaffection mit palpablen peripherischen Veränderungen in oder um die Endäste des Nerven, wo aber der Anfall durch eine Anstrengung der Augen ausgelöst wird. Findet sich beim Pat. auch eine Refractionsanomalie, so verbessert eine Correction derselben seinen Zustand oft merklich. Die Anfälle kommen dann vielleicht weniger oft und sind vielleicht auch nicht so schwer, ganz aber hören sie nicht auf. Zuweilen nützen die corrigirenden Gläser jedoch gar nichts.

Der Augenarzt bekommt oft Pat. in Behandlung, welche über Schmerzen in und um die Augen beim Lesen und bei ähnlichen Beschäftigungen klagen. Er untersucht und findet vielleicht eine mässige Refractionsanomalie. Oder er diagnosticirt auch eine Anämie oder Chlorose, welche er als Ursache des Leidens betrachtet. Aber die Gläser oder die roborirende Behandlung, welche er vorschreibt, helfen dem Pat. entweder gar nicht oder auch nur unvollständig. In einem nicht geringen Procentsatz solcher Fälle maskiren nach meiner Erfahrung die Augensymptome eine Affection der periocularen Aeste des Trigeminus.

Hat man Gelegenheit, einen solchen Pat. eine längere Zeit hindurch zu beobachten, so entdeckt man, dass Anfälle auch ohne Ueberanstrengung der Augen durch Arbeit oder starkes Licht auftreten können, und es sind dann besonders Gemüthsbewegungen und atmosphärische Einflüsse, z. B. Promenaden bei windigem Wetter mit dem Gesicht gegen den Wind, wodurch die Anfälle hervorgerufen werden.

Die Krankheit ist in meinen Fällen ungefähr ebenso oft einseitig, wie doppelseitig gewesen. Der jüngste Pat. zählte 9, der älteste 68 Jahre. Die Mehrzahl der Pat. waren Frauen, oft den bemittelteren Classen angehörend. Mehrere Fälle haben eine auffallende Aehnlichkeit gezeigt mit der von Förster beschriebenen Kopiopia hysterica, welche auf einer atrophirenden chronischen Parametritis beruhen soll.[1] Die erste derartige Pat., welche in meiner Praxis vorkam, schickte ich deshalb auch zu einem Gynäkologen, der jedoch bei ihr nichts Abnormes finden konnte. Bei einem anderen Falle wurde ein Unterleibsleiden constatirt, aber

[1] A. Graefe und Th. Saemisch: Handbuch der gesammten Augenheilkunde. Bd. VII. p. 88. 1877.

eine dementsprechende Behandlung bewirkte keine Linderung in den Augensymptomen. Bei den übrigen Fällen war die Verbesserung durch Massage so auffallend, dass eine Untersuchung auf ein Unterleibsleiden nicht in Frage kommen konnte. Ich kam daher auf die Vermuthung, es möchten sich unter der Diagnose Kopiopia hysterica nicht selten Fälle verbergen, in denen die Augensymptome nur der Ausdruck einer peripherischen Affection der periocularen Aeste des Trigeminus sind. Die nervösen Symptome, welche man ausserdem bei solchen Pat. findet, sind nicht nothwendigerweise eine prädisponirende Ursache der eigenthümlichen Augenschmerzen, sondern diese letzteren sind oft im Gegentheil die Ursache des nervösen Zustandes. Der oft auftretende Schmerz, welcher beim geringsten Versuche zu arbeiten sich sofort einstellt, sich oft bis zu einem unerträglichen Grade steigert und den Pat. zu fast vollständiger Beschäftigungslosigkeit zwingt, erzeugt eine gereizte Stimmung und beeinflusst den allgemeinen Gesundheitszustand. Wenn bei geeigneter Behandlung die Schmerzanfälle gelinder werden und schliesslich ganz aufhören, so verschwinden oft auch die übrigen nervösen Symptome.

Dieses ist jedoch nicht so zu verstehen, als ob ich das Vorkommen von Augensymptomen bei gewissen Unterleibsleiden ganz verneinen wollte. Ich will nur hervorheben, dass die Diagnose auf Kopiopia hysterica nur mit grösster Vorsicht und auf keinen Fall eher gestellt werden darf, bevor nicht eine Untersuchung der Endäste des Trigeminus vorgenommen worden ist.

Die Infiltrationen, welche ich beobachtet habe, sind von wechselnder Beschaffenheit gewesen, bald für das Gefühl teigig, bald mehr hart; letzteres bei mehr chronischen Fällen. In Ausnahmefällen haben sie beinahe den Charakter eines Oedems gehabt, so dass die afficirte Hautpartie sich zwischen den Fingern hat zusammenpressen lassen, um nach Aufhören des Druckes wieder ihre frühere Form anzunehmen. Bald hatten sie eine Andeutung von Strangform, mit der Längsachse in der Richtnng der Nervenäste, bald bestanden sie aus mehr oder weniger deutlich begrenzten Anschwellungen. Zuweilen bildeten sie mit dem Auge wahrnehmbare, etwas erhabene Partien. Ihr Sitz konnte im Allgemeinen im Unterhautzellgewebe constatirt werden; sie lassen sich mit diesem umfassen und bis zu einem gewissen Grad über die unterliegenden Theile verschieben. Ich will jedoch nicht bestreiten, dass in einem

Theil der Fälle auch unterliegende Partien in den Process mit hineingezogen waren.[1] In einem Falle haben sich subjective Augensymptome nebst Empfindlichkeit für Druck auf die Nerven vorgefunden, ohne dass palpable Veränderungen zu constatiren waren.

Die Nervenäste, welche ich am gewöhnlichsten afficirt fand, sind: Supraorbitalis, Supratrochlearis und Nasociliaris. In einigen Fällen waren auch die Rami temporales und der Ramus subcutaneus malae (?) angegriffen, doch fast stets zusammen mit einem oder einigen der erstgenannten Nerven. Nur bei folgendem Pat. haben sich die Nervi temporales allein afficirt gezeigt.

Nr. 2, J. M., 18 Jahre, Schüler.

Pat. hat seit ungefähr einem Jahr periodisch an Schmerzen im linken Auge, sowie an Lichtscheu gelitten. Die Schmerzen haben sich vorzugsweise beim Lesen und ähnlicher Beschäftigung eingestellt. Während der letzten drei Wochen war der Pat. deshalb gezwungen gewesen, seine Studien zu unterbrechen und ganz zu ruhen.

Die Untersuchung ergab eine Hyperopie von 0,75 in beiden Augen, sonst aber nichts Abnormes. Die Sehschärfe = 1,0, p. 10 cm. Die Tension u. s. w. normal.

Es fand sich also im Auge nichts, was den Schmerz hätte erklären können. Eine Hyperopie von 0,75 wurde zwar constatirt, aber derselbe Grad — an und für sich übrigens unbedeutend — fand sich auch im rechten Auge.

Bei näherem Nachfragen erfuhr ich, dass der Schmerz, wenn er gelinde war, vorzugsweise in der linken Schläfe, dicht am Auge, empfunden wurde, dass bei schwereren Anfällen nicht bloss das Auge, sondern auch der halbe Kopf schmerzte, sowie dass sich im linken Arm seit längerer Zeit eine Schwäche bemerkbar gemacht hatte; besonders hat der Pat. Schwierigkeit, den Arm in senkrechter Stellung emporzuhalten. Geleitet durch diese Angaben, fand ich eine schmerzhafte, ödematöse Schwellung in der Schläfe, sowie Infiltrationen im vorderen-oberen Rand des Cucullaris an der linken Seite.

---

[1] Vergl. Henschen a. a. O. Norström (Traitement de la migraine par le massage) und O. Rosenbach: Ueber die auf sympathischer Basis beruhende Form der Migräne. Deutsche med. Wochenschr. Nr. 12 und 13. 1886.

Diese Stellen wurden nun täglich, 14 Tage lang, massirt, und diese Behandlung war von schneller Wirkung. Als der Pat. nach zweiwöchentlicher Behandlung nach Hause reiste, hatte er während der letzten sieben Tage keinen Schmerzanfall mehr gehabt. Ebenso konnte er den linken Arm gleich leicht bewegen, wie den rechten. Doch war bei der Unterbrechung der Behandlung sowohl in der Schläfe, wie in der Schulter immer noch einige Empfindlichkeit und geringe Anschwellung vorhanden. Ich war daher um so mehr überrascht, als ich ein Jahr später durch einen Verwandten des Pat. erfuhr, dass er fortdauernd gesund sei.

Die Behandlung, welche ich angewandt habe, bestand meist nur in Massage von ungefähr einer Viertelstunde Dauer, einmal täglich. Diese Massage bestand anfangs aus gelinden, sodann immer kräftigeren Reibungen, die von Hacken und Streichen über die veränderten Partien in der Richtung der Lymphbahnen begleitet waren. Ausserdem sind an deutlichen Schmerzpunkten auch Nervendrückungen über die kranken Stellen zur Anwendung gekommen. Was die oft ziemlich stark hervortretenden anämischen Symptome anbelangt, so behandelte ich dieselben bald gar nicht, bald schickte ich prüfungsweise erst eine allgemeine stärkende Behandlung voraus, um dann, wenn diese fehlgeschlagen war, mit Massage zu beginnen. Solange diese zur Anwendung kam, habe ich, soweit möglich, vermieden, gleichzeitig andere Mittel zu gebrauchen. Nur das eine oder andere Mal gab ich bei sehr schweren Schmerzanfällen schmerzstillende Mittel, vorzugsweise Antipyrin oder Antifebrin.

Die Prognose bei diesen Augensymptomen ist eine sehr günstige, sobald sie mit einer Trigeminus-Affection von oben genannter Art in Zusammenhang stehen und gegen diese Massage-Behandlung eingeleitet worden ist. Es kommt zwar vor, dass die ersten Sitzungen Schmerzanfälle hervorrufen, in der Regel aber zeigt sich eine Verbesserung schon nach einer Woche, und vollständige Genesung tritt oft schon nach einer Behandlung von nur zwei bis vier Wochen ein. Es muss jedoch zugestanden werden, dass Recidive vorkommen; mitunter nach Monaten, mitunter erst nach Jahren. So trat im Fall 3 ein Recidiv nach sechs Monaten ein, wurde aber durch Behandlung mit Massage in 14 Tagen wieder geheilt.

Ich habe in dem Obigen zu zeigen gesucht, wie leicht die bei peripheren Trigeminus-Affectionen auftretenden Augensymptome für eine accommodative oder musculäre Asthenopie gehalten werden können, besonders wenn sich eine Refractionsanomalie als zufällige Complication vorfindet. Eine andere Gelegenheit, wo sie leicht zu Irrungen führen können, ist die, wenn sie als zufällige Complication zu einem Glaukom hinzutreten. Folgender Fall, der in meiner Praxis vorgekommen ist, zeigt, wie schwer es zuweilen fällt, die richtige Diagnose zu stellen.

Nr. 3. H. R., Wittwe, 60 Jahre.

Pat. hat ein Jahr lang an Schmerzen im linken Auge gelitten. Der Schmerz ist theils tief im Auge, theils nach der Stirn, der Schläfe und der Nasenwurzel ausstrahlend gefühlt worden. Derselbe ist theils spontan, theils, und vorzugsweise bei der Arbeit, aufgetreten, weshalb die Pat. seit mehreren Monaten das Lesen und andere, die Augen anstrengende Beschäftigung unterlassen musste. Während der Schmerzen kommt es ihr vor, als ob sie mit dem schmerzenden Auge Alles undeutlich und gleichsam durch einen Schleier sähe. Dahingegen hat sie nie regenbogenfarbige Ringe gesehen. Ebenso wenig hat sie bemerkt, dass die Pupille während der Schmerzanfälle erweitert war.

Im October 1887 bemerkte sie eines Tages, als sie zufällig das rechte Auge schloss, dass das Gesichtsfeld des anderen Auges nach unten-einwärts bedeutend beschränkt war.

Status praesens am 17. Januar 1887. Das Aeussere des linken Auges und die Spannung normal, die Medien klar; die Refraction + 0,75, die Sehschärfe kaum 0,8. Das Ophthalmoskop zeigte eine deutliche, glaukomatöse Excavation, umgeben von einem Halo glaucomatosus. Die Grenze des Gesichtsfeldes war nach oben 50°, nach aussen 90° und nach innen 45°, also ungefähr normal, aber der innere-untere Quadrant fehlte. Erst im Fixationspunkt wurde das Untersuchungsobject deutlich unterschieden, wenn es auch schon etwas früher (bei 15°) undeutlich wahrgenommen werden konnte.

Das rechte Auge zeigte nichts Abnormes. Das Gesichtsfeld dieses Auges war normal, die Refraction + 0,75, die Sehschärfe 1,0.

Ich ordinirte bis auf Weiteres absolute Ruhe für die Augen und zweimal täglich Eserin in das linke Auge. Ausserdem bereitete ich die Pat. auf die Nothwendigkeit einer Operation vor. Bis auf Weiteres sollte sie mich zweimal wöchentlich besuchen.

Während der Zeit von sechs Wochen, während welcher ich die Pat. unter Aufsicht hatte, verwunderte ich mich darüber, dass ihr Auge, trotzdem sie oft behauptete, äusserst heftige Schmerzen in ihm zu haben, niemals andere für ein Exacerbiren des Glaukoms charakteristische Symptome zeigte. So z. B. beobachtete ich bei diesen Schmerzanfällen niemals eine Vermehrung des Druckes, ebenso wenig konnte ich im Allgemeinen eine zufällige Verminderung der Sehschärfe constatiren. Die Pat. gab wohl an, alles wie durch einen Schleier zu sehen, bei der Untersuchung aber war die Sehschärfe im Allgemeinen = 0,8. Einige Male behauptete die Pat. zwar, gar nichts, nicht einmal die grössten Buchstaben auf Monoyer's Typenscala zu sehen. Ich hatte aber dabei den bestimmten Eindruck, dass dieses ihr Unvermögen zu sehen, auf einer Art Lichtscheu oder Unvermögen zu fixiren und nicht auf Amblyopie beruhe. Da das Auge also niemals eine Druckzunahme zeigte, die Sehschärfe — von der Lichtscheu abgesehen — keine Aenderungen darbot, die Pupille bei den Schmerzanfällen etc. sich niemals erweitert erwies, so nahm ich an, dass der Schmerz in diesem Falle nicht im Glaukom seinen Grund habe, sondern als eine zufällige Complication aufzufassen sei. Meine Diagnose war deshalb Glaucoma simplex nebst einer davon unabhängigen Neuralgie im ersten Ast des Trigeminus.

Da die Sehfeldeinengung sich bis zur unmittelbaren Nähe des Fixationspunktes erstreckte, beschloss ich, zuerst eine Sklerotomie zu machen. Anfangs März wurde diese Operation ausgeführt. Nach der Operation stellte sich bei der Pat. eine Irisreizung ein. Dieselbe war zwar nicht besonders heftig, doch dauerte es beinahe drei Wochen, ehe sie wieder vollständig verschwunden war, während welcher Zeit die Pat. Occlusionsverband über das operirte Auge trug.

Während der nächsten Wochen nachher erwiesen sich die Sehschärfe, das Gesichtsfeld und die ophthalmoskopischen Veränderungen ebenso wie vorher, der Schmerz in dem operirten Auge und seiner Umgebung aber war gänzlich verschwunden. Die Pat. vermochte jetzt wieder zu lesen u. s. w., ohne dass ihr dieses die geringste Beschwerde verursachte.

Ich leugne nicht, dass dieses mich nicht wenig verwirrte. Es war ja nicht denkbar, dass eine Ciliarneuralgie durch eine Sklerotomie gehoben werden konnte, sofern sie nicht in einem nahen Zusammenhange mit dem glaukomatösen Process stand, auf der anderen Seite aber liess sich ebenso wenig annehmen, dass der Schmerz in dem Glaukom seinen Grund gehabt haben konnte, da sich bei den heftigen Schmerzanfällen nicht die geringste Vermehrung des intraocularen Druckes constatiren liess.

Nach zwei Monaten begann indessen der Schmerz im linken Auge und seiner Umgebung sich wieder einzustellen; anfangs nur gelinde und mit Zwischenräumen von mehreren Tagen, sodann aber immer öfter und heftiger. Diese Anfälle verhielten sich jedoch wie vorher; weder Vermehrung des intraocularen Druckes noch andere Symptome einer Exacerbirung des Glaukoms liessen sich während derselben beobachten. Da ausserdem die Sehschärfe eher eine Verbesserung zeigte — dieselbe war nunmehr voll 0,9 — und das Gesichtsfeld dieselbe Ausdehnung, wie vor der Operation hatte, so hielt ich an meiner ersten Diagnose fest. Ich hatte die Absicht, die Pat. mit Massage oder Elektricität zu behandeln; da sie aber Stockholm bald verlassen wollte, ordinirte ich an Stelle dessen nach einander Chinin, Bromkalium und Jodkalium.

Besonders nach Anwendung des letztgenannten Mittels während einiger Wochen wurde der Schmerz bedeutend gelinder, ohne dass er jedoch vollständig verschwand.

Gegen die Mitte des Herbstes besuchte mich die Pat. wieder. Sie klagte jetzt über Schmerzen in beiden Augen, auch im rechten. Spannung, Sehschärfe und Gesichtsfeld waren jedoch wie früher. Eines Tages, im Anfange des December, theilte sie mir mit, dass es ihr am Abend vorher, während sie mit Lesen beschäftigt gewesen war, plötzlich vor dem linken Auge ganz schwarz geworden sei. Gleichzeitig wurde die Pupille bedeutend erweitert. Sie träufelte deshalb zwei bis dreimal Eserin ein. Als ich nun das Auge untersuchte, fand ich zum ersten Male eine deutliche Vermehrung des Druckes. Die Pupille war nach der Einträufelung von Eserin nahezu gleich der des anderen Auges, die Sehschärfe aber nur 0,3.

Hier lag also offenbar ein kleiner glaukomatöser Anfall vor. Ich machte deshalb zwei Tage später eine breite und peripherische Iridektomie aufwärts. Nach der Operation Druckverband während drei Tagen, und nach noch vier Tagen ging die Pat. zum ersten

Male aus. Die Sehschärfe war nach der Operation, nachdem der Astigmatismus corrigirt worden, = 0,7. Das Gesichtsfeld wie vorher. Ebenso der Schmerz, welcher durch die Operation nicht im Geringsten influirt war.

Die Pat. reiste nun über Weihnachten auf das Land und ich sah sie erst gegen Mitte Januar wieder. Sie litt dann noch immer an schweren Schmerzen in beiden Augen, besonders aber im linken. Ein paar Mal, als der Schmerz besonders heftig war, beobachtete ich nicht nur eine unbedeutende, oberflächliche Injection der Conjunctiva oculi, sondern auch eine gelinde Chemosis.

Ich untersuchte nun sehr genau die Stirnhaut der Pat. und fand an beiden Seiten derselben bedeutende, schmerzhafte Infiltrationen; auch fand ich solche in den Schläfen. Dazu constatirte ich Empfindlichkeit über der Incisura supraorbitalis und an der Nasenwurzel über dem Ramus infratrochlearis. Auf Grund dieser Funde schlug ich der Pat. wieder Massage vor, worauf sie gerne einging. Die Behandlung mit Massage nahm ihren Anfang den 18. April und zeigte sich von sehr kräftiger Wirkung. Nach dem 8. Mai, also nach ungefähr drei Wochen, war der Schmerz ganz und gar verschwunden und die Pat. vollständig hergestellt, nachdem sie durch ihr Leiden ungefähr zwei Jahre lang, von den ersten acht Wochen nach der Sklerotomie abgesehen, zu beinahe vollständiger Unthätigkeit gezwungen gewesen war.[1]

Das Ergebniss der Massage zeigt deutlich, dass die Neuralgie nur eine zufällige Complication zum Glaukom war. Was in diesem Falle in einem nicht geringen Grade die Diagnose erschwerte, war der günstige Einfluss, den die erste Operation auf die Schmerzen auszuüben schien. Wahrscheinlich beruhte doch das totale Verschwinden der Schmerzen nicht auf der Sklerotomie, sondern auf der gleichmässigen Wärme, welche der Occlusionsverband auf die infiltrirten Partien während der ersten Wochen nach der Operation ausübte.

Es dürfte nicht so ganz ohne Bedeutung sein, in einem derartigen Falle von Anfang an eine richtige Diagnose zu stellen. Nicht nur, dass die Neuralgie und das Glaukom ein jedes eine

[1] Vgl. Svenska Läkaresälskapets Förhandlingar 1883, p. 189, wo aus einem kurzen Referat hervorzugehen scheint, dass Rossander ähnliche Fälle unter Behandlung gehabt hat.

besondere Behandlung fordern; ein Glaucoma simplex mit einer zufällig complicirenden Neuralgie im ersten Aste des Trigeminus kann leicht für ein chronisches, intermittirendes, inflammatorisches Glaukom gehalten werden. Die Prognose aber stellt sich bei diesen beiden Formen ziemlich verschieden und bis zu einem gewissen Grade auch die Behandlung.

Mit Bestimmtheit zu entscheiden, wie die Augensymptome bei peripherischen Trigeminus-Affectionen entstehen, dürfte nicht leicht sein. Von vorne herein kann man sich zwei Möglichkeiten denken. Entweder greift der krankhafte Process auf die Nerven des Auges über, oder es werden die Augensymptome durch eine centrale Irradiation hervorgerufen. Die letztere Annahme scheint mir die grösste Wahrscheinlichkeit für sich zu haben, theils weil objective Zeichen am Auge entweder ganz fehlen, oder sich nur in einem ganz geringen, leicht übersehbaren Grade vorfinden, theils weil Massage auf die periocularen Nervenäste in der Regel die Augensymptome sehr bald zum Verschwinden bringt. Was besonders die Schmerzen anbetrifft, welche von dem Pat. in oder hinter das Auge verlegt werden, so würde das Verhältniss also ganz den complicirenden Trigeminus-Neuralgien bei einer Refractionsanomalie analog sein, nur dass die centrale Irradiation die Nervenbahnen in umgekehrter Richtung durchläuft.

Eine ähnliche Irradiation von Schmerzen kommt auch sonst nicht so selten vor. Wie gewöhnlich ist es z. B. bei Zahnschmerz, dass der Pat. den Schmerz in den halben Kiefer oder einen ganz anderen Zahn, als den angegriffenen, verlegt. Sein Gefühlssinn localisirt die Schmerzen unrichtig, und erst die objective Untersuchung vermag ihren wirklichen Sitz mit Bestimmtheit festzustellen.

Schmerzen können auf diese Weise nicht nur von einem Aste eines Nerven auf einen anderen, sondern auch von dem einen Nerven eines Plexus auf einen anderen irradiiren. Folgender Fall, welcher mir in meiner Praxis vorgekommen ist, veranschaulicht dieses auf eine eclatante Weise, während er zugleich deutlich zeigt, dass Schmerzen, die von dem Pat. in das Auge oder die Umgebung desselben verlegt werden, nicht immer mit einer vorhandenen Refractionsanomalie in Causalzusammenhang zu bringen sind.

Nr. 4. N. A., 21 Jahre, Buchhaltèr.

Pat. leidet an heftigen Schmerzen, welche er in die Gegend des rechten Auges verlegt. Die Schmerzen stellten sich vor fünf Monaten ein und haben sich nach und nach immer mehr gesteigert. Die drei letzten Wochen sind sie continuirlich und so heftig gewesen, dass der Pat. weder bei Tag, noch bei Nacht Ruhe finden konnte.

Pat. localisirt die Schmerzen sehr unsicher. Seine erste Angabe war, dass das Auge schmerze, bei näherer Nachfrage aber sagte er, dass es ihm vorkomme, als ob die Schmerzen lateral und etwas unterhalb des Auges sässen. Mitunter, bei besonders heftigen Exacerbationen, verbreiten sie sich über den halben Kopf.

Die Untersuchung ergab: rechtes Auge A s + 1.00.90°, S = 0.8, linkes Auge + 0.50. S = 1.0; im Uebrigen nichts Abnormes an den Augen.

Es war ja durchaus nicht anzunehmen, dass die äusserst heftigen, Tag und Nacht anhaltenden Schmerzen in diesem Fall auf dem vorhandenen mässigen Grade von Astigmatismus beruhten. Uebrigens trug der Pat. seit einigen Tagen eine corrigirende Brille, die aber sein schweres Leiden nicht im Geringsten milderte.

Ich untersuchte deshalb die Umgebung des Auges, namentlich die Schläfe, konnte aber nichts Abnormes entdecken. Ich dehnte daher die Untersuchung auf den Nacken und besonders den Musc. cucullaris aus. Ich that dieses, weil ich bei einem früheren Fall durch Druck auf Infiltrationen an einer Stelle im oberen Rande des Musc. cucullaris einen stechenden Schmerz hervorgerufen hatte, der sich nach dem Auge hin ausbreitete.

Auch hier geschah dasselbe. In dem vorderen oberen Rande des Musc. cucullaris, etwas unterhalb der Mitte, fand sich eine Infiltration, und durch Druck auf diese wurde ein Schmerz hervorgerufen, der bis in die Augengegend ausstrahlte.

Unsicher, wie ich diesen Fall behandeln sollte, begann ich versuchsweise die infiltrirte Partie im Musc. cucullaris zu massiren. Schon nach vier Tagen trat eine merkbare Verbesserung ein, so dass der Pat. des Nachts schlafen konnte. Nach drei Wochen war er vollständig hergestellt. Acht Monate später theilte mir ein Verwandter von ihm mit, dass er noch immer ganz gesund sei.

Dass Infiltrationen im Musc. cucullaris oder in darunter liegenden Muskeln die Ursache zu Occipitalis-Neuralgien sein können, ist den

Masseuren allgemein bekannt. Dahingegen finden sich meines Wissens keine früheren Angaben darüber, dass sie Augenschmerzen hervorzurufen vermögen. Ich habe auf Grund von Fall 4 eine ziemlich grosse Menge von Infiltrationen im Cucullaris untersucht, aber nur in zwei anderen Fällen eine ähnliche Ausstrahlung des Schmerzes constatiren können. Diese Ausstrahlung mag eigenthümlich erscheinen, dürfte sich aber vielleicht einigermaassen befriedigend durch folgende anatomische Facta erklären lassen.

Der Nervus auricularis magnus entspringt gewöhnlich vom dritten, seltener von der Vereinigungsschlinge zwischen dem zweiten und dritten, oder dem dritten und vierten Halsnerven, der N. occipitalis minor gewöhnlich von der zweiten Halsschlinge. Beide gehören daher nicht nur zu demselben Nervenplexus, sondern sie haben auch beinahe ein und dieselbe Ursprungsstelle. Vom Nervus auricularis magnus ziehen feine Zweige nach der Wange hin, und in vielen Fällen lassen sich diese Zweige bis in die Haut über dem Os zygomaticum verfolgen.[1] Der N. occipitalis minor hinwiederum sendet einige Zweige nach hinten, welche die Haut über den vorderen-oberen Rand des Cucullaris versehen.[2] Es dürfte also wohl nicht ganz unwahrscheinlich sein, dass bei Infiltrationen im M. cucullaris die ebengenannten Zweige in den krankhaften Process hineingezogen werden und dadurch Schmerzen entstehen können, welche nach dem Gebiete des N. auricularis magnus bis in die Nähe des Auges irradiiren.[3]

---

Ein Bericht über weitere 19 Fälle, welche während der zwei letzten Jahre in meiner Privatpraxis vorgekommen sind, möge noch mitgetheilt werden.

---

[1] Nach Henle's Anatomie des Menschen. Bd. III. p. 465. 1868.

[2] Diese Fäden kommen zuweilen von einem besonderen Aste, Petite mastoidienne; vgl. Hirschfeld und Léveillé: Système nerveux. 1883. T. 42.

[3] Diese Erklärung habe ich in Nordisk Ophthalmologisk Tidskrift (Bd. II. Nr. 2. 1889) gegeben, wo meine Beobachtungen über Augensymptome bei peripheren Trigeminus-Affectionen zuerst veröffentlicht sind. Nachher habe ich folgenden Fall beobachtet, welcher in diesem Zusammenhange erwähnt werden dürfte. Ein alter Mann, welchen ich an Cataract operirt hatte, bekam eine Iritis. Während der Inflammation fühlte er oft Schmerzen in dem Hautbezirke vom Occipitalis minor. Als die Inflammation schwand, schwanden auch diese Schmerzen.

Nr. 5. Fräulein N., 25 Jahre. Im Frühling 1885 begann sie einen nagenden Schmerz im rechten Auge und besonders über demselben, nebst sehr heftigem Reissen gegen den Scheitel hinauf zu fühlen. Es fiel ihr schwer zu arbeiten, besonders war es ihr nahezu unmöglich, nach Noten zu spielen. Die Schmerzen nahmen immer mehr zu, und es verursachte ihr grosse Plagen, selbst nur eine halbe Seite in einem Buche zu lesen oder einige Zeilen zu schreiben, denn „der Augapfel schmerzte so, dass sie lange Zeit mit der Hand vor dem Auge sitzen musste". Dazu war sie ziemlich empfindlich gegen stärkeres Licht. Es wurde ihr schliesslich ganz unmöglich, bei künstlicher Beleuchtung zu arbeiten, auch vermochte sie sich bei Tage im Freien nicht ohne farbige Brille aufzuhalten. Im Frühjahr 1886 verschlimmerte sich ihr Leiden noch mehr. Der Schmerz war jetzt beinahe unerträglich, und Abends konnte sie daher meist stundenlang liegen, ehe sie einzuschlafen vermochte. Alles Licht peinigte sie fürchterlich und sie konnte vor Schmerzen beinahe gar nichts thun. Am 8. August desselben Jahres besuchte sie mich zum ersten Male.

Sie fühlte dann beständig Schmerzen in und über dem rechten Auge und litt auch an Lichtscheu. Die Conj. palpebralis des rechten Auges war gelinde hyperämisch, M 1.00, S = 0.9. Linkes Auge: H 2.00, S = 0.4, binoculares Sehen mangelhaft, sonst nichts Abnormes.

Hier zeigten sich zwar Refractionsfehler in beiden Augen, aber diese Abnormitäten reichten nicht aus, um die schweren Schmerzen zu erklären, welche sich fanden, auch wenn das Auge nicht angestrengt wurde, und welche Tag und Nacht andauerten. Ich stellte die Diagnose daher auf eine von den vorhandenen Augenanomalien unabhängige Neuralgie im ersten Aste des Trigeminus.

Die Pat. bekam zuerst Chinin, $1^1/_2$ gr, was aber keine Besserung zur Folge hatte. Dahingegen rief Coffeïn in Dosen von 20—30 cgr eine zufällige, aber ziemlich bedeutende Linderung hervor. Die Patientin, welche aus einer Provinzstadt war, musste bald nach Hause reisen, und sie bekam dann vorgeschrieben, Jodkalium in Dosen von $1^1/_2$ gr täglich acht Wochen hindurch zu nehmen und bei heftigerem Schmerze Coffeïnpulver von der obengenannten Stärke anzuwenden.

Mitte Juli 1887 besuchte mich die Patientin wieder. Sie gab an, dass ihr Zustand nach ihrer Heimkunft sich bedeutend gebessert habe. Der Schmerz sei intermittend geworden, doch nie ganz verschwunden, sondern oft unter der Form von sehr heftigen Anfällen wiedergekehrt, auch die Lichtscheu habe sich vermindert, sodass es ihr möglich geworden sei, ihre dunkle Brille abzulegen. Bei Licht habe sie jedoch nie arbeiten können, ohne dass heftige Schmerzen sich eingestellt haben.

Im März 1887 verschlimmerte sich ihr Zustand wieder. Die Schmerzanfälle kamen immer öfter und heftiger. In der letzten Zeit waren die Schmerzen continuirlich Tag und Nacht. Auch die Lichtscheu nahm wieder zu, so dass sie wieder ihre dunkle Brille tragen musste.

Bei der Untersuchung fand ich schmerzende Infiltrationen über dem rechten Auge, intensive Empfindlichkeit über der Incisura supraorbitalis und, an der Nasenwurzel, über der Infratrochlearis. Ausserdem starke Empfindlichkeit in der Haut über dem Os zygmaticum.

Es wurde nun sofort mit der Behandlung dieser Stellen mit Massage begonnen. In den ersten acht Tagen wurde dadurch keine Linderung, sondern eher eine Verschlimmerung im Zustande der Patientin herbeigeführt. Bei Fortsetzung dieser Behandlung aber verminderte der Schmerz sich sehr schnell. Doch wurde die Behandlung nach vier Wochen abgebrochen, weil die Pat. sich nicht länger in Stockholm aufhalten konnte. Dieselbe war dann während der letzten Woche beinahe ganz frei von Schmerzen gewesen, hatte sich auch ohne dunkle Brille im Freien aufhalten können. Zwei Monate später theilte sie mir mit, dass ihr Zustand nach ihrer Heimkunft sich noch mehr gebessert habe, sodass sie mehrere Tage hinter einander ganz frei von Schmerzen sein konnte, was während den letzten zwei Jahren nicht vorgekommen war. Auch die Empfindlichkeit für Licht hatte sich vermindert, sodass sie sogar bei künstlicher Beleuchtung arbeiten konnte.

Nr. 6. Ebbe C., 43 Jahre. Lehrerin für Handarbeiten an einer Mädchenschule.

Besuchte mich das erste Mal 14. Mai 1887. Sie litt damals bei der Arbeit an Spannen über der Stirn, Brennen, leicht eintretender Müdigkeit und Schmerzen in den Augen, zuweilen auch im ganzen Kopfe. Diese Symptome stellten sich regelmässig und constant nach ein paar Stunden Unterricht in der Schule ein. Des Sonntags war sie dahingegen im Allgemeinen frei von Schmerzen.

Die Untersuchung ergab eine mässige Hyperämie der Conj. palpebralis, eine Myopie von 6.00 beider Augen; die Sehschärfe 0.7, mässige hintere Staphylome und eine bedeutende musc. Insufficienz; die Patientin hatte Gläser von — 4.00 zu beständigem Gebrauch, mit denen P. = 19 cm.

Es schien mir hier ganz gewiss, dass die Symptome, welche bei der Arbeit auftraten, durch Insufficienz der Musculi interni bedingt waren. Die Beschwerden, welche diese Insufficienz verursachte, durch eine Vermehrung der Stärke der von der Patientin bisher getragenen Concavgläser vermindern zu können, schien mir auf Grund der geschwächten Anommodation nicht wahrscheinlich. Ebenso wenig schien mir von einer Combination schwacher Concavgläser und Prismen mit nach innen gekehrter Basis etwas zu erwarten zu sein. Es musste nämlich die Patientin bei ihrer Beschäftigung in der Schule der über die 40 Schülerinnen ihrer Klasse auszuübenden Aufsicht wegen oft von ihrer Arbeit aufsehen. Die prismatischen Gläser würden dann beim Fixiren entfernterer Gegenstände eine Divergenz der Sehlinien nöthig machen. Ich gab ihr deshalb Gläser von derselben Stärke wie ihre alten, wagte jedoch, eine Decentralisation von 3 mm zu versuchen. Ausserdem erhielt die Patientin pil. ferrat. c. chin.

Hierauf trat eine merkbare Besserung ein. Die Symptome verschwanden zwar nicht, doch verminderten sie sich nicht unbedeutend. Indessen begannen nun die Ferien, und ich sah die Patientin erst im Herbste wieder. Sie berichtete dann, dass sie sich während des Sommers mit den ordinirten Gläsern ziemlich gut befunden, da sie dieselben nur bei der Arbeit in der Nähe getragen, im Uebrigen auch nicht besonders streng gearbeitet habe. Als aber im Herbste der Unterricht begann, und sie wieder anhaltend beschäftigt war und die Gläser auch zum Sehen auf grössere Entfernung gebrauchen musste, wurde ihr schwindlig und übel und sie bekam wieder Schmerzen in den Augen.

Diese Symptome schrieb ich der Decentralisirung zu, und ich versuchte daher eine andere Combination. Jedes Brillenglas wurde aus zwei Hälften gefertigt; die obere corrigirte vollständig die Myopie 6.00 der Patientin, die untere hinwiederum belief sich auf — 4.00 mit einer Decentralisirung von 3 mm. Beide Hälften bildeten mit einander einen sehr stumpfen Winkel.

Nachdem sich die Patientin an diese Gläser gewöhnt hatte, verminderten sich die Symptome ihres Augenleidens etwas. Im Laufe des Winters verschlechterte sich indessen ihr Zustand wieder. Der Schmerz stellte sich nunmehr auch oft ein, ohne dass sie die Augen anstrengte. So z. B. litt sie in den Osterferien sehr an Schmerzen, obgleich sie während dieser Zeit von aller Arbeit ruhte.

Erst jetzt fing ich an zu argwöhnen, dass der Schmerz eine andere Ursache habe, und bei der Untersuchung, welche ich auf Grund dessen vornahm, fand ich in der Stirn über beiden Augen deutliche, teigige Infiltrationen. Ich schlug der Patientin deshalb Massagebehandlung vor, worauf sie einging. Die Behandlung begann den 3. April 1888 und zeigte eine besonders günstige und schnelle Wirkung. Schon nach fünf Tagen hatten die Symptome bedeutend an Heftigkeit nachgelassen. Nach vierzehn Tagen waren sowohl die Infiltrationen wie die Schmerzen und die übrigen Symptome gänzlich verschwunden. Ich sah nachher die Patientin nach einem halben Jahre wieder, und sie war dann noch immer gesund.

Nr. 7. Fräulein S., 17 Jahre. Schülerin am höheren Lehrerinnenseminarium.

Die Patientin hat Schmerzen in den Augen seit sieben Jahren gehabt. Die Schmerzen werden tief in den Augen, besonders im linken, und in den Orbitae hinter den Augen gefühlt. Während der letzten Jahre sind sie beinahe continuirlich gewesen, sodass die Patientin kaum einmal einen Tag eine Stunde vollständig von ihnen frei gewesen ist. Die Schmerzen werden gewöhnlich nicht sehr stark gefühlt. Oft exacerbiren sie jedoch, wobei sie sich bis zu äusserster Heftigkeit steigern. Dieses trifft hauptsächlich bei Arbeit ein, welche die Augen in Anspruch nimmt, sowie auch, wenn diese von stärkerem Lichte getroffen werden.

Ausserdem leidet die Patientin an einer gewissen Spannung in der Stirn und Schwere in den Augenlidern.

Sie benutzt + 0.75 zum Lesen. Diese Gläser lindern den Schmerz, heben ihn aber nicht ganz. Ohne Gläser kann sie kaum einige Minuten schreiben oder lesen, ohne sehr heftige Schmerzen zu bekommen.

St. praes. 1. December 1887. Die Patientin hat ein gesundes und blühendes Aussehen. Die Conj. palpebralis ist gelinde geröthet. Es findet sich Hyperopie 0.75 in beiden Augen, im Uebrigen aber nichts Bemerkenswerthes; die Sehschärfe ist 1.0, der Nahepunkt 9 cm, die Fixation gut.

Die Hyperopie war hier zwar unbedeutend, aber da ich für die Schmerzen der Patientin keine andere Ursache finden konnte, und da sie selbst mit voller Bestimmtheit angab, dass die Correctionsgläser, welche sie bei der Arbeit benutzte, die Schmerzen milderten, so rieth ich ihr, die Brille beständig zu tragen. Ich sah die Patientin dann mehrere Monate nicht wieder.

Mitte April 1888 besuchte sie mich indessen von Neuem. Sie berichtete, dass ihr Zustand sich während des Winters mehr und mehr verschlimmert habe. Die Zeit, während welcher sie im Stande gewesen zu lesen, sei allmählich immer kürzer geworden. In der letzten Zeit hätten sich die Schmerzen bis zu äusserster Heftigkeit gesteigert und sich eingestellt, sobald sie zu arbeiten versucht habe. Sie sei deshalb während der letzten acht Tage gezwungen gewesen, sich die Aufgaben von einer Freundin vorlesen zu lassen.

Es war kaum denkbar, dass ein so intensiver Schmerz auf einem so geringen Grad von Hyperopie beruhen konnte, die überdies vollständig von den Gläsern corrigirt wurde, welche die Pat. trug. Es musste sich also eine andere Ursache finden. Bei der Untersuchung, welche ich vornahm, fand ich auch mehrere empfindliche, ziemlich harte Infiltrationen in der Stirnhaut sowie eine teigige, empfindliche Partie in den beiden Schläfen, die besonders aber in der linken hervortretend war. Eine empfindliche Hautpartie fand sich ebenfalls mitten über dem Scheitel an der linken Seite. Die Haut über dem Os zygmaticum war gleichfalls sehr empfindlich. Ebenso waren die Austrittsstellen des Supraorbitalis, des Supra und Infratrochlearis sowie der Subcutaneus malae (?) in hohem Grad empfindlich für Druck. Auch die Augäpfel selbst zeigten eine Empfindlichkeit für Druck, doch war dieselbe nicht sehr intensiv.

Ich begann nun sofort, die afficirten Partien einmal täglich zu massiren. Während der ersten Woche wurde der Zustand beinahe noch schlimmer. Mehrere Male traten sehr heftige und anhaltende Schmerzen unmittelbar nach der Massage auf, später aber fing eine Linderung an sich bemerkbar zu machen. Als die Patientin nach einer sechswöchentlichen Massagebehandlung bei Eintritt der Ferien nach Hause reiste, war sie bedeutend besser.

Ende November kam sie wieder zu mir. Sie berichtete dann, dass ihr Zustand während des Sommers ziemlich leidlich, besser als seit mehreren Jahren gewesen sei, aber als sie dann im Herbste zur Schule zurückkehrte und die anstrengenden Studien wieder aufnahm, haben die Schmerzen sich wieder mehr und mehr gesteigert. Während der letzten Tage habe sie vor Schmerzen beinahe nichts thun können.

Ich begann nun wieder die empfindlichen Partien mit Massage zu behandeln, was schon nach einer Woche Linderung herbeiführte. Die Massage wurde, von einer Unterbrechung von drei Wochen zu Weihnachten abgesehen, bis Mitte März fortgesetzt. Die Patientin war dann bedeutend besser. Sie war oft vollständig frei von Plagen den ganzen Tag hindurch. Schmerzanfälle stellten sich zwar hin und wieder ein, aber dieselben waren nicht so anhaltend und heftig. Auch die Empfindlichkeit für Licht war bedeutend verringert, so dass die Patientin sich nicht einmal durch den Reflex vom Schnee sonderlich belästigt fühlte.

Es war ihr nun auch möglich, ein paar Stunden ohne Correctionsgläser zu arbeiten, was sie früher kaum ein paar Minuten gekonnt hatte.

Es wurde nun auf Wunsch der Patientin die Behandlung für ungefähr drei Wochen unterbrochen. Während dieser Zeit war ihr Zustand verhältnissmässig befriedigend; es konnten mehrere Tage vergehen, ohne dass sie Schmerzen in den Augen fühlte, und wenn solche sich zuweilen einmal einstellten, so dauerten sie gewöhnlich nur kurze Zeit.

Nr. 8. August S., 33 Jahre, Eisenarbeiter.

Beim Patienten stellten sich vor 14 Tagen Schmerzen im linken Auge ein, die dann von da nach der Stirne ausstrahlten. Dieselben begannen um ungefähr 8 Uhr Morgens und hielten bis um 1 Uhr Nachmittags an. Sie nahmen von Tag zu Tag an Stärke zu, so dass es dem Patienten die letzten drei oder vier Tage unmöglich war, während des Anfalles zu arbeiten. So lange der Anfall anhielt, litt er an Thränenfluss und Lichtscheu.

Die Untersuchung am 17. Dec. 1887 wies starke Hyperämie in der Conj. palpebralis, conjunctivale Hyperämie in der Conj. oculi und normalen Druck nach; die Sehschärfe konnte auf Grund der Lichtscheu des Pat. nicht genau untersucht werden, und aus demselben Grunde liess sich auch keine genauere Ophthalmoskopirung vornehmen.

In der Incisura supraorbitalis wird eine ziemlich resistente, strangförmige, stark empfindliche Bildung gefühlt. Die Haut über der Stirn teigig geschwollen und äusserst empfindlich für Druck.

Auf Grund des regelmässig intermittenten Charakters der Schmerzen wurde Sulph. chinn. 1,50 gr, jedoch ohne Wirkung, gegeben. Am 19. wurde daher mit Massage über den infiltrirten Partien in der Stirn sowie über der Incisura supraorbitalis einmal des Tages begonnen. Bei dieser Behandlung besserte sich der Zustand sehr schnell. Schon am 24., also nach nur sechs Séancen, war der Pat. beinahe frei von Schmerz; ebenso waren die Lichtscheu, der Thränenfluss und die Hyperämie beinahe ganz verschwunden. Er konnte jetzt seine Arbeit wieder aufnehmen und stellte sich nicht wieder bei mir ein.

Nr. 9. L., 36 Jahre, Hutmacherin.

Vor $2^1/_2$ Monaten begannen bei der Pat. sich Schmerzen in den Augen, besonders im rechten, einzustellen. Die Schmerzen waren anfangs gelinde und traten nur bei der Arbeit auf. Allmählich aber nahmen sie an Heftigkeit zu und wurden immer anhaltender. Während der letzten Woche waren sie beständig und nahmen in hohem Grade zu, sobald die Pat. zu arbeiten begann. Sie werden theils in den Augen, theils in der Stirn und den Schläfen gefühlt. Die Pat. ist mässig lichtscheu. Ausserdem fühlt sie eine Schwere in den Augenlidern, sodass sie die Augen nur mit Mühe offen halten kann.

Stat. praes. Am 20. Febr. 1888. Eine mässige Hyperämia conjunctivae; rechtes Auge: Ah 0.50, S = 0.9; linkes Auge: Em, S = 0.9, P = 19 cm, gelinde musculäre Insufficienz; im Uebrigen nichts Abnormes an den Augen. In der Stirn werden mehrere langgestreckte, empfindliche Infiltrationen ungefähr in gleicher Menge an beiden Seiten gefühlt. Ebenso starke Empfindlichkeit über der Inc. supraorbitalis; empfindliche Infiltrationen im vorderen Rande der beiden Musc. cucullares. Die Pat. ist bleich und hat starke Beitöne über den Halsgefässen.

Es wurde noch an demselben Tage mit Massage begonnen. Schon am 7. März war der Zustand der Pat. bedeutend besser. An manchen Tagen wurde von Schmerzen nichts gefühlt, an anderen traten sie zwar auf, aber nur in einige Minuten andauernden Anfällen, die sich 3—4 Mal des Tages wiederholten.

Massage wurde im Ganzen während drei Monaten angewandt. Die Schmerzen gaben sich jedoch nicht vollständig, obschon sie sowohl an Intensität wie an Ausdehnung bedeutend abnahmen. Auch die beobachteten Infiltrationen vermochte die Massage nicht ganz zum Verschwinden zu bringen. Es wurde nun Antifebrin, Antipyrin, Eisen, Chinin, salicylsaures Natron und Jodkalium gegeben, aber ohne dass dadurch in nennenswerthem Grade auf den Zustand der Pat. eingewirkt worden wäre. Ich hatte Gelegenheit, die Pat. hin und wieder während eines Jahres zu sehen. In dieser Zeit litt sie zwar dann und wann an Schmerzen in den Augen, aber dieselben waren viel milder als vor der Behandlung mit Massage.

Nr. 10. Marie T., 9 Jahre.

Die Pat. hat während der letzten Wochen an Schmerzen in den Augen, besonders beim Lesen, und auch an Lichtscheu gelitten. Sobald des Abends die Lampe angezündet wird, klagt sie darüber, dass ihr von dem Scheine derselben die Augen schmerzen, und sie begiebt sich dann gern nach dem dunkelsten Theil des Zimmers. Man hat ihr deshalb zum Gebrauch hei Lampenlicht einen Augenschirm anfertigen müssen. Wenn sie ihre Schulaufgaben machen soll, dauert es nicht lange bis sie zu klagen anfängt, dass ihr die Augen schmerzen, weshalb ihr die Mutter in der letzten Zeit die Aufgaben hat vorlesen müssen.

Die Untersuchung zeigte in beiden Augen eine unbedeutende Blepharadenitis nebst mässiger Hyperämie in der Conj. palpebr. und H 0.50, im Uebrigen aber nichts Abnormes an den Augen; die Sehschärfe war = 0.9 P = 7 cm, die Fixation gut.

Für die unbedeutende Blepharadenitis ordinirte ich Umschläge von conc. Borsäurelösung. Ausserdem bekam die Pat., welche schwächlich aussah, Eisen.

Der Zustand der Pat. besserte sich jedoch nicht; die unbedeutende Blepharadenitis und die conjunctivale Hyperämie verschwanden zwar, nicht aber die übrigen Symptome; zu diesen gesellte sich noch ein ziemlich schwerer Kopfschmerz, welcher allmählich ein Jahr hindurch zunahm, während welcher Zeit die Pat. mehrere Male an articularem Rheumatismus krank lag.

Bei erneuter Untersuchung wurden Infiltrationen sowohl in der Stirnhaut wie in den Nackenmuskeln constatirt. Ueber beiden Augen und um die Nasenwurzel war die Anschwellung für Auge und Gefühl deutlich ödematös und sehr empfindlich für Druck.

Massage über diese Stellen, von Dr. A. Wide angewandt, führte in weniger als einem Monat eine vollständige Besserung der subjektiven Symptome herbei und entfernte ausserdem auch die Anschwellungen. Die Behandlung wurde jedoch noch eine längere Zeit hindurch fortgesetzt, weil in ähnlichen Fällen es sich gezeigt hatte, dass Recidive leichter eintreten, wenn damit allzubald aufgehört wird.

Nr. 11. Frau L., 36 Jahre.

Die Pat. besuchte mich das erste Mal am 25. Jan. 1888.

Die Pat. hat während der letzten 14 Tage an Schmerzen in den Augen, besonders dem linken, gelitten. Die Schmerzen sind continuirlich gewesen, mit dann und wann, vornehmlich aber bei der Arbeit eintretenden Excerbationen, weswegen die Pat. während der letzten Woche sich jeder die Augen anstrengenden Beschäftigung hat enthalten müssen. Bei schwereren Anfällen schmerzen ihr nicht nur die Augen, sondern der ganze Kopf. Wenn die schwereren Anfälle sich eingestellt haben, hat sie alle Gegenstände gleichsam wie in Rauch oder Nebel eingehüllt gesehen. Ausserdem hat sie an einer gewissen Lichtscheu und an gelindem Thränenfluss gelitten.

Bei der Untersuchung zeigte sich mässige Hyperämie in der Conj. palpebralis, im rechten Auge Hyperopie 0.50, im linken Auge Emmetropie. Die Sehschärfe jedes Auges 0.9, im Uebrigen nichts Abnormes an den Augen.

Ueber beiden Incisurae supraorbitales sehr grosse Empfindlichkeit für Druck. In beiden Cucullares empfindliche Infiltrationen theils im Winkel zwischen der Clavicula und der Spina scapulae, theils einige Centimeter weiter oben im vorderen oberen Rande des Muskels.

Behandlung: Massage über den Cucullaris und Nervendruck über die Incisura supraorbitalis einmal täglich. Nach sieben Tagen waren die Schmerzen in den Augen und dem Kopfe verschwunden, ebenso die Hyperämie in der Conjunctiva, die Lichtscheu und der unbedeutende Thränenfluss. Als ich dann die Pat. am 6. Februar, also nach Verlauf einer Woche wiedersah, war sie fortdauernd gesund, und sie hatte die letztvergangene Woche ohne Ungelegenheiten arbeiten können.

Nr. 12. S., 17 Jahre, Schulknabe.

Hat während der letzten fünf Tage Schmerzen in und hinter

dem linken Auge gehabt. Sie werden den ganzen Tag hindurch gefühlt, aber am Nachmittag stellt sich zu einer bestimmten Zeit ein äusserst heftiger Schmerzanfall mit Lichtscheu ein, welcher Anfall dann etwa zwei Stunden anhält.

Die Untersuchung am 7. März 1888 zeigte: Emmetropie in beiden Augen, S = 1, P = 8 cm. In der linken Conj. palpebralis eine mässige Hyperämie. In der Stirn nichts Abnormes, dahingegen eine intensive Empfindlichkeit über der Incisura supraorbitalis.

Der Pat. bekam $1^1/_2$ gr Chinin. Die Schmerzen verhielten sich am folgenden Tage ganz wie vorher. Nun wurde mit Nervendruck einmal täglich über der Incisura supraorbitalis begonnen. Schon am zweiten Tage waren die Schmerzen und auch die übrigen Symptome viel gelinder, und nach drei Tagen waren sie gänzlich verschwunden. Nervendruck wurde noch zwei Mal gegeben. Ich hatte Gelegenheit, den Pat. noch einige Tage zu beobachten, und er war dann dauernd frei von Schmerzen.

Nr. 13. Lina O., Dienstmädchen.

Die Pat., welche von mir eine längere Zeit hindurch wegen einer Conj. follicularis behandelt worden war, bekam am 6. April heftige Schmerzen in und über dem linken Auge. Die Schmerzen hielten beinahe continuirlich während der drei folgenden Tage an. Bei der Untersuchung, welche ich am 9. vornahm, zeigte sich ausser den Symptomen an der Conjunctivitis, wenn ich von einer Hyperopie von 0,75 oder ebensoviel wie im rechten Auge absehe, nichts Abnormes am Auge. Dahingegen fand sich eine starke Empfindlichkeit über der Incisura supraorbitalis nebst einer empfindlichen und teigigen Partie senkrecht über derselben in der Augenbraue.

Es wurde Massage, und zwar sechs Tage hintereinander, gegeben. Schon nach drei Séancen waren die Schmerzen verschwunden. Da die Pat. noch eine längere Zeit für die folliculare Conjunctivitis behandelt wurde, hatte ich Gelegenheit zu constatiren, dass die Besserung eine andauernde war.

Nr. 14. Frau E., Modistin, 30 Jahre.

Die Pat. fing vor einem Monat an, Schmerzen in den Augen zu bekommen sobald sie dieselben bei einer Arbeit anstrengte. Diese Schmerzen sind dann allmählich immer heftiger und anhaltender geworden. Schliesslich haben sie sich schon nach einer Arbeit von nur ein paar Minuten eingefunden. Während der letzten Tage hat die Pat. gar nicht gearbeitet, gleichwohl hat sie einen beständigen dumpfen Schmerz in und hinter den Augen gefühlt, welcher sich hin und wieder zu äusserster Heftigkeit gesteigert hat.

Die Untersuchung zeigte: rechtes Auge M 0.75, S = 0.7; linkes Auge M 3.00, S = 0.3; grosses hinteres Staphylom; sonst nichts Abnormes an den Augen. In der Stirn fanden sich mehrere teigige, empfindliche Infiltrationen und starke Empfindlichkeit für Druck, besonders über der linken Incisura supraorbitalis und zu beiden Seiten der Nasenwurzel über den Austrittstellen von Supra- und infratrochlearis. Die Pat. leidet im Uebrigen an Herzklopfen, Schwindel und Mattigkeitsgefühl und hat starke Beitöne über den Halsgefässen.

Es wurde nun mit Massage begonnen und dieselbe dann täglich gegeben. Schon am vierten Tage waren die Schmerzen bedeutend vermindert, am fünften und sechsten blieben sie ganz aus. Am siebenten Tage stellten sie sich zwar wieder ein, waren aber nicht anhaltend, sondern intermittent, und am achten, neunten und zehnten waren sie wieder gänzlich verschwunden. Am letztgenannten Tage hatten sich auch die Empfindlichkeit und die Anschwellung in der Stirnhaut vollständig zurückgebildet. Auf Wunsch der Patientin wurde an diesem Tage mit der Massage aufgehört. Ich sah die Patientin nun erst nach sechs Tagen wieder. Während der Zwischenzeit war sie ebenfalls frei von Schmerzen gewesen. Nach weiteren 18 Tagen besuchte sie mich abermals, und sie war dann fortdauernd frei von Schmerzen und konnte ohne Beschwerde nähen, lesen u. s. w.

Nr. 15. Dieser Fall wurde mir von Dr. A. Wide zugeschickt.

Adeline J., 13 Jahre.

Leidet seit einem Jahre, bei der Arbeit, besonders bei Lampenlicht, an Schmerzen und Brennen im linken Auge. Wenn die Schmerzen sehr heftig sind, verbreiten sie sich über den ganzen Kopf. Zuweilen stellen sie sich auch ein, ohne dass die Patientin arbeitet.

Die Untersuchung am 2. October 1888 zeigte mässige Hyperämie der Conj. palpebralis; Hyperopie mit Gläsern 2.00; mit dem Augenspiegel: linkes Auge 3.00, rechtes Auge 3.50. Sehschärfe 0.9. Längs dem Gebiete des Nervus supratrochlearis an der linken Seite eine mit dem Auge wahrnehmbare, ungefähr 2 cm breite, niedrige, für das Gefühl ödematöse Erhöhung, die sich von der Nasenwurzel bis auf ungefähr 2 cm unter den Haarrand hinauf erstreckt. Die ödematöse Partie stark empfindlich für Druck.

Die Patientin bekam bis auf Weiteres eine Brille von + 2.00. Dadurch wurden die Augenschmerzen zwar etwas vermindert, doch traten sie immer noch hin und wieder, wenn auch etwas weniger oft auf.

Nach 14 Tagen wurde mit Massage begonnen, und nach 30 Séancen war die Patientin vollständig hergestellt. Die Infiltrationen waren dann vollständig entfernt, so dass die Stirnhaut ihre normale Consistenz und Elasticität wieder erhalten hatte.

Nr. 16. Frau W., 52 Jahre alt.

Bei der Patientin haben sich in den letzten zwei Jahren, sobald sie die Augen anstrengte, Schmerzen in und um die Augen sowie Uebelkeit eingestellt. Diese Beschwerden sind schon nach einer Arbeit von nur einigen Minuten eingetreten, so dass es der Patientin kaum möglich gewesen ist, eine Seite in einem Buche zu lesen, einen kurzen Brief zu schreiben, oder einige Stiche zu nähen. Ausserdem hat sie beinahe beständig ein Gefühl von Schwere in den Augenlidern, so dass es ihr schwer fällt, die Augen offen zu halten.

Die Patientin sieht gesund und kräftig aus und ist ziemlich wohlbeleibt. In beiden Augen Hyperämie in der Conj. palpebralis; M 2.00; S = 1.0; P = 30 cm. Eine bedeutende musc. Insufficienz, im Uebrigen nichts Abnormes.

Ich verschrieb zum Gebrauch bei der Arbeit eine Combination von + 1.00 und Prisma 3°, mit der Basis nach innen. Zwei Monate nachher sah ich die Patientin wieder. Sie berichtete dann, dass sie bei Benutzung der Brille zwar einige Linderung fühle, dass ihr Zustand im Grossen und Ganzen aber wenig besser sei. Besonders im rechten Auge stellen sich Schmerzen bei der Arbeit, und zwar schon nach kurzer Zeit ein.

Erst jetzt begann ich zu argwöhnen, dass die Ursache ihres Leidens eine andere als die constatirte Insufficienz der Musc. interni sein dürfte. Bei der Untersuchung, welche ich auf Grund hierauf vornahm, fand ich Infiltrationen in der Stirnhaut, besonders aber an der rechten Seite derselben, wo ich in der Augenbraue eine grössere, den inneren Theil der Braue erfüllende, teigig-ödematöse Infiltration antraf. Die beiden oberen Augenlider etwas ödematös geschwollen.

Die Behandlung wurde in diesem Fall von Dr. A. Wide übernommen. Vierzehn Séancen Massage auf die Stirn und die Augenlider verbesserten die subjectiven und auch die objectiven Symptome. Die ödematösen Anschwellungen wichen der Massage leicht und hatten sich noch nach zwei Monaten nicht wieder eingestellt. Der Zustand der Patientin auch im Uebrigen fortfahrend gut. Die Pat. kann sich nunmehr mit Lesen u. dgl., wobei sie jedoch die vorerwähnte Brille anwendet, beschäftigen.

Nr. 17. N. D., Schulmädchen, 11 Jahre.

Die Patientin hat an Schmerzen in den Augen, welche sich bei der Arbeit, aber auch sonst zuweilen einstellen, seit wenigstens einem Jahre gelitten. Während der Ferien ist ihr Zustand erträglich, zu anderer Zeit aber treten die Schmerzen jeden Tag auf. Dieselben werden in den Augen und der Stirn gefühlt, oft schmerzt aber auch der ganze Kopf. Die Patientin hat wegen ihres Leiden bereits einen anderen Arzt consultirt und von diesem angerathen bekommen, bei der Arbeit Concavgläser zu benutzen. Diese haben die Schmerzen etwas gelindert. Wenn sie dieselben anwendet, sind die Schmerzen nicht so schwer, arbeitet sie aber ohne sie, so hat sie schon nach einer Viertelstunde die heftigsten Schmerzen in den Augen.

St. praes. den 20. Dec. 1888. Rechtes Auge: M 2.00, S = 0.6; linkes Auge: ein excentrischer Cornealfleck, M 2.00, S = 0.5. Mässige Insufficienz im Musc. interni. Die Patientin benutzt bei der Arbeit eine Brille von — 2.00, womit P = 7 cm.

An der Stirn zeigt sich mitten über der Glabelle eine breite Erhöhung, welche sich von dem inneren Augenwinkel an beiden Seiten bis auf 2—3 cm unter dem Haarrand hinauf erstreckt. Die erhabene Partie fühlt sich ödematös an und ist höchst empfindlich für Druck. Ausserdem finden sich in der Stirn, besonders an der linken Seite derselben, kleinere, empfindliche Verdickungen, sowie über der Incisura supraorbitalis, über dem Austritt des Supratrochlearis und an der Nasenwurzel, über Infratrochlearis, starke Empfindlichkeit für Druck. Die Schläfengegend ist ödematös angeschwollen und stark empfindlich. Ebenso ist beinahe der ganze Schädel sehr empfindlich für Druck. In den Nackenmuskeln finden sich ausgebreitete empfindliche Infiltrationen.

Es wurde nun den angegriffenen Theilen täglich Massage gegeben. Am 14. Januar 1889 war bereits eine bedeutende Besserung eingetreten. Die Schmerzen stellten sich jetzt nicht mehr so oft ein wie früher. Einen bis zwei Tage konnte die Pat. sogar ganz frei von Schmerzen sein.

Jetzt begann der Schulbesuch wieder, und mit diesem trat während des folgenden Monats auch wieder eine Verschlimmerung im Zustand der Patientin ein.

Dr. Wide übernahm nun am 12. Februar die Behandlung. Massage kam an den angegebenen Stellen täglich zur Anwendung. Der Patientin wurde erlaubt, während eines Monats zugleich die Schule zu besuchen; dieses aber übte auf die Schmerzen eine sehr ungünstige Wirkung aus. Nach den einzelnen Séancen verschwanden entweder die Schmerzen, oder doch wurden sie wenigstens um vieles gelinder, am folgenden Vormittag aber, nachdem die Patientin ein paar Stunden in der Schule gesessen hatte, kehrten sie regelmässig in der früheren Stärke wieder. Die Pat. wurde daher veranlasst, den Besuch der Schule bis auf Weiteres einzustellen, wo dann ziemlich bald wieder eine Verbesserung eintrat. Es treten jedoch die Schmerzen dann und wann noch immer auf und ebenso finden sich (Anfang April) auch die empfindlichen Infiltrationen, obschon vermindert, noch immer vor.

Dieser Fall ist der hartnäckigste, den zu verfolgen ich Gelegenheit gehabt habe. Bei einer Massagebehandlung von 3 bis 4 Monaten verbesserte sich der Zustand der Patientin zwar ganz bedeutend, doch kann die Möglichkeit nicht bestritten werden, dass die eingetretene Verbesserung eine Folge des Abbruches mit dem Schulbesuch und der damit in Zusammenhang stehenden Verminderung der Arbeit war.

Nr. 18. A., Geschäftsmann, 21 Jahre.

Hatte drei Tage, als er des Morgens erwachte, Schmerzen in und hinter dem linken Auge gefühlt. Diese Schmerzen nahmen bis ungefähr um zwei Uhr Nachmittags an Stärke zu, worauf sie bis gegen den Abend hin wieder allmählich abnahmen, ohne jedoch ganz zu verschwinden. Mitunter strahlten sie gegen die Stirn und die Schläfe hin, besonders aber gegen die Nase und die Zähne hinab aus. Gleichzeitig hatte das Auge sich empfindlich für Licht gezeigt und gethränt. Die Schmerzen sind so heftig gewesen, dass es dem Patienten unmöglich gewesen ist, während diesen drei Tagen eine Arbeit vorzunehmen. Gegen die Lichtscheu ist er genöthigt gewesen, eine dunkle Brille zu benutzen.

St. praes. den 17. December 1888. Das linke Auge mässig thränend und etwas Lichtscheu. Die Conj. palpebr. ziemlich hyperämisch, in der Conj. bulbi eine mässige conjunctivale, aber keine Spur von einer pericornealen Injection, die Tension normal, die Sehschärfe etwas herabgesetzt (0.7 gegen 1.0 des rechten Auges), die Refraction normal. Starke Empfindlichkeit über die Stirn, besonders aber in der Gegend der Augenbraue, wo eine infiltrirte teigige Partie mitten über der Incisura supraorbitalis fühlbar ist. Ueber dieser Incisur sowie über der Austrittstelle des Nervus supratrochlearis und über der Nasenwurzel sehr grosse Empfindlichkeit. Die linke Schläfengegend etwas ödematös geschwollen und sehr empfindlich für Druck.

Es wurde sofort mit Massage über die empfindlichen Partien begonnen. Schon nach der ersten Séance verschwanden die Schmerzen für den ganzen Tag, kamen aber am Morgen des folgenden wieder. Dasselbe Verhältniss trat auch in den zwei folgenden Tagen ein. Die Schmerzen waren jedoch an diesen Tagen am Vormittag, vor der Massage, so stark, dass ich es für nöthig erachtete, dem Patienten Antipyrin in einer Dosis von 1,50 gr zu geben. Nach einer siebentägigen Behandlung mit Massage waren die Schmerzen gänzlich verschwunden und der Patient fühlte sich gesund.

Nr. 19. Frau E., 32 Jahre. Consultirte mich das erste Mal 11. Januar 1889.

Vor fünf Wochen fing sie an, bei der Arbeit Schmerzen im linken Auge oder vielmehr, wie sie angiebt, hinter demselben tief in der Augenhöhle zu fühlen. Die Schmerzen steigerten sich allmählich immer mehr. In der letzten Zeit hat sie, sobald sie den Versuch machte zu lesen oder sich mit etwas Anderem, was die Augen anstrengt, zu beschäftigen, stets nach einigen Minuten die heftigsten Schmerzen bekommen. Ausnahmsweise schmerzt auch das rechte Auge. Ausserdem hat sie ein schmerzhaftes Gefühl bei der Bewegung des Auges, und ist sie auch etwas lichtscheu.

Die Untersuchung zeigte: linkes Auge M 0.75, rechtes Auge M 0.50, die Sehschärfe der beiden Augen 1.0, der Nahepunkt = 17 cm, die Fixation gut, die Augenlider gelinde geröthet, die Conj. palpebralis etwas hyperämisch. In der Stirnhaut an der linken Seite zwei lothrechte, langgestreckte, empfindliche, teigige Infiltrationen, sowie starke Empfindlichkeit über der Incisura supraorbitalis und in der Haut über dem Os zygmaticum. An der rechten Seite eine mehr unbedeutende empfindliche Infiltration in der Stirnhaut.

Noch an demselben Tage wurde die Behandlung der empfindlichen Partien mit Massage begonnen; schon nach drei Tagen zeigten sich die Schmerzen bedeutend vermindert, und nach dem 16. stellten sie sich nicht mehr ein. Die Röthung in den Rändern der Augenlider blieb, doch hatte dieselbe sich nach Aussage der Patienten bereits Jahre lang gefunden, ehe die Schmerzen sich einstellten. Auch die Injection in der Conj. palpebralis verblieb unverändert. Die Behandlung wurde am 20. Januar abgebrochen. Die Patientin war dann vollständig frei von Schmerzen seit vier Tagen.

Nr. 20. Fräulein Maria L., 29 Jahre. Studentin.

Die Patientin hat seit zwei Jahren, besonders bei der Arbeit, an Schmerzen im rechten Auge gelitten. Die Schmerzen stellen sich besonders, beinahe unfehlbar, nach zwei- bis dreistündigem Mikroscopiren ein, obgleich sie hierbei stets das linke Auge anwendet. Ausser im rechten Auge fühlt sie auch oft Schmerzen in der Haut über der Nase. Oft schmerzt ihr der ganze Kopf. Sie ist sehr empfindlich für künstliche Beleuchtung. So z. B. ist es so gut wie sicher, dass sich bei ihr Schmerzen im Kopf und im Auge am Tage nach einem Theaterbesuch einstellen. Ebenso ist sie sehr empfindlich für Wind.

Stat. praes. 15. Januar. Die Patientin ist etwas bleich, auch fühlt sie sich oft müde. Rechtes Auge Em, S = 1,0; linkes Auge M 0.75; Sk $<$ 1.0; eine mässige Insufficienz der Musc. interni. Im Uebrigen nichts Abnormes an den Augen.

In der Stirnhaut etwas rechts von der Mittellinie eine ungefähr 2 cm breite, mit dem Auge wahrnehmbare, etwas erhabene, ziemlich feste Partie, die sich von der Mittellinie bis beinahe an den Haarrand hinauf erstreckt. Diese Partie ist empfindlich für Druck, und ebenso, aber ganz besonders intensiv, ist es die Gegend über dem Infractrochlearis zu beiden Seiten sowie die Haut über dem grösseren Theil der Nasenknochen. Auch die Kopfhaut ist an mehreren Stellen empfindlich für Druck.

Obschon es mir wahrscheinlich erschien, dass die Schmerzen in diesem Falle mit den palpablen Veränderungen in der Haut im Zusammenhang standen, gab ich gleichwohl, da sich auch gewisse anämische Symptome vorfanden, bis auf Weiteres nur versuchsweise pil. Blaud. Der Zustand der Patientin besserte sich jedoch hierdurch nicht. Ich begann daher am 26. Februar mit Massage, mit der einen Monat hindurch fortgesetzt wurde. Während dieser Zeit verbesserte sich der Zustand der Patientin bedeutend, und während der letzten 14 Tage stellten sich die Schmerzen in den Augen nur ein einziges Mal, und dann auch nur ganz gelinde ein. Die Empfindlichkeit für künstliche Beleuchtung und für Wind verschwand ebenfalls nahezu gänzlich.

Doch fand sich in der Stirn noch immer die empfindliche Infiltration, obschon vermindert, vor, als die Patientin auf eigenen Wunsch die Behandlung abbrach.

Nr. 21. Frau J., 68 Jahre.

Im Herbst 1888 begann das linke Auge leicht bei der Arbeit zu ermüden, und es stellten sich in ihm Brennen und eine geringe Lichtscheu ein. Im December gesellten sich Schmerzen im und um das Auge dazu. Diese Schmerzen traten auf, sobald die Patientin das Auge anstrengte, z. B. schon nach einer halben Stunde beim Lesen. Besonders beim Lesen bei Lampenlicht waren die Schmerzen peinigend. Zuweilen schmerzte das Auge auch sonst. Ganz besonders hatte die Patientin gemerkt, dass Spaziergänge bei windigem Wetter mit dem Gesichte gegen den Wind die Schmerzen hervorriefen. Bewegung im Freien bei ruhigem Wetter dahingegen hatte gewöhnlich einen wohlthätigen Einfluss auf die Schmerzen.

Die Untersuchung am 19. Januar 1889 zeigte eine unbedeutende Trübung der Linse, am rechten Auge etwas mehr ausgeprägt. Linkes Auge H 0.75, S $<$ 0.7; rechtes Auge H 1.00, S $=$ 0.5. Die Patientin benutzt bei der Arbeit eine Brille von $+$ 4.00, womit P $=$ 27 cm.

An der linken Seite mehrere empfindliche Infiltrationen in der Stirnhaut, besonders in der Augenbraue, wo eine bedeutende teigige Verdickung mitten zwischen der Mittellinie und der Incisura supraorbitalis fühlbar ist. Diese Partie wird auch von dem Auge als eine niedrige Erhabenheit wahrgenommen. In der Schläfe an der linken Seite eine ödematöse Infiltration. Ausser an diesen Stellen markirt die Patientin eine grosse Empfindlichkeit auch an der Nasenwurzel, über dem Infratrochlearis.

Ich begann gleich diese Stellen mit Massage zu behandeln. Schon nach einer Woche war der Zustand der Patientin bedeutend verbessert. Nach 14 Tagen konnte sie mehrere Stunden, auch bei

Lampenlicht, ohne Beschwerde lesen. Die Verbesserung hielt gleichen Schritt mit der Verminderung der Empfindlichkeit und der Infiltrationen. Nach fünf Wochen (einberechnet 14 Tage, während welcher die Patientin wegen Bronchitis das Zimmer hütete), war vollständige Besserung eingetreten.

Nr. 22. Fräulein M. G., 35 Jahre.

Die Patientin hat seit dem vergangenen Herbst Schmerzen im oder vielmehr um das linke Auge — in der Stirn und der Schläfe — mit Stichen und Hitze im Augapfel gehabt. Die Schmerzen stellen sich nur bei Anstrengung der Augen, so z. B. beim Lesen oder ähnlicher Beschäftigung, und dann nach höchstens einer halben Stunde ein.

Die Untersuchung am 31. Januar 1889 zeigte nur einen ganz unbedeutenden Astigmatismus am linken Auge (+ 0.50 120°), übrigens aber nichts Abnormes; S = 1.0, P = 19 cm; rechtes Auge Em.

Dahingegen fand sich an der linken Seite, 2—3 cm ausserhalb der Mittellinie, eine senkrecht gehende, teigige, empfindliche Infiltration, die sich von der Augenbraue 5—6 cm nach oben erstreckte; auch die Schläfengegend war etwas geschwollen und empfindlich, ebenso fand sich eine starke Empfindlichkeit über der Nasenwurzel an dieser Seite.

Obschon es mir nicht wahrscheinlich erschien, dass die Schmerzen auf der unbedeutenden Refractionsanomalie beruhend waren, gab ich gleichwohl corrigirende Gläser. Diese verbesserten den Zustand der Patientin jedoch nicht im Geringsten. Es wurde daher am 9. März mit Massage begonnen. Schon am 16. März liess sich eine bedeutende Besserung constatiren; während der letzten zwei Tage war die Patientin sogar ganz von Schmerzen verschont gewesen. Die Behandlung wurde nun bis zum 25. März unterbrochen. Während der ganzen Zwischenzeit hatte die Patientin auch nicht einen einzigen Schmerzanfall. Da aber in der Stirn noch eine deutliche Infiltration zurückgeblieben war, wurde mit der Massagebehandlung wieder begonnen, und mit ihr dann bis zum 6. April fortgefahren. Die Patientin war dann während der letzten drei Wochen ganz frei von Schmerzen gewesen. Die Infiltrationen waren nun ebenfalls gänzlich verschwunden.

Nr. 23. Fräulein Marie S., 21 Jahre, Lithographin.

Die Patientin fing im vergangenen September an, Schmerzen

in den Augen zu bekommen. Die Schmerzen werden in und hinter den Augen gefühlt und stellen sich beinahe täglich ein, und zwar stets, nachdem die Patientin ein paar Stunden gearbeitet hat; zuweilen treten sie aber auch zu anderer Zeit auf. Ausserdem sind die Augen scheu vor Licht, insonderheit vor künstlichem.

Stat. praes., 4. März 1889. Die Patientin hat ein gesundes Aussehen. Keine Symptome von Anämie sind zu entdecken. In beiden Augen Hyperopie 0.50; S = 1.0; P = 10; Fixation gut. Mit Ausnahme der gelinden Hyperopie nichts Abnormes an den Augen. Dahingegen in der Stirn an beiden Seiten mehrere teigige, empfindliche Infiltrationen und Empfindlichkeit für Druck an der Nasenwurzel über dem Nerv. infratrochlearis.

Es wurde nun an diesen Stellen Massage angewandt, wobei die Schmerzen schnell abnahmen und nach 14 Tagen gänzlich schwanden. Die Behandlung wurde bis zum 7. April fortgesetzt, wo dann auch die Infiltrationen und die Empfindlichkeit verschwunden waren.

---

## Zusatz im Jahre 1891.

Einige der angeführten Patienten hatte ich Gelegenheit, nach der Behandlung noch eine längere Zeit zu beobachten, und ich kann daher über sie Folgendes mittheilen:

Nr. 3 hat drei Recidive gehabt, welche alle bald durch eine ungefähr vierzehntägige Behandlung mit Massage wieder geheilt worden sind. Nr. 5 ist fortfahrend gesund in den Augen (August 1890). Nr. 6 ist gesund (October 1890) und Nr. 7 ebenso (Januar 1891). Nr. 9 ist zwar besser, doch stellen sich hin und wieder noch Schmerzen in den Augen ein (December 1890). Nr. 10 ist vollständig hergestellt (Januar 1890). Nr. 17 ist etwa wie am Ende der Behandlung, Nr. 20 bekam nach zwei Monaten ein Recidiv, was zu erwarten war, da bei Abbruch der Behandlung sich noch palpable Veränderungen vorfanden. Das Recidiv wurde durch eine sechswöchentliche Massagebehandlung gehoben. Ist dann gesund gewesen (Januar 1891). Nr. 22 war gesund bis Anfang December 1890, wo ein gelindes Recidiv eintrat.

Seit meine Beobachtungen über Augensymptome bei peripheren Trigeminusaffectionen veröffentlicht worden sind, habe ich einige fernere Fälle behandelt, welche ich hier in grösster Kürze mittheile:

Nr. 24. Herr Victor L., Grossist, 63 Jahre.

Der Patient hat seit seinen Jugendjahren mehrere Anfälle von Augenkrankheiten gehabt, wodurch sein Sehvermögen bedeutend herabgesetzt worden ist. In den letzten Tagen hat er in seinem rechten (besten) Auge an Schmerzen, Lichtscheu und Obscurationen gelitten. Eine nur einige Minuten andauernde Beschäftigung mit Lesen oder Schreiben steigert den Schmerz in so hohem Grade, dass er während dieser Tage seine gewöhnlichen Comptoirarbeiten nicht hat verrichten können.

Der Zustand am 12. Mai 1889. Der Patient scheint sehr unruhig und nervös zu sein und klagt über continuirliche Schmerzen im rechten Auge. Die Untersuchung zeigte: linkes Auge: beinahe ringförmige Synechien, S kaum 0.1; rechtes Auge: unbedeutende Injection der Conj. palpebralis, mehrere oberflächliche Cornealflecke (offenbar alte) H 5.00, S = 0.3; im Uebrigen nichts Abnormes, sei es in den Augen oder im Körper im Allgemeinen. Der Pat. trug corrigirende Gläser für Abstand und 8.00 für Arbeit.

Obschon Reizungssymptome sich nicht vorfanden, gab ich doch versuchsweise Calomel. Dieses hatte aber nur eine Verschlechterung zur Folge. Der Pat. erhielt nun China, zuerst 1.50 in einer Dosis, sodann 50 ctg während drei auf einander folgenden Tagen. Hierbei trat eine Verbesserung ein. Der Schmerz verminderte sich sehr bedeutend. Während der folgenden Woche vermehrte er sich aber allmählich wieder bis zu ungefähr der früheren Stärke. Ich untersuchte nun die Stirn und fand in derselben empfindliche Infiltrationen über dem rechten Auge. Dieselben wurden mit Massage behandelt. Unmittelbar nach derselben (2 Uhr Nachmittags) verschwanden die Schmerzen für diesen Tag, doch kehrten dieselben am folgenden Morgen wieder, um nach erneuter Behandlung mit Massage von Neuem zu verschwinden. Nach einer achttägigen Behandlung mit Massage waren die Schmerzen gänzlich verschwunden, ebenso die Obscurationen und die Lichtscheu. Der Pat. konnte jetzt ohne Beschwerde lesen und schreiben. Selbst seine aufgeregte und nervöse Gemüthsstimmung war verschwunden.

Ich hatte ihn noch 14 Tage unter Beobachtung, während welcher Zeit er fortfahrend gesund war.

Nr. 25. Frau E., 45 Jahre. Fing vor vier Monaten an, Schmerzen in den Augen und im Kopfe zu verspüren. Diese Schmerzen haben mit der Zeit immer mehr zugenommen und steigern sich bei der Arbeit in bedeutendem Grade. In der letzteren Zeit hat sie sich mit Lesen, Schreiben etc. nicht länger als immer nur einige Minuten beschäftigen können. Mitunter sind die Schmerzen so heftig gewesen, dass sie hat zu Bett liegen müssen. Ausserdem leidet sie auch an Lichtscheu (weshalb sie eine blaue Brllie trägt), sowie an Schwere in den Augenlidern. Die Untersuchung ergab eine mässige Presbyopie, sonst nichts Abnormes in den Augen. Dagegen wurden Infiltrationen in der Stirn und den Schläfen entdeckt. Starke Empfindlickeit über der Incisura orbitalis, sowie an Nasenwurzel über dem Infratrochlearis.

Die Patientin wurde zum Doctor A. Wide geschickt, welcher die Behandlung übernahm. Nach Massage während zwei Monaten ist die Lichtscheu und auch die Schwere in den Augenlidern verschwunden. Die Patientin kann jetzt stundenlang ohne Beschwerde mit den Augen arbeiten. Die Schmerzen kehren zwar mitunter wieder, doch sind sie nicht mehr so heftig wie früher und gehen bald vorüber. Die Empfindlichkeit und die Infiltrationen sind vermindert, doch nicht vollständig verschwunden.

Nr. 26. Hanna Maria J., Dienstmädchen, 21 Jahre. Die Pat., welche in den Wachsthumsjahren mehrfach an Entzündungen des linken Auges gelitten hat, fühlt seit einiger Zeit heftige Schmerzen in demselben, mitunter auch in der linkan Hälfte des Kopfes. Ausserdem fällt es ihr schwer, stärkeres Licht zu ertragen. Die Schmerzen treten sofort bei jeder die Augen anstrengenden Arbeit ein und werden als heftige „Stiche“ in den Augen gefühlt. Mitunter schmerzt auch das rechte Auge.

Die Untersuchung am 9. Juli 1889 zeigte: linkes Auge: ein adhärentes Leukom, Iridektomie nach unten und innen; rechtes Auge: — 2,50, S = 0,6. Empfindliche Infiltrationen in der Stirn, den Schläfen und dem Nacken, besonders an der linken Seite. Symptome von Anämie.

Ord. Pil. ferrat. Blaud. und Massage. Binnen einer Woche trat eine bedeutende Besserung ein. Massage wurde vom 17. bis 25. Juli nicht angewandt, dann aber wieder täglich fortgesetzt. Nach im Ganzen 33 Massageséancen waren die Schmerzen und die Lichtscheu verschwunden, ebenso die empfindlichen Infiltrationen.

Am 14. September sah ich sie zum letzten Mal. Sie war damals fortfahrend gesund in ihren Augen.

Nr. 27. Fräulein Anna S. 43 Jahre. Die Patientin begann sehr frühe bei der Arbeit Convexgläser von 3.00 D zu benutzen, mit denen sie gut, sowohl in die Ferne wie in die Nähe, sah, bis vor ungefähr drei bis vier Jahren, wo sich beim Lesen und derartiger Beschäftigung in den Augen (namentlich in dem linken) ein Gefühl von Ermüdung und auch Schmerzen einzustellen anfingen. Die Schmerzen nahmen mit der Zeit immer mehr zu und wurden sowohl in wie über den Augen, sowie tief in den Orbitae gefühlt. Ausserdem trat auch ein unangenehmes Gefühl von Schwere in den Augenlidern und eine grosse Empfindlichkeit für Lichtschein ein. So bekam die Patientin nach Besuch des Theaters oder nach Gesellschaftsabenden und dergl. beinahe regelmässig Schmerzen in den Augen und dem Kopfe. Ebenso fühlt sie oft „Stiche“ in den Augen, wenn sie dieselben nach der Seite bewegte. Sie bewegt deshalb beim Sehen nach der Seite am liebsten den ganzen Kopf.

Während diesen drei bis vier Jahren hat die Patientin nicht mit ihren früheren Gläsern (3.00) arbeiten können, sondern bei aller Nahearbeit + 4.50 benutzt.

Während der ganzen Zeit, wo sie an den obengenannten Augensymptomen gelitten hat, ist die Patientin auch von Schmerzen im Kopfe, Mattigkeitsgefühl und Steifheit im Nacken, sowie Schwäche im linken Arme geplagt gewesen.

Stat. praes. den 23. September 1889. Die Untersuchung der Augen ergab Hyperopie 3.00, S = 1.0; P (nach Correction) = 18 cm, sonst nichts Abnormes. Dagegen fanden sich empfindliche Infiltrationen in der Stirn und den Schläfen, namentlich an der linken Seite sowie ausgedehnte Infiltrationen in den Nackenmuskeln und den Musculus pect. major sinister.

Ord. Massage, welche von einem hiesigen Masseur ausgeführt wurde. Bei derselben verbesserte sich der Zustand der Augen, ohne specielle Behandlung derselben, sehr schnell. Nach einer Woche war der Schmerz in den Augen und im Kopfe verschwunden. Auch die übrigen Symptome waren bedeutend verbessert. Den 8. October habe ich von der Patientin aufgezeichnet, dass sie ein paar Stunden hinter einander mit + 3.00 lesen konnte, was sie vorher nur einige Minuten hat thun können. Die Patientin brach die Behandlung am 11. October ab. Seit dieser Zeit habe ich nichts wieder von ihr gehört.

Nr. 28. Carl Johann J., 34 Jahre. Während der letzten vier Tage hat der Patient Schmerzen in der Umgebung des rechten Auges gehabt, zwar zumeist nur in der Stirn, doch aber auch an der Nase hinab. Die Schmerzen stellten sich um 1 Uhr Nachmittags ein und hielten bis um 7 Uhr Abends an.

Stat. praes. den 6. Mai 1890. Die Untersuchung (vorgenommen bei eingetretenem Schmerz) ergab Folgendes: das Auge thränend, die Conj. palpebralis mässig injicirt, Lichtscheu nicht vorhanden; über der Incisura Supraorbitalis, bei dem Nasenwurzel über dem Nervus supra- und infratrochlearis starke Empfindlichkeit, ebenso über der Augenbraue und der Stirn, wo sich jedoch nur eine geringe Infiltration wahrnehmen liess. Ord. Chinin 1,50 g.

Den 8. Mai 1890 keine Verbesserung; Ord. Massage der empfindlichen Partien einmal täglich während einer Viertelstunde. Nach der ersten Massageséance verschwand der Schmerz für eine Viertelstunde, worauf er sich wieder einstellte und dann, wie gewöhnlich, bis um 7 Uhr anhielt. Nach der zweiten Massageséance war der Schmerz während einer Stunde verschwunden, doch stellte er sich dann wieder ein und hielt, wie gewöhnlich, bis um 7 Uhr Abends an. Am dritten Tage blieb der Schmerz gänzlich aus, und ebenso am vierten, fünften, sechsten und siebenten. Auch die Empfindlichkeit war am letztgenannten Tage verschwunden, weshalb mit der Behandlung aufgehört wurde.

Nr. 29. Frau Albertine Wilhelmine E., 71 Jahre. Die Pat., welche seit einigen Wochen an einer schweren capillaren Bronchitis mit starken Dyspnöe gelitten hatte, so dass sie nicht liegen konnte, sondern Tag und Nacht im Bette sitzen musste, bekam während dieser Zeit einen glaukomatösen Anfall des linken Auges. Da ihr Zustand im Uebrigen ein äusserst elender war, konnte bis auf Weiteres keine Operation vorgenommen werden. Sie bekam daher Eserin, bei dessen Gebrauch der acute Anfall sich in einer Woche gab. Die Pupille blieb jedoch etwas erweitert und die Patientin klagte oft über Obscurationen, sowie auch über Schmerzen in dem Auge und seiner Umgebung. Der Druck war fortfahrend etwas vermehrt, und die Untersuchung mit dem Augenspiegel zeigte nach einiger Zeit eine beginnende Excavation der Papille.

Nach sechs Wochen war die Patientin soweit hergestellt, dass eine Iridektomie vorgenommen werden konnte. 14 Tage nach derselben war S 0.4 mit + 2.50 ⌭ 1.00 0°. Am rechten Auge H 3.00 S = 0.4 (an beiden Hornhäuten ein alter Hornhautfleck nach einer Entzündung in der Kindheit). Der Druck normal, gelinde Einschränkung des Gesichtsfeldes nasalwärts.

Die Patientin klagte gleichwohl noch immer über Schmerzen und Obscurationen, obgleich sich nie eine Drucksteigerung oder andere Zeichen einer glaukomatösen Reizung beobachten liessen.

Als nach noch drei Wochen diese Symptome nicht weichen wollten, kam ich auf den Gedanken, dass sie möglicherweise von dem Glaukome ganz unabhängig sein könnten. Ich untersuchte nun die Stirnhaut und fand in derselben schmerzhafte Infiltrationen. Massage derselben brachte sowohl sie wie auch die Obscurationen und den Schmerz in 14 Tagen zum Verschwinden. Noch nach einem Jahre war der Zustand der Patientin befriedigend.

Nr. 30. Fräulein Dagmar S., 21 Jahre. Hat seit zwei Jahren an Schmerzen in den Augen gelitten, welche sich vorzugsweise bei der Arbeit in der Nähe einstellen. Sie kann z. B., ohne Schmerzen zu bekommen, nicht länger als einige Minuten lesen. Ein College hat Gläser (+ 2,00) ordinirt, welche die Schmerzen etwas lindern, sie aber nicht heben. Selbst mit diesen Gläsern ist es ihr unmöglich, länger als ungefähr eine Viertelstunde zu arbeiten.

Die Untersuchung ergab: S = 1.0, H 2.00, P = (nach Correction) 10 cm, sonst nichts Abnormes in den Augen. Da die Patientin an ziemlich ausgesprochenen anämischen Symptomen litt, erhielt sie Eisen, doch ohne dass dadurch eine Besserung herbeigeführt worden wäre.

Die Behandlung wurde jetzt von Dr. S. Wallgren übernommen, welcher über die Patientin Folgendes mitgetheilt hat: In der Stirn an beiden Seiten empfindliche Infiltrationen, intensive Empfindlichkeit über der Incisura supraorbitalis, wo der Nerv sich deutlich geschwollen anfühlt, starke Empfindlichkeit auch über dem Infratrochlearis an der Nasenwurzel. Die Patientin erhielt Massage während zwei Monaten und war dann vollständig hergestellt. Sie fühlte sich frei von Schmerzen und konnte unbehindert arbeiten.

Nr. 31. Frau Sofie A., 68 Jahre. Die Patientin, welche in der letzten Zeit nicht mehr mit der bis dahin gebrauchten Brille hatte lesen können, besuchte mich das erste Mal am 9. Oct. 1889. Die Untersuchung ergab: rechtes Auge + 2.50, S = 0.6; linkes Auge + 1.25. S = 0.2. Ord.: + 2.50 für die Ferne und 5.50 für die Arbeit. Die Pat. besuchte mich am 20. September 1890 wieder. Sie hatte dann seit der Influenza zur Weihnachtszeit Schmerzen in den Augen gehabt, die besonders im linken fühlbar waren. Diese Schmerzen waren anhaltend und mit heftigen Exacerbationen bei der Arbeit vereint gewesen, so dass sie sich seit langer Zeit nicht mehr mit Lesen, Schreiben oder dergleichen hatte beschäftigen können. Die Untersuchung der Augen ergab dieselben Refractionsverhältnisse wie früher, sonst nichts Abnormes. Dahingegen liess sich eine intensive Empfindlichkeit am inneren Augenwinkel, und zwar besonders an der linken Seite, über der Supra- und Infratrochlearis, sowie in der Stirn constatiren. Ebenso fand sich eine empfindliche Infiltration in der rechten Schläfe und in den Wangen längs der Nasolabialfurche.

Ich begann sofort, diese Stellen mit Massage zu behandeln. Nach einer Woche waren die Schmerzen verschwunden, Infiltrationen und Empfindlichkeit aber noch vorhanden, als die Patientin nach ferneren drei Tagen meinem Anrathen entgegen am 30. September nach Hause reiste. Sie war indessen nicht viele Tage zu Hause, als ihr altes Leiden sich wieder verspüren liess. Sie kam nun am 10. December wieder und wurde bis zum 21. December behandelt, wo dann alle Schmerzen wieder verschwunden waren. Ich sah sie am 20. Januar wieder, und sie war dann fortdauernd frei von Schmerzen und konnte unbehindert arbeiten.

Nr. 32. Frau Fanny B., 39 Jahre. Hat die letzten Jahre an dem rechten Auge gelitten. Das Leiden hat sich in Schwere in den Lidern, fibrillären Zuckungen, einem Gefühl von Reibung, Schmerzen und Müdigkeit bei der Arbeit, beim Lesen noch vor Ablauf einer Viertelstunde eintretend, geäussert. Ausserdem ist die Patientin sehr empfindlich gegen Lichtschein gewesen. Der Schmerz ist von ihr über und in dem Auge gefühlt worden. Hin und wieder hat ihr auch das linke Auge geschmerzt. Hierzu hat sich oft ein heftiges Kopfweh gesellt.

Die Untersuchung zeigte: beide Augen — 1.25 ⊂ 1.00 . 90°; S = 0.7; P. nach Correction 15 cm; geringe muskuläre Insufficienz, sonst nichts Abnormes an den Augen. Dahingegen fanden sich über der rechten Augenbraue empfindliche Infiltrationen, namentlich an dem Nervus supratrochlearis entlang, wo sich eine deutliche Erhöhung sowohl sehen wie fühlen liess, und ebenso war an der Nasenwurzel, über dem Infratrochlearis, eine grosse Empfindlichkeit vorhanden. Auch in der Umgebung des linken Auges wurden solche Infiltrationen, obschon dort weniger ausgesprochen, gefunden. Ausserdem hatte die Patientin zwei cariöse Backenzähne in dem rechten Oberkiefer und, nach eigener Angabe, ein altes Unterleibsleiden.

Die Patientin bekam Gläser, welche ihren Astigmatismus corrigirten. Ausserdem rieth ich ihr, die genannten beiden Zähne ausziehen zu lassen, indem ich annahm, dass die Augensymptome möglicherweise in einer von diesen Zähnen ausgehenden reflectorischen Reizung ihren Grund haben könnten. Hierzu wollte die Patientin sich jedoch nicht bequemen.

Da bei dem Gebrauch der Gläser sich nach einer Woche noch keine Verbesserung eingestellt hatte, begann ich mit Massage der erwähnten empfindlichen Partien. Anfangs blieb dieses ohne Erfolg, nach einer täglichen Behandlung von drei Wochen fingen die krankhaften Symptome jedoch an abzunehmen. Nach sieben Wochen war eine bedeutende Verbesserung eingetreten, so dass mehrere Tage vergehen konnten, ohne dass die Patientin, trotz mehrstündiger Beschäftigung, in ihrem Auge Beschwerden empfunden hätte. Während der Behandlung entdeckte ich eines Tages zufälligerweise eine Infiltration längs der Nasolabialfalte der rechten Backe. Nach Massage dieser Stelle erhielt die Patientin im Auge ein peinigendes Fremdkörpergefühl, welches bei fortgesetzter Behandlung sich anfangs steigerte, nachher aber allmählich verschwand.

Erst nach einer drei Monate langen täglichen Behandlung war die Patientin vollkommen hergestellt.

In diesem Falle, wie in Nr. 31, fand ich auch eine Infiltration in der Backe längs der Nasolabialfalte. Ob diese Infiltration einige Bedeutung für die Augensymptome hatte, ist schwer zu entscheiden. Von vornherein ist es doch nicht mehr unwahrscheinlich, als dass ein cariöser Zahn Augensymptome hervorrufen kann.

Nr. 33. Frau L., 32 Jahre. Hat die letzten sechs Monate an Schmerzen in den Augen und an Lichtscheu gelitten. Die

Schmerzen stellen sich nahezu jeden Tag auf unregelmässige Zeiten, besonders bei Arbeit, ein.

Die Untersuchung ergab nichts Abnormes an den Augen. Dagegen eine intensive Empfindlichkeit an einem Punkte über dem Os zygomaticum (Austrittstelle des ramus facialis nerv. subcut. malae?). Massage auf diese Stelle wurde täglich gegeben. Nach der ersten Sitzung schwanden die Schmerzen und kehrten während der Woche, wo ich die Patientin unter Behandlung hatte, nicht wieder zurück. Die Empfindlichkeit war jedoch nicht ganz verschwunden, als die Pat. mich verliess.

---

Ich habe hier versucht, eine Augenkrankheit zu beschreiben, welche bei rheumatischen Affectionen der cutanen Aeste des N. trigeminus auftritt, und habe die Fälle davon mitgetheilt, welche während der letzten Jahre in meiner privaten Praxis (etwa 1% sämmtlicher Krankheitsfälle) vorgekommen sind. Oft ist es sehr leicht gewesen, die wahre Natur des Leidens nachzuweisen; in anderen Fällen hat dies grösseren Schwierigkeiten begegnet, besonders wenn das betreffende Leiden eine wirkliche Augenkrankheit (z. B. eine Refractionsanomalie oder ein Glaukom) zufällig begleitet hat. Bei den meisten Fällen sind die Augensymptome durch Massage der infiltrirten Partien ziemlich bald zum Verschwinden gebracht worden. Die Prognose dieses Leidens muss also als sehr günstig bezeichnet werden.

Die Partien, welche ich angegriffen gefunden habe, sind folgende: die Augenbrauen, die Stirn, die Nasenwurzel, besonders die kleine Rinne, in welcher Nervus infratrochlearis liegt, die vordere, innere Orbitalwand, Incisura supraorbitalis, wo man mitunter den Nerv deutlich angeschwollen fühlt, die Schläfen und die Haut über Os zygomaticum. In zwei Fällen habe ich auch Infiltrationen in der Nasolabialfalte gefunden, ohne bestimmt entscheiden zu können, ob sie von einiger Bedeutung waren für die Augensymptome, da gleichzeitig Infiltrationen auch an anderen Stellen zu finden waren.

Wirkliche Augeninflammationen sind in den von mir beobachteten Fällen niemals vorgekommen. Ich habe also CHIBRET's Beobachtungen[1] bisher nicht constatiren können.

[1]) Archive d'Ophtalmologie IX. S. 426. 1889 und X. S. 148. 1890.

# XVI

# Ueber den Einfluss des Lichtes auf die vorderen Medien des Auges.

(Nordiskt Medicinskt Arkiv XXI, Nr. 1, 1889. Skandinavisches Archiv für Physiologie. Erster Band. 1889.)

## Einleitung.

Von Alters her weiss man, dass die Einwirkung starken Lichtes auf das Auge zu einer dauernden Schädigung des Sehvermögens, ja sogar zu vollständiger Blindheit führen kann. Solche Angaben betreffs des Sonnenlichtes oder des Blitzes finden wir schon in der älteren Literatur. GALENUS[1] erwähnt solcher Fälle, und von GALILEI sagt man, dass er bei der Beobachtung der Sonnenflecken blind geworden sei.[2]

Durch die Erfindung des Augenspiegels erhielt man ein Mittel, die im Auge bei einer derartigen Einwirkung des Lichtes entstandenen Veränderungen genau zu studiren. Schon 1854 beschrieb E. JÄGER zwölf Fälle von Blendung durch Sonnenlicht, von denen sechs materielle Veränderungen, und vier von diesen eine Chorioiditis mit Exsudat[3] zeigten. ARLT[4] erwähnt eines Patienten, der sich durch die Anschauung einer Sonnenfinsterniss am 28. Juli 1851 ein centrales Skotom zugezogen hatte und bei welchem die einige Zeit nachher mit dem Augenspiegel ausgeführte Untersuchung eine Blutausaderung mit dadurch bedingter Retinochorioiditis im gelben Flecke zeigte.

Ueber die Veränderungen, welche durch die Blendung der Netzhaut durch Sonnenlicht hervorgerufen werden, hat V. CZERNY

---

[1] GALENUS, De usu partium. Lib. X. Cap. 3.

[2] Vgl. CZERNY: Ueber Blend. der Netzhaut durch Sonnenlicht. Sitzungsbericht der Wiener Akademie 1867. Bd. LVI. Th. II. S. 409.

[3] JÄGER, Ueber Staar und Staaroperationen. Wien 1884, nach SULZER.

[4] ARLT, Krankh. d. Auges. III. S. 127 und CZERNY a. a. O.

experimentelle Studien angestellt. Er wollte im April 1865 das Auge eines Frosches (Rana temporaria) mit einem Concavspiegel und directem Sonnenlicht untersuchen, konnte es aber nicht, weil das Licht vom Grunde des Auges so stark reflectirt wurde, dass er in Folge des starken Scheines die Details nicht deutlich zu unterscheiden vermochte. Als er dann am Abend den Versuch bei Lampenlicht erneute, bemerkte er zu seinem Erstaunen am Grunde des Auges mehrere weissgraue Flecke, die vorher bestimmt gefehlt hatten. Er nahm an, dass dieselben durch die Einwirkung des Sonnenlichtes entstanden waren, und stellte auf Grund dessen zahlreiche Versuche an verschiedenen Thierarten (Hund, Katze, Kaninchen, Meerschwein, Ratte, Taube, Ente, Gans, Huhn, Frosch) an.

Bei diesen Versuchen benutzte er vorzugsweise einen Concavspiegel mit einem Diameter von 114 mm und einer Brennweite von 192 mm, sowie eine Linse mit einem Diameter von 30 mm und einer Brennweite von 31 mm. Diese Apparate wurden so aufgestellt, dass der Brennpunkt des Spiegels mit demjenigen der Linse zusammenfiel, wodurch die von dem Spiegel zusammengebrochenen Strahlen die Linse parallel verliessen.

Wenn die in dieser Weise zusammengedrängten, parallelen Strahlen nur während einiger Secunden auf das Auge des Versuchsthieres einwirken durften, wurden dadurch an der ihrer Einwirkung ausgesetzten Stelle des Augengrundes mit dem Augenspiegel wahrnehmbare Veränderungen hervorgerufen. Die Veränderungen wechselten bei den verschiedenen Versuchen etwas in ihrem Aussehen, blieben aber bei 35 Blendungsversuchen mit vorher gesunden Augen nur in einem Falle aus. Gleich nach der Blendung zeigte sich im Allgemeinen an der den Strahlen ausgesetzten Stelle der Netzhaut eine Trübung, welche die unterliegenden Gefässe der Aderhaut verdeckte. Die getrübte Partie erlitt nachher durch das Auftreten von theils Pigment, theils Extravasat zahlreiche Veränderungen. Der geblendete Theil ging nicht zum Normalen zurück, sondern es verblieben an ihm pigmentirte oder weisse Herde.

Eine Einwirkung des Lichtes auf die Oberfläche des Auges beobachtete er bei seinen Versuchen nie.

Die mikroskopische Untersuchung eines unmittelbar nach der Blendung in Müller'sche Lösung gelegten Auges zeigte die Stäbchen etwas gebogen und das Pigment sich zwischen den Stäbchen und Zapfen bis zur Membrana limitans externa hinauf ausdehnend. In einem drei Tage nach der Blendung untersuchten Auge war das innere Glied der Stäbchen in eine Menge mit abgerissenen Theilen des Pigmentepithels und blutkörperchenähnlichen Elementen untermischte Körner zerfallen. In einem anderen Auge fand sich ein inflammatorisches Exsudat zwischen dem Pigmentepithel und der Membrana choriocapillaris. An längere Zeit nach der Blendung untersuchten Augen war die Netzhaut in eine dünne Bindegewebsmembran umgewandelt. Auch die Aderhaut zeigte Veränderungen, welche schliesslich zu einer der Ausdehnung der geblendeten Partie entsprechenden Atrophie führten. Dadurch, dass er die Versuche erneute, nachdem er das Licht durch Wasser filtrirt und dadurch die ultrarothen Strahlen abgetrennt hatte, fand er, dass die Veränderungen im Augengrunde durch die leuchtenden Strahlen verursacht waren. Er stellte noch eine Anzahl Versuche an, aus denen er den Schluss zog, dass die beobachteten Veränderungen von einer Coagulation von Eiweiss hervorgerufen waren. Diese Coagulation war nach Czerny von einer durch die Absorption der leuchtenden Strahlen entstandenen Wärmeproduction verursacht. Das Pigment spielt seiner Ansicht nach hierbei wahrscheinlich eine Rolle, aber auch wo es fehlt, ist das Vermögen des Augengrundes, Licht zu absorbiren, stark genug, um die erforderliche Wärme zu erzeugen.

Nach Czerny haben Dufour,[1] Haab,[2] Emmert[3] und Sulzer[4], namentlich aber Deutschmann[5] der Blendung der Netzhaut durch directes Sonnenlicht ihre Aufmerksamkeit zugewandt. Sulzer beschreibt vier Fälle von centralem Skotom, wo die Sehstörung nach Beobachtung der Sonnenfinsterniss vom 16. Mai 1882 eingetreten war. In allen vier Fällen kam eine dunklere Pigmentirung in der Gegend der Macula, in den schwereren auch ein graugelber Fleck im Centrum der afficirten Partie vor, der offenbar ein chorioretini-

[1] Dufour, Bulletin de la Société Médicale de la Suisse Romande 1879; ref. im Centralbl. f. Augenheilk. Juli 1881. S. 232.

[2] Haab, Correspondenz-Blatt f. Schweizer Aerzte. 1882. S. 383.

[3] Emmert, Revue méd. de la Suisse Romande 1882; ref. im Centralblatt f. Augenheilkunde. 1882. S. 518.

[4] Sulzer, Klin. Monatsbl. f. Augenheilk. 1883. S. 129.

[5] Deutschmann, Archiv f. Ophth. 1882. Bd. XXVIII, 3. S. 241.

tisches Exsudat darstellte. In den letzteren Fällen war die Sehstörung permanent; in den leichteren trat vollständige Restitution ein. Auch Deutschmann hat vier Fälle bei Personen mitgetheilt, welche sich ein centrales Skotom durch Beobachtung einer Sonnenfinsterniss zugezogen hatten und wo sich ebenfalls Veränderungen in der Macula lutea fanden. Veranlasst dazu durch seine klinischen Beobachtungen, wiederholte er Czerny's Versuche an Thieren und constatirte in der Hauptsache dessen Ergebnisse.

---

Personen, in deren unmittelbarer Nähe der Blitz niedergeschlagen hat, zeigen zuweilen mehr oder weniger ausgeprägte Sehstörungen. Leber, welcher selbst einen Fall beobachtet hat, wo bei einer Person durch Einwirkung des Blitzes eine doppelseitige Cataract, linksseitige partielle Sehnervenatrophie und linksseitige Mydriasis mit Accommodationsparese sich eingestellt hatten, giebt eine Zusammenstellung von 18 der Literatur entnommenen Fällen von Sehstörungen von derselben Ursache.[1] Hierzu haben nun David Little[2], Purtscher[3], Pagenstecher[4], Laker[5], Vossius[6], Meyhöfer[7], Uhle[8], Silex[9] und Knies[10] je einen Fall gefügt. In diesen 27 Fällen kamen theils Cataract (in 12 Fällen), theils allerhand Veränderungen im Augengrunde, wie Ruptur der Aderhaut, Chorioiditis, Netzhautablösung, Blutungen im gelben Fleck, Anämie und partielle Atrophie der Sehnerven und Neuritis optica vor.

Leber hebt in seiner obenerwähnten Zusammenstellung hervor, dass diese Veränderungen nicht allein in einer Blendung ihren Grund haben, sondern dass sie wahrscheinlich durch die elektrische Entladung verursacht seien. Die Einwirkung des Lichtes kann sich höchstens auf circumscripte Theile der Netzhaut erstrecken, wo-

---

[1] Leber, Arch. f. Ophth. 1882. Bd. XXVIII. 3. S. 255.
[2] D. Little, Ophth. Review. 1883. S. 196.
[3] Purtscher, Arch. f. Ophth. 1883. Bd. XXIX. 4. S. 195.
[4] Pagenstecher, Arch. f. Augenheilk. 1884. Bd. XIII. S. 147.
[5] Laker, Arch. f. Augenheilk. 1885. Bd. XIV. S. 161.
[6] Vossius, Berl. klin. Wochenschrift. 1886. S. 304.
[7] Meyhöfer, Klin. Monatsbl. f. Augenheilk. 1886. S. 375.
[8] Uhle, Klin. Monatsbl. f. Augenheilk. 1886. S. 379.
[9] Silex, Arch. f. Augenheilk. 1887. Bd. XVIII. S. 65.
[10] Knies, Arch. f. Ophth. 1886. Bd. XXXII. 3. S. 236.

durch ein Skotom, aber nicht eine das ganze Gesichtsfeld umfassende Blindheit hervorgerufen wird. Uebrigens hat man diese Veränderungen zuweilen bei Personen beobachtet, welche während des Schlafes vom Blitze getroffen worden sind, wo die Augenlider selbstverständlich die Einwirkung des Lichtes zum grössten Theil verhindert haben. Ausserdem haben sich bei mehreren von diesen Personen — wie in Leber's obenerwähntem Falle — die Sehstörungen von anderen Symptomen, wie Ptosis und Lähmung der Augenmuskeln, begleitet gezeigt.

Es ist freilich nicht unmöglich, dass das Licht Veränderungen in der Linse hervorrufen kann. Czerny hat durch Experimente dargethan, dass Sonnenlicht, mittelst eines Brennglases während einer viertel Minute auf die Linse concentrirt, eine Trübung im Linsengewebe verursacht. Aber selbst der stärkste Blitz steht hinsichtlich der Lichtstärke sicherlich weit hinter concentrirtem Sonnenlicht zurück, und bei einer Einwirkung während nur eines Augenblickes ist auch dieses nicht im Stande, Veränderungen in der Linse hervorzurufen. Das Entstehen der Aderhautruptur und der Netzhautablösung dürfte durch die gewaltige Erschütterung mechanischer Art, welche die Elektricität hervorbringt, verursacht werden. Wir können, nach Leber, ihr Entstehen am leichtesten verstehen, wenn wir diese Einwirkung des Blitzes mit der Wirkung eines dicht am Auge vorbeigehenden Schusses vergleichen. In solchen Fällen hat man ebenfalls eine Ablösung der Netzhaut und ein Bersten der Aderhaut beobachtet. Was die Bildung der Cataract anbetrifft, so wird dieselbe nach Leber ausschliesslich von der directen, physikalisch-chemischen Einwirkung der Elektricität auf die Linsensubstanz verursacht. Es lässt sich schwerlich annehmen, dass die Elektricität hierbei durch die Erzeugung einer Temperaturerhöhung wirkt. Die Wärme im Innern des Körpers kann schwerlich momentan so hoch steigen, dass eine Eiweisscoagulation entsteht. Uebrigens würde die Lebenskraft im Gewebe dabei permanent vernichtet werden. Es liegt daher näher, der Elektricität eine katalytische Wirkung zuzuschreiben, durch welche ja ebenfalls eine Coagulation[1] von Eiweiss hervorgerufen werden kann.

C. Hess in Prag hat experimentell die durch den Blitz erzeugte Cataract studirt. Es ist ihm bei seinen Versuchen geglückt, Cata-

---

[1] Leber, a. a. O. 271. 272.

ract durch die Entladung einer Leydener Flasche hervorzurufen. Als die hauptsächlichste Ursache der Staarbildung fand er eine mehr oder weniger vollständige Zerstörung des Linsenepithels.[1]

Aus diesem Allem geht hervor, dass die Veränderungen, welche der Blitz verursacht, nicht allein der Einwirkung des Lichtes zuzuschreiben sind, sondern dass auch andere Elemente für ihr Entstehen Bedeutung haben. Dagegen dürfte die durch directes Sonnenlicht hervorgerufene Erscheinung als reine Lichtwirkung aufzufassen sein. Wir können daher den Satz aufstellen, dass bei der Blendung des Auges durch intensives Licht materielle, nur zum Theil zurückgehende Veränderungen in der Netzhaut und der Aderhaut in der Gegend der Fovea centralis in Folge der Einwirkung des Lichtes entstehen.[2]

## I. Klinische Erfahrungen über die Einwirkung des Lichtes auf die vorderen Medien des Auges.[3]

Ausser diesem Lichteffect auf den Grund des Auges kennt man aber noch eine andere Einwirkung des Lichtes auf das Sehorgan, nämlich auf die vorderen Medien desselben. Am längsten und besten ist diese Lichtwirkung bekannt, wie sie in den nördlichen und in Gebirgsgegenden zufolge des Reflexes der Sonnenstrahlen von Schnee und Eis auftritt. Aber auch das elektrische Bogenlicht ruft gleichartige Symptome hervor, und ebenso verursacht der Blitz zuweilen analoge Veränderungen. Ich werde hier unten über die Symptome berichten, welche unter dem Einflusses dieser drei Lichtquellen an den vorderen Medien des Auges entstehen können.

### *1. Die durch Reflex von Schnee oder Eis hervorgerufene Reizung in den vorderen Medien des Auges, Schneeblindheit.*

Die meisten Fälle, welche man von diesem Leiden kennt, sind auf arktischen Expeditionen eingetreten. Dieselben sind meist von Nichtärzten beobachtet. Die Beschreibung ist daher in den

---

[1] Hess, Siebenter period. internat. ophth. Congress. 1888. S. 308.

[2] Vgl. Czerny und Deutschmann, a. a. O.

[3] Ich verstehe hier und ferner in der Abhandlung mit den vorderen Medien des Auges die vorderen Theile desselben einschliesslich der Iris.

meisten Fällen nur kurz und über die Natur der Krankheit wenig Aufschluss gebend. Der erste einigermassen ausführlich beschriebene Fall, den ich in der medicinischen Literatur gefunden habe, ist von Hildige[1] in England mitgetheilt und betrifft einen Officier, der nach einer viertägigen Jagd auf neugefallenem Schnee von einer Augenaffection befallen wurde, die sich durch grosse Lichtscheu, Veränderung der Farbe der Iris und Contraction der Pupille charakterisirte.

Gardner[2] beschreibt das Leiden, wie es in den Prairien in den nordwestlichen Theilen der Vereinigten Staaten auftritt. Nach ihm äussert es sich als Conjunctivitis mit Ekchymosen, Chemosis und Ulceration der Hornhaut. Die Ulceration kann mit Zurücklassung eines permanenten Cornealfleckes heilen, oder sie kann auch in die Tiefe gehen und Perforation und Prolapsus der Iris verursachen, oder sich über die ganze Hornhaut ausbreiten und zu einer diffusen Verdunkelung derselben führen. In schwereren Fällen participiren alle Häute des Auges, und das Ende kann dann ein totaler Verlust des Gesichtes sein. Ausnahmsweise tritt Nachtblindheit ein.

Auf der schwedischen Polarexpedition 1872—1873 beobachtete Envall[3] sieben Fälle von Schneeblindheit.

Nach ihm entsteht das Leiden sehr schnell, der Patient sieht alles gleichwie in einen Nebel gehüllt und kann nicht allein gehen. Ein gewöhnlich sehr heftiger Schmerz stellt sich ein, den der Patient tief in das Auge, in die Stirn über den Augenbrauen und tief in den Kopf verlegt. Hierzu gesellen sich nach einigen Stunden starke Conjunctivitis mit Schwellung der Conjunctiva und sogar der Augenlider, ausserdem Thränenfluss und in den meisten Fällen Empfindlichkeit an der Ciliargegend nebst Keratitis mit diffuser Trübung der ganzen Hornhaut. In diesen Fällen ist auch die Photophobie bis zum Aeussersten gesteigert, und die Augenlider werden spastisch geschlossen gehalten. Einige mit dem Augenspiegel untersuchte Fälle zeigten nur Hyperämie im Augengrunde.

---

[1] Hildige, Medical Times and Gazette. 1861. S. 83.

[2] Gardner, Amer. Journ. of the med. sciences. 1871. S. 334.

[3] Envall, Svenska Läkaresällskapets nya handlingar. Serie II. Theil V. 3. S. 109.

Schiess-Gemuseus[1] beschreibt zwei Fälle von Schneeblindheit, in denen er eine mässige Conjunctivitis und eine geringe Schwellung der Augenlider nebst heftigem Krampf derselben beobachtet hatte.

Reich[2] beobachtete im Winter 1880 im Kaukasus nach einem unerhörten Schneefall 73 Fälle von Schneeblindheit bei Arbeitern, welche mit Schneeräumen beschäftigt waren. Er zählt folgende Symptome auf: Lichtscheu, Thränenfluss, schneidende Schmerzen in den Augen, Hyperämie der Conj. palpebr., nicht selten auch der Conj. oculi, Ciliarinjection und sogar Chemosis. Nur in zwei oder drei Fällen fand sich eine bedeutendere Secretion der Bindehaut vor; die Hornhaut war in keinem dieser Fälle afficirt. Die Pupillen waren stark contrahirt, ausser bei zwei Kranken, welche das Leiden vier Tage gehabt hatten und bei denen sie dilatirt waren. Das Ophthalmoskop zeigte bei diesen Kranken capilläre Hyperämie im Sehnerven und in der Retina, sowie eine etwas stärkere Füllung der Arterien und der Venen.

A. Berlin[3], welcher als Arzt an Nordenskiöld's Expedition nach Grönland im Jahre 1883 theilnahm und Nordenskiöld auf der vier Wochen langen Wanderung auf dem Binneneise begleitete, beobachtete auf dieser Wanderung acht Fälle von Schneeblindheit. In seinen Fällen begann die Krankheit mit einem Gefühl von Reibung in den Augen, wozu sich Thränenfluss, Lichtscheu, mässige Injection der Conj. oculi, sowie Chemosis gesellten. Diese Chemosis bildete eine 2—3 mm breite Anschwellung zu beiden Seiten des horizontalen Meridians der Hornhaut, welche Anschwellung sich im Anfang nur undeutlich, nach und nach aber immer deutlicher markirte und sich noch lange zeigte, nachdem die subjectiven Symptome verschwunden waren. Die Cornea war frei, die Iris vollständig normal, der Bulbus nirgends für Druck empfindlich, das Gesicht, von der Lichtscheu abgesehen, normal. Ausser den Augen wurden vom Lichte auch alle entblössten Hautflächen angegriffen, auf denen sich ein intensives Erythem entwickelte.

Ausnahmsweise dürfte eine ähnliche Affection auch durch den Reflex von anderen glänzenden Flächen als Schnee und Eis hervor-

[1] Schiess-Gemuseus, Arch. f. Ophth. 1879. Bd. XXV. 3. S. 173.

[2] Reich, Gräfe's Archiv. 1880. Bd. XXVI. 3. S. 135.

[3] A. Berlin, Grönlandsexpeditionen. Tidskrift i Militär Hälsovård. 1883. S. 406. — Om snöblindhet. Nord. med. ark. Bd. XX. Nr. 3.

gerufen werden. Wenigstens habe ich einen solchen Fall beobachtet.

Fräulein E., 26 Jahre alt, ungewöhnlich feinhäutig und hellfarbig, reiste am 16. Juni 1886 bei klarem und ruhigem Wetter mit dem Dampfboote von Stockholm nach Furusund. Am Tage darauf fühlte sie ein Brennen in den Augen und dem Angesicht, auch stellte sich Lichtscheu und Thränenfluss ein. Sie konnte die Augen nur mit Schwierigkeit öffnen, was sie einer ziemlich starken Anschwellung der Augenlider zuschrieb. Drei Tage später sah ich sie. Die subjectiven Symptome waren nun verschwunden, aber die ganze Gesichtshaut war lebhaft geröthet und schuppte sich, die Conj. oculi und palpebralis zeigten normalen Blutgehalt; Absonderung war nicht vorhanden. Was mich aber lebhaft verwunderte, war eine Chemosis zu beiden Seiten des horizontalen Diameters der Hornhaut, die sich bis zum inneren und äusseren Augenwinkel erstreckte und eine Breite von 3 mm hatte. Sonst konnte ich nichts Abnormes bemerken.

Es erscheint mir als höchst wahrscheinlich, dass es sich in obigem Falle um ein Leiden handelt, das mit der Schneeblindheit gleichartig, aber durch den Reflex von einer spiegelnden Wasserfläche hervorgerufen.

Wir ersehen aus dem Vorgehenden, dass bei der Schneeblindheit eine Menge Symptome vorkommen, die auf eine Reizung der vorderen Medien des Auges hindeuten, nämlich: ein Gefühl von Reibung, Thränenfluss, Lichtscheu, Blepharopasmus, ciliare Schmerzen, sowie Empfindlichkeit an der Ciliargegend, Injection und zuweilen auch Secretion der Bindehaut, Eckchymosen und Chemosis, pericorneale Injection, diffuse Trübung und Ulcerationen der Hornhaut, Verengung der Pupillen und vielleicht auch eine Veränderung in der Farbe der Iris.[1]

Die Symptome deuten auf eine Reizung theils in der Conjunctiva und Cornea, theils an der Iris und dem Corpus ciliare hin.

Die Bindehaut dürfte der zuerst afficirte Theil sein. In Berlin's Fällen z. B. kamen Empfindung von Reibung, Lichtscheu, Röthung

[1] In Hildige's Fall wenigstens scheint eine Veränderung in der Farbe der Iris eingetreten zu sein. Es ist nicht unmöglich, dass dieses auch in vielen anderen Fällen geschehen ist, obschon man es nicht bemerkt hat. Eine geringe Veränderung in ihrer Farbe lässt sich ja, wenn sie doppelseitig auftritt, nicht so leicht constatiren.

der Conjunctiva oculi und Chemosis vor, an der Iris und dem Corpus ciliare aber war nichts Abnormes zu beobachten. In mehr ausgeprägten Fällen (wie in den meisten der Reich'schen) gesellen sich zu diesen Symptomen auch Zeichen einer Reizung der Uvea: ciliare Schmerzen, pericorneale Injection und contrahirte Pupillen, Empfindlichkeit an der Ciliargegend (Envall), sowie möglicherweise auch eine Veränderung der Irisfarbe (Hildige). In den schwersten Fällen, wie in Gardner's und Envall's, kommen noch eine Affection der Hornhaut in der Form einer diffusen Trübung und Ulcerationen hinzu.[1]

Ausserdem treten auch Symptome an der Netzhaut in der Form von Obscurationen auf, sodass der Patient Alles gleichwie in einen Nebel gehüllt sieht. Zuweilen tritt Nachtblindheit ein, was wahrscheinlich auf einer verminderten Empfindlichkeit der Netzhaut in Folge der Blendung beruht.[2]

Die heftigen Symptome gehen in der Regel in zwei bis drei Tagen zurück. Nur in Ausnahmefällen nimmt die Krankheit einen langsameren Verlauf.

### *2. Die durch das elektrische Bogenlicht hervorgerufene Reizung der vorderen Medien des Auges, Ophthalmia electrica.*

Das Licht der elektrischen Bogenlampe ruft im Auge eine Entzündung hervor, welche den Namen Ophthalmia electrica erhalten hat. Im Jahre 1843 soll Foucault[3] nach Experimenten mit elektrischem Licht von diesem Leiden befallen worden sein. Im Jahre 1858 stellten sich nach Charcot[4] bei zwei Chemikern, welche

---

[1] Ob die tieferen Veränderungen in der Hornhaut, perforirende Ulcerationen und permanente Trübungen, von denen Gardner spricht, auf der Einwirkung des Lichtes oder auf secundären Veränderungen, z. B. durch intercurrente Infection, beruhen, wage ich nicht mit Bestimmtheit zu entscheiden.

[2] Eigenthümlich genug soll nach Carron de Villard (siehe Leber, in Gräfe-Sämisch's Handbuch. Bd. 1877. S. 1007) bei dem Leiden auch Tagblindheit beobachtet worden sein. Mir scheint diese Angabe aber auf einer Verwechselung zwischen der Tagblindheit und der Lichtscheu zu beruhen. Bei starkem Licht kann der Patient nicht sehen, weil er zufolge des starken Scheines die Augenlider nicht zu öffnen vermag, was ihm dagegen bei der schwächeren Beleuchtung während der Nacht leichter wird.

[3] Nach Terrier, Ophthalmie électrique: Arch. d. Ophth. 1888. Bd. VIII. S. 1.

[4] Charcot, Comptes rendus des séances et mémoires de la Société de Biologie. 1859. S. 63.

Versuche über die Schmelzung gewisser Stoffe mittelst einer Bunsen'schen Batterie von 120 Elementen angestellt hatten, Erythem in der Gesichtshaut und Schmerzen in den Augen ein. Im Jahre 1881 theilte Charles Nodier[1] in einer Gradualdissertation zwei Fälle mit, welche von E. Rochard beobachtet waren.

Der eine betraf einen Officier der Marine, welcher mit einem elektrischen Bogenlicht von der Stärke von 1600 Normalkerzen (Carcel) zwei Stunden lang ohne Schutzbrille experimentirt hatte. An demselben Abend fühlte er Schmerzen in den Augen und im Kopfe, und am Tage darauf stellten sich Lichtscheu und periorbitäre Schmerzen ein. Die Untersuchung zeigte Hyperämie in der Conjunctiva, gelinde Injection der Sklera, pericorneale Injection und Myosis. Die Farbe der Iris war normal, die Cornea und die vorderen Kammern zeigten nichts Abnormes. Der Patient war wieder hergestellt in vier Tagen.

Der zweite Fall betraf ebenfalls einen Officier der Marine, welche Versuche mit einer elektrischen Bogenlampe von der Stärke von 300 Normalkerzen (Carcel) angestellt hatte. An demselben Abend gelinder Kopfschmerz und Stechen in den Augen, am Tage darauf heftiges Stechen, Thränenfluss, starke Lichtscheu, Schmerzen in der Stirn nebst lancinirenden Schmerzen, hauptsächlich in der Gegend der Augenlider, die „skleralen Gefässe, rings um die Hornhaut, wo pericorneale Injection vorhanden war, mit Blut überfüllt", ausserdem Chemosis. Vollständige Gesundheit am dritten Tage.

Rockliffe[2] theilte 1882 folgenden Fall mit:

Ein 28jähriger Mann hatte die Kohlenspitzen in einer Lampe von 3000 Normalkerzen zu justiren. Er that dies ohne Schutzbrille, was bei ihm gewöhnlich nur eine vorübergehende Blendung der Netzhaut hervorrief. Dieses Mal aber hatte er nachher Schmerzen, litt an Lichtscheu und Thränenfluss. Die Untersuchung zeigte am folgenden Tage ausser den genannten Symptomen Anschwellung und Hitze in den Augenlidern nebst starker Injection der Conj. bulbi. Die Symptome verschwanden innerhalb 48 Stunden.

Im Jahre 1883 veröffentlichte Emry Jones[3] folgende zwei von Birch beobachtete Fälle:

---

[1] Nodier, Sur une ophthalmie causée par la lumière électrique. Thèse de Paris. 1881. S. 9.

[2] Rockliffe, Ophth. Review. 1882. S. 308.

[3] Emry Jones, Ophth. Review. 1883. S. 106.

1. Der Patient hatte seine Augen dem elektrischen Lichte ungefähr 20 Minuten in einer Entfernung von nur wenigen Zoll und ohne den Schutz einer Brille ausgesetzt. Am folgenden Tage litt er an heftigen Schmerzen in den Augen, Thränenfluss, Photophobie und gelinder Röthung der Conjunctiva. Ein Tropfen Atropin linderte die Schmerzen sofort, und nachdem die Atropinwirkung verschwunden war, konnte er wieder an seine Arbeit gehen.

2. Nach Angabe des Patienten ruft bei ihm die Betrachtung einer Lampe von der Stärke von 2000 Normalkerzen in ein bis zwei Minuten eine Augenentzündung hervor. Längere Betrachtung kann vollständige Blindheit herbeiführen. Ein sehr starker Strom mit violettem oder ein schwächerer Strom mit rothem Licht ist weniger schädlich als das normale weisse oder blauweisse Licht. Ein intermittirendes und fluctuirendes Licht ist gefährlicher als ein gleichmässiges. Die erste Wirkung ist eine starke Blendung mit intensiven Nachbildern. Wenn Entzündung zustösst, geschieht dieses stets nach sechs bis neun Stunden. Dieselbe beginnt mit einem Gefühl wie von unzähligen Staubpartikeln in den Augen. Hierzu gesellt sich Thränenfluss, die Pupillen werden mehr oder weniger erweitert und die Bulbi blutgesprengt. Ausserdem stellen sich heftige Schmerzen und Lichtscheu ein.

David Little theilte 1883 folgenden Fall mit:[1]

Eine Person, welche sich mit Versuchen mit elektrischem Licht beschäftigte, vergass einmal sich die dunkle Brille aufzusetzen. Der Apparat, in welchem das elektrische Licht eingeschlossen war, wurde schnell geöffnet und der Schein fiel auf das rechte Auge, was eine vollständige Erblindung desselben für einige Minuten zur Folge hatte. Die Augen wurden für mehrere Tage äusserst lichtscheu, auch stellte sich heftiger Kopfschmerz ein. Zwei Monate später suchte diese Person den Rath des Verfassers wegen Flimmer und dunklen Flecken vor dem rechten Auge. Die Sehschärfe war dann $^{20}/_{50}$, der Augenspiegel zeigte ein ausgeprägt rauchiges Aussehen der Papille und der Retina dicht neben derselben. Das Sehvermögen des linken Auges war gut und der Grund normal.

G. Sous (Bordeaux) hat ebenfalls einen Fall beobachtet.[2]

Ein Mann, welcher die Kohlenspitzen in einer elektrischen Lampe überwachte, betrachtete dieses Licht oft ganz nahe. Obschon

---

[1] D. Little, Ophth. Review. 1883. S. 196.

[2] Sous, Journ. de Médecine de Bordeaux. 1887. Nr. 4 u. 5, nach Terrier.

er dabei durch eine dunkelblaue Brille geschützt war, wurde er doch in der darauffolgenden Nacht von heftigen Schmerzen befallen. Es kam ihm vor, als habe er glühende Kohlen nicht nur in den Augen, sondern auch in den Orbitae, auch konnte er nicht einmal das schwächste Licht ertragen. Nach zwei Tagen war er vollständig hergestellt.

Defontaine berichtete am 1. Juni 1887 in der Société de Chirurgie über folgende zwei Fälle.[1]

Zwei Personen, welche bei Versuchen, Stahl mittelst einer Bogenlampe von 300—400 Ampère und 100 Volt zu schmelzen, deren Lichtstärke wenigstens 10,000 Carcellampen entsprach, assistirten, empfanden bei denselben die Einwirkung dieses starken Lichtes auf die Haut. Obschon sie sich von der Lichtquelle in einem Abstand von 5—10 m befanden, also zu weit von derselben entfernt waren, um die strahlende Wärme zu fühlen, hatten sie doch ein Gefühl von Verbrennung. Das Licht wurde zwar oft unterbrochen, dennoch waren nach einem Versuch von zwei Stunden Hals, Gesicht und Stirn bis an die Haargrenze gelinde schmerzhaft und kupferroth gefärbt. Ungeachtet die Augen durch so dunkle Gläser geschützt waren, dass man kaum die Sonne durch sie zu sehen vermochte, wirkte das Licht doch so stark auf sie ein, dass das Sehvermögen für einige Minuten vollständig vernichtet war und die Gegenstände während einer halben Stunde safrangelb gefärbt erschienen. Die Conjunctiva war nachher 48 Stunden lang stark hyperämisch. Hierzu kam ein schmerzhaftes Gefühl von fremden Körpern unter den Augenlidern, Thränenfluss und Kopfschmerz.

Terrier[2], welcher in einer Abhandlung „De l'ophthalmie électrique" eine Zusammenstellung der vorher veröffentlichten Fälle gab, theilte ausserdem einige neue, theils von ihm selbst, theils von Anderen beobachtete, mit.

1. Zwei Personen, welche $1^1/_2$ Stunden bei einem Versuche assistirten, Eisen in dem elektrischen Bogenlicht zu schmelzen, merkten gleich nachher, dass ihre Augen geröthet waren. Am Abend fühlten sie in ihnen ein Stechen und später, in der Nacht,

[1] Defontaine, Note sur le coup de soleil électrique (Société de chirurgie, nach Terrier).

[2] Terrier, a. a. O.

unerträgliche Schmerzen; überdies waren sie äusserst lichtscheu, sodass sie den Schein eines Lichtes, ja sogar eines Zündhölzchens nicht vertragen konnten. Der eine kam am folgenden Tage unter Dr. Dujardin's Behandlung, welcher ausser den schon genannten Symptomen starke Hyperämie in der Conj. oculi und Thränenfluss fand. Der andere wurde von Dr. Meyer behandelt. Gleich nach Mitternacht, wo dieser ihn zum ersten Male sah, war er in Folge der heftigen Schmerzen beinahe von Sinnen. Die Augenlider waren geschwollen und krampfhaft geschlossen, die Thränen flossen reichlich über die Wangen herab, die Gesichtshaut war roth, geschwollen und heiss, die Sklera injicirt, die Cornea normal, die Pupillen zusammengezogen und die Conj. palpebralis lebhaft geröthet; mit Ausnahme des Thränenflusses war keine abnorme Secretion vorhanden und das Sehvermögen, von der Lichtscheu abgesehen, nicht vermindert. Bei Gebrauch von Cocaïn und Aqu. Laurocerasi gesund in zwei Tagen.

Faucher hat in Briefen an Terrier Folgendes mitgetheilt:

Wenn man dem Scheine eines elektrischen Bogenlichts ausgesetzt ist, besonders aber dann, wenn man das Licht fixirt, hat man nach einigen Stunden ein schmerzhaftes Gefühl wie von fremden Körpern im Conjunctivalsacke. Diese Wirkung könnte sich als eine Art von leichter Verbrennung auffassen lassen.

Eines Tages hatte F. einem Versuche beigewohnt, den elektrischen Lichtbogen von der Kohle auf einen eisernen, mit Magnesia gefüllten Tubus überspringen zu lassen. Der Versuch nahm vielleicht zehn Minuten in Anspruch. Alle Anwesenden (vier an der Zahl) hatten drei Tage lang eine heftige Congestion nach der Conjunctiva, sowie ein äusserst schmerzhaftes Gefühl von Verbrennung und Trockenheit, wie von fremden Körpern. Die Arbeiter, welche sich am Regulator aufhielten, bekamen im Gesicht und an den Händen eine Art von elektrischem Sonnenstich von sehr grosser Heftigkeit.

Terrier's eigener Fall war eine Person, welche bei der Schmelzung von Stahl dem Lichte einer Bogenlampe von 400 Ampère vier Stunden des Vormittags und $^1/_2$ Stunde des Nachmittags ausgesetzt gewesen war. Gesicht und Augen waren dabei durch einen Schirm von zwei rothen und einem grünen Glase geschützt. Am Nachmittag stellte sich Thränenfluss ein, welcher zur Arbeit unvermögend machte, und in der Nacht kam hierzu noch ein Gefühl wie von Sand in den Augen. Am folgenden Tage beobachtete Terrier gelinde Photophobie, Injection der Conj. palpebralis, starke Vascularisation der Conj. oculi, namentlich der von den Augenlidern gewöhnlich unbedeckten Theile, gelinde Chemosis und erweiterte und träge reagirende Pupillen; der Augengrund war normal. Gesund in einigen Tagen.

In seiner Abhandlung unterscheidet Terrier zwischen einer leichteren und einer schwereren Form. Bei der leichteren Form ist der entblösste Theil der Conj. oculi, d. h. die Partien, die rechts und links von der Hornhaut liegen, vascularisirt. Es kann Chemosis vorkommen, die Pupille kann erweitert oder auch verengt sein, reagirt aber träge; der Augengrund zeigt nichts Abnormes. Von retinalen Symptomen werden Chromatopsie, Phosphene und Lichtscheu beobachtet. Dieselben verschwinden ziemlich schnell und die Prognose ist gut.

Bei der schwereren Form treten zuerst Störungen in den Functionen der Netzhaut auf, das Sehvermögen ist geschwächt oder vernichtet, auch zeigt sich ein dunkler Fleck im Fixationspunkt und Complementärfarben. Nach einigen Stunden treten die eigentlichen Symptome der Ophthalmia electrica, nämlich Schmerzen im Kopfe und in den Augen, ein Gefühl von fremden Körpern unter den Augenlidern, Thränenfluss, starker Blepharospasmus und Lichtscheu, lebhafte Injection der Conjunctiva, ausgeprägte Pericornealinjection, Pupillenverengung und, ausnahmsweise, Vascularisation der Sklera auf.[1] An die localen Symptome schliessen sich auch allgemeine: Fieber und Schlaflosigkeit (diese von den Schmerzen bedingt). In mehreren Fällen hat man ausser dem Augenleiden auch eine Affection der Haut im Gesicht und an den Händen beobachtet.

Die Symptome von der Netzhaut, welche der eigentlichen Ophthalmia electrica vorausgehen, verschwinden gewöhnlich bald wieder, ohne einige Störungen zurückzulassen. Doch kommen auch Fälle vor, wo die Netzhaut von dem intensiven Lichte einen dauernden Schaden erleidet. Dieses geschah in David Little's oben angeführtem Fall.

[1] Nodier giebt in seinen Fällen eine Injection in den skleralen Gefässen an, doch scheint es mir aus dem Zusammenhang hervorzugehen, dass er die episkleralen Gefässe meint.

Vergleichen wir die Symptome bei Ophthalmia electrica mit denjenigen bei Schneeblindheit, so finden wir zwischen diesen beiden eine auffallende Aehnlichkeit. Sie treten gewöhnlich erst einige Stunden nach der Einwirkung des Lichtes auf das Auge auf. Die Empfindung der Reibung, die Lichtscheu, der Augenlidskrampf sind gemeinsam für beide. In den leichteren Fällen kommen bei beiden Injection und Schwellung der Conj. oculi, und in den schwereren ausserdem auch Pericornealinjection, Pupillenverengung und intensive Schmerzen von ciliarer Natur in den Augen und der Augengegend vor. Die in den schwereren Fällen von Schneeblindheit beobachtete Trübung und Ulceration der Hornhaut, sowie die Empfindlichkeit an der Ciliargegend ist bei Ophthalmia electrica zwar nicht nachgewiesen worden, doch dürfte dieses nur darauf beruhen können, dass das elektrische Licht im Allgemeinen eine viel kürzere Zeit auf das Auge eingewirkt hat, als die von den Schneefeldern reflectirenden Sonnenstrahlen, denen das Sehorgan oft viele Stunden, ja ganze Tage ausgesetzt gewesen ist.

### *3. Die vom Blitz hervorgerufene Reizung der vorderen Medien des Auges.*

In dem Vorhergehenden habe ich über die Veränderungen berichtet, welche der Blitz theils in der Linse, theils in der Pap. nervi optici, der Netzhaut und der Aderhaut hervorruft. Ausser diesen Veränderungen entstehen bei einem Blitzschlag zuweilen Symptome in den vorderen Theilen des Auges. So kamen in einem von Pagenstecher[1] veröffentlichten Falle Schwellung der Augenlider und Injection der Conj. bulbi, in einem anderen, von Knies[2] mitgetheilten, Trübung der Hornhaut, Ciliarinjection und Synechienbildung vor. In folgenden Fällen sind die Symptome in den vorderen Medien des Auges besonders auffällig.

1. Mitgetheilt von Maclean[3]: Ein vierzehnjähriges Mädchen hatte eine Nacht im Schlafe das Gesicht dem Fenster zugekehrt. Sie wurde von einem starken Donnerknall geweckt und sah dabei zwei Blitze hinter einander an den Augen vorüberfahren. Sie schlief gleich darauf wieder ein, als sie aber am nächsten Morgen er-

---

[1] Pagenstecher, Arch. f. Augenheilk. 1884. Bd. XIII. 4. S. 147.

[2] Knies, Arch. f. Ophth. 1886. Bd. XXXII. 3. S. 236.

[3] Nach Leber, Arch. f. Ophth. 1882. Bd. XXVIII. 3. S. 255.

wachte, war sie nicht im Stande, die Augen zu öffnen. Als man dieselben mit Gewalt öffnete, war das Sehvermögen verschwunden, die Sklera war injicirt, Photophobie, Schmerzen im Nacken und Fieber waren vorhanden. Nach Anwendung von Aderlass, Abführungsmitteln, warmen Umschlägen auf die Augen und spanischer Fliege im Nacken konnte sie am Nachmittag die Personen wieder erkennen; das Sehvermögen kehrte allmählich zurück, nur die Lichtscheu hielt noch einige Zeit an, worauf auch diese gänzlich verschwand.

2. Mitgetheilt von Purtscher[1]: Die Patientin stand am offenen Fenster, als der Blitz 15—20 Schritte von ihr niederschlug. Sie wurde für einige Minuten bewusstlos. Als sie wieder zum Bewusstsein kam, empfand sie ein heftig brennendes Gefühl im Gesicht, starke Lichtscheu, sowie einen peinigenden, beinahe unerträglichen Schmerz im ganzen Körper, besonders aber im Halse, im Nacken und im oberen Theil des Rückens. Am Nachmittag des folgenden Tages verschwand das brennende Gefühl im Gesicht, die übrigen Symptome aber blieben. Bei der Untersuchung, zwei Tage später, war die Gesichtshaut gelinde geröthet und wärmer als normal. Es fand sich starke Lichtscheu, die Conj. bulbi und palpebralis waren stark injicirt, aber ohne Secretion. Die Pupillen waren eher verengt, reagirten aber lebhaft. Die Sehschärfe (nach eigener Aussage der Patientin nicht vermindert) war $^6/_9$ bei dem einen Auge, mit + 3,00 wurde Jäger I in einer Entfernung von 20 cm gelesen; beim andern Auge $^6/_6$, Jäger I in einer Entfernung von 22 cm. Der Augenspiegel zeigte Erweiterung der Retinalvenen. Nach ferneren 14 Tagen waren die krankhaften Symptome verschwunden, nur ein geringes Drücken und Stechen in den Augen war noch vorhanden.

3. Mitgetheilt von Vossius[2]: Der Patient wurde bewusstlos von einem Blitze zu Boden geworfen, welcher dicht neben ihm niederschlug. Als er zwei Stunden später nach und nach zum Bewusstsein zurückkehrte, war es ihm in Folge heftiger Schmerzen unmöglich, die Augen zu öffnen. Am Tage nachher konnte er sie zwar öffnen, doch merkte er eine bedeutende Veränderung im Sehvermögen des rechten Auges. Als er zwei Tage später untersucht

[1] Purtscher, Arch. f. Ophth. 1883. Bd. XXIX. 4. S. 195.

[2] Vossius, Berliner klinische Wochenschrift. 1886. S. 304.

wurde, zeigte sich Folgendes: die Gesichtshaut war roth und geschwollen, doch ohne eine Spur von Verbrennung; ausserdem fanden sich Lichtscheu und Blepharospasmus. Am rechten Auge das obere Lid mässig geschwollen, die Wimper zum Theil versengt, Schwellung und Röthung der Conj. tarsi, Chemosis, pericorneale Injection, die äussere Hälfte der Hornhaut rauchig getrübt, das Epithel gleichsam fein punktirt, die vordere Kammer etwas tiefer als gewöhnlich, das Kammerwasser etwas getrübt, die Iris missfarbig, hyperämisch und verdickt, das Corpus ciliare an einer Stelle schmerzend bei Druck, die Linse klar, der Glaskörper fein getrübt, in der Netzhaut venöse Hyperämie. Im linken Auge, ausser Lichtscheu, Blepharospasmus, Thränenfluss, Röthung und Schwellung der Conj. tarsi, Injection in den episkleralen Gefässen, die oberen und inneren Quadranten der Conj. bulbi einnehmend und bis an den Rand der Hornhaut reichend. Das linke Auge besserte sich ziemlich schnell, im rechten aber dauerte eine recidivirende Iridocyklitis eine längere Zeit fort. Zu derselben kamen Neuritis optica und späterhin Cataracta polaris anterior und Sehnervatrophie.

4. Mitgetheilt von Silex[1]: Ein $3^1/_2$ Jahr altes Mädchen befand sich nebst seiner Mutter in einer Küche, als der Blitz durch den Schornstein niederschlug. Beide wurden bewusstlos zur Erde geworfen. Versuche, sie in's Leben zurückzurufen, blieben hinsichtlich der Mutter erfolglos, das Kind aber kam nach fünf Stunden zu sich. Dasselbe war jedoch empfindlich und weinerlich und hielt die Augenlider krampfhaft geschlossen. Als es am darauffolgenden Tage untersucht wurde, waren die Augenlider fest geschlossen und leicht ödematös, die Cilien intact, die Conj. palpebralis etwas hyperämisch, starke pericorneale Injection vorhanden, Chemosis rund um die Hornhaut in einer Breite von ungefähr $^1/_2$ cm nachweisbar, gegen den Aequator bulbi hin einige oberflächliche conjunctivale Gefässe injicirt, die Oberfläche der Hornhaut intact, die Durchsichtigkeit des Gewebes vermindert in Folge einer Menge von punkt- oder strichförmigen Trübungen in den oberflächlichen Lamellen. Die Pupillen von gleicher Grösse, träge für Licht reagirend, die Farbe der Iris graugrün. Die ophthalmoskopische Untersuchung bei Chloroformnarkose zeigte die Linse klar, den Glaskörper und den Augengrund ebenfalls ohne Ver-

[1] Silex, Arch. f. Augenheilk. 1887. Bd. XVIII. S. 65.

änderungen. Am Tage nachher konnte die Patientin die Augen auch bei vollem Tageslicht öffnen, die Anschwellung der Augenlider war geringer, die Conj. bulbi wie früher, die Hornhauttrübungen beinahe verschwunden; in der Linse zeigten sich jetzt feine, radiäre Trübungen dicht unter der vorderen Linsenkapsel.

Als die Patientin nach Verlauf von acht Tagen aus dem Krankenhause entlassen wurde, waren Augenlider, Conjunctiva, Cornea und Iris normal. Auch die feinen Linsentrübungen waren klarer geworden, anstatt ihrer aber trat eine später entstandene peripherische Trübung in jeder Linse auf.

Es ist natürlicher Weise unmöglich, mit voller Sicherheit zu entscheiden, auf welche Weise der Blitz diese Symptome in den vorderen Medien der Augen hervorruft. Jede Ansicht hierüber ist mit einer gewissen Reservation auszusprechen. Wenn man indessen in Betracht zieht, welche Aehnlichkeit diese Symptome mit den von der Sonne und dem elektrischen Lichte hervorgerufenen haben, so dürfte man berechtigt sein, den Wahrscheinlichkeitsschluss zu ziehen, dass sie hauptsächlich die Folgen einer Einwirkung des Lichtes sind.[1] Besonders der von Silex mitgetheilte Fall ist einem Falle von Schneeblindheit so ähnlich — der einzige Unterschied besteht ja in einer Veränderung in der Linse — dass eine andere Erklärung kaum annehmbar ist. Was den Fall von Vossius anbetrifft, so ist derselbe zwar eigenthümlich durch die langwierige und recidivirende Iridocyklitis, aber hier ist der Blitz so nahe an den Augen vorübergegangen, dass die Wimpern zum Theil versengt waren. Es erscheint daher wenig merkwürdig, dass die Reizung der Iris und des Corpus ciliare ungewöhnlich stark war.

Die Symptome bei Schneeblindheit, Ophthalmia electrica und bei Blitzaffectionen zeigen also, dass intensives Licht eine Reizung in den vorderen Medien des Auges, und zwar theils an der Bindehaut und der Hornhaut, theils an der Iris und dem Corpus ciliare hervorruft.[2]

---

[1] Vgl. Purtscher, a. a. O.

[2] Möglicher Weise erstreckt sich die Wirkung das eine oder andere Mal auch auf die Sklera. (Vgl. S. 369.)

## II. Experimentelle Untersuchungen über die Einwirkung des Lichtes auf die vorderen Medien des Auges.

Im Herbst 1887 wurde der Aufsatz von Silex: „Beitrag zur Augenaffection in Folge von Blitzschlag" publicirt. Im Anfang des Jahres 1888 erschien Terrier's Abhandlung: „De l'ophthalmie électrique". Kurze Zeit darauf kam Berlin's[1] Gradualdissertation: „Om snöblindhet" (Ueber die Schneeblindheit) heraus. Die Uebereinstimmung der Symptome der in diesen Abhandlungen behandelten Augenaffectionen brachte mich auf den Gedanken, die Natur der eingenthümlichen Einwirkung des Lichtes auf die vorderen Medien des Sehorgans auf experimentellem Wege zu erforschen.

Ich wandte mich zu diesem Zwecke an den Professor der Physiologie am Carol. med. chirurg. Institut, Dr. R. Tigerstedt, und den Director an dem physischen Cabinet der Hochschule zu Stockholm, Dr. K. Ångström, welche mir Gelegenheit gaben, in ihren Laboratorien die für die Lösung der Frage nöthigen Experimente auszuführen. Diesen beiden Herren bitte ich hiermit meinen wärmsten Dank für all' das Wohlwollen, das Interesse und Entgegenkommen aussprechen zu dürfen, was mir von ihrer Seite zu Theil geworden ist.

Nach Berlin kann die Schneeblindheit auch bei Thieren vorkommen. So werden die Seehunde, wenn sie gegen Johanni auf dem Eise liegen, schneeblind, sodass es dann leichter ist, sich ihnen zu nähern.[2] Hunde können ebenfalls von Schneeblindheit befallen werden,[3] und Nordenskiöld hat auf seiner Reise mit der Vega beobachtet, dass auch Hasen schneeblind werden können.[4] Auf Grund dieser Angaben erschien es mir wahrscheinlich, dass die Frage durch Experimente mit Thieren gelöst werden könnte. Anlässlich Nordenskiöld's obengenannter Angabe erwählte ich zum Versuchsthier das mit dem Hasen nahe verwandte Kaninchen.

---

[1] A. Berlin, Om snöblindhet. Nord. med. ark. 1888. Bd. XX. Nr. 3.

[2] Kane, Arct Explorations. I. p. 260, nach Berlin.

[3] W. Kennedy, A short narrative of the second voyage of the „Prince Albert" in search of sir John Franklin. London 1853. S. 139, nach Berlin.

[4] Nach Berlin.

*1. Die Einwirkung des ganzen Lichtes auf die vorderen Medien des Auges.*

Die ersten Versuche hatten den Zweck, darzuthun, inwiefern ein mit Schneeblindheit und Ophthalmia electrica gleichartiger Symptomcomplex sich im Auge des Kaninchens mittelst Sonnenlicht hervorrufen lässt. Hierzu wurde das Versuchsthier auf ein gewöhnliches Kaninchenbrett gebunden und gegen das eine Auge desselben sodann Sonnenlicht mittelst eines Handheliostats reflectirt.

*Versuch I.* Mittelgrosses, braunes Kaninchen. Die Versuchszeit $2^1/_2$ Stunde (11.30—2). Der Himmel zum Theil bewölkt, die Sonne ungefähr den fünften Theil der Zeit hinter Wolken verborgen.

Sobald das Licht auf das Kaninchenauge fällt, schliessen sich die Lider desselben zur Hälfte, dies jedoch nur für $^1/_2$—1 Minute, worauf sie sich mehr und mehr aufsperren.

Das Kaninchen liegt unbeweglich, in das Licht starrend; wird die Intensität des Lichtes schnell vermehrt, indem die Sonne hinter einer Wolke hervortritt, so werden die Augenlider etwas zusammengekniffen, um nach einigen Augenblicken wieder aufgesperrt zu werden. Die Pupille ist stark contrahirt.

Während des Versuches liess sich keine Veränderung an der Oberfläche des Auges, keine Injection oder Absonderung wahrnehmen; die Hornhaut war vollkommen klar und die Farbe der Iris unverändert. Die unmittelbar nach Schluss des Versuches vorgenommene Untersuchung gab ein negatives Resultat und ebensowenig konnte drei Stunden später oder am Tage darauf an der Oberfläche des Auges etwas Abnormes nachgewiesen werden.

*Versuch II.* Mittelgrosses, schwarz und weisses Kaninchen. Der Himmel klar. Die Versuchszeit $2^1/_2$ Stunde (11.30—2). Das Kaninchen ist geneigt gegen das Licht zu blinzeln, gleichwohl ohne die Lider vollständig zu schliessen. Blepharostat wurde eingelegt, nach einer halben Stunde aber wieder fortgenommen.

Am Ende des Versuches war das Auge mässig thränend und es zeigten sich einige unbedeutende Schleimflocken im Secret; die Conj. bulbi und palpebralis mässig injicirt. Diese Symptome waren zwei Stunden später sehr geschwächt, nach ferneren vier Stunden noch unbedeutender, am Tage darauf ganz verschwunden.

*Versuch III.* Mittelgrosses, braunes Kaninchen. Der Himmel klar, die Versuchszeit vier Stunden (11—3), die Temperatur im Zimmer im Schatten nahezu constant 19° C. Ein frei in der Luft hängendes Thermometer mit berusster Kugel zeigte in dem vom Heliostat reflectirten Lichtkegel 25° C. Ein gleiches und in derselben Entfernung vom Kaninchen aber im Schatten aufgehängtes Thermometer zeigte 20° C.; ein nahe dem offenen Fenster in der Sonne hängendes Thermometer 30° C.[1] Das Kaninchen lag, wie bei dem Versuche Nr. 1, die ganze Zeit hindurch unbeweglich, in das Licht starrend. Eine Veränderung an der Oberfläche des Auges war indessen nicht zu entdecken und ebensowenig war dies eine Stunde nach Schluss des Versuches, später am Abend oder am folgenden Tage der Fall. Dahingegen zeigten sich bei zweien der Versuche folgende Veränderungen im Augengrunde.

Bei der unmittelbar nach dem Versuch vorgenommenen ophthalmoskopischen Untersuchung erschien die Gegend für das deutliche Sehen graulich und undurchsichtig. In der Umgebung derselben, doch nicht in der geblendeten Partie, liessen sich hier und da Chorioidalgefässe beobachten. Einige Stunden später zeigten sich an der geblendeten Stelle einige stecknadelkopf- bis hanfkorngrosse weissliche Herde. Mehrere derselben umgaben sich bald theils mit einer schwach gezeichneten rothen Zone, theils mit Pigment. Die Veränderungen gingen nicht vollständig zurück, sondern es zeigten sich noch mehrere Wochen theils helle, theils pigmentirte, aber sehr schwach gezeichnete Herde. Das Aussehen ähnelte dem einer centralen Chorioiditis beim Menschen. Die Veränderungen, obschon trotz der langen Expositionszeit wenig ausgeprägt, waren wahrscheinlich mit denen identisch, welche Czerny und Deutschmann bei ihren Blendungsversuchen beobachtet haben. Ein näheres Studium derselben betrachte ich als ausser meiner Aufgabe liegend. Was ich beobachtet, habe ich indessen einer kurzen Erwähnung werth erachtet.

Es war also offenbar, dass bei der in diesen drei Versuchsreihen benutzten Anordnung keine mit der Schneeblindheit gleich-

[1] Da der Tisch, über welchem das Thermometer hing, schwarz war, wurde über denselben, um die Einwirkung der von der schwarzen Farbe absorbirten Wärme auf das Thermometer zu verhindern, ein quadratischer Bogen weisses Papier, dessen Seite 4 Fuss maass, ausgebreitet. Ohne diese Vorsichtsmaassregel stieg das Thermometer auf 40° C.

artige Symptome im Kaninchenauge hervorgerufen werden konnten. Bei dem Versuch Nr. 2 entstand zwar eine vorübergehende Injection mit mässiger Absonderung, diese aber war wahrscheinlich von einer durch den Blepharostat verursachten Reizung hervorgerufen.

Das negative Ergebniss der Versuche konnte vielerlei Ursache haben. Es konnte möglicherweise darauf beruhen, dass die Oberfläche des Kaninchenauges für Licht weniger empfindlich ist, als die des Menschenauges. Ferner konnte es seinen Grund darin haben, dass die Atmosphäre bei dieser Gelegenheit die wirksamen Strahlen resorbirte. Schliesslich konnte es dadurch bedingt sein, dass das vom Heliostat reflectirte Licht nach der Reflexion in seiner Zusammensetzung modificirt war. Für die letztere Annahme sprach unleugbar das in Fall III erwähnte Verhältniss der Temperatur. Das directem Sonnenlicht ausgesetzte Thermometer zeigte nämlich 30° C., das in dem vom Heliostat reflectirten Lichtkegel aufgehängte, welches doch eine Einwirkung von der Temperatur des Versuchsthiers erfuhr, nur 25°. Dieses zeigt ja, dass ein Theil der lebenden Kraft des Lichtes durch die Reflexion verloren gegangen war.

Die Versuche wurden deshalb dahin verändert, dass das Auge des Kaninchens directem Sonnenlicht ausgesetzt wurde.

*Versuch IV.* Schwarz und weisses Kaninchen. Der Himmel klar. Die Versuchszeit von 11—2 Uhr. Das Thier wurde an einem offenen Fenster an der Sonnenseite placirt. Zufolge des hohen Standes der Sonne am Himmel war das Auge von dem oberen Lide ziemlich geschützt und es konnte daher nur ein unbedeutender Theil desselben vom Lichte getroffen werden. Beim Versuche wurde keine Wirkung beobachtet, auch nicht zwei und fünf Stunden nachher oder am Tage darauf.

Das Verhalten des Kaninchenauges hinsichtlich der Rima oculi zeigt eine gewisse Verschiedenheit mit dem des Menschenauges. Beim Menschen wird die Lidspalte theils von der Hornhaut, theils — und dieses nicht zum geringen Theil — von der Sklera, beim Kaninchen dagegen ganz und gar von der Hornhaut ausgefüllt. Diese Verschiedenheit schien mir von keiner geringen Bedeutung zu sein. Ein Theil der Symptome bei Schneeblindheit und der Ophthalmia electrica tritt gerade an dem Theile der Conj. bulbi auf, welcher entblösst in der Augenlidspalte liegt. Nach Berlin zeigt sich Chemosis ausschliesslich an dieser Partie. Dasselbe war der Fall mit der Injection in Terrier's Fall. Wenn nun, wie diese beiden Forscher annehmen, das Licht einen directen Einfluss auf die Oberfläche des Auges ausübt, so mussten also bei der bisher angewandten Versuchsanordnung die Symptome an der Conj. oculi ausbleiben. Hierzu kommt, dass die Gefässe, welche die Iris und das Corpus ciliare mit Blut versehen, zum Theil die Art. ciliares anteriores sind. Diese Gefässe liegen auf ihrer Bahn theilweise subconjunctival und somit dem Lichte ausgesetzt. Es wäre nicht undenkbar, dass die Strahlen auf diesen Theil der Gefässe eine lähmende Wirkung ausüben und die Hyperämie in der Iris und dem Corpus ciliare ihren Ursprung von einer auf solche Weise entstandenen Erweiterung der vorderen Ciliararterien herleiten könnten. In Folge dessen wurde bei den Versuchen eine Veränderung vorgenommen. Das obere Augenlid wurde mittelst eines durch die Haut gezogenen, in Sublimat desinficirten Fadens fixirt, so dass der obere Theil der Sklera bloss lag, und in vielen Fällen auch das untere Lid mittelst eines solchen Fadens fixirt. Zur Controle wurde das andere Auge auf gleiche Weise aufgebunden.

Diese Maassregel, auch das Lid des anderen Auges aufzubinden, erwies sich keineswegs als unnöthig, daher es in der Regel auch bei allen folgenden Versuchen geschah. Nach Aufbinden der Augenlider zeigen sich nämlich an den Augen Reizungssymptome, und diese sind oft ziemlich intensiv. Schon nach einer halben Stunde fangen die Conj. palpebralis und oculi an injicirt zu werden, und nach noch einiger Zeit treten oberflächliche Epithelabhebungen an der Hornhaut auf. Hierzu gesellen sich Chemosis und mässige Absonderung von Schleim. Die Symptome treten um so schneller ein, je höher die Temperatur der umgebenden Luft ist. Bei meinen ersten Versuchen, welche im Mai, und bei meinen letzten, welche im Herbst vorgenommen wurden, war die Reizung eine sehr geringe und bald vorübergehende, selbst dann, wenn die Versuche vier bis fünf Stunden lang währten. Im Hochsommer aber war sie äusserst intensiv, und die Symptome traten dann schon eine halbe Stunde nach Aufbinden des Augenlides ein. Sie nahmen mit der Dauer des Versuches an Heftigkeit zu. Sobald der Versuch unterbrochen und das Lid frei gemacht wurde, fingen sie an abzunehmen. Schon nach ein paar Stunden zeigten sie sich merkbar schwächer, und nach fünf bis sechs Stunden waren sie gänzlich verschwunden, oder auch war dann nur noch eine ganz unbedeutende Reizung vorhanden. In der Regel war das Auge volllständig reizungslos und die kleinen Epithelabhebungen am Morgen des folgenden Tages geheilt. Nur in ein paar Fällen wurde am anderen Morgen eine unbedeutende Injection beobachtet. Da diese Symptome eigentlich nur während der warmen Jahreszeit auftraten, aber äusserst unbedeutend waren, sobald die Temperatur der umgebenden Luft auf 16—17° C. sank, so ist es wohl wahrscheinlich, dass sie auf einer stärkeren Ausdünstung von der Oberfläche des Auges beruhten.[1]

An einigen klaren Tagen im Juni wurden zehn Versuche mit directem Sonnenlicht gemacht. Die Versuchszeit war im Allgemeinen vier Stunden um die Mittagszeit. Das obere Augenlid wurde auf die obengenannte Weise an beiden Augen fixirt. Im Anfange wurde das Versuchsthier vor dem Versuche mit 50 cg Chloral subcutan betäubt, was aber späterhin unterblieb, weil sich in Folge davon locale Abscesse einstellten. Auf Grund des hohen Standes der Sonne trafen die Strahlen die Sklera beinahe senkrecht, die Cornea und die Iris aber mehr schief. Die Versuche fielen folgendermaassen aus:

*Versuch V—XIV.* Nach ungefähr einer halben Stunde wurden die Conj. oculi und palpebralis injicirt und nach Verlauf von noch einer Stunde traten Chemosis und kleine oberflächliche Geschwüre an der Hornhaut auf. Hierzu gesellte sich eine mässige Schleimabsonderung. Am Ende des Versuches waren diese Symptome stark ausgeprägt. Die Injection trat in derselben Ausdehnung auf, in welcher die Conj. oculi dem Lichte ausgesetzt gewesen war. An derselben participirten nicht nur oberflächliche Gefässe, sondern auch tiefer liegende, über welche die Conj. oculi verschoben werden konnte. Sowohl die Injection wie auch die Chemosis, die Hornhautgeschwüre und die Absonderung waren an dem der Einwirkung des Lichtes ausgesetzten Auge stets schärfer ausgeprägt als am Controlauge. Hierzu kam an dem ersteren eine deutliche Zusammenziehung der Pupille und eine Veränderung in der Farbe der Iris.

---

[1] Dieselben können in Anbetracht der Annahme mehrerer Verfasser, dass trockene Luft eine mitwirkende Ursache zur Schneeblindheit ist, von Interesse sein.

Nach Verlauf von zwei bis drei Stunden nahmen die Chemosis, die Injection und die Absonderung merkbar ab, um dann, namentlich was die Injection anbetrifft, bis zum folgenden Tage wieder zu steigen. Die Injection ging selten über die dem Lichte ausgesetzt gewesene Stelle der Conj. oculi hinaus. Nur ein oder zwei Mal beobachtete ich eine geringe Injection um den ganzen Rand der Hornhaut herum. Die Zusammenziehung der Pupille war in der Regel 24 Stunden stationär und dasselbe war der Fall mit den Hornhautgeschwüren und der Absonderung.

Am Morgen des dritten Tages waren oft alle Symptome verschwunden, nur ein geringes Thränen des Auges fand sich noch vor. Mehrere Male fand sich gleichwohl locale Injection an der dem Licht ausgesetzt gewesenen Stelle noch am dritten Tage Abends. Das Controlauge war stets am folgenden Morgen reizungslos.

Zwei der Versuchsthiere starben plötzlich während des Versuches, wahrscheinlich in Folge von Sonnenstich.

Bei den späteren Versuchen wurde daher die Vorsichtsmaassregel getroffen, den Kopf des Versuchsthieres mittelst eines Handtuches oder einer aus mehreren Blättern bestehenden Lage von Filtrirpapier, welche Bedeckung hin und wieder mit Wasser benetzt wurde, zu schützen.

Die Versuche mit Sonnenlicht waren nicht ohne Ungelegenheiten. Dieselben konnten nämlich nur bei klarem Himmel angestellt werden, auch geschah es nicht selten, dass ein bereits begonnenes Experiment abgebrochen werden musste, weil der Himmel sich mit Wolken bedeckte. Es war für mich deshalb — und auch aus anderen Gründen — von Interesse, elektrisches Licht zu erhalten. Es gelang mir auch, die erforderliche Elektricität in der dicht neben dem Karolinischen Institut belegenen Dampfmühle zu bekommen und von dieser aus eine Leitung nach dem physiologischen Laboratorium herzustellen. Hierdurch wurde ich in den Stand gesetzt, abwechselnd mit dem Sonnenlicht auch eine elektrische Bogenlampe von einer Stärke von 1200 Normalkerzen anzuwenden. Im Spätsommer und im Herbste, wo das Wetter im Allgemeinen regnerisch war und es nur wenige klare Tage gab, wurde der grössere Theil der Versuche mit elektrischem Licht ausgeführt.

*Versuch XV.* Ein mittelgrosses, braunes Kaninchen wurde in einer Entfernung von vier Fuss vor der elektrischen Bogenlampe placirt, deren Licht noch durch einen Reflector verstärkt war. Die Versuchszeit vier Stunden. Das Kaninchen lag nahezu die ganze Zeit hindurch unbeweglich und starrte in das Licht. Während des Experimentes zeigte sich nur eine unbedeutende Injection der Conj. oculi und palpebralis, welche dieselbe Stärke wie in dem anderen Auge hatte. Einige Minuten nach Schluss des Versuches waren beide Augen reizungsfrei. Zwei bis fünf Stunden nach dem Versuche war noch immer nichts von einer Wirkung zu sehen, auch nicht am folgenden Tage.

*Versuch XVI.* Schwarz und weisses Kaninchen, wurde drei Fuss von der Lampe entfernt placirt. Versuchszeit eine halbe Stunde. Resultat negativ.

*Versuch XVII.* Schwarz und weisses Kaninchen, wurde in einer Entfernung von zwei Fuss vor der Lichtquelle placirt und das obere Lid an beiden Augen auf die vorher beschriebene Weise fixirt. Die Versuchszeit von 12—3 Uhr. Nach Verlauf von ungefähr einer halben Stunde begann Injection und Schwellung sich an beiden Conj. oculi zu zeigen. Unmittelbar nach dem Versuche war die Injection und Schwellung an dem der Einwirkung des Lichtes ausgesetzt gewesenen Auge etwas stärker; noch zwei bis drei Stunden nach Schluss des Versuches war kein bedeutenderer Unterschied zwischen beiden Augen zu beobachten. Am Tage darauf war das Controlauge jedoch frei von Reizung, wohingegen das andere Injection und Schwellung an der dem Licht ausgesetzt gewesenen Partie der Conj. oculi und eine mässige Schleimabsonderung zeigte; erst am vierten Tage war die Injection vollständig verschwunden.

Bei diesen drei Versuchen war zur Verstärkung des Lichtes ein Reflector benutzt worden. Aber da das Kaninchen bei dem folgenden Versuche plötzlich starb, wahrscheinlich in Folge eines „elektrischen Sonnenstiches“, wurde der Reflector bei den ferneren Versuchen fortgelassen. Hierauf wurden 22 Versuche auf folgende Weise ausgeführt.

*Versuch XVIII—XXXIX.* Das Versuchsthier wurde in einer Entfernung von 25 cm vom Bogenlicht placirt; die Augenlider auf die gewöhnliche Weise fixirt und der Kopf mit dem oben beschriebenen Schutze versehen. Die Versuchszeit ungefähr vier Stunden.

In allen 22 Fällen trat schon während der Versuchszeit Injection und Chemosis in der Conj. bulbi in der Ausdehnung, in welcher das Gewebe dem Lichte ausgesetzt gewesen, nebst mässiger Schleimabsonderung, oberflächlichen Geschwüren der Hornhaut, Veränderung der Irisfarbe und Contraction der Pupille auf. Die Chemosis war in zwei Fällen so stark, dass die Bindehaut sich vollständig ausgespannt zeigte und einer mit Wasser gefüllten Blase glich. Die Injection und Schwellung nahmen während der folgenden drei bis vier Stunden ab, waren an dem Versuchsauge jedoch stets stärker hervortretend als an dem Controlauge.

Am folgenden Tage fortfahrend Schleimabsonderung und Injection in der Conj. palpebralis. Die Injection in der Conj. oculi war wieder gesteigert, doch beschränkte sie sich in der Regel auf die dem Lichte ausgesetzt gewesene Stelle. Mehrere Male beobachtete ich Ekchymosen, theils in dem Fornix conj., theils an der Conj. oculi. Nur ein einziges Mal kam eine stärker ausgeprägte allgemeine pericorneale Injection vor; dagegen zeigten sich mehrere Male Spuren einer solchen. Chemosis, mässig ausgeprägt, in derselben Ausdehnung wie die Injection; die Contraction der Pupille fortdauernd deutlich, ebenso die Missfärbung der Iris. Die letztgenannten beiden Symptome waren bei gewöhnlichen Kaninchen deutlicher ausgesprochen als bei Albinos. Die Hornhaut-Ulcerationen fortbestehend, überdies eine diffuse Trübung des Gewebes. Die Symptome an der Iris und der Hornhaut standen unter im Uebrigen gleichen Umständen im Verhältniss zur Grösse des dem Lichte ausgesetzt gewesenen Theiles der Gewebe. Da ich bei ein paar Versuchen bei der Untersuchung mit dem Augenspiegel zu bemerken glaubte, dass die Gegend für das deutliche Sehen leicht getrübt war und also wahrscheinlich einige materielle Veränderungen von der Art erlitten hatten, wie ich sie früher bei der Einwirkung des Sonnenlichtes beobachtet hatte, schützte ich die Pupille mittelst eines kleinen Holzsplitters, welchen ich so placirte, dass sein Schatten auf die Mittelpartie der Iris fiel. Je grösser der auf diese Weise geschützte Theil war, desto unbedeutender wurde die Zusammenziehung der Pupille und die Veränderung der Farbe und um so weniger ausgebreitet auch die Ulcerationen und die Trübung in der Hornhaut.

Am dritten Tage waren die Symptome gewöhnlich bedeutend schwächer. Die Injection hatte bedeutend abgenommen, die Schwellung ebenso und die Contraction der Pupille und die Missfärbung der Iris waren verschwunden. Die Ulcerationen und die leichte Trübung der Hornhaut noch vorhanden.

Am vierten Tage war das Auge in der Regel frei von Reizung. Die Ulcerationen heilten in ein paar Fällen erst am fünften Tage. In diesen Fällen zeigte sich noch einige Tage eine leichte Trübung der Hornhaut.

Vergleichen wir die Veränderungen, welche mittelst des elektrischen Lichtes hervorgerufen wurden, mit den mittelst directem Sonnenlicht hervorgerufenen, so finden wir, dass sie beinahe ganz und gar gleich sind, nur dass die Wirkung des elektrischen Lichtes in dem bei den Versuchen beobachteten Abstande — 25 cm — sich stärker erwies. Auch die mikroskopische Untersuchung gab ein gleiches Resultat und wies im grossen Ganzen ziemlich unbedeutende Veränderungen nach. Als die Reizung ihren Höhepunkt erreicht hatte, wurden beobachtet: an der Bindehaut hier und da Abhebung des Epithels, mässige Zellinfiltration und Blutungen; an der Hornhaut ausgebreitete Abhebung des Epithels nebst mässiger Zellinfiltration bei dem Limbus corneae. Ausserdem war das Endothel an der Membrana Descementii in bemerkenswerthem Grade abgelöst. An der Iris und dem Corpus ciliare war nichts Abnormes zu beobachten, was die Vermuthung stützt, dass die während des Lebens beobachteten Symptome nur als eine Hyperämie in diesen Theilen aufzufassen sind.

Die Uebereinstimmung zwischen der am Kaninchenauge hervorgerufenen Affection mit der Schneeblindheit und der Ophthalmia electrica ist auffallend. Gleichwie bei diesen beiden Leiden fand sich auch dort Injection in der Conj. palpebralis, Injection in der Conj. oculi und Chemosis und Verengung der Pupille vor. Hierzu kamen oft, wie bei schwereren Fällen von Schneeblindheit, Ulceration und diffuse Trübung der Hornhaut, ebenso Ekchymosen in der Bindehaut. Inwiefern Schmerzen und Lichtscheu vorhanden waren, ist natürlich schwer zu entscheiden. Doch beobachtete ich mehrfach, dass die Kaninchen Geneigtheit zeigten, die Lider des kranken Auges geschlossen zu halten, auch dass sie bei der Untersuchung desselben bei schiefer Beleuchtung oder mit dem Augenspiegel unruhig waren. Eine Verschiedenheit ist zwar die

Secretion, welche constant bei allen Versuchen vorkam, bei Schneeblindheit aber nur ausnahmsweise auftritt und bei Ophthalmia electrica bisher noch nicht beobachtet worden ist. Zum Theil findet diese Secretion zwar ihre Erklärung darin, dass die Augenlider fixirt waren; auch am Controlauge trat je eine Secretion auf. Hierzu kommt, was sich nicht vermeiden liess, dass bei der Fixation beinahe stets in grösserem oder geringerem Grade eine Eversion des Augenlides stattfand, sodass ein Theil der Conj- palpebralis der directen Einwirkung des Lichtes ausgesetzt wurde.

Sieht man von der Secretion ab, so sind die Symptome im Uebrigen mit Schneeblindheit und Ophthalmia electrica in dem Grade übereinstimmend, dass die Identität der bei den Versuchsthieren hervorgerufenen Inflammation mit diesen beiden Leiden beim Menschen kaum bezweifelt werden kann.

*2. Sind die von dem Lichte hervorgerufenen Symptome in den vorderen Medien des Auges als eine directe Einwirkung auf diese Theile oder als ein Reflex von der geblendeten Netzhaut aufzufassen?*

Nach der gewöhnlichsten Ansicht beruht die Schneeblindheit auf einer starken Blendung der Netzhaut durch die von Schnee oder Eis zurückgeworfenen Sonnenstrahlen. Gardner[1], welcher jedoch die Schneeblindheit hauptsächlich als eine Keratoconjunctivitis auffasst, huldigt dieser Ansicht. Enwall[1], welcher ebenfalls die Schneeblindheit als eine Keratoconjunctivitis auffasst, glaubt, dass sie durch eine Ueberreizung der Nerven des Auges und eine Blendung desselben bedingt sei. Eine hiervon abweichende Ansicht spricht Schiess-Gemuseus aus. Nach ihm ist die scharfe und trockene Luft eine mitwirkende Ursache zur Entstehung der Krankheit. Die Krankheit würde also, wenigstens zum Theil, in einer localen Reizung der Oberfläche des Auges ihren Grund haben. Reich betrachtet die Krankheit als eine Neurosis in dem nervösen Sehapparat „analog der Ciliarneurosis und anderen in die wissenschaftliche Nomenclatur aufgenommenen Neurosen"; sehr intensives Licht kann nach ihm an dem Sehnerven offenbar einen so hohen Grad von Reizung erzeugen, dass dadurch ein wirklicher Schmerz hervorgerufen wird. Ausserdem können Schmerz und

[1] A. a. O.

andere Symptome auf reflectorischem Wege von dem Sehnerven hervorgerufen werden. Auch HAAB ist der Ansicht, dass das Leiden wenigstens zum Theil in einer Ueberblendung seinen Grund habe[1], und dasselbe nimmt auch LEBER[2] an.

Gegen diese Annahme tritt BERLIN auf.[3] Er hebt hervor, dass der Reflex von Schnee oft mit der Schneeblindheit zugleich ein Erythem in der Haut des Gesichtes und der Hände hervorruft. Gleichwie dieses Erythem nothwendiger Weise durch eine directe Einwirkung des Lichtes auf die entblössten Hautflächen bedingt sein muss, müssen seiner Ansicht nach auch die Symptome in den vorderen Theilen des Sehorganes durch eine directe Reizung der Oberfläche desselben und nicht durch einen Reflex von der geblendeten Netzhaut verursacht sein. Als Stütze für diese Ansicht führt er an, dass in den Fällen, welche er beobachtet hat, die Chemosis stets auf den Theil der Conj. oculi beschränkt gewesen ist, der unbedeckt in der Lidspalte liegt. Er fasst das Leiden übrigens vorzugsweise als eine Affection der Bindehaut auf und giebt ihm den Namen Conjunctivitis erythematosa, sagt aber zugleich ausdrücklich, dass ihm kein bestimmter pathologischer Process zu Grunde liege, sondern eine Reihe von pathologischen Veränderungen, die in einer gewissen Ordnung je nach der Stärke und der Dauer der einwirkenden schädlichen Factoren auftreten.

Dieselbe Verschiedenheit findet sich auch in den Ansichten betreffs der Ursache der Ophthalmia electrica. TERRIER betrachtete das Leiden so zu sagen als einen elektrischen Sonnenstich in's Auge[4], nur dass die Häute des Auges lebhafter und anders als die Haut reagiren. Was ihn zu dieser Ansicht führte, ist die Deutlichkeit, mit welcher er in seinem Falle zu constantiren vermochte, dass der unter gewöhnlichen Verhältnissen entblösste und dem elektrischen Lichte ausgesetzte Theil der Conj. oculi lebhaft

[1] Nach HAAB ruft das langdauernde, intensive Licht einen anhaltenden Krampf in dem Sphincter iridis hervor und dieser Krampf ist seinerseits die Ursache von den Schmerzen und Blepharospasmen, welche die am meisten hervortretenden Symptome bei Schneeblindheit sind. Corresp.-Bl. f. Schweizer Aerzte. 1888. S. 383.

[2] LEBER, in GRÄFE und SÄMISCH's Handbuch. 1877. Bd. V. S. 1006.

[3] BERLIN, Om snöblindhet. Nord. med. arkiv. 1888. Bd. XX. Nr. 3. S. 26.

[4] „Une sorte de coup de soleil oculaire si l'on peut ainsi dire.“ L. c. p. 16.

injicirt war, während die von den Lidern geschützten Theile derselben eine weit geringere Injection zeigten.

Terrier's Ansicht von dem Entstehen der elektrischen Ophthalmie stimmt also in dieser Hinsicht vollständig mit Berlin's Hypothese von der Aetiologie der Schneeblindheit überein.

Auf der anderen Seite verficht Martin[1] lebhaft die Auffassung, dass die Ursache der Ophthalmia electrica hauptsächlich eine Blendung der Netzhaut ist. Diese rufe secundär reactionäre Störungen in den schützenden Hüllen, der Chorioidea, der Iris und der Conjunctiva hervor. Doch bestreitet er nicht ganz und gar eine directe Einwirkung auf die Oberfläche des Auges. In den Fällen, wo ein Erythem in der Haut gleichzeitig mit der Augenaffection auftritt, giebt er die Möglichkeit einer solchen directen Einwirkung nebst der reflectorischen von der Netzhaut zu. — Auch Nodier[2] fasst die Ophthalmia electrica als einen Reflex von der gereizten Netzhaut auf.

Bei meinen bisherigen Versuchen hatte ich mehrere Beobachtungen gemacht, welche unbestreitbar dafür sprachen, dass die bei der Schneeblindheit und Ophthalmia electrica beobachteten Symptome an den vorderen Medien des Auges ihren Grund in einer directen Lichtreizung der Oberfläche des Sehorganes haben. Sowohl die Chemosis, wie auch die Injection hielten sich in der Regel auf den Theil der Conj. bulbi beschränkt, welcher der directen Einwirkung des Lichtes ausgesetzt gewesen war. Ebenso waren die Symptome an der Iris, die Missfärbung und die Pupillencontraction, unter im übrigen gleichen Verhältnissen um so stärker, ein je grösserer Theil des Gewebes dem Lichte blossgelegen hatte. Ganz ebenso zeigten sich die Ulcerationen und die Trübung der Hornhaut vorzugsweise an dem Theile, der von den Strahlen getroffen worden war, gleichviel, ob die Versuche mit der Bogenlampe oder mit Sonnenlicht ausgeführt wurden.

Um indessen bestimmt entscheiden zu können, ob die Blendung der Netzhaut für das Entstehen der fraglichen Symptome irgend welche Bedeutung hat, wurden einige neue Versuche angestellt.

---

[1] Martin, Pathogenèse de l'ophthalmie électrique. Annales d'oculistique. Tome C. p. 25.

[2] Nodier, a. a. O. S. 20.

In dem Vorhergehenden hatte ich der Eigenheit bei den Kaninchen Erwähnung gethan, dass sie im Allgemeinen während des Verlaufes des Experimentes Geneigtheit zeigten, die Lichtquelle zu fixiren. Gewöhnlich lagen sie stundenlang vollständig unbeweglich, ununterbrochen in den intensiven Schein starrend. Auf diese Beobachtung wurde nun folgendes Experiment basirt.

*A. Versuch XL—XLVI.* Vor dem Versuchsthiere wurde ein Pappschirm aufgestellt, durch den ein rundes Loch mit einem Durchmesser von ungefähr 2 mm gebohrt war. Dieser Schirm wurde so fixirt, dass das Licht durch das Loch in die Pupille fiel und also die Netzhaut traf, während das übrige Auge sich im Schatten befand. Zu diesen Experimenten wurde nur elektrisches Licht benutzt; der Abstand von der Bogenlampe bis zum Auge des Kaninchens war 20 cm. Die Versuchszeit vier Stunden.

*B. Versuch XLVII—LV.* Zur Controle wurde ein anderes Kaninchen in gleicher Entfernung von der Bogenlampe placirt. Eine grössere Nadel mit einem ungefähr 5 mm dicken Knopf wurde so fixirt, dass sich der Knopf der Nadel vor dem Auge des Kaninchens befand und die Pupille desselben vollständig beschattete, während der übrige Theil des Auges scharf von dem Lichte beleuchtet war.

Bei dem einen Versuche traf das Licht also die Netzhaut, während der ganze vordere Theil des Auges mit Ausnahme einer geringen Partie der Hornhaut geschützt war, bei dem anderen hinwiederum war das Licht gehindert, durch die Pupille in das Auge eindringen zu können, während der grössere Theil der vorderen Medien desselben seiner Einwirkung ausgesetzt war.

Ich bezeichne in dem Folgenden der Kürze wegen die beiden Versuchsreihen mit *A* und *B*.

Diese Versuche forderten eine beständige Aufmerksamkeit, denn bei der geringsten Bewegung der Lampe oder des Kaninchens fiel bei *A* das Licht, bei *B* der Schatten auf die Iris, anstatt durch die Pupille auf die Netzhaut Besonders war es schwer zu verhindern, dass das Licht durch das Loch im Schirme hin und wieder auf die Iris fiel. Dahingegen erwies es sich in Folge dessen, dass der Nadelknopf bedeutend grösser war als die Pupille, leicht, diese im Schatten zu halten.

Die zwei ersten Versuche führten auch nicht ganz zu dem beabsichtigten Ergebniss. Beim Experiment *A* war während eines

Theiles der Versuchszeit in Folge fehlender Aufmerksamkeit das Licht auf die Iris, anstatt durch die Pupille auf die Netzhaut gefallen. Es zeigte sich auch am folgenden Tage nebst einer geringen Trübung des Centrums der Hornhaut eine deutliche Zusammenziehung der Iris und eine Andeutung von pericornealer Injection. Dagegen war keine Chemosis oder stärkere Injection in der Conj. oculi zu beobachten. Es trat hier also eine Wirkung auf die vorderen Medien des Auges auf, doch nicht grösser, als dass sie nicht in dem Umstand, dass während eines Theiles des Experimentes das Licht auf die Iris gefallen war, ihre Erklärung hätte finden können. Diese Erklärung erschien bei einem Vergleich des Ergebnisses dieser Versuche mit dem Ergebniss der Versuche mit dem Kaninchen *B*, wo alle die gewöhnlichen Symptome, wie locale Injection, Chemosis, Contraction der Pupille, Missfärbung der Iris, leichte diffuse Trübung der Hornhaut und Ulcerationen in einem sehr ausgeprägten Grade auftraten, ziemlich plausibel.

Die sechs hierauf folgenden Versuche gaben dagegen, was das Kaninchen *A* anbetrifft, ein negatives Resultat. Mit Ausnahme einer leichten Trübung und unbedeutenden Epithelabhebung an der Mitte der Hornhaut, welche von dem Lichte getroffen worden war, zeigte das Auge am Abend und am Tage darauf keine Reizung. Nur ein gelinder Thränenfluss liess sich noch beobachten. Im Uebrigen traten an dem der Einwirkung des Lichtes ausgesetzt gewesenen Auge keine anderen Symptome auf als an dem Controlauge.

Beim Versuch *B* hinwiederum zeigten sich alle die gewöhnlichen Symptome, welche in der Regel ungefähr 3 Tage anhielten.

Das Ergebniss der Versuche zeigt deutlich, dass die Blendung für das Entstehen der Symptome an der Oberfläche des Auges keine directe Bedeutung hat, mit anderen Worten, dass die Symptome nicht als eine Reflexwirkung von der gereizten Netzhaut aufzufassen sind, sondern im Gegentheil als durch eine directe Reizung an den vorderen Theilen des Bulbus hervorgerufen betrachtet werden müssen.

Als voll bewiesen kann dieser Satz indessen nicht gelten. Czerny und Deutschmann haben dargethan, dass intensives Licht auf das Gewebe der Retina zerstörend wirkt. Man könnte sich daher denken, dass bei meinen Versuchen das durch die Pupille eindringende Licht so stark auf den von ihm getroffenen Punkt der Netzhaut einwirkte, dass das Gewebe an dieser Stelle ganz und gar paralysirt wurde. In gewöhnlichen Fällen dringt aber Licht in das Auge nicht nur durch die Pupille, sondern auch zur Seite von ihr durch die vorderen Theile des ganzen Auges, besonders durch die Iris ein. Die Iris fängt zwar einen grossen Theil des Lichtes, welches sie trifft, auf und absorbirt es, jedoch nicht alles; ein Theil desselben dringt durch ihr Gewebe hindurch und erreicht solchergestalt die Retina. Es wäre nicht undenkbar, dass dieses zur Seite von der Pupille durch die Iris und die vorderen Medien filtrirte Licht, da es von einer so starken Lichtquelle wie einer Bogenlampe von 1200 Normalkerzen kam, die in einer Entfernung von nur 20 cm vom Auge placirt war, einen verhältnissmässig hohen Grad von Intensität erreichen konnte und also eine Blendung mit damit verbundenen reactionären Symptomen an den vorderen Medien des Auges hervorzurufen vermochte. Gegen diese Annahme, an sich selbst schon wenig wahrscheinlich, spricht indessen entschieden, dass der Effect an der Iris bei gewöhnlichen Kaninchen stärker war als bei Albinos (vgl. S. 382). Das Pigment im Gewebe vermehrt natürlicher Weise das Absorptionsvermögen und vermindert somit die Menge des Lichtes, welches die Netzhaut trifft. Beruhten die Symptome auf einer Reizung der Retina, so müsste natürlicher Weise die Wirkung bei einem Albino grösser sein, als bei einem gewöhnlichen Kaninchen. Aber gerade das Gegentheil trat bei den Versuchen ein. Uebrigens, wenn die Symptome an den vorderen Medien des Auges eine Reflexwirkung von der Netzhaut wären, so müssten sie unbedingt im Verhältniss zu den leuchtenden Strahlen stehen, welche die Netzhaut treffen. Wir werden jedoch im Folgenden sehen, dass dieses nicht der Fall ist.

### 3. *Ueber die Art der Strahlen, welche eine Reizung der vorderen Medien des Auges hervorrufen.*

Die Ansichten bezüglich der Art der Strahlen, welche die Symptome an den vorderen Theilen des Auges hervorrufen, sind sehr getheilt gewesen.

Nach der gewöhnlichen Auffassung, dass die Schneeblindheit in einer Blendung der Netzhaut ihren Grund habe, sollten es natürlicher Weise die leuchtenden Strahlen sein, welche diese Affection hervorrufen.

Eine andere Ansicht hat SCHIESS-GEMUSEUS geäussert.[1] Er nimmt nämlich als eine Möglichkeit an, dass auch die chemischen Strahlen zum Effect beitragen.

BERLIN[2] hinwiederum huldigt der Ansicht, dass die Wärmestrahlen die veranlassende Ursache seien, und führt als Stütze hierfür Folgendes an. Die strahlende Wärme des Sonnenlichtes wird in der Luft theils von suspendirtem Staub, theils von daselbst befindlichen Gasen, wie Kohlensäure und vor Allem Wasserdampf absorbirt. Aber die gegen die Insolation schützende Decke von Feuchtigkeit in der Luft nimmt an Mächtigkeit mit steigender Höhe über dem Meere und im Allgemeinen auch vom Aequator gegen die Pole hin ab, weil der Gehalt der Luft an Wasserdampf mit ihrer Temperatur sinkt. Die in das Luftmeer hinaufragenden Bergspitzen, sowie auch die Polargegenden sind deshalb am wenigsten gegen die Insolation geschützt. Er führt eine ganze Menge von Beispielen von der Wirkung der Insolation auf entblösste Hautflächen theils aus anderer, theils aus eigener Erfahrung an. Während der schwedischen Expedition nach Grönland im Jahre 1883 z. B. litten die Theilnehmer sehr durch die Sonnenhitze. Die Haut im Gesicht und an den Ohren wurde roth, schwoll an und zeigte sich schmerzhaft, ganz wie bei einem Erysipelas. Hierzu gesellte sich Blasenbildung, Exsudation an der Hautoberfläche und Crustabildung. Die Affection war von einem intensiven, brennenden Schmerz in den angegriffenen Theilen begleitet.

Auf der Basis eines umfassenden Studiums der arktischen Literatur hat BERLIN über das Vorkommen der Schneeblindheit in den nördlichen Gegenden eine Karte entworfen. Diese Karte zeigt, dass die Grenze der Schneeblindheit einigermassen mit der Isotherme für $-5^0$ des Monats April zusammenfällt. In dieser Thatsache sieht BERLIN einen ferneren Beweis für die Richtigkeit seiner Ansicht, dass das Leiden durch die strahlende Wärme verursacht wird. Südlicher würde die Temperatur der Luft milder, der Gehalt derselben an Feuchtigkeit grösser und die Insolation in Folge davon geringer sein. Das bemerkenswerthe Verhältniss, dass sich in der Literatur kein Fall von Schneeblindheit aus

[1] SCHIESS-GEMUSEUS, a. a. O. S. 177.

[2] A. BERLIN, a. a. O. S. 21—23.

Skandinavien, die norwegischen Gebirgsgegenden ausgenommen, mitgetheilt findet, erklärt er damit, dass „der Golfstrom das Herabgehen der Temperatur hindert und diese Gegenden mit einer gegen Insolation schützenden Hülle von feuchter Luft umgiebt".

Unbestreitbar erscheint Berlin's Theorie beim ersten Anblick sehr ansprechend. Ein Jeder, der über Schnee und Eis im Sonnenschein wandert, hat dabei unbedingt eine subjective Empfindung von starker Wärme an den entblössten, der Sonne ausgesetzten Hautflächen.

Was die Ophthalmia electrica anbetrifft, so scheint man im Allgemeinen den ultrarothen Strahlen keine besondere Bedeutung für das Entstehen des Leidens zuerkennen zu wollen.[1] Der Grund hierzu dürfte theils in der relativen Armuth des elektrischen Lichtes an ultrarothen Strahlen, theils und besonders darin zu sehen sein, dass Augenaffectionen mehrere Male unter Verhältnissen beobachtet worden sind, wo die Einwirkung der strahlenden Wärme eine ganz geringe gewesen sein muss. In Defontaine's Fällen z. B. befanden sich die betreffenden Personen 5—10 m von der Lichtquelle, d. h. in so weiter Entfernung von derselben, dass die strahlende Wärme nicht gefühlt werden konnte. Dennoch wurden Haut und Augen heftig angegriffen. Die Verschiedenheit in den Ansichten von der Ursache der Ophthalmia electrica gilt auch vorzugsweise den ultravioletten und den leuchtenden Strahlen.

Schon Foucault[2] soll in den ultravioletten Strahlen die Ursache der Augenaffection gesehen haben. Dieselbe Ansicht hat auch

---

[1] Doch sagt Rockliffe: „it would be interesting to know, whether these symptoms were due to the brilliancy or the radiant heat." L. c. p. 109.

[2] Nach Terrier. — (Zusatz 1891.) Wie vorher erwähnt, wurde Foucault im Jahre 1843 von einer elektrischen Augeninflammation ergriffen. Er fand später, dass man diese Krankheit durch Uranglas verhindern konnte. Er sagt betreffs dieser Beobachtung selbst: „qu'il semble demontrer que l'action physiologique est due surtout aux rayons très réfrangibles et en partie invisibles qui accompagnent en forte proportion la lumière électrique." Die Beobachtung Foucault's ist von einem schwedischen Collegen, welcher die vorliegende Arbeit zum Gegenstand einer eingehenden Kritik gemacht hat, als ein entscheidender Beweis der Einwirkung der ultravioletten Strahlen auf das Auge aufgefasst worden. Jedermann sieht jedoch ein, dass die Beweiskraft dieser Beobachtung verschieden ist, je nachdem ob das Uranglas nur ultraviolette Strahlen absorbirt oder ob es ausser diesen auch andere Strahlen absorbirt. Vierordt hat darüber Untersuchungen angestellt. Er fand, dass das Uranglas, welches er untersuchte, auch die violetten Strahlen

CHARCOT[1] ausgesprochen. Die Auffassung dieser Forscher wird von NODIER[2], SOUS[3] und FAUCHER[3], sowie auch von DOR[4], BRAVAIS[4] und LEROY[4] getheilt. EMRY JONES[5] hinwieder nimmt an, dass das Leiden vorzugsweise auf den leuchtenden Strahlen beruhe. In derselben Richtung spricht sich auch DEFONTAINE[6] aus.

Nach MARTIN[7] findet sich dagegen kein positiver Beweis dafür, dass die Augenaffection von den chemischen Strahlen hervorgerufen wird. Im Gegentheil, es zeigen mehrere Versuche von REGNAULT, DE CHARDONNET und GAYET ihre Unschädlichkeit. Auf der anderen Seite seien Augenaffectionen unter Verhältnissen beobachtet worden, wo eine Einwirkung der chemischen Strahlen unbedeutend sein muss, nämlich, wenn das Licht von einer Glocke von gewöhnlichem Glase umgeben ist, welches die chemischen Strahlen besonders kräftig absorbirt. Er verneint übrigens die Einwirkung der chemischen Strahlen auf die Haut und die Bindehaut nicht. Die meisten Symptome bei Ophthalmia electrica deuten aber auf eine Hyperämie in der Chorioidea und der Retina hin, und zu diesen Häuten dringen die chemischen Strahlen nicht oder doch nur in einem sehr geringen Grade, da sie von den Medien des Auges (vorzugsweise der Hornhaut und der Linse) absorbirt werden.

Die einzige mögliche Annahme sei also, meint er, die, dass die leuchtenden Strahlen die wirksamen seien. Sofern die Quantität derselben die physiologischen Grenzen überschreitet, stelle sich

---

absorbirte, ferner den allergrössten Theil der blauen, sowie einen grossen Theil der grünen und gelben Strahlen (VIERORDT, die Anwendung des Spectralapparates. Tübingen 1873). Hier kann hinzugefügt werden, dass jedes Glas einen Theil der ultrarothen Strahlen absorbirt, nämlich die, welche die grössten Wellenlängen haben. Hierzu kommt noch, dass man nicht weiss, ob die Intensität der Lichtquelle, die Entfernung zwischen derselben und dem beeinflussten Auge, oder die Zeit, während welcher sie wirkte, bei den verschiedenen Experimenten mit und ohne Uranglas gleich waren, alles höchst wichtige Factoren bei Beurtheilung der Beweiskraft in FOUCAULT's Beobachtungen.

[1] CHARCOT, Comptes rendus de la Société de Biologie 1859. p. 63.

[2] NODIER, Sur une ophthalmie causée par la lumière électrique. p. 40.

[3] Nach TERRIER.

[4] DOR, BRAVAIS, LEROY, Société française d'ophthalmologie, sixième session. Ref. in Archiv d'ophthalmologie. 1888. VIII. Nr. 3. p. 264.

[5] EMRY JONES, Ophth. Review. 1883. p. 106.

[6] Nach TERRIER.

[7] MARTIN, a. a. O. S. 17.

eine Störung in den Functionen der Netzhaut ein. Consecutiv treten dann reactionäre Symptome in der Chorioidea, der Iris und der Conjunctiva auf.

TERRIER[1] ist zwar der Ansicht, dass die Frage noch nicht vollständig gelöst sei und auch nur durch das directe Experiment endgültig erledigt werden könne.

Er scheint aber gleichwohl der Ansicht zuzuneigen, dass die leuchtenden Strahlen die vorzugsweise wirksamen seien.

### *a. Ueber die Einwirkung der leuchtenden Strahlen auf die vorderen Theile des Auges.*

Bei den ersten Versuchen, die ich anstellte, um zu ermitteln, welche Wirkung die verschiedenen Strahlen auf die vorderen Medien des Auges ausüben, suchte ich das Licht mittelst eines Prismas zu zerlegen und die einzelnen Strahlenarten sodann auf das Auge des Versuchsthieres zu concentriren. Diese Methode stiess jedoch auf ziemlich grosse Schwierigkeiten. Es giebt bekanntlich keinen Stoff, der für die drei Arten von Strahlen im Spectrum in gleichem Grade durchdringlich wäre. Glas, das so durchsichtig ist, zeigt sich wenig diatherman; und noch weniger ist es für die ultravioletten Strahlen durchdringlich.

Es war deshalb nothwendig, für die ultrarothen Strahlen eine Linse und ein Prisma von Steinsalz und für die ultravioletten von Bergkrystall zu benutzen.

Um ein reines Spectrum zu erhalten, ist es nothwendig, das Licht durch einen schmalen Spalt gehen zu lassen, wodurch die Quantität der angewendeten Strahlen beschränkt wird. Ferner verliert man einen nicht so geringen Theil des Lichtes durch Reflexion: zuerst an der Linse, mit der man die Strahlen gegen das Prisma concentrirt, sodann an dem Prisma und schliesslich an der Linse, mit welcher man die Strahlen gegen das Auge sammelt. Hierzu kommt noch die Schwierigkeit, bei den dunklen Strahlen — den ultrarothen und ultravioletten — controliren zu können, ob das Auge des Versuchsthieres sich im Focus der Strahlen befindet oder nicht. Nach einer Menge von Versuchen mit dem durch das Prisma zerlegten Lichte der elektrischen Lampe, welche Versuche alle negativ ausfielen, gab ich bis auf Weiteres

[1] TERRIER, Pathogénie de l'ophtalmie électrique. Arch. d'opht. 1888. p. 17.

diese Methode auf, mit der Absicht, mich ihrer später für das Sonnenlicht zu bedienen. Anstatt auf obige Weise suchte ich nun die Strahlen mittelst sogenannten Siebens zu trennen.

Die ultravioletten Strahlen werden besonders stark von gewöhnlichem Glas absorbirt, das gleichzeitig wenig diatherman ist. Wasser hat ein bedeutendes Vermögen, strahlende Wärme zu absorbiren. Um die leuchtenden Strahlen von den übrigen zu trennen, liess ich deshalb das Licht durch ein mit Wasser gefülltes Glasgefäss gehen. Um noch mehr ultrarothe und ultraviolette Strahlen zurückhalten zu können, versetzte ich das Wasser mit Alaun bis zur Sättigung.[1]

*Versuch LVI.* Bei dem ersten Versuche hatte das Licht eine viereckige, mit Alaunlösung gefüllte Glasflasche zu passiren. Der Abstand zwischen den beiden parallelen Wänden, durch welche das Licht passirte, war 3 cm, die Entfernung zwischen der Flasche und der Flamme 15 cm und die Entfernung zwischen dem Versuchsthier und der Flamme 20 cm.

Der Versuch wurde nach zwei Stunden abgebrochen, weil die Alaunlösung durch Absorption strahlender Wärme in ein so lebhaftes Kochen gerieth, dass die Flasche sprang. Das Auge verblieb ohne Reizung.

Bei den folgenden Versuchen wurde ein besonders construirtes Glasgefäss benutzt, von dessen parallelen Seitenwänden zwei 4—5 mm dick waren und einen Raum von 0,7 cm zwischen sich liessen. Das Gefäss, welches oben vollständig offen war, wurde mit concentrirter Alaunlösung gefüllt. Mittelst eines Hebers wurde unaufhörlich kalte Lösung zugeführt. Auf diese Weise wurde verhindert, dass der Inhalt des Gefässes sich erhitzte. Für die Messung der von der Lampe ausstrahlenden Wärme wurde ein besonderes Thermometer construirt.

In eine cylinderförmige Blechbüchse wurde an den beiden Bodenflächen ein Loch gebohrt, das eine für das einfallende Licht, das andere für das Auge des Beobachters bestimmt. Auch an der

[1] Alaun ist bekanntlich ein wenig diathermaner Stoff. Derselbe resorbirt bis zu einem gewissen Grade auch ultraviolette Strahlen, was aus einer Abhandlung von H. Hertz: Ueber einen Einfluss des ultravioletten Lichtes auf die elektrische Entladung; Wiedemann, Annal. d. Physik und Chemie. 1887. S. 983 hervorgeht.

Seitenfläche wurde ein Loch gemacht und durch dieses dann ein Thermometer eingeführt. Das Thermometer wurde so fixirt, dass die Kugel sich in gleicher Höhe mit den beiden Seitenlöchern befand. Die ganze innere Fläche der Büchse und auch die Thermometerkugel wurden mit Russ überzogen. Wenn der Apparat benutzt werden sollte, wurde er so eingestellt, dass das Licht durch das Loch an der einen Bodenfläche auf das Thermometer fiel, was man leicht durch einen Blick durch das andere Loch controliren konnte. Darauf wurde das letztere Loch mit einem berussten Pfropfen geschlossen. Die Wärme, welche die Lichtquelle aussandte, wurde sodann auf die Weise gemessen, dass das Thermometer erst bis zu 26° C. steigen durfte. Hiernach wurde beobachtet, wie hoch dieselbe in noch einer Minute stieg.[1]

*Versuch LVII—LXIV.* Die strahlende Wärme wurde in einer Entfernung von 20 cm von der Lampe gemessen. In einer Minute stieg das Thermometer von 26 auf 28°. Hierauf wurde das mit Alaunlösung gefüllte Glasgefäss zwischen das Thermometer und die Lichtquelle in einer Entfernung von 15 cm von der letztgenannten geschoben. Es zeigte sich dann, dass das durch das Gefäss filtrirte Licht die Temperatur langsam bis auf 26°, aber nicht darüber erhöhen konnte. Nun wurde das Thermometer fortgenommen und das Kaninchen an seinen Platz so placirt, dass das Auge von dem filtrirten Licht in einem Abstand von 20 cm von der Lichtquelle getroffen wurde. Der Versuch wurde vier Stunden fortgesetzt; am Ende desselben fand sich am Versuchsauge keine grössere Reizung als am Controlauge. Drei Stunden nachher waren beide Augen frei von Reizung.

Ein anderer Versuch, welcher bis auf fünf Stunden ausgedehnt wurde, gab ebenfalls ein negatives Resultat. Die Entfernung zwischen der Lichtquelle und dem Auge des Kaninchens wurde nun auf 15 cm verkürzt, aber sechs mit diesem Abstand auf $4^1/_2$—5 Stunden ausgedehnte Versuche gaben ein negatives Resultat.

Unter der Annahme eines durch die Reflexion verursachten Verlustes von ungefähr 10% war die Intensität der leuchtenden

---

[1] Die Versuche wurden bei einer Temperatur der umgebenden Luft von 19—20° ausgeführt. Auch die übrigen Messungen, welche weiter unten mitgetheilt werden, sind bei derselben Temperatur ausgeführt.

Strahlen, zumal bei den letztgenannten Versuchen, viel grösser als bei den vorhergehenden. Denn da die Intensität der Strahlen dem Quadrat des Abstandes umgekehrt proportional ist, so muss bei diesen Versuchen die Quantität der leuchtenden Strahlen — nach Abzug von 10% für die Reflexion — $2^1/_2$ mal grösser sein, als bei den vorhergehenden, bei einem Abstande von 25 cm von der Lichtquelle ausgeführten.

Die Form des Kaninchenbrettes und des Wassergefässes gestatteten es bei der gewöhnlichen Versuchsanordnung nicht, das Kaninchen der Lichtquelle noch mehr zu nähern und solchergestalt die Intensität der leuchtenden Strahlen, welche das Kaninchenauge trafen, zu verstärken. Ich construirte deshalb folgenden Apparat (siehe die Abbildung).

Eine kupferne Röhre, *A B*, wurde zu einem Ring zusammengebogen. Die Enden der Röhre waren zurückgebogen, sodass sie zwei mit den Spitzen gegen einander gekehrte Winkel bildeten.

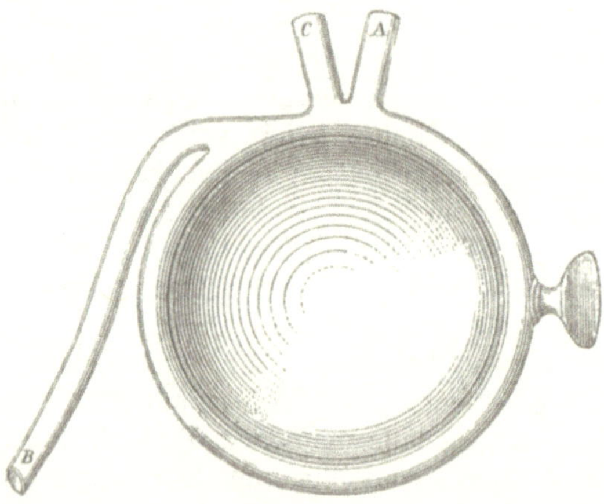


Zwischen die Spitzen wurde nun eine kurze kupferne Röhre *C* in der Weise eingelöthet, dass die Längsachse derselben in der Richtung des Radius des Ringes lag. Sodann wurde auf beiden Seiten des Ringes ein Uhrglas festgekittet. Solcherweise wurde eine hohle Glaslinse erhalten, deren Diameter 5,5 cm war. Durch die kurze Röhre wurde nun die Linse mit Alaunlösung gefüllt und sodann die Focaldistanz derselben bestimmt und zu 7,5 cm befunden. Die beiden Enden der langen Röhre wurden hierauf mit zwei Guttaperchaschläuchen verbunden. Der eine dieser Schläuche wurde mit einem Heber in Verbindung gesetzt, der von einem grösseren Glasbecher einen beständigen Strom von kaltem Wasser zuführte, welches Wasser sodann durch den anderen Schlauch (*B*) wieder abfloss. Auf diese Weise konnte die Flüssigkeit in der Linse kühl gehalten werden. Jetzt wurde die Linse in dem Abstand der Focaldistanz von der Lichtquelle placirt. Die Intensität der parallelen Strahlen welche durch die Linse gegangen waren, wurde auf die Weise gemessen, dass die Strahlen auf einem weissen Schirm aufgefangen und mit divergentem Lichte, das an der Linse vorbei direct auf den Schirm fiel, verglichen wurden. Es zeigte sich dann, dass die Strahlen schon in einem Abstand von $2^1/_2$ cm von der Linse (ungefähr 10 cm von der Lampe) das directe Licht an Leuchtkraft übertrafen. Gemäss dem Gesetze für die Abnahme des Lichtes mit dem Quadrat des Abstandes sollte also die Intensität der leuchtenden Strahlen an dieser Stelle mehr als sechs Mal so gross sein als in dem gewöhnlichen Versuchsabstand von 25 cm ($10 \times 10 = 100$, $25 \times 25 = 625$). Da ferner die Strahlen, welche durch die Linse hindurchgegangen, nahezu parallel waren,[1] so muss die Intensität in einem Abstand von noch einigen Centimetern ungefähr dieselbe sein.

*Versuch LXV—LXXI.* Das Kaninchen wurde nun so placirt, dass sein eines Auge sich im Kegel dieses intensiven Lichtbündels in einem Abstand von 8 cm von der Linse befand. Der Versuch wurde fünf Stunden fortgesetzt, bei Schluss desselben aber war das Versuchsauge nicht mehr gereizt als das Controlauge; vier Stunden später waren beide Augen reizungslos, und dieses waren sie auch am folgenden Tage. Fernere fünf ähnliche Experimente wurden mit einer zwischen vier und fünf Stunden wechselnden Versuchszeit angestellt. Nur in zwei Fällen konnte ich eine schwache Zusammenziehung der Iris wahrnehmen. Dieselbe war jedoch so unbedeutend, dass sie sich bei gewöhnlicher Beleuchtung nicht nachweisen liess. Im Halbdunkel aber zeigte es sich deutlich, dass die Pupille des Versuchsauges noch vier Stunden nach Abschluss des Versuches etwas enger als die des anderen Auges

[1] Weil der Abstand der Linse von der Lichtquelle mit der Focaldistanz zusammenfiel. Völlig parallel waren sie indessen nicht, theils auf Grund der sphärischen Aberration, theils weil die Lichtquelle keinen Punkt bildete, sondern eine gewisse Ausdehnung hatte.

war. Bei zwei folgenden Versuchen wurden die filtrirten Strahlen auf das Auge des Versuchsthieres concentrirt.

*Versuch LXXII—LXXIII.* Die mit Alaunlösung gefüllte Linse wurde in einem Abstand von 15 cm (doppelte Focaldistanz) von der Lichtquelle placirt. Das Kaninchen wurde so placirt, dass der Focus der gebrochenen Strahlen das Auge traf. Die Versuchszeit war $4^1/_2$ Stunde. Bei dem einen Versuch zeigte das Auge bei Schluss des Experimentes keine anderen Veränderungen als das Controlauge, bei dem anderen dagegen wurde eine geringe, nur bei schwacher Beleuchtung merkbare Zusammenziehung der Pupille beobachtet, welche mehrere Stunden andauerte, am folgenden Tage aber verschwunden war.

Es zeigte sich also, dass die leuchtenden Strahlen, selbst wenn ihre Stärke sechs Mal so gross war wie in der Versuchsreihe XVII—XXXIX, wo stets ein positives Resultat erhalten wurde, an den vorderen Medien des Auges entweder gar keine, oder auch nur eine ganz unbedeutende, in einer leicht übersehenen Verengung der Pupille bestehende Wirkung hervorriefen. Selbst wenn die Strahlen gegen das Auge concentrirt wurden, zeigte sich entweder gar keine Wirkung, oder auch nur eine unbedeutende Contraction der Pupille. Und gleichwohl schliesst die Versuchsanordnung die Möglichkeit nicht aus, dass dieses Symptom von einem Theil der ultrarothen oder ultravioletten Strahlen hervorgerufen war, welche, trotz der Filtrirung durch Glas und Alaunlösung, mit den durchgelassenen leuchtenden Strahlen mitgefolgt waren.

Gestützt auf diese Versuche ist es leicht, die negativen Resultate der Versuche I—III zu erklären. Der reflectirende Spiegel bestand aus einer an der Rückseite amalgamirten Glasscheibe. Nur ein geringer Theil des Sonnenlichtes traf deshalb in unverändertem Zustande das Auge des Versuchsthieres, nämlich derjenige, welcher von der vorderen Fläche des Spiegels reflectirt wurde. All' das übrige Licht war selbstverständlich auf seinem Wege durch das Glas bis zur hinteren amalgamirten Fläche desselben und wieder zurück zur vorderen verändert worden.

Der Verlust an leuchtenden Strahlen konnte selbstredend nur höchst unbedeutend sein, um so viel grösser aber war der an ultrarothen und ultravioletten. Man konnte auch mit dem Thermometer in dem reflectirten Licht eine nicht unbedeutend niedrigere Temperatur nachweisen (vgl. S. 376). In Betreff des Verlustes an ultravioletten Strahlen ist zwar keine Untersuchung angestellt worden, doch dürfte derselbe auf Grund des bekannten Vermögens des Glases, Strahlen von kurzer Wellenlänge kräftig zu resorbiren, als sehr gross bezeichnet werden können.

Auch die Versuche I—III zeigen also, dass die leuchtenden Strahlen nur wenig auf die vorderen Medien des Auges einwirken und die Ursache zu den Symptomen, welche dort bei der Reizung des Sehorgans durch starkes Sonnenlicht auftreten, mithin in erster Reihe in den ultrarothen oder ultravioletten Strahlen zu suchen ist.

Indessen war bei den Versuchen LXV—LXXIII das eine oder andere Mal eine unzweifelhafte, obschon nur geringe Contraction der Pupille beobachtet worden. Um nun zu entscheiden, ob diese Wirkung von den leuchtenden oder möglicher Weise den ultrarothen oder ultravioletten Strahlen herrührte, welche vollständig abzufiltriren nicht gelang, wurden, sobald ich einen selbstregistrirenden Heliostat erhalten hatte, einige Versuche mit reinen Spectralfarben angestellt. Die Anzahl dieser Versuche ist jedoch eine geringe, indem das Wetter im Spätsommer für Versuche mit Sonnenlicht gar zu ungünstig war und viele der angestellten Versuche abgebrochen werden mussten, weil der Himmel sich mit Wolken überdeckte. Nur die hier folgenden drei konnten so lange fortgesetzt werden, dass es möglich ist, aus ihnen einige Schlüsse mit einiger Sicherheit zu ziehen.

*Versuch LXXIV—LXXVIII.* Ein Bündel durch einen Heliostat reflectirten Sonnenlichtes wurde mit einem Glasprisma zerlegt. Das rothe und das violette Licht wurde in einem passenden Abstande mit einer Convexlinse aufgefangen und nach je einem Kaninchenauge dirigirt. Die Versuchszeit war vier Stunden. Während dieser ganzen Zeit zeigte keines der Augen eine stärkere Reizung als das entsprechende Controlauge. Ebensowenig liess sich am Ende des Versuches, zwei oder vier Stunden darnach oder am Tage darauf, etwas Abnormes beobachten. Nur bei einem der Kaninchen, welche dem rothen Lichte ausgesetzt gewesen waren, zeigte sich noch vier Stunden nach Schluss des Versuches, doch nur im Halbdunkel, eine deutliche Verengung des Versuchsauges. Am Tage darauf war auch sie verschwunden.

Hieraus geht also hervor, dass die leuchtenden Strahlen keinen nennenswerthen Einfluss auf die vorderen Medien des Auges ausüben. Nur ausnahmsweise verursachen sie eine gelinde Reizung der Iris, welche sich in einer unbedeutenden Zusammenziehung der Pupille äussert.

Dieser Schluss gilt selbstverständlich nur von der Lichtstärke, die bei den Versuchen angewendet worden ist. Die Möglichkeit eines stärkeren Effectes mit einem intensiveren Lichte lässt sich natürlicher Weise nicht ausschliessen.

Dass die leuchtenden Strahlen keine Reizung der Horn- und der Bindehaut verursachen, ist leicht durch die Durchsichtigkeit dieser Medien erklärt. Mehr unerwartet ist die geringe Reizung, welche die leuchtenden Strahlen auf die Iris ausüben. Das Gewebe der Iris absorbirt ja doch einen bedeutenden Theil des Lichtes, welches dieselbe trifft. Die Menge lebendiger Kraft, welche solchergestalt der Iris zugeführt wird, sollte doch, so könnte man denken, einige Reizungssymptome an dieser Haut hervorrufen. Dass solche gleichwohl ausblieben, hat wahrscheinlich seinen Grund in der lebhaften Blutcirculation in diesem gefässreichen Organ. Namentlich dürfte diese Circulation einer durch die Absorption von Strahlen hervorgerufenen Wärmeproduction das Gegengewicht halten können.

In dem Obigen habe ich nachzuweisen versucht, dass die Einwirkung des Lichtes auf die vorderen Medien des Auges nicht als ein Reflex von der Netzhaut aufzufassen ist. Ich liess jedoch bis auf Weiteres eine Einwendung nicht vollständig widerlegt, nämlich die, dass die durch die Iris filtrirten leuchtenden Strahlen an der Netzhaut eine Blendung und damit verbundene reactionäre Symptome an der Oberfläche des Auges hervorrufen. Diese Annahme zeigt sich jedoch in Anbetracht der Ergebnisse der Versuche LXV—LXXIII gänzlich grundlos.

Bei diesen Versuchen mussten, gleichwie bei den Versuchen I—III mit directem Sonnenlicht, selbstredend die durch die Iris filtrirten leuchtenden Strahlen die Netzhaut treffen. Irgend welche ausgeprägte Symptome aber traten dabei an der Oberfläche des Auges nicht auf.

*β. Die Einwirkung der ultrarothen Strahlen auf die vorderen Medien des Auges.*

Ein für ultrarothe Strahlen besonders durchlässiger Stoff ist bekanntlich das Bergsalz. Nach Meloni lässt eine 2,2 mm dicke

Scheibe von Steinsalz 92,3 % Wärme hindurch. Um die ultravioletten und den grösseren Theil der leuchtenden Strahlen abzusondern, wurde eine Steinsalzlinse mit einer Brennweite von 14 cm an der einen Seite über der Flamme einer Stearinkerze so stark berusst, dass bei gewöhnlicher Beleuchtung Gegenstände im Allgemeinen durch sie nicht gesehen werden konnten, dahingegen aber der Schein einer Kerzenflamme sich durch sie sehr deutlich unterscheiden liess.

*Versuch LXXIX.* Die Linse wurde in einem Abstande von 32 cm von dem elektrischen Lichte befestigt. Die Strahlen wurden in der Weise auf das Auge des Kaninchens gerichtet, dass ihnen theils von der Hornhaut, theils von der Conj. oculi ein ungefähr 1 cm breites Gebiet an der oberen Cornealgrenze ausgesetzt war. Am Ende des Versuches nach vier Stunden zeigte sich eine geringe locale Injection in dem den Strahlen ausgesetzten Theil der Conj. oculi und zwei punktförmige Epithelabhebungen am oberen Rande der Hornhaut. Drei Stunden später war das Auge reizungsfrei und am Tage darauf vollständig normal.

*Versuch LXXX.* Die Linse wurde in einem Abstande von 22 cm von der Lichtquelle fixirt. Die Versuchszeit war vier Stunden. Nach einer Stunde war das Versuchsauge an der dem Lichte ausgesetzten Stelle sichtlich mehr injicirt als das Controlauge. Bei Schluss des Versuches trat der Unterschied noch auffallender hervor, sowohl was die Injection, wie auch die Chemosis und die Schleimabsonderung anbetrifft.[1] Am Rande der Hornhaut fand sich ein kleiner Epithelialverlust. Drei Stunden später fortfahrend merkbare Injection am Versuchsauge.

Am Tage darauf alle Symptome verschwunden. Eine etwas erhöhte Reizbarkeit dadurch zu Tage tretend, dass die Conj. oculi leichter injicirt wird, wenn das Augenlid einige Minuten emporgehoben ist, so dass die Sklera blossliegt, ist jedoch am Versuchsauge noch vorhanden.

*Versuch LXXXI—LXXXVIII.* Die Linse wurde in einem Abstand von 20 cm von der Lichtquelle fixirt. Die Versuchszeit wechselte zwischen vier bis fünf Stunden. Das Kaninchen wurde so placirt, dass beinahe das ganze Auge den Strahlen ausgesetzt

[1] Diese Versuche wurden im Hochsommer ausgeführt, wo die durch Aufbinden des Augenlides hervorgerufene Reizung sich verhältnissmässig stark zeigte (vgl. S. 378).

war, welche in diesem Abstande einen Kreis mit einem Diameter von 2 cm bildeten. Da der Diameter der Linse 4 cm war, wurden also die Strahlen, welche durch die Linse gegangen waren, auf eine vier mal kleinere Fläche concentrirt. Bei allen acht Versuchen zeigte sich schon nach einer Stunde in der Conj. oculi des Versuchsauges eine sichtlich stärkere Injection als in der des Controlauges. Bei Schluss des Versuches war der Unterschied oft ziemlich in die Augen fallend; nicht nur die Injection, sondern auch die Chemosis war mehr ausgeprägt, und oft kam an dem Versuchsauge auch eine grössere Zahl von kleinen Epithelialverlusten vor als an dem Controlauge. Die Sympteme nahmen jedoch sehr schnell ab, so dass die Injection und die Schwellung schon vier Stunden nach Schluss des Versuches verschwunden waren. Am darauffolgenden Tage waren auch die Ulcerationen geheilt und das Auge zeigte nur die bei Versuch LXXX erwähnte Geneigtheit zur Injection bei Aufhebung des oberen Augenlides für einige Minuten. In einem Falle hielt sich gleichwohl eine unbedeutende Hornhautulceration bis zum folgenden Tage. Dazu wurde in diesem Falle eine zwar gelinde, aber doch deutliche Contraction der Pupille beobachtet, welche jedoch am dritten Tage verschwunden war.

Es zeigte sich also, dass die strahlende Wärme zwar eine Reizung im Kaninchenauge hervorruft. Diese Reizung aber war, im Vergleich mit der bei den früheren Versuchen mit dem ganzen Licht hervorgerufenen, höchst unbedeutend und schnell vorübergehend.

Um für die Beurtheilung dieser Wirkung einen bestimmten Anhaltspunkt zu bekommen, war es selbstverständlich von Gewicht, die Menge der strahlenden Wärme zu messen, welche die berusste Steinsalzlinse durchliess. Hierzu eignete sich indessen nicht das oben beschriebene Thermometer, weil es zufolge der geringen Menge der leuchtenden Strahlen und der Convergenz derselben äusserst schwer fiel zu entscheiden, inwiefern das Thermometer sich zur Strahlung in genau demselben Verhältniss befand, wie das Auge des Versuchsthieres während des Versuches. Es wurde deshalb für die Filtration des Lichtes eine andere Methode erwählt, nämlich die, das Licht durch eine Lösung von Jod in Schwefelkohlenstoff gehen zu lassen.

Hierzu wurde ein besonderer kleiner Apparat nach demselben Princip, wie die weiter oben beschriebene hohle Glaslinse construirt. Die Röhre, durch welche die Flüssigkeit circulirte, war jedoch viereckig, und anstatt der Uhrgläser wurden an den Seiten derselben zwei parallele Scheiben von dünnem Deckglas angebracht. Der Abstand zwischen den beiden Deckgläsern war 1 cm. Das auf diese Weise hergestellte Gefäss wurde mit Schwefelkohlenstoff gefüllt, in dem so viel Jod aufgelöst war, dass bei gewöhnlichem Tageslicht Gegenstände durch die Flüssigkeit gerade noch gesehen werden konnten, das elektrische Licht aber durch sie mit deutlich violetter Farbe hindurchschien. Die Jodlösung wurde so schwach genommen, theils um die Controle, dass das Auge des Versuchsthieres den durchgelassenen Wärmestrahlen ausgesetzt war, theils um die Messung der Wärme mit dem oben beschriebenen Thermometer zu erleichtern. Die durch die Jodlösung filtrirten Strahlen erhöhten die Temperatur in einem Abstande von 20 cm in einer Minute von 26—27·2° oder ebenso viel wie in einem Abstand von 25 cm, wo das Thermometer von dem ganzen Licht der Lampe getroffen wurde. In einem Abstand von 15 cm stieg das Thermometer, wenn das Schwefelkohlenstoffgefäss zwischen dasselbe und das Licht in einer Entfernung von 11 cm von dem letzteren eingeschoben wurde, in einer Minute von 26° auf 28°. Die Intensität der durch die Jodschwefelkohlenstofflösung filtrirten Wärme erreichte also in einem Abstand von 15 cm einen nicht unbedeutend höheren Grad (26—28°) als die des ganzen Lichtes in dem gewöhnlichen Versuchsabstand von 25 cm (26—27,2°). Die dunkle Strahlung muss also in dem erstgenannten Fall verhältnissmässig noch bedeutender gewesen sein, als die Zahlen angeben, denn auch die leuchtenden Strahlen erzeugen eine Temperatursteigerung, diese Strahlen waren aber in diesem Fall zum grössten Theil abfiltrirt.

*Versuch LXXXIX—XCVI.* Das Auge des Versuchsthieres befand sich in einem Abstand von 15 cm von der Lichtquelle. Das Gefäss mit der Jodschwefelkohlenstofflösung wurde in einem Abstand von 11 cm von der Lichtquelle eingeschoben. Die Zeit war bei einem Versuche drei, bei einem anderen vier, bei den fünf übrigen $4^1/_2$ Stunde. In drei Fällen waren die Symptome am Ende der Versuchszeit an dem ausgesetzten Auge auch nicht im geringsten stärker als an dem Controlauge. Sie gingen auch an beiden Augen, welche schon an demselben Abend reizungslos waren und es auch am folgenden Tage verblieben, gleich schnell zurück. In dem vierten Fall kamen oberflächliche

Ulcerationen an dem Versuchsauge in etwas grösserer Menge als am Controlauge vor. Doch war dieser Unterschied am darauffolgenden Tage ausgeglichen und das Auge reizungslos. In dem fünften Fall war die Reizung am Versuchstage an beiden Augen gleich, am darauffolgenden Tage aber zeigten sich am Versuchsauge an der den Strahlen ausgesetzt gewesenen Stelle der Conj. oculi Spuren einer Injection. In dem sechsten und siebenten Fall zeigten sich am Tage darauf noch einige unbedeutende Ulcerationen am Versuchsauge; eines dieser Augen zeigte ausserdem eine gelinde Zusammenziehung der Pupille und Spuren einer Pericornealinjection. Die Symptome waren jedoch äusserst unbedeutend und nur bei genauerer Untersuchung erkennbar, auch verschwanden sie noch im Laufe des Tages.

Die strahlende Wärme rief also bei diesen Versuchen entweder gar keine oder nur eine äusserst geringe Wirkung hervor. Wenn eine Reizung auftrat, war sie am stärksten am Ende des Versuches ausgeprägt und nahm dann sehr schnell ab, um gewöhnlich nach einigen Stunden ganz zu verschwinden. Die bemerkenswerthesten Symptome waren die in einem Fall beobachtete, äusserst gelinde Pericornealinjection und unbedeutende Pupillencontraction. Inwiefern diese Symptome als eine directe Irisreizung oder als eine Complication zu den oberflächlichen Ulcerationen an der Hornhaut aufzufassen sind, dürfte schwer zu entscheiden sein. Auf alle Fälle waren sie im Vergleich zu denjenigen, welche vorkommen, wenn das Auge dem ganzen Licht der elektrischen Lampe ausgesetzt ist, äusserst unbedeutend. Gleichwohl war die Intensität der strahlenden Wärme bei den Versuchen LXXXIX bis XCVI nicht wenig grösser, als gewöhnlich. Hiernach zu urtheilen, würden die ultrarothen Strahlen bei der Hervorrufung einer Lichtreizung an den vorderen Medien des Auges also nur eine untergeordnete Rolle spielen.

Von einem gewissen Gesichtspunkt aus gesehen, würde man haben erwarten können, dass die ultrarothen Strahlen eine stärkere Reizung an den vorderen Medien des Auges erzeugen, nämlich von dem Gesichtspunkt des Vermögens dieser Medien, strahlende Wärme besonders kräftig zu absorbiren. Janssen[1] hat gezeigt,

[1] Janssen, Mémoire sur l'absorption de la chaleur rayonnante obscur dans les milieux de l'oeil. (Annales de chimie et de physique. 1860. Ser. 3. t. LX.

dass die Hornhaut beim Ochsen 49,8 %, beim Schafe 56,9 % und beim Schweine 57,5 % der Wärme von einer Moderateurlampe resorbirt. Zu ähnlichen Ergebnissen sind CIMA[1], FRANZ[1], ENGELMANN[1] und KLUG[2] gekommen. Auch die Bindehaut scheint das Vermögen zu besitzen, strahlende Wärme kräftig zu absorbiren. Aus Versuchen, welche ich mit einem von K. ANGSTRÖM construirten Spectrobolometer ausführte, ging nämlich hervor, dass dies Gewebe 9 % aller Wärme der Lichtquelle (eine Gasflamme) und nur 3 % der dunklen Wärme durchliess.[3]

Man sollte erwarten, dass eine so lebhafte Absorption von Wärme in dem absorbirenden Medium bedeutende Veränderungen hervorrufen würde. Dass dieses nicht geschah, dürfte zum Theil durch den Stoff bedingt sein, auf welchem die Wärmeabsorption beruht. JANSSEN's Untersuchungen haben dargethan, dass es das Wasser in den durchsichtigen Medien des Auges ist, von dem die Wärme absorbirt wird.[4] Auch das Vermögen der Bindehaut, Wärme zu absorbiren, dürfte zum grossen Theil auf ihrem Wassergehalt beruhen. Der erste Versuch, den ich mit dem Spectrobolometer über die Permeabilität der Bindehaut für ultrarothe Strahlen anstellte, ergab nämlich im Mittel 3 %. Aber als der Versuch nach einer Viertelstunde erneuert wurde, gab er 6,2 % und nach noch einer Viertelstunde 12 %. Nachdem das Gewebe eine halbe Stunde der Abdünstung ausgesetzt gewesen, war also die Diathermansie vier Mal grösser als am Anfange. Dahingegen zeigte ein anderer Theil derselben Bindehaut, welcher vor Abdünstung geschützt worden war, nach $^3/_4$ Stunden keine Veränderung in der Diathermansie. Wenn nun, wie man aus diesen Gründen zu vermuthen berechtigt ist, das Vermögen der Medien,

---

[1] Nach HELMHOLTZ, Handb. d. Phys. Optik. Zweite Auflage. 1887. S. 283.

[2] KLUG, Untersuchungen über die Diathermansie der Augenmedien. Arch. f. Physiologie. 1878. II. S. 246.

[3] Einen eingehenderen Bericht über diese Untersuchungen betrachte ich als hier nicht am Platze. Ebenso übergehe ich die Beschreibung des Instrumentes und verweise den dafür interessirten Leser auf Upsala Universit. årsskrift. 1885. Wied. Ann. Bd. XXVI. S. 253. Bih. till Kungl. Vet. Akad. handl. 1887. Bd. XIII.

[4] Nach KLUG's Untersuchungen ist die Diathermansie der Augenmedien, wenigstens die der Linse und der Hornhaut, geringer als die einer gleich dicken Wasserschicht. Dieses dürfte jedoch kaum die Richtigkeit des obigen Raisonnements verringern.

Wärme zu absorbiren, zum grossen Theil auf ihrem Wassergehalt beruht, so erklärt dieses zum Theil die geringe Wirkung der ultrarothen Strahlen. Die Säfte des Gewebes befinden sich während des Lebens in einer beständigen Strömung. Die absorbirte Wärme wird also unaufhörlich durch die Circulation entfernt.

In einem nicht geringen Grade dürfte auch die Thränenflüssigkeit dazu beitragen, dem Effect entgegenzuwirken, der sonst durch die Absorption von Wärme entstehen würde. Die Thränenflüssigkeit nimmt theils eine Menge Wärme mechanisch auf und leitet sie ab, theils bindet sie dieselbe durch Verdunstung. Ganz gewiss spielt sie auf diese Weise eine wichtige Rolle bei der Regulirung der Temperatur in den oberflächlichen Medien des Auges innerhalb Grenzen, die bei meinen Versuchen in keinem nennenswerthen Grade überschritten worden sind.[1]

Auch die klinische Erfahrung zeigt, dass die ultrarothen Strahlen die äusseren Medien des Auges nur wenig reizen. Es giebt eine Menge von Personen, z. B. Maschinisten, Hochofenarbeiter u. A., welche sich der strahlenden Wärme täglich aussetzen. Auch Personen, welche in der Nähe von Gasflammen arbeiten, setzen sich einer nicht gar so geringen Intensität von strahlender Wärme aus. Die Wirkung hiervon bleibt zwar nicht ganz aus, doch beschränkt sie sich auf eine Hyperämie der Bindehaut. Heftigere Reizungssymptome, der Schneeblindheit und Ophthalmia electrica ähnelnd, treten dahingegen nicht auf.

Janssen[2] hat eine in derselben Richtung gehende Angabe mitgetheilt. Er erwähnt nämlich, dass er bei Ausstichen aus Hochöfen beobachtet habe, wie die Strahlen von dem Metallbade, so intensiv und schmerzhaft für das Angesicht sie auch sind, die Augen nicht angreifen, sodass man den verschiedenen Phasen dieser Operation ohne Mühe (sans fatigue) folgen kann, sofern man nur die Vorsicht beobachtet, das Gesicht mit einer Maske zu schützen, welche die Augen freilässt.

[1] Es ist indessen höchst annehmbar, dass, wenn das Auge einer intensiveren Wärmestrahlung ausgesetzt worden wäre, auch die Wirkung stärker gewesen sein würde. Einige Versuche, welche ich in dieser Richtung anstellte, misslangen jedoch, weil die Deckgläser, als der Filtrationsapparat der Lichtquelle mehr genähert wurde, zersprangen und der Schwefelkohlenstoff Feuer fing.

[2] Janssen, a. a. O. S. 72.

In Betreff der Einwirkung der strahlenden Wärme auf das Auge hat übrigens MEYHÖFER[1] höchst interessante Beobachtungen gemacht. Er bekam in einer kurzen Zeit vier junge Glasbläser in Behandlung, welche alle an linksseitigem Staar litten (bei zweien zeigte sich auch beginnender Katarakt am rechten Auge). Er vermuthete, dass der juvenile Staar bei diesen vier Personen in einer Eigenthümlichkeit in der Beschäftigung derselben seinen Grund hatte, und unternahm deshalb eine Reise nach mehreren Glashütten. Er fand seine Vermuthung bestätigt. Die Arbeiter an den Glashütten waren 40—45 Wochen lang 12 Stunden täglich ausschliesslich mit der Behandlung der glühenden Glasmasse in unmittelbarer Nähe der riesigen Schmelzöfen beschäftigt. In dem Abstand vom Ofen, in welchem sie im Allgemeinen ihr Gesicht halten mussten, die linke Hälfte desselben dem Ofen zugekehrt — zwar jedes Mal nur eine kleine Weile, um die Glasmasse herauszunehmen, nach kurzer Zwischenzeit aber immer und immer wieder — zeigte ein aufgehängtes Thermometer nach zehn Minuten 65° C.

Von dieser enormen Hitze zeigten sich in dem Gesichte der meisten Glasbläser deutliche Spuren in der Form eines leichten Grades von Verbrennung, die sich in einer rothbraunen Missfärbung und lederartigen Trockenheit der Haut äusserte. Bei Vielen kamen sogar Narbenbildungen als Folge der starken Wärme vor.

Bei 59 Arbeitern oder 11,6 % beobachtete er, zumeist an dem nach dem Ofen gekehrten linken Auge, Staarbildung, welche er theils einer directen Einwirkung der strahlenden Wärme, theils der profusen Schweissabsonderung bei der Arbeit zuschrieb. Einige Zeichen einer heftigeren Inflammation an den vorderen Medien des Auges aber beobachtete er nicht. Wenigstens erwähnt er in seinem Aufsatz nichts davon. Nur bei einem von 506 untersuchten Arbeitern fand er Cornealflecke, von denen er annahm, dass sie auf einer Verbrennung des Cornealepithels beruhten.

---

[1] MEYHÖFER, Zur Aetiologie des grauen Staars. Jugendliche Katarakten bei Glasmachern. Klin. Monatsbl. f. Augenheilk. 1886. S. 49.

*c. Die Einwirkung der ultravioletten Strahlen auf die vorderen Medien des Auges.*

Bei den ersten Versuchen über die Einwirkung der ultravioletten Strahlen auf die vorderen Medien des Auges wurde ein ähnlicher Apparat wie bei den Versuchen LXXXIX—XCVI angewandt. Glas absorbirt zwar Strahlen von kurzer Wellenlänge,[1] dadurch aber, dass ich dünne Deckgläser wählte, hoffte ich die Absorption auf ein Unbedeutendes herabzubringen. Der Apparat wurde mit destillirtem Wasser gefüllt, welches die ultravioletten und die leuchtenden Strahlen durchlässt, die ultrarothen aber stark absorbirt.[2] Es war meine Absicht, dass, wenn die Versuche mit durch den Apparat filtrirten Strahlen ein positives Resultat geben sollten, das Wasser mit einem violetten Farbstoff zu versetzen, um dadurch den grössten Theil auch der leuchtenden Strahlen zu entfernen und dann mit den solchergestalt filtrirten ultravioletten Lichtwellen die Versuche zu erneuern.

*Versuch XCVII.* Der Apparat wurde in einer Entfernung von 11 cm von der Lichtquelle aufgestellt. Die filtrirten Strahlen erhöhten in einem Abstand von 15 cm von dem Lichte die Temperatur von 26° bis auf 26,8°. Das Kaninchen wurde so placirt, dass das Versuchsauge sich in dem ebengenannten Abstand vom Lichte befand.

Nach einer halben Stunde stellte sich eine mässige Injection ein und nach zwei Stunden zeigten sich Spuren von einer Chemosis und ein paar oberflächliche, ganz kleine Ulcerationen an der Hornhaut. Am Ende des Versuches nach fünf Stunden zeigten sich an dem der Einwirkung der Strahlen ausgesetzt gewesenen Auge Chemosis, Injection und Hornhautulcerationen zwar nur in mässigem Grade, aber doch entschieden deutlicher als an dem Controlauge, das nur unbedeutend gereizt war. Schon nach Verlauf von einer halben Stunde waren diese Symptome gleichwohl

[1] Glas lässt einen Theil der ultravioletten Strahlen hindurch, absorbirt aber die übrigen. Wie bekannt ist, müssen deshalb für die Untersuchung der ultravioletten Wellenlängen Linsen und Prismen von Bergkrystall angewendet werden. Die kürzesten Wellenlängen werden auch von sehr dünnem Glase absorbirt, was aus den von Hertz angestellten Untersuchungen hervorgeht (s. die Note auf S. 394).

[2] Soret hat gezeigt, dass destillirtes Wasser für die ultravioletten Strahlen vollkommen permeabel ist. Archives de Genève. März 1878, nach Cornu.

bedeutend vermindert. Nach drei Stunden war das Versuchsauge reizungslos. Am Morgen des folgenden Tages war es vollkommen normal.

*Versuch XCVIII.* Die Anordnung wie in Versuch XCVII, die Zeit $4^1/_2$ Stunde. Am Ende des Versuches eine mässige Injection und ein paar oberflächliche Ulcerationen. Die Symptome an beiden Augen gleich; zwei Stunden später beide Augen reizungslos, ebenso am folgenden Tage.

*Versuch XCIX.* Anordnung und Zeit wie bei Versuch XCVIII. Am Ende des Versuches geringe Injection, am Controlauge stärker ausgeprägt, keine Chemosis, an beiden Hornhäuten mehrere oberflächliche Ulcerationen, die Pupille des Controlauges eher enger. Drei Stunden später beide Augen reizungslos, am Tage darauf ebenfalls.

*Versuch C.* Der Filtrationsapparat 7 cm, das Kaninchenauge 12 cm von der Lichtquelle entfernt. Die Versuchszeit fünf Stunden. Das Thermometer stieg in einer Minute von 26° auf 27° C.

Beide Augen wurden ziemlich schnell injicirt. Chemosis trat an beiden nach zwei Stunden ein. Am Ende des Versuches war die Chemosis an dem Versuchsauge stärker ausgeprägt. Dazu kam eine deutliche Pupillencontraction und eine Veränderung der Irisfarbe. Die zwei letztgenannten Symptome waren noch zwei Stunden nach Schluss des Versuches bemerkbar. Am Abend desselben Tages war das Auge jedoch reizungslos.

*Versuch CI.* Versuchsanordnung und Zeit wie bei dem Versuch C. Die Reizungssymptome unbedeutend, am Ende des Versuches an beiden Augen gleich; sie nahmen sehr schnell ab, sodass sie schon nach zwei Stunden ganz verschwunden waren.

Die Versuche fielen also im Ganzen genommen negativ aus. In einem Fall (Nr. C) trat am Versuchsauge zwar eine deutliche Contraction der Pupille und eine Veränderung der Farbe der Iris auf, in einem anderen aber (Nr. XCIX) war dafür die Pupille des Controlauges enger.

Die Ursache dieses geringen Effectes konnte von dreierlei Art sein. Entweder beruht die Reizung, welche das Licht an den vorderen Medien des Auges hervorruft, auf einem Zusammenwirken aller Strahlen oder es sind die ultrarothen Strahlen für das Entstehen der Symptome von grösserer Bedeutung, als die Versuche LXXIX—XCVI an die Hand gegeben haben, oder aber, es ist die Reizung des Lichtes an den vorderen Medien des Auges hauptsächlich durch die ultravioletten Strahlen bedingt, obschon dieselben bei den letzten Experimenten von den Deckgläsern — so dünn diese auch waren — in grösserer Menge absorbirt wurden, was zur Folge hatte, dass der Effect ausblieb. Um zu ermitteln, welche dieser drei Möglichkeiten die wirkliche Ursache war, wurde mit demselben Apparat nach Entfernung des Wassers ein Versuch angestellt, sodass dann nur die Deckgläser auf die durchgehenden Strahlen einwirkten.

*Versuch CII.* Die Anordnung dieselbe wie bei Nr. C, mit der Abweichung jedoch, dass der Apparat leer war. Die durch denselben dringenden Strahlen erhöhten in einer Minute das Thermometer von 26° auf 28,5°. Die Versuchszeit war $4^3/_4$ Stunden. Am Ende derselben zeigten beide Augen eine mässige Injection und Chemosis, sowie mehrere kleine Ulcerationen. Die Symptome waren an dem Versuchsauge unzweifelhaft ausgeprägter als am Controlauge, nahmen aber schnell ab. Schon zwei Stunden nach dem Ende des Versuches waren sie bedeutend vermindert und am Tage darauf vollständig verschwunden.

Bei diesem Versuch, wo der Abstand zwischen dem Auge des Kaninchens und der Bogenlampe sich auf 12 cm oder die Hälfte des gewöhnlichen (25 cm) betrug, musste selbstverständlich die Intensität der leuchtenden Strahlen verhältnissmässig stark sein. Nur zwei dünne, durchsichtige Deckgläser trennten die Lampe von dem Auge des Kaninchens. Ebenso war auch — nach dem Ausschlage des Thermometers — die Intensität der ultrarothen Strahlen grösser als gewöhnlich.[1] Da gleichwohl das Resultat am Auge ein ganz geringes war, so sprach dieses Verhältniss sehr dafür, dass die ultravioletten Wellenlängen für das Entstehen einer Reizung an den vorderen Medien des Auges eine besonders grosse Bedeutung haben, dass sie aber bei den Versuchen XCVII—CII von den Deckgläsern in einem bedeutenden Grade resorbirt (und reflectirt) worden sind. Um nun das Vermögen des Glases, die wirksamen Strahlen zu absorbiren oder sie auf andere Weise unschädlich zu machen, weiter zu studiren, wurden einige neue Versuche angestellt.

[1] Vgl. das Steigen des Thermometers bei dem Versuche C (26°—27°) in demselben Abstand als die Strahlen durch Wasser filtrirt wurden, und in einem Abstand von 25 cm, als das ganze Licht das Thermometer traf (26°—27,2°).

*Versuch CIII—CIV.* In einem Abstand von 7 cm von der Lampe wurde eine $2^1/_2$ mm dicke Scheibe von gewöhnlichem Fensterglas mit schwachgrüner Farbe befestigt. Die durchgehenden Strahlen erhöhten in einem Abstand von 5 cm von der Scheibe (12 cm von dem Lichte) in einer Minute das Thermometer von 26° auf 28,5°. Das Kaninchen wurde so placirt, dass das eine Auge sich in dem letztgenannten Abstand von der Lampe befand. Die Versuchszeit $4^3/_4$ Stunden. Am Ende des Versuches fanden sich an dem Versuchsauge eine ziemlich lebhafte Injection, Chemosis, mässige Absonderung und oberflächliche Hornhautulcerationen. Dieselben Symptome, obschon gelinder, fanden sich jedoch auch am Controlauge. Sie zeigten sich $2^1/_2$ Stunde nach Ende des Versuches bedeutend vermindert, doch fortwährend stärker am Versuchsauge. Am Tage darauf waren beide Augen reizungslos.

Auch bei diesen Versuchen waren die Reizungssymptome unbedeutend und schnell vorübergehend. Das Resultat gab also hier, gleichwie bei den Versuchen XCVII—CII, starken Grund zu der Vermuthung, dass es die ultravioletten Strahlen sind, welche bei einer Lichtreizung auf die vorderen Medien des Auges die grösste Wirkung ausüben. Um diese Frage mit Sicherheit zu entscheiden, wurden einige Versuche mit Bergkrystall unternommen, welcher Stoff bekanntlich ungefähr dieselbe Durchsichtigkeit und Diathermansie wie das Glas hat, aber die Verschiedenheit darbietet, für die ultravioletten Wellenlängen in einem sehr hohen Grade durchlässig zu sein.

*Versuch CV—CIX.* Eine Bergkrystallinse[1] von einer Dicke von 6 mm in der Mitte und einer Brennweite von 13,5 cm wurde in diesem Abstand von der Lichtquelle angebracht. In den parallelen Strahlen jenseits der Linse und ungefähr 5 cm von derselben stieg das Thermometer in einer Minute von 26° auf 27,4°. Das Kaninchen wurde so placirt, dass das eine Auge sich in diesem Abstand von der Linse mitten in dem Bündel des durchgelassenen Lichtes befand. Da die Strahlen nach der Brechung nahezu parallel waren, so musste die Intensität derselben an dieser Stelle ungefähr ebenso gross sein wie die des Lichtes 13,5 cm von der Lampe, ungerech-

[1] Diese Versuchsanordnung erscheint vielleicht etwas eigenthümlich, war aber dadurch bedingt, dass mir von Bergkrystall zur Zeit nur diese Linse zu Gebote stand.

net diejenigen Strahlen, welche durch Reflexion und Absorption verloren gegangen waren. Die Versuchszeit wechselte zwischen 4 und $4^1/_2$ Stunde.

Während des Experimentes verhielt sich das Auge bei den einzelnen Versuchen etwas verschieden. Bei zweien derselben traten mässige Injection, Chemosis und oberflächliche Epithelabhebungen an der Hornhaut auf. Bei diesen Versuchen zeigten sich Reizungssymptome, obschon schwächer, auch an dem Controlauge. Bei den drei übrigen Versuchen zeigten sich dahingegen während des Versuches nur eine ganz unbedeutende Injection, keine Chemosis und kaum einige Ulcerationen. In vier Fällen war unmittelbar nach dem Ende des Versuches eine deutliche Contraction der Pupille vorhanden, in dem fünften nichts Abnormes an der Iris zu bemerken. Die Symptome entwickelten sich während der ersten drei Stunden nach dem Ende des Versuches nicht weiter und in einem Falle verminderten sie sich sogar etwas.

Am folgenden Tage waren die Symptome dagegen ziemlich heftig; mässige Absonderung und Injection an der Conj. palpebr., Injection und Chemosis an der Conj. oculi in der Ausdehnung, in welcher sie dem Lichte ausgesetzt gewesen, eine Menge kleiner Epithelabhebungen und mässige Trübung an der Hornhaut, Zusammenziehung der Pupille und Missfärbung des Gewebes der Iris. In einem Falle zeigten sich kleine Blutungen in der Conj. oculi, in einem anderen war die ganze Nickhaut mit einer Menge von kleinen Blutausaderungen erfüllt. Diese Symptome nahmen im Laufe des Tages an Intensität zu.

Am Morgen des dritten Tages waren in drei Fällen die Symptome fortwährend gleich heftig. In den zwei anderen zeigten sich Zeichen einer Abnahme.

Am vierten Tage waren die Augen beinahe reizungslos. Doch fanden sich noch die oberflächlichen Ulcerationen und die leichte Trübung der Hornhaut vor. In einem Fall war die Pupillencontraction noch am fünften Tage vorhanden. Auch noch zwei Tage später konnte man eine schwache Trübung der Hornhaut beobachten.

Zum Vergleich wurden einige Versuche mit Strahlen gemacht, welche durch die früher genannte Glasscheibe filtrirt waren.

*Versuch CX—CXIV.* Der Abstand zwischen dem Auge des Kaninchens und dem Lichte 13,5 cm. In der Mitte zwischen dem

Auge und dem Lichte die Glasscheibe. Erhöhung der Temperatur in einer Minute von 26° auf 28,3°. Die Versuche wurden gleichzeitig mit Nr. CV—CIX ausgeführt.

Bei zweien der Versuche verhielt sich das dem Lichte ausgesetzte Auge ganz wie das Controlauge. Bei den drei anderen zeigte sich die Injection der Conj. bulbi des Versuchsauges etwas stärker. Die Injection hörte jedoch zwei Stunden nach dem Ende des Versuches auf, worauf das Auge nichts Abnormes mehr zeigte.

Ein nennenswerther Unterschied in der Durchlässigkeit für die leuchtenden Strahlen zwischen der Bergkrystall-Linse und der Glasplatte ist nicht gut denkbar, da beide Medien dem Auge vollkommen gleich erschienen, nur dass die Glasplatte eine ganz schwache grüne Farbe zeigte. Dahingegen zeigte das Thermometer, dass die Glasplatte, wahrscheinlich in Folge ihrer geringeren Dicke, mehr diatherman als die Bergkrystall-Linse war. Trotzdem verursachten die Strahlen, welche durch die Glasplatte gegangen waren, nur eine geringe und schnell vorübergehende Reizung, während die, welche die Linse passirt hatten, äusserst heftige Symptome hervorriefen. Die Ophthalmien, die bei den Versuchen CV—CIX auftraten, waren nämlich heftiger, als ich sie bei irgend einem der vorherigen Versuche beobachtet hatte. Die Ursache dieser grossen Verschiedenheit konnte kaum eine andere, als die verschiedene Durchlässigkeit der beiden Medien für die kurzen Wellenlängen sein. Auche diese Versuche sprachen demnach entschieden dafür, dass die ultravioletten Strahlen die bei der Hervorrufung einer Reizung an den vorderen Medien des Auges vorzugsweise wirksamen sind.

Nachdem ich eine Bergkrystallplatte und eine Glasplatte von gleicher Dicke erhalten hatte, stellte ich mit beiden einige vergleichende Versuche an. Beide Platten waren vollkommen durchsichtig und farblos. Auf photometrischem Wege untersucht, zeigten sie dieselbe Diaphaneïtät. Die Wärme, welche sie durchliessen, war ebenfalls beinahe gleich. In dem einen Falle (Bergkrystallplatte) stieg das Thermometer in einem Abstand von 20 cm von der Flamme in einer Minute von 26° auf 27,3°, in dem anderen (Glasplatte) von 26° auf 27,2°. Mit jeder Platte wurden drei Versuche angestellt.

*Versuch CXV—CXVII,* mit der Bergkrystallplatte. Die Versuchszeit vier Stunden. Der Abstand von der Lampe 20 cm.

Am Ende des Versuches zeigte das dem Licht ausgesetzt gewesene Auge locale Injection und Schwellung der Conj. oculi, überdies oberflächliche Epithelabhebungen an der Hornhaut. Bei dem einen Kaninchen (von brauner Farbe) fand sich auch eine deutliche Pupillencontraction. Bei den beiden anderen (Albinos) war dieses Symptom wenig hervortretend. Die Symptome drei Stunden nach Schluss des Versuches bei dem braunen Kaninchen etwas vermehrt, bei den beiden anderen auf demselben Punkt wie unmittelbar nach dem Versuche. Das Controlauge bei allen dreien drei Stunden nach Schluss des Versuches vollkommen normal.

Am Tage darauf waren die Injection und Schwellung der Conj. oculi, die Epithelabhebungen und die Trübung der Hornhaut sehr ausgeprägt. Die Contraction der Pupille und die Veränderung in der Farbe der Iris bei dem braunen Kaninchen deutlich hervortretend, bei den beiden weissen aber kaum merkbar. Diese zeigten dagegen eine deutliche Photophobie.

Am dritten Tage waren die Symptome bedeutend vermindert.

Am vierten Tage fanden sich nur eine leichte Trübung der Hornhaut und oberflächliche Epithelabhebungen. Nach weiteren 2—3 Tagen zeigte das Auge nichts Abnormes.

*Versuch CXVIII—CXX.* Die Strahlen passirten, ehe sie das Auge trafen, die Glasplatte; im Uebrigen war die Versuchsanordnung ganz dieselbe wie bei Nr. CXV—CXVII. Am Ende des Versuches bot das dem Licht ausgesetzt gewesene Auge in einem Fall dasselbe Aussehen wie das Controlauge dar; in den beiden anderen Fällen war es etwas stärker gereizt. Die Reizung ging aber schnell zurück, sodass sie in dem einen Falle schon nach einer halben Stunde, in dem anderen nach zwei Stunden verschwunden war.

Auch hier zeigten sich die Strahlen, welche durch den Bergkrystall gegangen waren, stark reizend, während sich diejenigen, welche das Glas passirt hatten, wenig wirksam erwiesen.

Bisher war die Durchlässigkeit der Medien für ultrarothe und ultraviolette Strahlen mittelst des Thermometers und Photometers beurtheilt worden. Verschiedenartige Medien können indessen verschiedene Theile des Spectrums verschieden stark absorbiren, ohne dass dieses sich dem Thermo- oder Photometer, welche — sofern das Licht nicht durch ein Prisma zerlegt worden ist — die ganze Wärme- und die ganze Leuchtkraft messen, zu erkennen giebt.

Um nun den obigen Versuchen volle Beweiskraft zu verleihen, mussten daher die Wellenlängen des von dem Bergkrystall und der Glasplatte durchgelassenen Lichtes besonders untersucht werden. Erst eine solche Untersuchung konnte betreffs der vorzugsweise wirksamen Strahlen einen bestimmten Ausschlag geben.

Die Untersuchung über die Diathermansie der beiden Medien führte ich mit dem schon erwähnten Spectrobolometer aus. Die $D$-Linie wurde zum Ausgangspunkt für die Untersuchung erwählt und diese dann so weit in das ultrarothe Feld hinein fortgesetzt, als sich ein Ausschlag erhalten liess. Das Ergebniss ist hier unten in einer Tabelle zusammengestellt, wo die erste Columne die von der $D$-Linie gerechnete Deviation für das angewendete Bergsalzprisma, dessen brechender Winkel 60° 2′ ist, die zweite die Wellenlänge der untersuchten Strahlen, die dritte den Ausschlag des Galvanometers, durch die Einwirkung der von der Lichtquelle kommenden Strahlen auf das Bolometer bedingt, die vierte die Wirkung der Strahlen, nachdem sie die Bergkrystallplatte, und die fünfte die Wirkung derselben, nachdem sie die Glasplatte passirt hatten, angiebt.

| $D$ | $\lambda$ | $L$ | *Bk.* | *Gl.* |
|---|---|---|---|---|
| 0 | 0,59 | 3,8 | 2,5 | 2,5 |
| 0,5 | 0,69 | 17 | 15 | 15 |
| 1 | 0,80 | 121,8 | 112,5 | 112,5 |
| 1,5 | 1,70 | 306 | 242 | 185 |
| 2,0 | 4,00 | 107 | 26,5 | 14 |
| 2,5 | 6,50 | 30,5 | 2,2 | 2 |

Die Durchlässigkeit der beiden Platten für die leuchtenden Strahlen jenseits der $D$-Linie wurde mit Vierordt's Doppelspalt untersucht. Die Untersuchung gab für beide Platten denselben Ausschlag, nämlich eine Verminderung der Intensität der Strahlen um ungefähr 8,0 %, was der Reflexion von den beiden Flächen der Platten entspricht.

Die Durchlässigkeit der Platten für die ultravioletten Wellenlängen wurde auf folgende Weise untersucht. Das Bogenlicht wurde mit einem Pappcylinder umgeben und dieser überall sorgfältig geschlossen. An der Seitenfläche des Cylinders wurde sodann eine 2 mm breite und 16 mm lange Spaltöffnung angebracht. Das durch diese hervordringende Strahlenbündel wurde mittelst einer Linse aus Bergkrystall gegen ein Prisma aus demselben Stoff concentrirt und das derart erhaltene Spectrum sodann auf einen weissen Schirm projicirt. An der Grenze des sichtbaren Spectrums gegen die violette Seite wurde ein Blatt Filtrirpapier fixirt, das in einer 2 % Lösung von schwefelsaurem Chinin angefeuchtet worden war. Die ultravioletten Strahlen wurden nun in Folge der Fluorescenz sichtbar. Die Breite der fluorescirenden Partie wurde mit einem gewöhnlichen Maassstab gemessen und zu 30 cm befunden. Hierauf wurde der zu untersuchende Stoff vor die Spaltöffnung geschoben. Es zeigte sich nun, dass die fluorescirende Partie sich bis auf 7—6 cm verkürzte, wenn die Strahlen durch die Glasscheibe gingen, dahingegen wohl eine unbedeutende Verminderung in der Intensität, aber keine Verkürzung in der Länge erlitt, wenn sie die Bergkrystallplatte zu passiren hatten. Die kürzesten Lichtwellen wurden also von der Glasscheibe absorbirt, von der Bergkrystallplatte aber durchgelassen. Besonders deutlich konnte man die Durchlässigkeit der beiden Platten für verschiedene Strahlen mit dem Auge beobachten, wenn man mit dem untersuchten Medium nur die halbe Spaltöffnung bedeckte und solchergestalt einen Theil des Lichtes direct auf die Linse fallen liess.

Die obige Tabelle zeigt aber bei der Bergkrystallplatte auch eine grössere Durchlässigkeit für gewisse der ultrarothen Wellenlängen als bei der Glasplatte. Von $\lambda = 1{,}70$ liess die erstere ungefähr den dritten Theil mehr und von $\lambda = 4{,}00$ beinahe doppelt so viele hindurch als die letztere. Es wäre demnach nicht unmöglich, dass der verschiedene Ausschlag, den die Versuche CXV—CXVII und CXVIII—CXX gegeben haben, gerade durch diese Verschiedenheit der Platten bedingt gewesen ist. Um hierüber Klarheit zu erhalten, wurden folgende Versuche angestellt.

*A. Versuch CXXI—CXXV.* Der Abstand zwischen dem Lichte und dem Auge des Kaninchens 20 cm. Die Versuchszeit vier Stunden. Vor dem Auge die Bergkrystallplatte. Das Resultat eine sehr heftige und ungefähr drei Tage andauernde Reizung von der gewöhnlichen Art.

*B. Versuch CXXVI—CXXX.* Der Abstand zwischen dem Auge des Kaninchens und der Lampe 14 cm. Die Versuchszeit vier Stunden. Vor dem Auge des Kaninchens die Glasplatte.

Am Ende des Versuches gelinde Reizung, welche innerhalb zwei Stunden verschwunden war.

Da die Intensität der Strahlen sich umgekehrt wie das Quadrat der Entfernung verhält, müssen sowohl die ultrarothen, wie auch die leuchtenden Strahlen von allen Wellenlängen sich beim Versuch *B* in grösserer Intensität vorgefunden haben, als beim Versuch *A*. Gleichwohl wurde bei *B* nur eine gelinde und bald übergehende Reizung erhalten, bei *A* dagegen eine sehr starke und andauernde. Der Unterschied in der Wirkung kann also durch nichts anderes bedingt sein, als den grösseren Reichthum an ultravioletten Strahlen beim Versuch *A*.

Hieraus geht also hervor, dass die ultravioletten Strahlen an den vorderen Medien des Kaninchenauges eine Reizung hervorrufen, gekennzeichnet durch katarrhale Symptome an der Conj. palpebralis, Injection und Chemosis an der Conj. oculi, Epithelabhebung und Trübung an der Hornhaut, sowie Pupillenverengung und Missfärbung der Iris.

Die Wirkung der ultravioletten Strahlen kann ihren Grund nicht in der Energie derselben haben — wenn man nämlich die Energie nach der Wärmewirkung misst — denn diese ist ja im Verhältniss zu derjenigen der übrigen Strahlen, besonders der ultrarothen, ungeheuer klein. Sie muss daher durch specifische Eigenschaften, welche den kürzesten Wellenlängen zukommen, bedingt sein.

Wie früher bemerkt, dürfte die Absorption der ultrarothen Strahlen zum grossen Theil auf dem Wassergehalt des Gewebes beruhen. Derselben Ursache können wir aber nicht die Absorption der ultravioletten Strahlen zuschreiben, denn Wasser ist ja für die kurzen Wellenlängen in hohem Grade durchlässlich. Ebenso wenig scheint ein geringer Salz- oder Eiweissgehalt auf die ultravioletten Strahlen eine Wirkung auszuüben. Wenigstens werden sie nicht im Geringsten von Humor aqueus absorbirt. Worauf ihre Absorption beruht, muss bis auf Weiteres als unbekannt betrachtet werden. Die mit dem Mikroskop nachgewiesene Abhebung des Hornhautepithels in grosser Ausdehnung kann vielleicht eine Andeutung geben, in welcher Richtung die Lösung der Frage zu suchen ist.

## III. Ueber die Natur der Lichtquellen, welche an den vorderen Medien des Auges eine Reizung hervorrufen, und die Verhältnisse, unter denen sie wirken.

Die directen Versuche haben also dargethan, dass die ultravioletten Strahlen an den vorderen Medien des Auges eine sehr starke Reizung hervorrufen, die ultrarothen nur eine geringe Irritation verursachen und die leuchtenden so gut wie unwirksam sind. Es könnte daher von Interesse sein, zu untersuchen, inwiefern dieses Ergebniss der ausgeführten Untersuchungen mit der Natur der Lichtquellen übereinstimmt, welche an den vorderen Medien des menschlichen Auges eine Reizung hervorrufen, und mit den Verhältnissen, unter denen sie wirken.

Was zuerst das elektrische Licht anbetrifft, so ist dieses bekanntlich die an ultravioletten Strahlen relativ reichste Lichtquelle, welche wir kennen. Dieses Verhältniss steht in voller Uebereinstimmung mit dem Ergebniss meiner Untersuchungen. Mit ihnen stimmt auch überein, dass Ophthalmien so oft beim Schmelzen von Eisen im elektrischen Lichtbogen beobachtet worden sind. Das Spectrum des Eisens ist nämlich äusserst reich an violetten Strahlen.[1] Cornu rechnet 271 Eisenlinien zwischen $\lambda = 0{,}3956$ und $\lambda = 0{,}29476$, Liveing und Dewar zählen 46 zwischen $\lambda = 0{,}2941$ und $\gamma = 0{,}2465$.[2] Gleichartig ist nach Untersuchungen derselben Verfasser auch das Verhältniss mit Magnesium, womit in einem der referirten Fälle Versuche angestellt worden sind.[3]

Auch der Blitz enthält eine grosse Menge chemischer Strahlen. Er ist ja übrigens nichts Anderes, als ein colossaler elektrischer Funken.

Mit diesen zwei Lichtquellen kann das Sonnenlicht (nachdem es durch die Atmosphäre gedrungen ist) sich hinsichtlich des Reichthums an ultravioletten Strahlen zwar nicht messen, doch ist es in Betreff solcher Wellenlängen den meisten anderen Lichtquellen überlegen.

Berlin theilt in seiner Abhandlung über Schneeblindheit eine Anzahl von Angaben über die Stärke der Insolation in arktischen

---

[1] Vgl. Arch. d'ophtalmologie VIII. Bd. I. S. 3.

[2] Siehe H. Kayser, Spectralanalyse. Berlin 1883. S. 273—275.

[3] Faucher's Fall. Vgl. S. 368.

und Gebirgsgenden mit. Es wäre von Interesse, zu wissen, inwiefern das Licht in diesen Gegenden auch an ultravioletten Strahlen reicher als gewöhnlich ist. CORNU's Untersuchungen hinsichtlich der Durchlässigkeit der Atmosphäre für diese Strahlen zeigen, dass dieses der Fall sein muss.

Er untersuchte nämlich am 11. September 1878 in Courtenay die Durchlässigkeit der Luft für ultraviolette Strahlen und fand dabei die kürzeste Wellenlänge im Sonnenspectrum um:

| | | | | | |
|---|---|---|---|---|---|
| 10,30 | Vormittags | . . . . | zu | 0,2955 | λ |
| 12,2 | Nachmittags | . . . . | „ | 0,295 | „ |
| 1,18 | „ | . . . . | „ | 0,2955 | „ |
| 1,50 | „ | . . . . | „ | 0,297 | „ |
| 3,4 | „ | . . . . | „ | 0,299 | „ |
| 3,9 | „ | . . . . | „ | 0,302 | „ |
| 4,17 | „ | . . . . | „ | 0,304 | „ |
| 6,38 | „ | . . . . | „ | 0,307 | „ |
| 5,2 | „ | . . . . | „ | 0,312 | „ |
| 5,14 | „ | . . . . | „ | 0,315 | „ (?) |

Die kürzeste Wellenlänge wurde also beobachtet, als die Sonne am höchsten stand, oder mit anderen Worten, die Ausdehnung des Spectrums nach der ultravioletten Seite verminderte sich mit der Länge des Weges, den das Licht durch die Atmosphäre zurückzulegen hatte. Ebenso fand er bei einer später vorgenommenen Untersuchung am 24., 25. und 26. Juli 1879, dass die Ausdehnung des Sonnenspectrums nach der ultravioletten Seite mit der Höhe über dem Meere zunahm. Auf dem Riffelberg (2570 m über dem Meere) war die kürzeste Wellenlänge im Spectrum 0,2932 λ, auf dem Rigi (1650 m über dem Meere) 0,2948 λ und in Viège (660 m über dem Meere) 0,2954 λ. Der Unterschied war also 0,002 λ auf 1,920 m Höhendifferenz.[1] Je höher die Lage über dem Meere, desto reicher ist also das Licht an ultravioletten Strahlen.

Aber auch für verschiedene Jahreszeiten hat er eine bemerkenswerthe Verschiedenheit nachgewiesen. Den grössten Reichthum an ultravioletten Strahlen zeigt das Sonnenlicht zwar um Johanni, wo die Sonne am höchsten am Himmel steht. Bei gleicher Sonnen-

[1] CORNU, Journ. de physique théorique et appliquée. 1881. S. 5.

höhe aber ist das ultraviolette Sonnenspectrum im Winter unvergleichlich mehr ausgebreitet als im Sommer.[1]

Wir wissen also durch seine Untersuchungen, dass das Sonnenlicht auf hohen Bergen reich an ultravioletten Strahlen ist. Und da er ebenfalls dargethan hat, dass das Sonnenspectrum im Winter sich relativ reich an ultravioletten Strahlen zeigt, so können wir mit grosser Wahrscheinlichkeit annehmen, dass dieses auch in arktischen Gegenden, welche eine niedrige Temperatur haben, der Fall ist. Das, was wir von dem Gehalt des Sonnenlichtes an ultravioletten Strahlen wissen, steht also in Uebereinstimmung mit dem Schlusse, zu dem ich bei meinen Versuchen gekommen bin, nämlich, dass diese Strahlen bei der Hervorrufung einer Lichtreizung an den vorderen Medien des Auges die vorzugsweise wirksamen sind.

Hierzu kommt aber ein wichtiger Umstand. Es ist nicht das directe Sonnenlicht, welches die Schneeblindheit hervorruft — denn gegen die directe Strahlung ist das Auge durch die Wölbung der Stirn, die Augenbrauen, die gewöhnlich etwas nach vorn geneigte Haltung des Kopfes, die Kopfbedeckung u. s. w. geschützt — es sind die von Schnee und Eis reflectirten Strahlen, die das Leiden erzeugen. Was geschieht bei dieser Reflexion? Ist das von Schnee und Eis zurückgeworfene Licht in seiner Zusammensetzung gleichartig mit dem directen? Oder werden Strahlen von verschiedener Wellenlänge in verschiedener Proportion zurückgeworfen?

Darüber sind, so viel ich weiss, keine Untersuchungen ausgeführt worden, es scheint aber ein Gesetz in der Natur zu sein, dass pulverförmige Körper, besonders weisse pulverförmige Körper, vorzugsweise für Strahlen von grösserer Wellenlänge durchlässig sind, Strahlen von kurzer Wellenlänge aber zurückwerfen. So z. B. ist es lange bekannt, dass das von dunklen Medien zurückgeworfene Licht einen bläulichen Farbenton hat, während dagegen die durch-

[1] Cornu, Etudes d. spectre solaire: Comptes Rendus des séances de l'Acad. des Sciences. 1878. S. 101. Cornu nahm zuerst an, dass die verschiedene Ausdehnung des Spectrums nach der ultravioletten Seite hin in dem Wassergehalte der Luft ihren Grund hatte; Versuche, welche er später angestellt hat, zeigen jedoch, dass der Wasserdampf, der bei der Absorption der rothen Strahlen eine so wichtige Rolle zu spielen scheint, bei der Absorption der ultravioletten Strahlen nicht den hervorragendsten Einfluss ausübt. Worauf die Eigenschaft der Atmosphäre, die kurzen Wellenlängen zu absorbiren, also beruht, muss bis auf Weiteres als unentschieden angesehen werden.

gelassenen Strahlen ein röthliches Aussehen zeigen. Dieses Verhältniss war schon GOETHE bekannt. Später haben CLAUSIUS[1] und RAYLEIGH[2] sich mit der theoretischen Erörterung dieses Gegenstandes beschäftigt. Experimentell ist es von E. L. NICHOLS[3] und N. MÄNZ[4] auf photometrischem Wege studirt worden. Der Erstere hat das von verschiedenen pulverförmigen Stoffen zurückgeworfene Licht, der Letztere die Durchlässigkeit einer Menge mittelst verschlämmter Partikeln getrübter Flüssigkeiten für verschiedene Wellenlängen untersucht. Es kann als hierdurch mit Sicherheit dargethan angesehen werden, dass oben genanntes Gesetz für die leuchtenden Strahlen gültig ist. Der grössere Theil der solcher Art untersuchten Stoffe zeigt eine grössere Diffusion der violetten Strahlen. Dass dieses wirklich ein Gesetz von allgemeiner Bedeutung sein dürfte, geht aus der theoretischen Behandlung des Gegenstandes und aus K. ÅNGSTRÖM's Untersuchung über die Diathermansie des Russes, des Zinkoxyds und des Magnesiumoxyds hervor.[5] Es ist daher höchst annehmbar, dass dasselbe auch auf die ultravioletten Wellenlängen seine Anwendung hat.

In Analogie hiermit würde das vom Schnee reflectirte Licht verhältnissmässig reich an Strahlen von kurzer Wellenlänge sein. Es scheint mir auch, als ob das Aussehen des Schnees auf ein solches Verhältniss hindeutete. Seine Farbe ist ja nicht rein weiss, sondern spielt eher in's Blauweisse.

Betreffs der Einwirkung der verschiedenen Strahlen auf die Haut hat GINTRAX experimentelle Untersuchungen angestellt.[6] Er fand, dass in 30 Secunden die violetten Strahlen eine Phlyctaene und die blauen Brennen und Röthung verursachten, während die rothen sich wirkungslos verhielten. Eine andere Reihe von Versuchen zeigte, dass die violetten Strahlen in zwölf Secunden eine

[1] CLAUSIUS, Pogg. Ann. Bd. 72. S. 188 und 294; Bd. 76. S. 161 und Bd. 88. S. 543.

[2] RAYLEIGH, Strutt. Phil. Mag. 1871. Bd. 41. S. 107, 274 und 447.

[3] NICHOLS, On Black and White, Transactions Kansas Academy of Science. 1886. Bd. X.

[4] MÄNZ, Spectrophotometrische Unters. an trüben Medien. Marburg 1885.

[5] ÅNGSTRÖM, Jaktagelser öfver dunkla mediers genomtränglighet för strålar af olika våglängd. Öfversigt af K. vetensk.-akad. förhandl. Stockholm 1888. Nr. 6. S. 385. Ann. der Phys. und Chem. 1889. Bd. XXXVI.

[6] GINTRAX, Revue scientifique. 1888. Bd. 41. S. 221.

Röthung nebst einer Erhebung der Epidermis erzeugten, während die rothen 20 Secunden gebrauchten, um eine einfache Röthung hervorzurufen. Nach diesen Untersuchungen würde also die violette Seite des Spectrums die für die Hervorrufung eines Erythemas wirksamste sein; und da das Hauterythem und die Augenaffection unter gleichartigen Verhältnissen entstehen, so haben wir in erster Reihe an die kurzen Wellenlängen als die Ursache auch der letztgenannten zu denken.

Ein bemerkenswerthes Verhältniss ist es, dass die Schneeblindheit so oft in den arktischen Gegenden vorkommt, anderwärts aber, die Gebirgsgegenden ausgenommen, selten beobachtet wird. Dieses beruht natürlicher Weise zum grossen Theil auf dem grösseren oder geringeren Reichthum des Sonnenlichtes an ultravioletten Wellenlängen, doch finden sich wahrscheinlich auch andere Ursachen. Berlin's Karte zeigt, dass die Schneeblindheit zumeist in offenen Gegenden vorkommt, wo im Winter Alles in Schnee gehüllt ist, sodass dem Blick sich überall der reflectirende Schnee entgegenstellt. Die Lebensweise der Bevölkerung hat sicherlich ebenfalls eine grosse Bedeutung für das Entstehen der Schneeblindheit. Auf den früheren Polarexpeditionen z. B., wo man sich im Hause hielt und nur kurze Ausflüge unternahm, war dieses Leiden unbekannt. Wenigstens sucht man in der älteren arktischen Litteratur vergebens nach Angaben über dasselbe.[1] Erst später, als man anfing, lange Schneefahrten zu unternehmen, trat die Schneeblindheit auf.

Eigenthümlich ist es, dass sich in der Litteratur keine bestimmten Angaben über Schneeblindheit aus Schweden finden.[2] Daraus darf man jedoch nicht schliessen, dass Schneeblindheit bei uns nicht vorkommt. Im Gegentheil, diese Krankheit ist in den nördlichsten Theilen unseres Landes nicht gar selten. Sie ergreift im Frühjahr den Robbenjäger, wenn er auf dem Bottnischen Meerbusen auf der Jagd ist, sowie auch die auf den grossen Seen, den

[1] Vgl. Berlin, Om snöblindhet. S. 1.

[2] Das Einzige, was ich darüber in der mir zugänglichen Litteratur habe finden können, sind folgende Zeilen in Linné's Lachesis Lapponica (Bd. II. S. 32), welche wahrscheinlich auf diese Krankheit Bezug haben: „Augenkrankheiten sind (in Lappland) gewöhnlich, besonders im Frühjahr, wenn die Lappen nach den Bergen aufbrechen. Der Schein vom Schnee übt dann eine schädliche Wirkung auf ihre Augen aus.“

grossen Mooren und auf den Bergen Beschäftigten sowohl an sonnigen Tagen, wie auch bei Schneegestöber und der Art von Nebel, welcher an warmen Tagen an der Eisfläche lagert. Die Bevölkerung in Lappland wendet auch von Alters her als Schutz gegen den Reflex vom Schnee Schleier oder eine Art Schirme aus Birkenrinde an. In der letzteren Zeit sind auch farbige Brillen recht viel in Gebrauch gekommen. Die Lappländer versehen sich mit solchen auf den Jahrmärkten, und man sieht sie selten ohne diesen Schutz gegen das Licht, wenn sie im Frühjahr nach Westen ziehen, ungeachtet dessen, dass sie nie mitten am Tage oder wenn die Sonne hoch steht, auf dem Wege sind, sondern sich immer erst gegen Abend oder Mitternacht weiterbegeben.[1]

Im mittleren Schweden kommt Schneeblindheit nur ausnahmsweise vor. Die Ursache hierzu liegt wohl in der physischen Beschaffenheit des Landes wie auch in der Beschäftigung des Volkes. Auch in den arktischen Gegenden tritt ja die Schneeblindheit nur unter ganz exceptionellen Verhältnissen auf, nämlich wenn Personen stunden- oder tagelange Märsche über Schnee und Eis machen. Aehnliche Verhältnisse dürften weniger oft bei einem Volke mit festen Wohnplätzen und in einem Lande vorkommen, wo Feld und Wald mit einander abwechseln. In der Jahreszeit, wo der Schnee die Erde bedeckt, sind übrigens die Tage kurz. Wenn sie dann im Frühjahr an Länge zunehmen, fängt auch der Schnee an zu schmelzen. In ungewöhnlich langen und kalten Wintern aber, wo der Schnee weit in's Frühjahr hinein liegen bleibt, tritt auch im mittleren Schweden die Schneeblindheit auf. Im vorigen Frühjahr z. B. kamen mehrere Fälle in der Umgegend von Stockholm vor.[2]

---

[1] DieseAngaben gelten für Norrbottens Län, und ich habe sie hauptsächlich von einem nahen Verwandten erhalten, welcher sich seit vielen Jahren in diesen Gegenden aufgehalten hat.

[2] Ein College, einige Meilen nordwestlich von Stockholm wohnhaft, hat mir mündlich mitgetheilt, dass er im vergangenen Frühjahr nicht weniger als sieben Fälle von Schneeblindheit unter Behandlung gehabt hat. Alle kamen sie bei Personen vor, welche mit Schneeräumen beschäftigt waren, und äusserten sich mit den gewöhnlichen Symptomen von Lichtscheu, Blepharospasmus, Inj. in der Conj. bulbi und Chemosis. In sechs Fällen ging das Leiden bald vorüber, im siebenten aber complicirte es sich mit einer Keratitis. Ein anderer College, Dr. Brattström von Ramnäs in Vestmanland, hat mir mitgetheilt, dass er im April vorigen Jahres 20 Fälle von Schneeblindheit beobachtet habe, davon 16 bei

In den Gegenden, wo die Schneeblindheit vorkommt, tritt sie nicht nur bei klarem Wetter, sondern auch bei Schneegestöber und einer Art von leichten sonnenrauchähnlichen Schnee- oder Eisnebeln auf. Diese letzteren sind für das Entstehen von Schneeblindheit besonders förderlich.

Die Thatsache, dass auch bei Schneegestöber und Eisnebel Schneeblindheit nur dann auftritt, wenn die Sonne über dem Horizont steht, zwingt uns unwillkürlich zu der Annahme, dass auch hier das Licht die veranlassende Ursache des Leidens ist. Vielleicht würde man den Vorgang auf folgende Weise erklären können.[1]

Leichte, durchscheinende Nebel lassen einen Theil des Lichtes durch, so dass es die Erde erreicht, von wo es dann auf die gewöhnliche Weise zurückgeworfen wird. Ein anderer Theil des Lichtes wird von den Nebeln diffundirt. Dieses diffuse Licht wird noch dadurch vermehrt, dass die Strahlen, welche der Schnee zurückwirft, die Nebel treffen und von diesen wieder gegen die Erde reflectirt werden. Hierdurch bilden die Nebel eine diffundirende Schicht in der Luft. Die Diffussion von diesen Nebeln ist auch oft so stark, dass der Himmel mit einem weissen glänzenden Schein überzogen erscheint.[2] Das Auge kommt nun unter die Einwirkung von Licht von der Erde her und aus der Luft. Der Reflex von der Erde ist zwar geringer als unter gewöhnlichen

Arbeitern, die mit Schneeräumen beschäftigt waren. Selbst wurde ich für folgenden Fall consultirt, welcher nach der Beschreibung kaum etwas anderes als Schneeblindheit gewesen sein kann.

Am 28. April 1888 bat mich ein Bauer aus Stockholms Scheeren um Rath für einen bei ihm wohnenden „Stockholmer Herrn". Dieser hatte am 25. April auf dem Eise gesessen und von Morgens 7 Uhr bis spät des Abends in blendendem Sonnenschein, das linke Auge der Sonne zugekehrt, geangelt. Als er dann am Abend nach Hause kam, war er so geblendet, dass er nicht sehen konnte, welche Stunde die Uhr im Zimmer zeigte. In der Nacht stellten sich bei ihm Stechen und Brennen in den Augen, besonders heftig im linken, ein. Hierzu gesellte sich Thränenfluss, die Sklera wurde roth, auch trat Lichtscheu auf, sodass er ausser Stande war, die Augen zu öffnen. Auch die Haut im Gesicht war angegriffen, roth und geschwollen. Am 27. April war das rechte Auge schon besser, aber noch am 28. dauerten die Symptome an dem linken an.

[1] Diese Erklärung kann nur für den Fall gelten, dass die Schneeblindheit bloss dann entsteht, wenn der Nebel sehr dünn ist und nur eine niedrige Schicht bildet. Andernfalls ist sie nicht haltbar.

[2] Berlin, Om snöblindhet. Nord. Med. Ark. XX. 1. Nr. 3. S. 29.

Verhältnissen, aber das Auge ist zugleich dem Scheine aus der Luft ausgesetzt und hat nun keinen Punkt mehr, wohin es blicken kann, ohne diffuses, zurükgeworfenes Licht zu treffen.

Auf eine ähnliche Weise gestaltet sich das Verhältniss bei Schneegestöber. Hierbei scheint es sich nicht um einen Schneefall, sondern um eine Aufwirbelung des Schnees von der Erde zu handeln. „Das Schneegestöber treibt in mehr oder weniger mächtigen Schichten über die weisse Erde hin, es kann dicht an ihr entlang stürmen, aber auch die ganze Umgebung einhüllen."[1] Die Luftschicht, welche die Schneeflocken einnehmen, ist also im Vergleich zu der Schicht, die bei einem gewöhnlichen Schneefall mit Schnee erfüllt wird, höchst wahrscheinlich ganz unbedeutend. Gleichwohl wird in dem letzteren Falle so viel Licht durchgelassen, dass wir die nächsten Gegenstände um uns deutlich unterscheiden können, und dessen ungeachtet der Raum, den die Schneeflocken passiren, vielleicht eine Mächtigkeit von Tausenden von Fuss hat. Man kann sich daher denken, dass beim Schneegestöber, das bei Weitem nicht so hoch hinaufreicht, genug Licht durchgelassen wird, um einen starken Reflex von der Erde hervorzurufen, während gleichzeitig die Schneeflocken eine diffundirende Schicht bilden, die ebenfalls das Auge angreift. Auch hier würde also das Auge überall diffus zurückgeworfenem Lichte ausgesetzt sein.

## IV. Ueber die Durchlässigkeit der vorderen Medien des Auges für Strahlen von verschiedener Wellenlänge.

Ich habe in dem Vorhergehenden versucht, den Nachweis zu führen, dass die Ergebnisse meiner Versuche mit der Natur der Lichtquellen, welche an den vorderen Medien des Auges eine Reizung hervorrufen, und mit den Verhältnissen, unter denen diese Quellen wirken, übereinstimmen. Eine andere Weise, die Ergebnisse zu prüfen, scheint mir die Vergleichung derselben mit der Durchlässigkeit der einzelnen Augenmedien für verschiedene Strahlen zu sein. Im Voraus erscheint es ja als wahrscheinlich, dass die Strahlen, welche durch ein Medium gehen, ohne etwas von ihrer lebenden Kraft zu verlieren, auch keinen Einfluss auf das Medium

[1] Berlin, a. a. O. S. 12.

ausüben, diejenigen aber, welche von ihm absorbirt werden, eine Wirkung auf dasselbe hervorrufen. Bei der Absorption wird ihre Energie ja nicht vernichtet, sondern nur in eine andere Form umgesetzt. Wie verhalten sich nun die Medien des Auges zu Strahlen von verschiedener Wellenlänge, vor Allem, wie verhalten sie sich zu den ultravioletten Strahlen?

Die Durchlässigkeit der Hornhaut für ultraviolette Strahlen ist von mehreren Forschern studirt worden. DONDERS und REES[1] fanden, dass diese Strahlen nicht merkbar geschwächt wurden, wenn sie durch ein Glasgefäss gingen, das mit Glaskörper, Hornhaut und Linse gefüllt war. BRÜCKE[1] zeigte dagegen, dass alle Medien des Auges, die Linse zwar in erster Reihe, aber auch die Hornhaut und der Glaskörper ultraviolette Wellenlängen absorbiren. Ein ähnliches Resultat gaben DE CHARDONNET's Untersuchungen.[2] Nach ihm erstreckt sich die Grenze für die Absorption der Hornhaut bis an die S-Linie ($\lambda = 0{,}3046$), mit Spuren von durchgelassenen Strahlen bis an die T-Linie ($\lambda = 0{,}302$).[3] Diese Beobachtungen stehen also in voller Uebereinstimmung mit dem Resultat meiner Untersuchungen, dass die ultravioletten Wellenlängen Veränderungen in der Hornhaut hervorrufen. Die Unwirksamkeit der leuchtenden Strahlen hat in der Diaphaneïtät des Gewebes ihren Grund, und was die Unwirksamkeit der ultrarothen Strahlen anbelangt, so habe ich dieselbe an anderer Stelle zu erklären versucht (siehe S. 404).

Die Durchlässigkeit der Bindehaut für Licht ist wenig studirt worden. Dass diese Haut einen bedeutenden Theil der leuchtenden Strahlen durchlässt, braucht kaum experimentell bewiesen zu werden. Die Deutlichkeit, mit welcher die weisse Sklera durch die überliegende Conjunctiva oculi durchscheint, thut die Diaphaneïtät des Gewebes hinreichend deutlich dar. Was die Diathermansie desselben anbetrifft, so sind in dem Vorhergehenden Untersuchungen dargelegt worden (siehe S. 405), welche darthun, dass die ultrarothen Strahlen von der Bindehaut kräftig absorbirt werden, sowie

[1] Nach HELMHOLTZ in Handb. d. Physiolog. Optik. 1887. S. 283.

[2] Mit Ausnahme des Kammerwassers, das nicht einmal in einer Schicht von 15—20 mm die ultravioletten Strahlen merkbar absorbirte. Journal de Physique. 1882. Série II. t. I. p. 307.

[3] DE CHARDONNET, Journal de Physique. 1883. Série II. t. 2. p. 219.

auch, dass das Absorptionsvermögen dieser Haut in einem nahen Zusammenhang mit dem Wassergehalt ihres Gewebes steht. Ueber die Durchlässigkeit der Bindehaut für ultraviolette Strahlen habe ich in der Litteratur nur eine Untersuchung mitgetheilt gefunden, nämlich von DE CHARDONNET. Er fand, dass die Nickhaut bei dem Habicht und dem Huhn die kurzen Wellenlängen kräftig absorbirt.[1] Bei einigen Versuchen, welche ich mit der Conj. oculi auf die auf Seite 415 beschriebene Weise ausführte, wurde ein grosser Theil der kurzen Wellenlängen absorbirt, sodass die Breite des ultravioletten Spectrums nach dem Durchgange der Strahlen durch die Bindehaut sich von 30 auf 6 cm verminderte.

Das Ergebniss meiner Untersuchungen — dass die Bindehaut von den ultravioletten und in geringem Grade auch von den ultrarothen Strahlen gereizt wird — steht demnach in Uebereinstimmung mit dem, was man von der Permeabilität der Conjunctiva für Strahlen verschiedener Wellenlänge weiss.

Wie oben erwähnt, absorbirt die Hornhaut einen Theil der ultravioletten Wellenlängen, der grössere Theil derselben aber dringt durch sie hindurch. Das Kammerwasser übt auf diese Wellenlängen keinen Einfluss aus.[2] Alle Strahlen, welche durch die Hornhaut hindurchgegangen sind, erreichen also die Iris, von der die ultravioletten vollständig resorbirt werden (vgl. Seite 430). Die Reizung, welche diese an der Regenbogenhaut hervorrufen, ist also leicht erklärlich. Ebenso liegt nichts Eigenthümliches darin, dass die ultrarothen Strahlen unwirksam sind. Ein grosser Theil derselben wird ja von der Hornhaut absorbirt, ein anderer Theil von dem Kammerwasser, und nur ein Bruchtheil von ihnen erreicht die Iris. Mehr unerwartet dürfte es sein, dass die leuchtenden Strahlen keine nennenswerthe Reizung hervorrufen, ungeachtet sie — mit Ausnahme eines geringen Theiles derselben, der durch Reflex verloren geht — mit unverminderter Stärke die Iris treffen. Wahrscheinlich wird einem Effect zum grossen Theil von der Circulation entgegengewirkt. Namentlich dürfte diese kräftig dazu beitragen, das Entstehen einer Wärmesteigerung zu verhindern, welche sonst sicher eine Folge der Absorption der Strahlen sein würde.[3]

---

[1] DE CHARDONNET, Journal de Physique. 1883. Série II. t. 2. p. 221.

[2] Siehe die Note auf S. 426.

[3] Wenn auch die leuchtenden Strahlen keine eigentliche directe Bedeutung für das Entstehen einer Irisreizung haben, so dürften sie doch zu dem Entstehen

Uebrigens scheint es, wie ich bereits hervorgehoben habe, als ob die Energie der Strahlen für das Entstehen einer Reizung an den vorderen Medien des Auges von geringerer Bedeutung wäre als besondere specifische Eigenschaften gewisser Wellenlängen.

Die Symptome bei der elektrischen Ophthalmie und bei Schneeblindheit — vor Allem die bei dem letztgenannten Leiden beobachtete Empfindlichkeit an der Ciliargegend — sprechen deutlich dafür, dass nicht bloss die Iris, sondern auch das Corpus ciliare angegriffen wird. Wie ist nun diese Reizung an einem Organ, das so geschützt liegt, zu erklären?

Complicirende Symptome am Corpus ciliare treten oft bei Inflammationen in der Iris auf. Es ist daher nicht unwahrscheinlich, dass die durch das Licht hervorgerufenen Symptome am Corpus ciliare zum Theil darauf beruhen, dass die Reizung sich per continuitatem von der Iris weiter verbreitet.

Doch erscheint mir auch eine andere Möglichkeit nicht als unwahrscheinlich. Bei meinen Versuchen fand ich constant eine Injection in der Conj. oculi an der dem Lichte ausgesetzten Stelle derselben. Aber an dieser Injection waren ausser den oberflächlichen auch tiefer liegende Gefässe betheiligt, welche eine mehr rosaartige Farbe hatten und über denen die Bindehaut verschiebbar war. Diese Gefässe entsprechen wahrscheinlich den von den Arteriae ciliares anteriores kommenden episkleralen Gefässen beim Menschen. Diese Arterien schicken durch die Sklera perforirende Aeste, welche für die Circulation in dem Corpus ciliare und auch in der Iris von grösster Bedeutung sind.

Eine Erweiterung der Aeste der vorderen Ciliararterien an der Stelle, wo sie subconjunctival liegen, kann also eine mitwirkende Ursache zum Entstehen einer Hyperämie in den vorderen Theilen der Uvea sein.

Auf die Symptome bei den Versuchsthieren haben diese Verhältnisse sicherlich geringen Einfluss. Beim Kaninchen wird die ganze Lidspalte von der Hornhaut eingenommen. Nur ein geringer Theil der Sklera war während des Versuches auf künstlichem Wege

---

einer solchen indirect beitragen. Wenn die Netzhaut von leuchtenden Strahlen getroffen wird, so entsteht eine lebhafte Zusammenziehung der Pupille. Hierdurch wird die Fläche, welche die Iris dem Lichte darbietet, vergrössert und also auch die Menge der Strahlen, die absorbirt werden, vermehrt.

durch Aufbinden des Lides entblösst und der Einwirkung des Lichtes ausgesetzt. Beim Menschen ist dagegen die Sklera in bedeutendem Umfange von den Lidern unbedeckt. Die subconjunctivalen Gefässe werden also in ziemlich grosser Ausdehnung von dem Lichte getroffen. In mehreren der Krankheitsfälle wird auch eine bemerkenswerthe Erweiterung dieser Gefässe erwähnt. So giebt Nodier an, dass in dem einen von Rochard's Fällen die „skleralen Gefässe" mit Blut überfüllt waren,[1] und Reich,[2] dass auch bei Personen, bei welchen die Wirkung des Reflexes vom Schnee nicht grösser war, als dass sie noch im Freien sein und arbeiten konnten, eine Pericornealinjection angetroffen wurde. Es erscheint mir daher nicht unwahrscheinlich, dass die ultravioletten Strahlen direct eine Lähmung der Art. ciliares anteriores in der Ausdehnung verursachen, in der diese Gefässe der Einwirkung des Lichtes ausgesetzt sind, und dass diese Gefässlähmung das Entstehen einer Hyperämie in dem Corpus ciliare und der Iris begünstigt.

Eine dritte Erklärung des Entstehens der Reizung am Corpus ciliare würde die sein, dass das Licht durch die Basis der Iris und die Sklera eindrang und direct das Corpus ciliare reizte. Gründe für eine solche Erklärung fehlen nicht. Ich erinnere an die gewöhnliche Methode, das Bild von den retinalen Gefässen dadurch hervorzurufen, dass man mittelst einer Convexlinse Licht auf der Sklera sammelt. Das Bild entsteht dann, indem die leuchtenden Strahlen, welche durch die Bindehaut, die Sklera, die Ader- und die Netzhaut gedrungen sind, die lichtempfindlichen Elemente in der Iris an der entgegengesetzten Seite reizen. Kann Licht in dieser langen Bahn vordringen und die Netzhaut reizen, so ist es ja nicht undenkbar, dass es auf dem kürzeren Wege auch zum Corpus ciliare gelangt, in hinreichender Menge, um an diesem empfindlichen Organ eine Reizung hervorzurufen. Es kann deshalb von Gewicht sein, nachzusehen, wie die Sklera und die Iris sich gegen Strahlen verschiedener Wellenlänge verhalten.

Betrachtet man die Sklera eines Albino-Kaninchens bei gewöhnlichem Tageslicht, so erscheint sie bei auffallendem Lichte anders gefärbt als bei durchfallendem. In ersterem Falle ist sie

[1] Nodier, a. a. O. S. 13. Gorgés de sang.
[2] Reich, a. a. O. S. 140.

bläulich weiss, im letzteren gelbroth. Die Sklera zeigt also dasselbe eigenthümliche Phänomen wie weisse pulverförmige Stoffe, nämlich leuchtende Strahlen von grösserer Wellenlänge durchzulassen, solche von kürzerer Wellenlänge aber zurückzuwerfen.

Die Untersuchung, welche ich mit dem Spectrobolometer vorgenommen, ergab, dass die Sklera eines Albino-Kaninchens nur 2,7% der ultrarothen Strahlen durchliess. Der geringe Grad der Diathermansie beruhte wahrscheinlich zum grossen Theil auf dem Wassergehalt des Gewebes.

Die Durchlässigkeit der Sklera für leuchtende und ultraviolette Strahlen wurde auf die auf Seite 416 beschriebene Weise untersucht. Es ging aus den Versuchen hervor, dass von dieser Haut Roth und sogar Grün (dies jedoch nur höchst unbedeutend), dahingegen aber nichts von den blauen, violetten und ultravioletten Strahlen durchgelassen wurde. Auf dieselbe Weise wurden auch die Iris und die Chorioidea untersucht, welche beide eine geringe Menge der rothen und gelben Strahlen durchliessen, alle übrigen leuchtenden Strahlen nebst den ultravioletten aber absorbirten.[1]

Hieraus geht also hervor, dass die Strahlen, welche auf die vorderen Medien des Auges reizend wirken, nämlich die ultravioletten, durch die Iris und die Sklera nicht zu dringen vermögen. Die Symptome am Corpus ciliare können mithin nicht durch eine directe Reizung dieses Organs bedingt sein.

Obschon es ausserhalb des Rahmens dieser Abhandlung liegt, kann ich es hier nicht unterlassen, auf eine Sache aufmerksam zu machen, welche mir eine gewisse Bedeutung zu haben scheint. Von den durchsichtigen Medien des Auges absorbirt die Linse die ultravioletten Strahlen am kräftigsten. Dieses geht schon aus Brücke's Untersuchungen hervor. Näher ist es von de Chardonnet[2] studirt worden. Derselbe fand, dass das Absorptionsvermögen der Linse sich schon bei den gleich ausserhalb des sichtbaren Spectrums befindlichen Strahlen an der Linie $H$ ($\lambda = 0{,}397$) geltend machte und in hohem Grade gegen die Linie $M$ ($\lambda = 0{,}377$), welche sich erst nach einer sehr langen Expositionszeit auf der beim Versuch angewandten photographischen Platte abzeichnete, zunahm. Gegen-

[1] Alle diese Untersuchungen wurden an frischen Präparaten von kurz vorher getödteten Thieren ausgeführt.

[2] de Chardonnet, Journal de Physique. 1883. p. 219.

über diesem Factum erscheint es eigenthümlich, dass in der Linse weder bei Schneeblindheit noch bei Ophthalmia electrica irgend welche Veränderungen beobachtet worden sind. Die Ursache davon liegt wohl in der Iris, welche sich, sobald das intensive Licht von dem Schnee oder der Bogenlampe das Auge trifft, lebhaft contrahirt und also nur einen geringen Theil der Linse unbedeckt und der Einwirkung des Lichtes ausgesetzt lässt. Dem Effect, welcher andernfalls entstehen würde, wird auf Grund dessen von den vitalen Processen im Medium mit grösserer Leichtigkeit das Gegengewicht gehalten. Ganz anders bei Blitzschlägen. Diese kommen oft zur Nachtzeit vor, wo die Pupille erweitert ist. Auch wenn sie bei Tage eintreten, ist die Pupille, da den Himmel dann Wolken bedecken, verhältnissmässig gross. Der Blitzstrahl mit seiner colossalen Menge von ultravioletten Wellenlängen wirkt also in einer relativ grossen Ausdehnung auf die Linse. Es dürfte deshalb Grund vorhanden sein, die Annahme, dass das Licht am Entstehen der Blitzcataracta Theil hat (vgl. S. 359), nicht zurückzuweisen, so lange die Einwirkung der ultravioletten Strahlen auf die Linse nicht experimentell untersucht worden ist.

---

## Schlussworte.

Die directen Versuche haben dargethan, dass die ultravioletten Strahlen die Eigenschaft besitzen, an den vorderen Medien des Auges heftige Reizungssymptome hervorzurufen. Ebenso muss es als festgestellt betrachtet werden, dass die Hautaffection, welche die Sonnenstrahlen und das elektrische Bogenlicht hervorrufen, wenigstens vorzugsweise von den ultravioletten Wellenlängen verursacht wird. Mit diesen Thatsachen vor Augen, müssen wir der Absorption der kürzesten Wellenlängen von den Medien des Auges eine grosse Bedeutung für die Retina zuschreiben. Die Vermuthung liegt wenigstens sehr nahe, dass eine ernsthafte Läsion eintreten würde, wenn diese Strahlen mit unverminderter Kraft durch die Medien des Auges hindurchdrängen und sich auf dieses empfindliche Organ concentrirten.

Die durchsichtigen Augenmedien absorbiren gleichwohl den ultravioletten Theil des Spectrums nicht vollständig. Davon kann man sich leicht überzeugen, wenn man die leuchtenden Strahlen auf eine geeignete Weise abtrennt. Die ultravioletten Strahlen werden dann sichtbar und zeigen sich dem Auge mit einer indigoblauen oder, bei grösserer Intensität, blaugrauen Farbe.[1] Es würde deshalb von Interesse sein, zu untersuchen, inwiefern diese Strahlen für die Affectionen von Bedeutung sind, welche bei Reizung der Netzhaut durch directes Sonnenlicht auftreten. Czerny und Deutschmann haben zwar diese Frage experimentell studirt (s. S. 355 u. f.), sich dabei aber nur die zwei Alternativen gedacht, dass die Affectionen entweder von den ultrarothen oder von den leuchtenden Strahlen hervorgerufen werden, die dritte Möglichkeit dagegen, dass auch die ultravioletten Wellenlängen für das Entstehen derselben von Bedeutung sein können, gänzlich aus dem Gesicht gelassen.

Nun kann hiergegen zwar eingewendet werden, dass die genannten beiden Forscher das Licht, ehe es das Auge traf, erst durch eine, wahrscheinlich gläserne, Linse gehen liessen, wodurch der grösste Theil seiner ultravioletten Strahlen abgeschieden wurde. Indessen erscheint es eigenthümlich, dass sie mit so stark concentrirtem Sonnenlicht experimentirten. Czerny z. B. drängte das von einem concaven Spiegel aufgefangene Licht auf eine ungefähr 14 Mal kleinere Fläche zusammen. Die Intensität der leuchtenden Strahlen, welche das Versuchsauge trafen, war also auch im Verhältniss zu directem Sonnenlicht ganz colossal. Deutschmann, welcher auf eine ähnliche Weise zu Wege ging, atropinisirte dazu dss Auge des Versuchsthieres, wodurch das sodann auf die Netzhaut concentrirte Licht noch verstärkt wurde. Die Verhältnisse waren deshalb nicht wenig von denjenigen verschieden, welche statthaben, wenn ein Menschenauge die Sonnenscheibe bei einer Sonnenfinsterniss fixirt. Es scheint mir daher noch nicht mit voller Sicherheit dargethan zu sein, dass die Netzhautaffection, welche bei der Blendung des Auges durch directes Sonnenlicht entsteht, eine von der durch die Concentration der leuchtenden Strahlen hervorgerufenen Wärmeproduction verursachte Coagulationserscheinung ist (vgl. S. 357).

Eine erneute Untersuchung, welche vorzugsweise die Ermittelung zum Zweck hätte, ob die ultravioletten Wellenlängen für das

[1] Wenigstens in derselben Ausdehnung wie das Sonnenspectrum (siehe Helmholtz, Handb. d. Phys. Optik. S. 279).

Entstehen der Veränderungen im Augengrunde Bedeutung haben, würde deshalb von Interesse sein. Sollte diese Untersuchung zu einem positiven Resultat führen, so würde sie auf die Aetiologie der betreffenden Affectionen ein neues Licht werfen. Sollte das Resultat hinwiederum ein negatives sein, so wäre damit das eigenthümliche Verhältniss constatirt, dass Strahlen, welche die vorderen Medien des Auges und die Haut intensiv reizen, für die sonst so empfindliche Netzhaut unschädlich sind, ein unbestreitbar merkwürdiges Verhältniss, sei es, dass es in einer directen Unwirksamkeit der Strahlen oder in einer Schwächung ihrer Kraft durch die Absorption von Seiten der Augenmedien seinen Grund hätte.[1]

[1] Eine vorläufige Mittheilung der vorliegenden Untersuchungen findet sich in den Verhandlungen des Biologischen Vereins in Stockholm. Bd. I. Heft 1. October 1888. (De l'influence de la lumière sur les parties anterieures de l'oeil.)

XVII

# Ueber den Einfluss des Lichtes auf die Haut.

Hygiea: Festband. Nr. 3. 1889.

In einigen früheren Abhandlungen habe ich die Ergebnisse experimenteller Untersuchungen über die Eigenschaft gewisser Lichtquellen, eine Reizung der vorderen Medien des Auges (Bindehaut, Hornhaut, Iris und Strahlenkörper) hervorzurufen, mitgetheilt.[1] Wir nennen diese Reizung Schneeblindheit, wenn sie von durch Schnee oder Eis reflectirten Sonnenstrahlen herrührt, und Ophthalmia electrica, wenn sie von dem elektrischen Bogenlicht erzeugt wird.

Bei den betreffenden Untersuchungen hatte ich gefunden, dass sowohl das Sonnenlicht, wie auch dasjenige einer elektrischen Bogenlampe an den vorderen Medien des Kaninchenauges eine Reizung hervorruft, welche in auffallendem Grade den beiden eben erwähnten Krankheitsformen beim Menschen ähnlich ist; ferner dass diese Reizung nicht einen von der geblendeten Netzhaut ausgelösten Reflex darstellt, sondern mit den Ansichten von A. Berlin und Terrier übereinstimmend, von einer directen Einwirkung des Lichtes auf die Oberfläche des Auges bedingt ist; sowie endlich, dass diese Reizung den ultravioletten Strahlen ihre Entstehung verdankt.

Dieselben Lichtquellen, welche diese eigenthümliche Reizung der vorderen Medien des Auges hervorrufen, können auch eine Affection an entblössten Theilen der Haut zuwegebringen. Diese Affection wird, wenn sie durch die Einwirkung des Sonnenlichtes entsteht, Eczema (Erythema) solare genannt.

---

[1] E. J. Widmark, De l'influence de la lumière sur les parties antérieures de l'oeil; Verhandlungen des Biologischen Vereins in Stockholm, I, S. 9. 1888. — Om ljusets inflytande på ögats främre medier; Nord. Med. Ark. XXI : 1. 1889. — Ueber den Einfluss des Lichtes auf die vorderen Medien des Auges; Skandinavisches Arch. f. Physiologie I, S. 264—330. 1889.

Das Eczema solare ist im Frühjahr bei uns keine seltene Erscheinung. So ist es z. B. gar nicht ungewöhnlich bei unseren Wehrpflichtigen, wenn sie im Frühjahr ihre militärischen Uebungen beginnen. Ebenso kommt es bei Leuten, welche zu dieser Zeit bei Sonnenschein und ruhigem Wetter auf der See sich aufhalten, gar nicht selten vor. Dagegen erscheint es nur ausnahmsweise im Spätsommer und im Herbst.

In den meisten mir bekannten dermatologischen Arbeiten ist das Eczema solare sub Eczema caloricum aufgenommen und wäre also von der Sonnenwärme bedingt. Ich muss jedoch einen sehr wichtigen Unterschied zwischen dem Erythema solare und dem Wärme-Erythem hervorheben. Wenn die Haut einer starken Wärme ausgesetzt wird, so erscheint sehr schnell eine kräftige Wirkung, während das Sonnenerythem erst nachdem die Sonnenstrahlen einige Zeit auf die Haut eingewirkt haben, sich einstellt. Oft zeigen sich die eigentlichen Symptome erst mehrere Stunden nachher, ja es kann sich ereignen, dass sie erst am folgenden Tage eine bemerkenswerthe Stärke erreichen. Die Haut ist dann roth und geschwollen, Brennen und Empfindlichkeit stellen sich in der erkrankten Hautpartie ein. Nach einigen Tagen beginnt die Epidermis in Form grosser Schuppen sich abzulösen und nach etwa 14 Tagen ist die Haut wieder normal. Gewöhnlich bleibt jedoch noch lange eine leichte Verfärbung der angegriffenen Hautpartie zurück und diese dadurch von der umgebenden Haut abgegrenzt.[1]

In arktischen und Gebirgsgegenden kommt diese Hautkrankheit in sehr ausgeprägten und schweren Formen vor. Nach A. Berlin enthält die arktische Literatur äusserst zahlreiche Berichte über die Fähigkeit der Sonne, krankhafte Veränderungen der Haut sogar bei einer Lufttemperatur von mehreren Kältegraden hervorzubringen. So schreibt de Long, welcher nördlich von Wrangels Land eingefroren war, in seinem Tagebuch am 22. März: „Wenn die Luft vollkommen trocken und der Himmel wolkenfrei ist, ist die Stärke der Sonne bei dieser niedrigen Temperatur merkwürdig. Bei einer

[1] So kenne ich einen jungen Mann, welcher nach einer längeren Ruderfahrt während eines sonnigen Frühlingstages ein starkes Eczema solare an den beiden Armen sich zuzog. Noch ein Jahr nachher konnte man die Grenze zwischen den von den Kleidern bedeckten und den von den Sonnenstrahlen getroffenen Hautpartien deutlich unterscheiden.

Trockenheit der Luft, welche in den Tropen, mit Ausnahme der Wüsten, selten ist, ist die Sonnenhitze zur selben Zeit mehr unangenehm wie im Süden, obgleich das Thermometer dort ebenso viele Wärmegrade wie hier Kältegrade zeigen kann.“ Am 15. Juni schreibt derselbe Forscher bei 77° n. Br.: „Wir sind von der Sonne schrecklich gebrannt und unsere Nasen, Lippen und Wangen beginnen aufzuspringen.“ Am 26. Juni: „Seit Mitternacht ist es brennend heiss gewesen, obgleich das Thermometer nur — 5° in der Sonne zeigte. Unsere Hände und Gesichter sind geschwollen und verbrannt.“[1]

Ueber dasselbe Leiden bei einer Schlittenfahrt an der Hudson-Bay (64° n. Br.) im Anfang Mai schreibt KLUTSCHAK[2]: „Schon nach dem zweiten Tagesmarsche wurden Stirn, Backen und Nase auffallend roth, und nur im Geringsten den directen Sonnenstrahlen ausgesetzt, machte sich ein empfindlich stechender Schmerz bemerkbar.“ Während der Nacht waren diese Hautpartien geschwollen, bei einem nur an der einen Seite, bei einem zweiten an beiden Seiten; bei einem dritten war die Schwellung so stark, dass er die Augen kaum so weit öffnen konnte, dass er seine beiden carrikirten Genossen sehen konnte.

Die Pelzjäger in diesen Gegenden fürchten diese Einwirkung der Sonne auf ihre Beute, denn wenn eine eben getödtete Robbe nur etwa zwei Stunden im Sonnenscheine liegt, so wird die Haut, wie sie sagen, gekocht und der Pelz unbrauchbar (KANE).[3]

In meiner Abhandlung über den Einfluss des Lichtes auf die vorderen Medien des Auges (S. 362) habe ich der Erfahrungen BERLIN's über das Eczema solare bei der vier Wochen langen Wanderung auf dem grönländischen Binneneise erwähnt.[4] Ueber dieselbe Erkrankung schreibt NORDENSKIÖLD[5]:

„Der Sonnenschein in der trockenen, hellen, verdünnten Luft hatte auch eine andere, weniger gefährliche, aber kaum weniger

[1] DE LONG, The Voyage of the Jeannette. London 1883.

[2] H. W. KLUTSCHAK, Als Eskimo unter den Eskimos. Wien 1881. S. 213.

[3] E. K. KANE, The U. S. Grenell Expedition in search of Sir Franklin. London 1854.

[4] A. BERLIN, Nord. Med. Ark. XX. Nr. 3, S. 22.

[5] A. E. NORDENSKIÖLD, Den andra Dicksonska expeditionen till Grönland. Stockholm 1885. S. 215.

schmerzhafte Wirkung (als die Schneeblindheit). Er rief an der unbedeckten Haut des Gesichtes eine lebhafte Röthe und einen brennenden Schmerz hervor, mit grossen Brennblasen, welche nach einer Zeit trockneten, dabei löste sich die Oberhaut von der Nase, den Ohren und den Wangen in grossen Schuppen ab. Dies wiederholte sich mehrmals und das Leiden wurde durch die Einwirkung der Morgenkälte auf die zarte Haut, welche sich unter den Blasen gebildet hatte, noch gesteigert. Eine ähnliche Einwirkung scheint die brennende Sonne der Tropen nie auszuüben, wenigstens nicht in den nahe dem Meeresniveau liegenden Theilen der Erde."

Ebenso werden die Alpenwanderer sehr oft von dieser Hautaffection, welche sie Schneerose, Schneeglanz, Schneebrand nennen, angegriffen.[1]

Ich selber bin einmal diesem Leiden ausgesetzt gewesen.

Im Sommer 1867 machte ich eine Reise vom nördlichsten Schweden über Lappland nach Norwegen. Als ich die Reichsgrenze bei Sulitelma passirte, wanderte ich einen ganzen Tag in blendendem Sonnenschein durch Schnee und Eis. Meine Augen waren durch dunkle Brillen geschützt, die Haut des Gesichtes wurde aber ausserordentlich stark von dem intensiven Licht angegriffen. Denselben Tag empfand ich aber nur eine mässige Hitze in der Haut; am folgenden Tag stellten sich aber eine starke Schwellung und Röthe, besonders an der Nase und den Ohren, sowie ein brennender Schmerz und eine grosse Empfindlichkeit in den angegriffenen Partien der Haut ein; nach fünf Tagen Abschuppung der Oberhaut. In diesem Falle wie auch in dem Falle, den ich früher mitgetheilt habe (S. 363), war die unmittelbare Wirkung nur unbedeutend und die mehr ausgeprägten Symptome traten erst am folgenden Tage hervor.

Das elektrische Bogenlicht bringt an der Haut eine Affection hervor, welche in einem so hohen Grade dem Eczema solare ähnlich ist, dass sie von den Franzosen „Coup de soleil electrique" genannt wird. Der erste ausführlich mitgetheilte Fall dieser Art, den ich kenne, ist von Charcot beobachtet.[2]

---

[1] Vgl. A. Berlin, a. a. O.

[2] Charcot, Comptes rendus de la Société de biologie, 1859. S. 63.

Zwei Chemiker stellten mittelst einer Bunsen'schen Batterie von 120 Elementen Versuche über die Schmelzung gewisser Stoffe an. Die Versuche dauerten etwa anderthalb Stunde; während dieser Zeit wurde aber der Strom oft unterbrochen, so dass er nicht länger als im Ganzen etwa 20 Minuten lang geschlossen war. Die Entfernung der Beobachter von der Lichtquelle betrug etwa 50 cm. In dieser Entfernung konnten sie für die Temperatur derselben nicht empfindlich sein, und waren es thatsächlich auch nicht. Dennoch empfanden sie am Abend und in der Nacht eine unangenehme Müdigkeit in den Augen und sahen fast ununterbrochen Blitze und gefärbte Funken. Am folgenden Tage stellte sich bei Beiden ein purpurfarbiges Erythem und die Empfindung einer unangenehmen Spannung in der Gesichtshaut ein. Bei dem Einen Beobachter, der die rechte Gesichtshälfte dem Lichte exponirt hatte, erstreckte sich das Erythem über diese ganze Hälfte und die Funken waren vor dem rechten Auge erschienen. Bei dem Zweiten, der den Kopf geneigt gehalten hatte und bei welchem also der übrige Theil des Gesichtes durch die Stirn geschützt war, war nur die letztere vom Erythem angegriffen. Bei Beiden bot die Haut in den angegriffenen Partien vollkommen das Aussehen wie bei Sonnenbrand dar. Eine gelinde Abschuppung fing nach vier Tagen an und dauerte fünf bis sechs Tage.

Charcot macht über diesen Fall einige interessante Bemerkungen und sucht nachzuweisen, dass es die chemischen Strahlen sind, welche das Erythem hervorrufen. Ausserdem hebt er die Aehnlichkeit des elektrischen Erythems mit dem Sonnenerythem hervor nnd betont die Möglichkeit, dass auch dieses durch die chemischen Strahlen bedingt wäre.

Ganz übereinstimmenden Fällen begegnen wir recht oft bei Leuten, welche in der Nähe starker elektrischer Bogenlampen sich aufhalten, wie es aus den Mittheilungen von Terrier und neuerdings von Maklakoff hervorgeht. Ich werde aber hier keine ausführlichere Casuistik zusammenstellen, sondern nur die Aufmerksamkeit darauf lenken, dass in dem erwähnten Falle von Charcot die eigentlichen Symptome erst am folgenden Tage erschienen. Die Hautaffection, welche durch die Einwirkung des elektrischen Bogenlichtes auftritt, scheint also auch darin mit dem Erythema (Eczema) solare übereinzustimmen, dass sie zuweilen erst mehrere Stunden, nachdem die Einwirkung des Lichtes aufgehört hat, sich einstellt.

Hierdurch unterscheidet es sich von dem gewöhnlichen Wärmeerythem.

Die Haut der Personen, welche von dem Blitz getroffen worden sind, zeigt, wie bekannt, eigenthümliche, verästelte, braunrothe Zickzacklinien. Auch finden sich bei ihnen zuweilen Anzeichen einer Verbrennung sowie Extravasate. Aus der Beschreibung zweier Fälle, wo Augenaffectionen nach einem Blitzschlage auftraten, habe ich den Eindruck empfangen, dass der Blitz möglicherweise auch ein dem Erythema solare, resp. electricum ähnliches Erythem verursachen könne. Bei dem einen dieser Fälle (Purtscher[1]) hatte die Patientin, als sie von der Betäubung erwachte, eine brennende Empfindung in der Gesichtshaut, und als sie zwei Tage später untersucht wurde, war die Gesichtshaut gelinde geröthet und wärmer als im normalen Zustand. In dem zweiten Ealle (Vossius[2]) wurde zwei Tage nach stattgefundenem Blitzschlage beobachtet, dass die Gesichtshaut roth und geschwollen war, „ohne irgend eine Spur einer Verbrennung" (jedoch waren die Cilien an der einen Seite versengt). Die Beschreibung über die Hautaffection in diesen Fällen ist jedoch so kurz, dass meine Vermuthung nur als eine schwach begründete Hypothese gelten kann.

Bei dieser Gelegenheit dürfte erwähnt werden, dass nach Charcot der berühmte Physiker Foucault einmal von einer Affection der Augen und der Gesichtshaut befallen wurde, nachdem er Versuche mit dem elektrischen Funken angestellt hatte.[3]

Weil das Sonnenerythem ebenso wie das elektrische oft die Schneeblindheit und die Ophthalmia electrica begleiten und unter denselben Verhältnissen wie diese auftreten, und da diese beiden Augenkrankheiten nach meinen Untersuchungen, wenigstens hauptsächlich, von den ultravioletten Strahlen abhängig sind, lag es nahe anzunehmen, dass auch die betreffenden Hautaffectionen von den Strahlen kürzester Wellenlänge verursacht seien. Nachdem ich meine Versuche über den Einfluss des Lichtes auf die vorderen Medien des Auges beendigt hatte, entschloss ich mich daher, die Entstehung der betreffenden Erytheme näher zu untersuchen.

[1] Purtscher, Arch. f. Ophth., XXIX, 4. S. 195. 1883.

[2] Vossius, Berl. Klin. Wochenschr., 1886. S. 304.

[3] Vgl. Charcot, a. a. O.

Hierdurch sollten ausserdem meine Schlüsse hinsichtlich der Schneeblindheit und Ophthalmia electrica einer neuen Probe unterworfen werden.[1]

Wie ich a. a. O. S. 319 hervorgehoben habe, hat GINTRAX experimentelle Untersuchungen über den Einfluss des Sonnenlichtes auf die Haut ausgeführt. Er fand dabei, dass die violetten Strahlen innerhalb dreissig Secunden eine „Phlyctene", die blauen Brennen und Röthe hervorrufen; dagegen hatten die rothen keine Einwirkung. Eine zweite Versuchsreihe zeigte, dass die violetten Strahlen in zwölf Secunden eine Röthung nebst einer Erhebung der Epidermis erzeugten, während die rothen zwanzig Secunden brauchten, um eine einfache Röthung zu verursachen.[2]

---

[1] Eine vorläufige Mittheilung der hier zu besprechenden Ergebnisse findet sich in den Verhandlungen des biologischen Vereins in Stockholm, Bd. I, S. 131. 1889.

[2] GINTRAX, Revue Scientifique, XLI. S. 221. 1888. — (Zusatz 1891.) Herr College E. NORDENSON hat meine Aufmerksamkeit darauf gelenkt, dass der Autor dieser Untersuchung BOUCHARD ist (Recherches nouvelles sur la pellagre 1862 p. 109—116), und dass derselbe Verfasser im Jahre 1877 ein neues Experiment betreffs der Einwirkung des Lichtes auf die Haut gemacht hat (Comptes rendus des séances de la Société de Biologie 1877). Da ich mit reinen Spectralfarben die Resultate der Versuche BOUCHARD's von 1862 nicht constatiren konnte (S. 444), wandte ich mich an den Verfasser selbst, welcher mir gütigst mittheilte, dass er bei den betreffenden Versuchen nicht ein Prisma, sondern farbige Gläser benutzt habe. Aber hierin liegt auch die Ursache der Verschiedenheit unserer Ergebnisse. Ein Glas lässt bekanntlich nicht nur diejenigen Strahlen durch, welche seine Farbe bedingen, sondern auch andere Strahlen, speciell eine nicht unbedeutende Quantität ultrarother Strahlen. Die Hautaffection, welche BOUCHARD bei seinen Versuchen erhielt — Röthe, Brennen und Blasenbildung, schon binnen einigen Secunden auftretend — hat auch nicht den Charakter eines Erythema solare, sondern ist unzweifelhaft hauptsächlich eine Wirkung der am wenigsten brechbaren Strahlen. Bei seinem Versuche von 1877 pinselte BOUCHARD die Haut eines Pellagrakranken mit einer alkoholischen Lösung von Chininsulphat, setzte die Haut darnach mehrere Stunden dem Sonnenlicht aus und fand, dass auf der gepinselten Hautpartie das Erythem ausblieb, während es dagegen in der Umgebung auftrat. Aber bei einem in dieser Art angestellten Versuche verdunstet der Alkohol sehr schnell, und das Chininsulphat bleibt als ein weisses Pulver zurück, welches nunmehr durch Diffussion die Haut schützt, nicht nur für die ultravioletten Strahlen, sondern gegen das Licht überhaupt. Also bezeugt dieser Versuch nur, dass man durch ein weisses Pulver die Haut vor der Einwirkung des Lichtes schützen kann, sagt aber gar nichts über die Bedeutung der verschiedenen Wellenlängen des Lichtes aus.

Im Sommer vorigen Jahres machte ich einige Versuche mit den leuchtenden Strahlen des Sonnenlichtes. Die von einem Heliostat reflectirten Strahlen fielen, ohne durch eine Spaltenöffnung hindurchzugehen, direct auf ein zwei Zoll hohes und zwei Zoll breites Glasprisma und wurden also von demselben in dessen ganzer Ausdehnung empfangen. Darnach wurden die verschiedenen Strahlen mittelst einer Linse von 6 cm Oeffnung auf die Haut concentrirt. Obgleich die Versuche 10—15 Minuten lang, also viel länger als bei denjenigen von Gintrax, dauerten, fielen sie alle negativ aus, gleichgültig ob ich violette oder rothe oder andere Strahlen benutzte. Ich konnte also die Ergebnisse Gintrax' in dieser Weise nicht bestätigen. Ich kenne aber seine Untersuchungen nur aus einem kurzen Referate und seine Versuchsanordnung ist mir nicht bekannt. Es ist daher möglich, dass er mit einem mehr concentrirten Sonnenlichte als ich gearbeitet und dadurch positive Ergebnisse erhalten hat.

Später benutzte ich bei diesen Untersuchungen die früher von mir angewandte Bogenlampe von 1,200 Normalkerzen-Stärke (S. 380). Die Versuche wurden anfangs an Albino-Kaninchen, welche an einer genügend grossen Hautpartie sorgfältig rasirt waren, gemacht. Wie bei der früheren Untersuchung über den Einfluss des Lichtes auf die vorderen Medien des Auges, gründete ich auch jetzt meine Versuche auf die verschiedene Durchlässigkeit des Glases und des Bergkrystalls für die ultravioletten Strahlen.

Wie bekannt absorbirt das Glas die ultravioletten Strahlen sehr stark, der Bergkrystall ist aber für dieselben sehr durchlässig. In meiner Abhandlung über den Einfluss des Lichtes auf die vorderen Medien des Auges habe ich diese Verschiedenheit ausführlich erörtert und brauche hier die Versuchsmethode nicht näher darzulegen.

Bei dem ersten Versuch sollte untersucht werden, ob die Strahlen des Bogenlichtes, nachdem sie durch den Bergkrystall gegangen waren, ein Erythem hervorrufen könnten. Der Versuch wurde folgendermaassen ausgeführt.

*Versuch I.* An einem Albino-Kaninchen wurde eine Hautstelle von 7 cm Durchmesser rasirt. Eine Bergkrystall-Linse von 5 cm Oeffnung und 13 cm Brennweite wurde in der Entfernung der Brennweite vor der Bogenlampe aufgestellt. Das Kaninchen wurde so placirt, dass die rasirte Hautpartie von den durch die

Linse parallel gebrochenen Strahlen getroffen wurde. Der Versuch dauerte drei Stunden. (12—3 Uhr Nachmittags).[1]

Unmittelbar nach dem Ende desselben war keine Wirkung ersichtlich, auch nicht am Abend desselben Tages. Am folgenden Tage aber war die ganze dem Lichte ausgesetzte Hautpartie deutlich röther wie die Umgebung. Die Röthe war noch ausgeprägter am dritten Tage, und ging dann allmählich zurück. Nach weiteren drei Tagen fing eine reichliche Abschuppung an und dauerte eine Woche.

Das durch den Bergkrystall filtrirte, an ultravioletten Strahlen reiche Licht rief also an der Haut des Kaninchens ein typisches Erythema electricum hervor.

*Versuch II.* Die Bergkrystall-Linse und das Kaninchen wurden in derselben Weise wie im Versuch I aufgestellt. Vor dem Kaninchen wurde aber ein Schirm, in welchem die in meiner früheren Abhandlung (S. 413) erwähnte Glasplatte eingesetzt war, placirt. Mittelst Lapis wurden am Kaninchen die Grenzen der Hautpartie, welche von dem durch die Glasplatte filtrirten Licht getroffen wurde, markirt.[2] Der Versuch dauerte drei Stunden. Weder unmittelbar nach dem Versuch, noch später war eine Wirkung an der Haut zu beobachten.

Dieser Versuch zeigte also, dass das durch die Glasplatte filtrirte an ultravioletten Strahlen arme Licht bei der benutzten Stärke der Lichtquelle nicht geeignet war, eine Veränderung an der Haut hervorzurufen. Die beiden Versuche (I und II) stützten also die Annahme, dass die Hautaffection hauptsächlich durch die ultravioletten Strahlen bedingt war.

Um die Einwirkung des durch Glas und Bergkrystall filtrirten Lichtes auf die Haut näher zu untersuchen, wurde folgende Vorrichtung benutzt.

In einem metallenen Rohre *ABCD* von 5—6 cm Länge und 5 cm Breite wurde an der einen Grundfläche *AB* eine Bergkrystall-Linse

---

[1] Ich bemerke, dass wenn das Rasiren nicht mit genügender Vorsicht ausgeführt, von demselben eine Reizung leicht hervorgerufen wird, welche seinerseits Röthe mit nachfolgender Abschuppung von Epidermis verursacht.

[2] Die Durchlässigkeit dieser Platte für Strahlen verschiedener Wellenlänge war genau bestimmt. Sie absorbirte die ultravioletten Strahlen kräftig und auch einen Theil der rothen (vgl. S. 415).

von 13 cm Brennweite eingefügt; an der anderen Grundfläche *CD* wurde eine plane Glasplatte von etwa 2 mm Dicke befestigt. In der Mitte hatte diese Platte ein Loch, in welcher eine Bergkrystall-

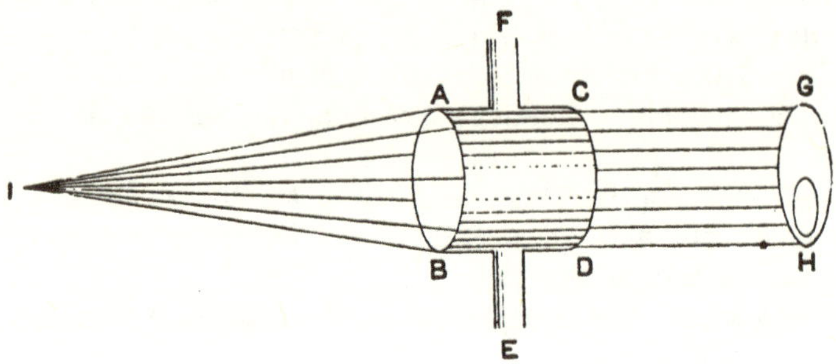


platte von derselben Dicke eingekittet war.[1] Das Innere des Rohres stand durch die zwei Röhrchen *E* und *F* mit der umgebenden Luft in Verbindung.

Bei der Anwendung dieses Apparates wurde derselbe so aufgestellt, dass die Grundfläche *AB* in 13 cm Entfernung (= die Brennweite der Linse) von der Bogenlampe sich befand. Das Licht wurde also durch die Linse parallel gebrochen und war, weil durch Bergkrystall gegangen, reich an ultravioletten Strahlen. Nachdem es aber die Grundfläche *CD* passirt hatte, war die äussere Zone, bei *GH*, welche durch Glas filtrirte Strahlen enthielt, an ultravioletten Strahlen arm, während die innere Zone, der eingesetzten Bergkrystallplatte entsprechend, an solchen Strahlen reich war. Die Grenze der beiden Zonen gab sich sehr gut zu erkennen in Folge des Schattens der undurchsichtigen Masse, mit welcher die Bergkrystallplatte an die Glasplatte gekittet war.

*Versuch III.* Der eben beschriebene Apparat wurde benutzt. Ein Albino-Kaninchen wurde so placirt, dass die rasirte Hautpartie von dem ganzen durch den Apparat gegangenen Lichtbüschel getroffen wurde. Die der Bergkrystallplatte entsprechende Hautpartie wurde durch einen Lapisring abgegrenzt. Dauer des Versuches drei Stunden.

[1] Diese Bergkrystallplatte war dieselbe, welche ich früher benutzte. (Vgl. S. 413 u. f.)

Während und unmittelbar nach dem Versuche, sowie drei Stunden später, war keine Veränderung zu bemerken. Am folgenden Tage erschien an der inneren Zone eine schwache Röthe, welche nach weiteren 24 Stunden zunahm, dann allmälig erblasste und mehr gelblich oder gelbbraun wurde. Nach sechs Tagen zeigten sich Anzeichen einer Abschuppung, welche allmälig recht stark wurde und sogar nach 14 Tagen noch vollkommen deutlich zu beobachten war. Der übrige Theil der rasirten Haut war die ganze Zeit hindurch normal.

Auch in diesem Falle zeigte es sich, dass das durch den Bergkrystall filtrirte, an ultravioletten Strahlen reiche Licht wirksam war, während dagegen das durch Glas filtrirte, an diesen Strahlen arme, keinen Einfluss ausübte.

Man könnte sich aber denken, dass die Wirksamkeit der durch den Bergkrystall filtrirten Strahlen von anderen Ursachen als deren Reichthum an ultravioletten Strahlen bedingt wäre. Die Bergkrystallplatte war im Centrum des parallelen Lichtbüschels placirt und liess also die der optischen Achse am nächsten liegenden Strahlen hindurch. In Folge der sphärischen Aberration werden die Randstrahlen stärker wie die übrigen gebrochen und hierdurch wird, ceteris paribus, die centrale Zone reicher an Licht wie die peripherische. Der Effect des durch die Bergkrystallplatte filtrirten Lichtes war also möglicher Weise dadurch erzielt, dass es die centralen und intensiveren Strahlen enthielt. Um diesem Einwande zu begegnen, wurde der Apparat in der Weise verändert, dass die Bergkrystallplatte excentrisch in die Glasplatte gekitttet wurde und zwar so, dass sie nach innen das Centrum des Kreises erreichte und nach aussen bis zu $^1/_2$ cm Entfernung von dessen Peripherie sich erstreckte.

Mit dem veränderten Apparate wurden mehrere Versuche angestellt und zwar am Menschen an der Vorderseite des Unterarmes. Die der Bergkrystallplatte entsprechende Stelle wurde wie bei den früheren Versuchen durch Lapis umgrenzt.

*Versuch IV.* Die Entfernung zwischen der Glasplatte und dem Arme betrug 10 cm, und zwischen letzterem und der Lichtquelle 29 cm. Ausserhalb der Hautpartie, die den durch den Apparat gegangenen Strahlen ausgesetzt war, wurde die Haut von directen Strahlen des Bogenlichtes getroffen. Die Dauer des Versuches betrug $3^1/_2$ Stunden.

Nach 30—40 Minuten stellte sich eine schwache Röthe in der der Krystallplatte entsprechenden Hautpartie und auch in einem Theil derjenigen Partie, welche der Glasplatte entsprach. An der letzteren Stelle verschwand aber die Röthe nach nochmals 30 Minuten; während sie an der „Bergkrystallpartie“ immer zunahm und immer deutlicher mit derselben zusammenfiel. Hierbei wurde auch eine deutliche Empfindung von Wärme und schwachem Stechen wahrgenommen.

Am Ende des Versuches fand sich eine ausgedehnte Röthe an den Stellen des Armes, welche von den seitlich vom Apparate einfallenen Strahlen direct getroffen waren. Dagegen bot die ganze Hautpartie, welche den durch den Apparat filtrirten Strahlen ausgesetzt gewesen, ein vollkommen normales Aussehen dar, mit alleiniger Ausnahme der kleinen Zone, welche der Bergkrystallplatte entsprach. An dieser Partie war die Haut noch röther wie an denjenigen Partien, welche vom directen Lampenlicht getroffen waren.

Etwa vier Stunden nach beendigtem Versuch stellte sich eine Empfindung von Brennen in den afficirten Theilen ein. Die Röthe und das Brennen nahmen während der Nacht und des folgenden Tages zu. Dazu kam noch Empfindlichkeit bei Berührung. Die angegriffenen Partien waren beim Antasten deutlich wärmer wie die übrige Haut.

Am dritten Tage war die Röthe noch unverändert sowohl an der Bergkrystallpartie wie an der von den directen Strahlen getroffenen. Die Empfindlichkeit bei Berührung und die erhöhte Temperatur nahmen an der letztgenannten Stelle deutlich ab, und der Schmerz verschwand vollständig. Die Glasplattenpartie fortwährend normal.

Am vierten Tage zeigte die direct beleuchtete Partie eine deutliche Verminderung der Röthe und der Empfindlichkeit. An der Bergkrystallpartie war dagegen die Röthe ebenso wie die Empfindlichkeit eher vermehrt. Uebrigens war diese ganze Partie schwach erhaben und zeigte eine Menge kleiner, weisslicher, nahezu blasenähnlicher Erhebungen, welche zum grössten Theil den Haarwurzeln zu entsprechen schienen.

Am fünften Tage war der Zustand so ziemlich unverändert, nur begann die Empfindlichkeit auch an der Bergkrystallpartie abzunehmen. In den beiden angegriffenen Partien Jucken.

Am sechsten Tage Kitzeln in den angegriffenen Partien; anfangende Epidermisabschuppung an der direct beleuchteten Partie. Erst jetzt eine merkbare Verminderung der Röthe an der Bergkrystallpartie.

Am siebenten Tage war die Epidermisabschuppung stärker und zeigte sich auch an der Bergkrystallpartie. Die Farbe der afficirten Theile fing an bräunlich zu werden.

Die Abschuppung der Epidermis dauerte noch eine Woche lang. Darnach wurde die Haut normal: nur unterschieden sich die afficirten Theile von der übrigen Haut durch eine dunklere Pigmentirung, welche noch zwei Monate später vollkommen deutlich, ob auch schwächer, war. Die Glasplattenpartie war die ganze Zeit normal.

*Versuch V.* Versuchsanordnung wie im Versuch IV, nur war die Haut mittelst eines Tuches vor der directen Strahlung geschützt und wurde also nur von den durch den Apparat gegangenen Strahlen getroffen. Dauer des Versuches drei Stunden.

Nach einer Stunde stellte sich eine sehr unbedeutende, kaum merkbare Röthe an der Bergkrystallpartie ein. Die Röthe nahm während der Versuchsdauer immer mehr zu und war am Ende des Versuches zwar schwach, aber doch vollkommen deutlich und an der durch Lapis markirten Grenze der Partie scharf abgeschnitten. Die Glasplattenpartie ganz unverändert.

Am zweiten Tage war die Röthe stärker ausgeprägt und hielt sich ganz unverändert bis zum sechsten Tage, an welchem sie zu erblassen anfing.

Am siebenten Tage nahm die Bergkrystallpartie einen unbedeutenden Stich in's Rothbraune an.

Am neunten Tage zeigte die angegriffene Partie fast das Aussehen eines schwach gefärbten Leberfleckes.

Am zehnten Tage wurde eine unbedeutende Abschuppung beobachtet.

Am elften Tage war die Abschuppung stärker.

Am zwölften Tage war die ganze Oberfläche der Bergkrystallpartie von kleinen Schuppen bedeckt.

Am dreizehnten Tage Abschuppung nur an dem äusseren Theil der genannten Partie.

Am vierzehnten Tage hat die Abschuppung aufgehört.

Die Glasplattenpartie während der ganzen Zeit normal.

*Versuch VI.* Während der ersten Stunde des Versuches war der Apparat durch ein Versehen 3 cm zu nahe der Lichtquelle placirt und die Haut wurde also während dieser Zeit von divergentem Lichte getroffen. Bei der übrigen Zeit des Versuches war die Versuchsanordnung wie bei Versuch V.

Nach zwei Stunden zeigte sich an der Bergkrystallpartie eine schwache Röthe, welche vier Stunden nach beendigtem Versuche zurückblieb und bis zum folgenden Tage noch zunahm. Nach einer Woche fing ihre Stärke an abzunehmen. Am zehnten Tage stellten sich die ersten Anzeichen einer Abschuppung ein, und nach dem dreizehnten Tage war nur eine unbedeutende, dunklere Färbung zu beobachten.

Die Glasplattenpartie war die ganze Zeit normal.

Weil der Apparat in der Entfernung der Brennweite von der Lichtquelle aufgestellt war, waren freilich die leuchtenden Strahlen nach stattgefundener Brechung parallel, die ultrarothen aber divergent und die ultravioletten convergent. In einer gewissen Entfernung von dem Apparate musste also nothwendig die Intensität der ultrarothen Strahlen vermindert sein. Bei den folgenden drei Versuchen wurde daher der Arm in nur 3 cm Entfernung vom Apparate placirt.

*Versuch VII.* Nach einigen Minuten wurde eine deutliche Empfindung erhöhter Wärme sowohl in der Bergkrystall-, wie in der Glasplattenpartie wahrgenommen. Nach einer Viertelstunde wurde an beiden Stellen eine schwache Röthe beobachtet. Nach noch einer Viertelstunde hatte dieselbe zugenommen. Als der Versuch nach einer halben Stunde unterbrochen wurde, war die Röthe an beiden Partien vollkommen deutlich. Nach zwei Stunden war sie jedoch verschwunden und die Haut ganz normal. Später, am Abend, erschien jedoch an der Bergkrystallpartie eine neue, sehr schwache und kaum merkbare Röthe. Am folgenden Morgen war sie ganz deutlich. Sie dauerte drei Tage, und verschwand dann.

*Versuch VIII.* Versuchsanordnung wie bei Versuch VII. Versuchsdauer eine halbe Stunde.

Während des Versuches Brennen sowohl in der Bergkrystall-, wie in der Glasplattenpartie. Am Ende des Versuches eine deutliche Röthe an der ganzen beleuchteten Hautpartie. Die Röthe an der Glasplattenpartie nahm jedoch ziemlich schnell ab und war nach zwei Stunden verschwunden. An der Bergkrystallpartie trat sie dagegen immer deutlicher hervor und hörte erst nach fünf Tagen auf.

*Versuch IX.* Versuchsanordnung wie im Versuch VII. Versuchsdauer dreiviertel Stunde.

Brennen und Röthe sowohl in der Bergkrystall-, wie in der Glasplattenpartie. In letzterer nahm sie jedoch nach dem Versuche allmählich ab. Am Abend des Versuchstages war sie noch deutlich und auch am folgenden Morgen erschien davon eine kleine Spur, welche im Verlauf des Tages verschwand.

Dagegen nahm die Röthe an der Bergkrystallpartie während der ersten 24 Stunden immer mehr zu. Nach 5—6 Tagen kamen noch Empfindlichkeit und Jucken hinzu. Am zehnten Tage fing eine Abschuppung an, welche noch vier Tage dauerte. Dann wurde die Haut normal, nur eine dunklere Färbung blieb noch zurück.

In den Versuchen IV— IX wurden also positive Ergebnisse durch die Strahlen, welche die Bergkrystallplatte passirt hatten, erhalten, trotzdem dass sie excentrisch gestellt war. Und das Erythem war innerhalb der Bergkrystallpartie überall gleich stark, gleichgültig ob die dieselbe treffenden Strahlen näher oder ferner von der optischen Achse des Systemes lagen. Dagegen blieb die gesammte Hautpartie, welche den durch die Glasplatte filtrirten Strahlen ausgesetzt war, sowohl während des Versuches wie nach demselben entweder ganz normal oder auch nur vorübergehend geröthet.

Diese Verschiedenheit der Einwirkung konnte also nur dadurch bedingt sein, dass die Bergkrystallplatte auf diejenigen Strahlen des Lichtes, welche hierbei thätig waren, keinen Einfluss ausübten, während sie von der Glasplatte in irgend einer Weise unschädlich gemacht wurden.

Aber auch diese Versuche waren nicht genügend, um den ultravioletten Strahlen eine überwiegende Bedeutung für das Entstehen des Erythems zu vindiciren. Freilich sind nach Melloni Glas und Bergkrystall für die Wärmestrahlen gleich durchlassend und bei meinen früheren Versuchen fand ich, dass die von mir benutzten Bergkrystall- und Glasplatten nahezu gleich viel von der gesammten Wärme der Bogenlampe durchliessen (vgl. S. 413). Wenn aber die Permeabilität der beiden Stoffe für Strahlen verschiedener Wellenlänge untersucht wurde, stellte es sich heraus, dass der Bergkrystall für gewisse Strahlengattungen mehr durchlassend als das benutzte Glas war. Die Ungleichheit war am grössten bei $\lambda$ 4,00, wo die Durchlässigkeit des Bergkrystalles zu derjenigen des Glases wie 26,5 : 14,0 sich verhielt (vgl. S. 415). Es wäre nicht unmöglich, dass die von mir gewonnenen Ergebnisse eben von dieser grösseren Durchlässigkeit des Bergkrystalles für die genannten ultrarothen Strahlen bedingt sei. Es war daher nothwendig in den Apparat einen Stoff zu bringen, welcher die ultrarothen Strahlen absorbirt und dagegen die ultravioletten durchlässt. Ein solcher Stoff ist das Wasser.

Das Wasser absorbirt schon in sehr dünnen Schichten die ultrarothen Strahlen ausserordentlich kräftig. Dies geht schon aus den Untersuchungen Melloni's hervor und ist später von anderen Forschern bestätigt worden. Weil aber diese Untersuchungen nur auf die gesammte Wärme sich beziehen, theile ich hier die Ergebnisse einer Arbeit von K. Ångström über die Absorption ultrarother Strahlen verschiedener Wellenlänge mit. Die Untersuchungen sind mit dem von ihm construirten Spectrobolometer vorgenommen, also mit demselben Instrument, welches ich benutzt habe (vgl. S. 405 und 415).

Ångström fand, dass eine Wasserschicht von 2,4 mm Dicke bei einer Deviation von 1,0° von der $D$-Linie ($\lambda = 0{,}90$) 40 %, bei 1,5° Deviation ($\lambda = 1{,}70$) 97,7 % und bei 2° Deviation ($\lambda = 4{,}00$) 99,7 % durchlässt. Da nach dem Gesetze der Absorption jede gleich dicke Schicht eines gewissen Stoffes ein gleich grosses Procent der durchgehenden Strahlen einer gegebenen Wellenlänge absorbirt, so muss bei meinen Versuchen nur eine ganz minimale Menge von Strahlen grösserer Wellenlänge wie $\lambda = 0{,}90$ durch den mit Wasser gefüllten Apparat, dessen Dicke 5—6 cm betrug, hindurchgegangen sein. Von den ultrarothen Strahlen kürzester Wellenlänge ($\lambda < 0{,}90$) wurde freilich ein Theil durchgelassen, dieselben konnten aber auf das Versuchsergebniss keinen Einfluss ausüben, weil die Absorption des Wassers früher als der Unterschied derjenigen des Glases und des Bergkrystalls (nach meinen Beobachtungen erst bei $\lambda > 0{,}90$, vgl. S. 415) beginnt. Die wenigen ultrarothen Strahlen, welche das Wasser durchliess, waren also in gleich grosser Menge in dem von der Bergkrystall- und von der Glasplatte durchgegangenen Lichte anwesend.

Ebenso kräftig wie das Wasser die ultrarothen Strahlen absorbirt, ebenso gut lässt es die ultravioletten hindurch. So giebt

z. B. de Chardonnet an, dass es sogar in einer Schicht von 20 mm Dicke diese Strahlen in merkbarer Menge nicht absorbirt [1]).

Die Versuche wurden daher in folgender Weise ausgeführt.

*Versuch X.* Der Apparat wurde wie gewöhnlich aufgestellt. Die Rohre *E* und *F* wurden mit Kautschukschläuchen verbunden und mittelst eines Hebers eine ununterbrochene Strömung von destillirtem Wasser durch den Apparat von *E* nach *F* unterhalten. Den durch den Apparat gegangenen Strahlen wurde die rasirte Haut eines Albino-Kaninchens ausgesetzt.

Der Versuch wurde einigermassen dadurch gestört, dass etwas Luft aus dem Wasser, bei dessen Erwärmung durch die Absorption der ultrarothen Strahlen, sich ausschied und in Form kleiner Blasen an der Linse sich ablagerte. Die Versuchsdauer war wie gewöhnlich drei Stunden.

Während des Versuches und unmittelbar nach dessen Ende sowie noch am Abend desselben Tages konnte keine Veränderung an der dem Lichte ausgesetzten Hautpartie beobachtet werden. Am folgenden Tage war aber die Bergkrystallpartie deutlich geröthet. Die Röthe währte unverändert zwei Tage lang. Dann fing sie an abzunehmen und es folgte am sechsten Tage eine starke Abschuppung, welche fünf Tage lang dauerte.

Die Glasplattenpartie zeigte die ganze Zeit keine Veränderung.

*Versuch XI.* Die Versuchsanordnung wie im Versuch X. Der Versuch wurde an einem Menschen an der Haut des Unterarmes angestellt. Während des Versuches wurde der Apparat an mehreren Stellen undicht, in Folge dessen die Grundfläche *CD* unaufhörlich vom Wasser benetzt wurde. Endlich wurde der Versuch für 45 Minuten unterbrochen und dann fortgesetzt. Die Haut wurde nur während $2^1/_4$ Stunden vom Lichte beeinflusst und auch während dieser Zeit wurde der Parallelismus der Strahlen von dem auf *CD* sich ansammelnden Wasser gestört.

Am Ende des Versuches konnte keine Wirkung auf die Haut bemerkt werden. Auch nicht eine Stunde später. Nach vier Stunden aber wurde an der Bergkrystallpartie eine deutliche Röthe beobachtet. Diese bestand noch um elf Uhr Abends, verschwand aber im Laufe des folgenden Tages.

Die Glasplattenpartie blieb die ganze Zeit normal.

---

[1] de Chardonnet, Journ. de Physique, Serie II Tome I, S. 307. 1882.

*Versuch XII.* Dieselbe Anordnung wie bei den früheren Versuchen. Nur war das Wasser aufgekocht und also luftfrei gemacht (vgl. Versuch X). Die Dauer des Versuches $2^1/_2$ Stunden. Die Entfernung des Armes vom Apparate betrug 2—4 cm.

Während des Versuches stellte sich in der Bergkrystallpartie zuweilen eine schwache Empfindung wie von Wärme ein. Nach zwei Stunden fing eine deutliche Röthe an dort zu entstehen. Die Glasplattenpartie zeigte nichts Abnormes an. Eine Stunde nach beendigtem Versuche hatte die Röthe etwas zugenommen und ein schwaches Kitzeln wurde in der gerötheten Partie empfunden.

Am zweiten Tage war die Bergkrystallpartie stark geröthet und deutlich empfindlich beim Druck.

Am dritten Tage war die Empfindlichkeit noch stärker ausgeprägt.

Am vierten Tage waren Röthe und Empfindlichkeit etwas vermindert.

Am sechsten Tage war die Bergkrystallpartie blassroth.

Am zehnten Tage fing eine Abschuppung der Epidermis an und dauerte 4—5 Tage.

Die Glasplattenpartie blieb die ganze Zeit normal.

Die Versuche zeigen also, dass auch, nachdem fast die gesammten ultrarothen Strahlen durch Wasser abfiltrirt waren, das Licht der elektrischen Bogenlampe dennoch eine Hautaffection hervorrufen konnte. Dass das betreffende Erythem wenigstens nicht allein von den leuchtenden Strahlen bedingt war, geht unzweideutig daraus hervor, dass das durch die Glasplatte filtrirte Licht bei allen Versuchen vollkommen unwirksam war.

Das positive Ergebniss muss also von den ultravioletten Strahlen allein oder auch — da die lebende Kraft, welche die leuchtenden und die ultravioletten Strahlen zusammen repräsentiren, natürlich grösser wie diejenige der leuchtenden Strahlen an und für sich sein muss — von allen beiden bedingt sein. Um diese Frage näher zu untersuchen, wurden die folgenden Versuche gemacht.

*Versuch XIII.* Die a. a. O. S. 396 beschriebene und abgebildete hohle Glaslinse von 5,5 cm Oeffnung und 7 cm Brennweite wurde mit einer 2 % Lösung von saurem Chininsulphat gefüllt und in derselben Enfernung, 13 cm, von der Lichtquelle wie die Bergkrystall-Linse in den Versuchen III—XII aufgestellt. Weil die Brennweite der Linse nur 7,5 cm betrug, waren die Strahlen nach stattgefundener Brechung stark convergent. Da sie sowohl das Glas wie die Chininlösung, welche alle beide die ultravioletten Strahlen stark absorbiren, passirt hatten, sind wir berechtigt anzunehmen, dass diese Strahlen wenigstens zum grössten Theil abfiltrirt waren.

Ein rasirtes Albino-Kaninchen wurde jetzt so placirt, dass die durch die Linse gebrochenen Strahlen auf eine Hautpartie von 2 cm Durchmesser concentrirt wurden. Der Versuch dauerte drei Stunden. Nach dessen Ende konnte keine Wirkung bemerkt werden, ebensowenig am Abend und am folgenden Tage.

*Versuch XIV.* Die Versuchsanordnung wie im Versuch X. Das Licht wurde auf die Haut des Unterarmes an derselben Person wie im Versuch V concentrirt. Versuchsdauer drei Stunden.

Weder während des Versuches, noch später wurde irgend eine Veränderung der Haut beobachtet.

Weil die Oeffnung der Linse 5,5 cm betrug und die durch dieselbe gebrochenen Strahlen auf eine Fläche von 2 cm Durchmesser concentrirt wurden, hatten sie also eine etwa 7,5 Mal grössere Intensität als unmittelbar nachdem sie die Linse passirt hatten. Und da ferner diese in einer Entfernung von 13 cm von der Lichtquelle — d. h. in derselben Entfernung wie die Linse *AB* in dem früher angewandten Apparate — aufgestellt war, so musste auch die Intensität der leuchtenden Strahlen 7,5 Mal grösser als in den Versuchen III—IX gewesen sein, wenn wir nämlich voraussetzen, dass die Absorption und die Reflexion der leuchtenden Strahlen von der Glaslinse ebenso gross wie bei dem früher benutzten Apparate waren. Und dennoch erzielte ich keine Wirkung.

Es geht also aus den mitgetheilten Versuchen hervor, dass die leuchtenden Strahlen nur eine untergeordnete Einwirkung auf die hier studirten Vorgänge in der Haut ausüben, und es muss daher den ultravioletten Strahlen eine überwiegende Bedeutung in dieser Hinsicht zuerkannt werden.

Hieraus folgt aber keineswegs, dass die übrigen Strahlengattungen, wenn in genügender Intensität vorhanden, vollkommen unthätig sind. Was speciell die ultrarothen Strahlen betrifft, wird dies von der alltäglichen Erfahrung bezeugt.

Am Ende mehrerer der früher mitgetheilten Versuche (Versuch VII—IX) zeigte sich auch an der Hautpartie, welche der

Glasplatte entsprach, ein Erythem. Dies, welches seine Entstehung unzweifelhaft der Einwirkung der strahlenden Wärme verdankt, war am Ende des Versuches am stärksten ausgeprägt und nahm nachher sehr schnell ab, sodass es in der Regel nach zwei Stunden ganz und gar verschwunden war. Nur ein einziges Mal dauerte es bis zum folgenden Tage (Versuch IX).

In den folgenden drei Versuchen wurden die leuchtenden und die ultrarothen Strahlen auf die Haut des Unterarmes concentrirt.

*Versuch XV.* Die schon erwähnte hohle Glaslinse wurde mit Schwefelkohlenstoff gefüllt und in einer Entfernung von 10 cm von der Lichtquelle aufgestellt. Der Arm wurde in der Weise placirt, dass die durch die Linse gebrochenen Strahlen eine Partie von 3 cm Durchmesser beeinflussten. Der Versuch wurde, wegen der eintretenden heftigen Wärmeempfindung in der dem Lichte ausgesetzten Hautpartie, nach $^1/_2$ Minute unterbrochen. Eine Minute nachher zeigte sich eine sehr lebhafte Röthe, welche nach etwa zwei Stunden verschwand.

*Versuch XVI.* Die Versuchsanordnung wie im Versuch XV. Die Strahlen wirkten $^1/_2$ Minute auf die Haut ein. Dies wurde drei Mal, mit einer etwa eine Minute lange Unterbrechung wiederholt.

Unmittelbar nach dem Ende des Versuches zeigte sich nicht nur eine Röthe, sondern auch ein paar erhöhte blasenähnliche Stellen. Sowohl die Röthe wie auch die blasenähnlichen Bildungen verschwanden im Laufe des Tages.

*Versuch XVII.* Die Strahlen wurden auf eine Partie von 2 cm Durchmesser während $^1/_2$ Minute concentrirt. Während des Versuches eine intensive Wärmeempfindung. Unmittelbar nachher wie im Versuch XVI Röthe und Andeutung zur Blasenbildung. Die Erscheinungen verschwanden im Laufe des Tages.

Bei diesen drei Versuchen, wo die ultravioletten Strahlen vom Glas absorbirt, aber die leuchtenden und die ultrarothen reichlich durchgelassen wurden, wurde freilich eine Einwirkung auf die Haut erhalten, aber diese war in auffallendem Grade einer gelinden Verbrennung ähnlich und wich sehr bestimmt von dem Erythema solare und electricum ab.

In meiner Abhandlung über die Einwirkung des Lichtes auf die vorderen Medien des Auges habe ich bemerkt, dass nach Cornu der Reichthum des Sonnenlichtes an ultravioletten Strahlen mit der Höhe der Sonne am Himmel sowie mit der Höhe oberhalb der

Meeresoberfläche zunimmt. Ferner dass an demselben Orte und bei derselben Höhe der Sonne die Menge ultravioletter Strahlen im Winter, bei niedriger Temperatur, grösser ist als im Sommer, bei einer höheren Temperatur. Endlich habe ich versucht nachzuweisen, dass der Schnee, wie andere (besonders weisse) pulverförmige Körper, vorzugsweise Strahlen kurzer Wellenlänge reflectirt (vgl. S. 420 u. f.). Wenn dies richtig ist, so wird hierdurch auch das sonst eigenthümliche Verhältniss erklärt, dass das Erythema solare bei uns vorzugsweise im Frühling und im Vorsommer erscheint, sowie dass es in arktischen Gegenden und auf Hochgebirgen auch bei einer Temperatur unterhalb 0° in dem Sonnenlicht, wo gar keine Rede sein kann von der Einwirkung einer stärkeren Wärme auf die Haut, beobachtet worden ist (vgl. S. 435—437).

Dass das Erythema solare durch die chemischen Strahlen bedingt ist, wurde, wie früher erwähnt, schon im Jahre 1858 von CHARCOT behauptet, und er wurde zu diesem Schlusse eben durch die Aehnlichkeit dieser Erkrankung mit der durch das elektrische Licht hervorgerufenen veranlasst.

Auch MAKLAKOFF schliesst sich in einer eben erschienenen Arbeit dieser Auffassung an.[1]

Im Archiv für Dermatologie habe ich einen von VEIEL mitgetheilte Krankheitsbericht gefunden, welcher meinen Untersuchungen gegenüber von grossem Interesse ist. Ich erlaube mir denselben hier anzuführen, weil er ohne Zweifel eine schätzenswerthe klinische Bestätigung meiner auf Versuche gegründeten Schlüsse bildet.[2]

Es handelte sich um eine Dame, 56 Jahre alt, welche in ihrem 24. Jahre zum ersten Mal nach einem Spaziergang an einem sonnigen Apriltag von einem Eczem befallen wurde. Es waren rothe „nesselsuchtartige" Beulen, mit starker Anschwellung der Augenlider verbunden, welche beim Aufenthalt im Zimmer nach circa vier Tagen schwanden.

In den folgenden Wochen brachte jeder Gang in's Freie bei hochstehender Sonne, einerlei ob bei bedecktem oder unbedecktem Himmel, die Anschwellung wieder. Erst im Juni, liess die Empfindlichkeit der Haut nach und konnte die Patientin wieder ausgehen.

---

[1] MAKLAKOFF, Archives d'ophtalmologie. T. IX, 2. S. 97. 1889.

[2] VEIEL, Arch. f. Dermatologie u. Syphilis, 1887.

Derselbe Reizzustand wiederholte sich jedes Frühjahr, dauerte aber jedes Jahr länger; die freien Zeiten wurden immer kürzer, die Infiltration der Haut bei dem Anfall immer stärker.

Die letzten 15 Jahre fielen die Winterpausen aus, doch trat stets eine verminderte Reizbarkeit der Haut in den beiden Monaten des niedersten Sonnenstandes ein.

Bei beständigem Aufenthalt im Zimmer mit geschlossenem Fenster blieb die Haut ruhig, doch war die dem Fenster zugekehrte Seite des Gesichts stets in einem leichten Reizzustand.

Kurz vor Sonnenuntergang und am Abend konnte sie jedoch bei jedem Wind und Wetter ausgehen; selbst bei den schärfsten Ostwinden blieb die Haut ganz ruhig.

Veiel legte sich nun die Frage vor, welche Strahlen der Sonne es waren, die das Eczem hervorriefen.

Die Wärmestrahlen konnten es nicht sein, denn die Patientin konnte sich ohne Schaden am heissen Herde, am heissen Kaminfeuer oder am überheizten, stark strahlenden Ofen aufhalten. Auch nicht die Lichtstrahlen, denn die Patientin konnte sich dem intensivsten Kerzen- und Lampenlicht aussetzen.

So blieben nur die chemischen Strahlen übrig. Eine bei einem Photographen eingezogene Erkundigung ergab, dass die Photographen die chemischen Strahlen des Sonnenlichtes am besten durch ein gesättigt rothes Papier ausschalten, das vor die Lichtöffnung ihrer Dunkelkammer gebracht wird.

In Uebereinstimmung hiermit gab Veiel seiner Patientin einen dichten rothen Schleier, und schickte sie bei höher stehender Sonne in's Freie. Der Schleier bewährte sich vorzüglich. Patientin, die im Juli zwischen acht und neun Uhr Morgens das Zimmer keine zwei Minuten ungestraft verlassen konnte, bewegte sich Ende August zwischen zehn und elf Uhr Vormittags wiederholt 40 Minuten lang im Freien ohne Schaden zu nehmen.

---

Bezüglich der Einwirkung der ultravioletten Strahlen auf den Thierkörper ist bisher sehr wenig bekannt gewesen. Die Wärmeenergie derselben ist eine so kleine, dass sie mit den empfindlichsten Instrumenten kaum gemessen werden kann, und ihr Vermögen, die Netzhaut zu reizen, so schwach, dass sie von unserem Auge nur dann wahrgenommen werden, wenn die leuchtenden Strahlen gänzlich ausgeschlossen sind. Meine Untersuchungen zeigen jedoch, dass auch diese Strahlengattungen kürzester Wellenlänge einen Einfluss auf den Organismus ausüben. Sie scheinen die Eigenschaft zu besitzen, unabhängig von ihrer Wärmeenergie, in den Körperoberflächen, welche von ihnen in genügender Stärke getroffen werden, pathologische Processe hervorzurufen.

Im Jahre 1881 beobachtete SIEMENS, dass das elektrische Licht eine schädliche Einwirkung auf die Pflanzen hatte, dass man aber diese Einwirkung dadurch aufheben konnte, dass man das Licht mit einer Glasglocke umgab. Dies wurde von DEHÉRAIN bestätigt.[1] Er stellte verschiedene Pflanzen in ein von elektrischem Lichte beleuchtetes Treibhaus, in der Absicht, ihre Entwicklung dadurch zu begünstigen. Am folgenden Tage beobachtete er, dass die Blätter überall, wo sie direct von den Strahlen des elektrischen Lichtes getroffen wurden, geschwärzt erschienen. Auf die Erfahrungen SIEMENS' gestützt, umgab er dann das elektrische Licht mit einer Glasglocke und nun behielten die Blätter ihre natürliche Farbe.

Es scheint also, als ob die ultravioletten Strahlen auch auf die Pflanzen eine schädliche Einwirkung ausübten. Die von CORNU nachgewiesene Eigenschaft der Atmosphäre, die Strahlen kürzester Wellenlänge zu absorbiren, ist daher, aller Wahrscheinlichkeit nach, nicht ohne Bedeutung für das gesammte organische Leben auf der Erde.

---

[1] DEHÉRAIN, L'Électricien. 1. December 1881. S. 161.

XVIII

# Ueber die Durchlässigkeit der Augenmedien für ultraviolette Strahlen.

Nordisk Ophthalmologisk Tidskrifs III. 3. 1890.
Skandinavisches Archiv für Physiologie. Band III. 1891.

## Einleitung.

Die Forschungen, welche betreffs der Durchlässigkeit der Augenmedien für die ultravioletten Strahlen vorgenommen worden sind, haben widersprechende Resultate gegeben. Während Brücke und de Chardonnet glauben, bei den Augenmedien ein sehr kräftiges Vermögen constatirt zu haben, die ultravioletten Strahlen zu absorbiren, hat Donders auf Grund seiner eigenen und Rees' Untersuchungen ihnen dieses Vermögen beinahe ganz absprechen wollen. Da die Frage ein ziemlich grosses sowohl theoretisches wie practisches Interesse besitzt, so will ich in Folgendem eine Erörterung derselben zu geben versuchen.

Vorerst möge es mir jedoch gestattet sein, über die Untersuchungen der obengenannten Forscher etwas ausführlicher zu berichten.

Brücke[1] stellte die Frage auf, warum wir die brechbarsten Strahlen des Sonnenlichtes nicht wahrnehmen, sondern das Spectrum erst von der *M*-Linie an schwach leuchtend sehen. Der Grund hiervon könnte entweder darin liegen, dass diese Strahlen die optischen Medien des Auges nicht zu durchdringen vermögen, oder darin, dass der Sehnerv auf sie nicht mit Lichtempfindung reagirt. Fände man, dass die fraglichen Strahlen gar nicht zur Netzhaut gelangen, sondern von den optischen Medien absorbirt werden, so wäre ihre Unsichtbarkeit vollkommen erklärt. Es galt also in erster Linie, den Gehalt des Lichtes an ultravioletten Strahlen

[1] Brücke, Ueber d. Verhalten der opt. Med. des Auges gegen Licht- und Wärmestrahlen. Arch. f. Anat. u. Physiol. 1845. S. 262.

vor und nach seinem Durchgang durch die Medien des Auges zu vergleichen.

Hierzu bediente Brücke sich des Guajac-Harzes, welches von den am meisten brechbaren Strahlen blau gefärbt, von den am wenigsten brechbaren aber entfärbt wird. Eine mit Guajactinctur übergossene und nachher im Dunkeln getrocknete Porzellanplatte wurde diffusem Lichte ausgesetzt, von dem ein Theil die Platte direct, ein anderer aber erst dann traf, nachdem er durch die Linse eines Ochsenauges gegangen war. Es zeigte sich dann, dass der Theil der Platte, welcher von dem directen Lichte getroffen wurde, sich mehr und mehr färbte, und zwar bis zu einem dunklen Grünblau, während der andere Theil derselben, auf welchen das erst durch die Linse gegangene Licht fiel, immer nur eine schwache gelbgrüne Färbung erhielt, so lange auch der Versuch fortgesetzt werden mochte. Dasselbe Resultat — obschon schwächer — wurde erhalten, wenn das Licht durch die Hornhaut und den Glaskörper gegangen war. Am grössten war die Verschiedenheit, wenn das Licht sowohl die Hornhaut wie auch die Linse passirt hatte. In diesem Falle wurde die Platte von ihm beinahe gar nicht gefärbt.

Bei einer anderen Gelegenheit ging er auf folgende Weise zu Werke.[1] Er erzeugte mit Sonnenlicht ein Spectrum. Hierauf durchschnitt er die Sklera eines frischen Rinderauges am Aequator, löste die vordere Hälfte derselben nebst der Hornhaut ab und befestigte sie an einem metallenen Ringe. Sodann präparirte er den Glaskörper nebst der Linse los und legte sie in die von dem Ringe, dem vorderen Theil der Lederhaut und der Hornhaut gebildete Höhlung, wo er sie mittelst eines gewölbten, mit einer Oeffnung von 7 mm Radius versehenen Diaphragmas befestigte. Auf diese Weise erhielt er ein dioptrisches System von Linse, Glaskörper und Hornhaut, durch welches er Strahlen von verschiedenen Theilen des Spectrums fallen lassen konnte. Nach dem Durchgang der Strahlen untersuchte er ihre chemische Wirkung, indem er den Brennpunkt des Systems auf ein empfindliches Papier fallen liess. Er fand dann, dass die Wirkung des violetten Lichtes nach seinem Durchgang durch das Auge noch so stark war, dass schon nach $1^1/_2$ Minute auf dem Papier ein vollständig schwarzer Fleck ent-

[1] Brücke, Ueber d. Verhalten der opt. Med. des Auges gegen die Sonnenstrahlen. Arch. f. Anat. u. Physiol. 1846. S. 379.

stand, dass aber an der Grenze dieses Lichtes die Wirkung plötzlich so stark abnahm, dass die am wenigsten brechbaren der ultravioletten Strahlen in einer Zeit von mehreren Minuten nur einen hellbraunen Punkt hervorriefen. In der Gegend der Linie *M* und darüber hinaus war die Wirkung so vollständig aufgehoben, dass sogar nach zehn Minuten noch keine Spur eines Effectes auf dem Papier zu entdecken war. Beinahe dasselbe Resultat ergab sich, wenn die Linse allein benutzt wurde, daher es sich auch hier zeigte, dass die Strahlen jenseits des violetten Lichtes vornehmlichst von der Linse absorbirt werden.

Nach Brücke's Untersuchungen absorbiren also die durchsichtigen Medien des Auges und unter diesen namentlich die Linse stark die ultravioletten Strahlen. Die Absorption beginnt bei der Linse unmittelbar an der Grenze des sichtbaren Spectrums und nimmt gegen die *M*-Linie hin stark zu, von wo ab sie vollständig wird. Es ist jedoch hierbei nicht zu übersehen, dass Brücke's Untersuchungen an Rindsaugen ausgeführt worden sind und dass sie somit ohne Controleversuche nicht als für das menschliche Auge geltend angesehen werden können.

Im Jahre 1853 nahm Donders[1] von Neuem die Frage von der Durchdringlichkeit der Augenmedien für die ultravioletten Strahlen zur experimentalen Prüfung auf. Er liess Sonnenlicht durch einen Spalt auf ein Flintglasprisma von 45°, 34 mm Höhe und 54 mm Breite fallen, welches in einer Entfernung von 6 m von der Spalte aufgestellt war. Ein Crownglasprisma von gleichen Dimensionen war nebst dem erstgenannten zur weiteren Zerstreuung aufgestellt. Das Licht, welches aus diesem austrat, wurde mittelst einer guten achromatischen Linse von 1,9 m Brennweite zu einem schönen Spectrum vereinigt, das in einem angrenzenden Zimmer in einer Entfernung von 3 m von der Linse aufgefangen wurde. Hierdurch wurde zum grössten Theil das diffuse Licht der an die Wand fallenden Spiegelbilder vom Prisma ausgeschlossen. Das auf diese Weise erzeugte Spectrum wurde auf einem mit einer Lösung von schwefelsaurem Chinin überstrichenen Schirm aufgefangen. Die

[1] Donders, Ueber das Verhalten der unsichtbaren Lichtstrahlen von hoher Brechbarkeit in den Medien des Auges. Archiv für Anat. u. Physiol. 1853. S. 459.

ultravioletten Strahlen wurden nun durch Fluorescenz sichtbar. Die Linie *n* war gut zu sehen, ja sogar bis zu den Linien *o* und *p* war das Spectrum, wenn auch undeutlich, wahrnehmbar.

Jetzt wurden Gläser von verschiedener Grösse und mit zwei parallelen Wänden mit Glaskörpern von Rindsaugen gefüllt. Die Schicht von Glaskörpern, welche das Licht zu passiren hatte, mass in dem kleinsten Glase 17 mm und in dem grössten 9 cm. Diese Gläser wurden entweder unmittelbar vor den Spalt oder vor den Schirm gehalten. Die Lichtstärke des Spectrums wurde durch die 2 cm dicken Schichten kaum vermindert; die dickeren Schichten bewirkten zwar eine stärkere Lichtverminderung durch ihre unvollkommene Durchsichtigkeit (vorzugsweise zufolge der unvermeidlichen Beimischung fremder Stoffe), diese Verminderung war aber für die fluorescirenden Strahlen nicht grösser als für das gewöhnliche Spectrum. Der Versuch wurde sodann mit Kammerwasser von Rindsaugen erneuert, wobei das Licht durch eine 8 cm dicke Schicht zu gehen hatte. Aber auch bei diesem Versuch zeigte sich nur eine von der Reflexion herrührende Lichtschwächung. Dasselbe Resultat wurde auch mit im Glaskörper aufgehängter Hornhaut von verschiedenen Thieren erhalten. Die Linse, von ihrer Kapsel umschlossen, wurde ebenfalls im Glaskörper mit der Axe vertical gegen die Seitenwände des Glasgefässes aufgehängt. Rinder, Schweine und Schafe lieferten hierzu das Material. Es genügte indessen, das Glas mit der Linse längs dem Spectrum hin und her zu führen, um sich davon zu überzeugen, dass auch die Linse den Strahlen von grösserer Brechbarkeit kein Hinderniss bereitet. In der ganzen *p*-Gruppe zeigte sich im Chininspectrum unverkennbar ein schwaches Bild, welches durch die Linse von den am stärksten brechbaren Strahlen gebildet wurde. Doch liess es sich nicht mit Sicherheit entscheiden, ob die Linse für diese Strahlen ebenso durchsichtig war, wie für die weniger brechbaren.

Nachdem die verschiedenen Medien einzeln untersucht worden waren, wurden sie in folgender Weise zusammen untersucht. Ein Kaninchenauge wurde am Aequator durchschnitten und sodann die vordere Hälfte mit der Hornhaut, der vorderen Kammer, der Linse und dem Glaskörper lospräparirt und mit der Sehaxe vertical gegen die Seitenwände in einem mit Glaskörpern von Rindsaugen gefüllten Glasgefässe aufgehängt. Dieses Präparat wurde so aufgestellt, dass die Strahlen, bevor sie den Schirm trafen, erst durch die Medien des Auges gehen mussten. Das Ergebniss war indessen, wenigstens über die *l*-Linie hinaus, ein unsicheres, was der engen Pupille zugeschrieben wurde. Der Versuch wurde daher mit den Augen eines Hundes erneuert, deren Pupillen mittelst Atropin erweitert worden waren, worauf man das Thier getödtet hatte. Beide Augen wurden in der oben genannten Weise präparirt und sodann das eine im Spectrum, das andere abwechselnd über und unter dem Spectrum aufgehängt. Man sah dann im Spectrum von *H* bis *o* ein bläuliches Bild, viel stärker als das von diffusem Lichte herrührende, über oder unter dem Spectrum. Jenseits der Linie *o* war zwar in den beiden Bildern kein Unterschied bemerkbar, aber dort war bei dem Sonnenlicht, welches den Untersuchern zu Gebote stand, die Beleuchtung auch eine äusserst schwache.

Donders' und Rees' Versuche thun also dar, dass die Hornhaut, das Kammerwasser und der Glaskörper die ultravioletten Strahlen nicht absorbiren und dass diese Strahlen auch von der Linse beinahe vollständig durchgelassen werden. Diese Schlüsse gelten jedoch nur für die Linse der bei den Versuchen angewendeten Thiere (nämlich Rind, Schaf, Schwein und Hund), sowie für ein bis *o* oder höchstens *p* reichendes Spectrum, aber nicht für Strahlen von noch kürzerer Wellenlänge.

Im Jahre 1883 machte de Chardonnet[1] die Frage von der Durchdringlichkeit der Medien des Auges für die ultravioletten Strahlen zum Gegenstand seines Studiums. Er richtete seine Versuche auf folgende Weise ein.

Die Hornhaut, die Linse und der Glaskörper der Versuchsaugen wurden nach einander zwischen zwei winkelrecht gegen die Krystallisationsaxe geschliffene Bergkrystallplatten placirt. Ein Strahlenbündel von einem elektrischen Lichte (einem mit Kohlenspitzen [Carré] versehenen Foucault'schen Regulator) beleuchtete erst das anatomische Präparat und ging sodann durch ein Spectralspalt, eine Cornu's-Linse von Islandspath und Quarz und ein Prisma von Islandspath. Das Spectrum wurde auf einer Platte mit einem Ueberzug von Bromsilbergelatine aufgefangen. Die Versuche wurden an einem Dutzend Wirbelthieren und oft an mehreren

[1] de Chardonnet, Journal de Phys. théor. er appliq. 1883. Serie II. t. II. p. 219. Vor ihm hat Soret die Frage experimentell studirt und analoge Resultate bekommen. Compt. rend. de l'acad. sc. 1879, LXXXVIII, p. 1012.

Individuen derselben Art ausgeführt. In der Tabelle S. 468 sind die Untersuchungen von einer grossen Anzahl von Beobachtungen zusammengestellt.

*Die Grenze des Spectrums.*

| Versuchsobject | Nach der Passage des Lichtes durch: die Linse | die Hornhaut | den Glaskörper |
|---|---|---|---|
| bei dem Menschen (erwachsen) . . | *L—M* | *s*, Spuren bis *T* | *S—s* |
| „ „ Ochsen . . . | *L—M* (bei einem Individuum Sp. bis *N*) | *S—s* | *s—T* |
| „ „ Kalb . . . . | *R—r* | *r—S* | *s*, Spuren bis *T* |
| „ „ Schaf u. Lamm | *R* | *R*, Spuren bis *S*, | *T*, Spuren bis *t* |
| „ „ Schwein . . | *R* | *S*, Spuren bis *T*, | *T* |
| „ der Katze . . . | *O*, Spuren bis *P* | *R* | *T*, Spuren bis *U* |
| „ dem Hasen . . . | *o* | *s* | *T*, Spuren bis *U* |
| „ „ Habicht . . | *T—U* | *s*, Spuren bis *T* | *R* |
| „ „ Rebhuhn . . | *r* | *T—U* | *T*, Spuren bis *U* |
| „ „ Truthahn . . | *S* | *P*, Sp. bis *Q* od. *R* | *T*, Spuren bis *U* |
| „ der Eule . . . . | *S—s* | *T* | *U* |
| „ dem Karpfen . . . | *N—O* | *S*, Spuren bis *s* | *S*, Spuren bis *s* |
| „ „ Frosch . . . | *L—M* | *U* | *L—M*[1] |

Aus seinen Untersuchungen geht hervor, dass die Durchdringlichkeit der Medien bei verschiedenen Thieren sehr verschieden ist, dass aber bei den untersuchten Thierarten kein einziges Medium für die Lichtwellen durchdringlich ist, welche kürzer als *T* oder *U* sind. Die Gegensätze zwischen Donder's und Brücke's Untersuchungen erweisen sich übrigens, wenn sie, mit de Chardonnet's Ergebnissen vor Augen, geprüft werden, zum grössten Theil als nur scheinbare. Brücke fand, dass die Hornhaut und der Glaskörper ultraviolette Strahlen absorbirten, Donders nicht — soweit sein Spectrum sich erstreckte, oder bis zur Linie *N*, höchstens bis zur Linie *P*. de Chardonnet zeigt, dass diese Medien ultraviolette Strahlen absorbiren, doch erst von einer Wellenlänge, welche ausserhalb der Linie *P* liegt. Brücke fand, dass die Linse beim Ochsen die ultravioletten Strahlen absorbirt, welche ausserhalb der Linie *M* liegen; Donders hinwiederum fand, dass die Linse der Rinds-,

[1] Das letztgenannte Präparat fing an trocken zu werden.

Schaf- und Schweinsaugen den Strahlen von grösserer Brechbarkeit bis zur Linie *P* kein (absolutes) Hinderniss bereitet. de Chardonnet aber zeigt, dass die Linse sowohl vom Schaf wie vom Schweine ultraviolette Strahlen (vollständig) erst von der Linie *R* an absorbirt. Die Linse des Rindes findet er mit dem Alter des Thieres sehr wechselnd. Bei der Linse des Ochsen findet er die Absorption vollständig an der *L*- oder *M*-Linie — ein Resultat, was genau mit dem von Brücke erhaltenen übereinstimmt; bei der Linse des Kalbes wiederum constatirt er eine vollständige Absorption erst von *R* bis *r*. Die von Donders mit der Rindslinse erhaltenen Resultate lassen sich daher leicht durch die Annahme erklären, dass er mit Augen von jüngeren Thieren experimentirt hat.

Wir können also mit Anspruch auf Zuverlässigkeit folgende de Chardonnet entliehene Sätze aufstellen:

Das Absorptionsspectrum der Hornhaut und des Glaskörpers hört bei den vier Vertebratenklassen an einer Grenze auf, welche für jede Art wechselt und das Gebiet zwischen *R* und *U* umfasst.

Das Kammerwasser absorbirt die ultravioletten Strahlen nicht merkbar.[1]

Das Absorptionsvermögen der Linse wechselt bei verschiedenen Arten und Altersstufen, ja sogar bei einzelnen Individuen (die Absorption ist z. B. sehr verschieden beim Ochsen und Kalbe). Beim Menschen beginnt die Absorption unmittelbar ausserhalb der Linie *H* und nimmt schnell gegen die Linien *L*—*M* hin zu.

## Ueber den Einfluss des Lichtes auf die Linse.

Da mir diese Sätze von Bedeutung zu sein scheinen, so habe ich auf verschiedene Weise ihre Richtigkeit zu prüfen versucht. Vor allen Dingen habe ich versucht zu ermitteln, ob die ultravioletten Strahlen in den Medien des Auges, von denen sie absorbirt werden, Veränderungen hervorrufen.

Dass die von den Medien des Auges absorbirten ultravioletten Strahlen dort nicht vernichtet werden, sondern nur eine andere

[1] Transparence actinique. Journ. de Phys. théor. et appliqué. 1882. Serie II. T. I. p. 307.

Form annehmen, ist eine natürliche Folge der Erhaltung der Energie. Auch haben meine früheren Untersuchungen gezeigt, dass die ultravioletten Strahlen Veränderungen in der Hornhaut hervorrufen, die in einer Abstossung des Epithels und einer Trübung des Gewebes bestehen. Dahingegen vermochte ich in der Linse keine durch diese Strahlen hervorgerufenen Veränderungen nachzuweisen.

Auch bei der Schneeblindheit und der elektrischen Augenkrankheit, welche beide durch die ultravioletten Strahlen des Lichtes hervorgerufen werden, kommt — so viel man bis jetzt hat finden können — keine Affection der Linse vor. Dahingegen hat man mehrmals Veränderungen in diesem Medium bei Einwirkung einer anderen an ultravioletten Strahlen äusserst reichen Lichtquelle, nämlich des Blitzes, entstehen sehen.

Ich berichte hier unten über die Fälle von Blitzstaar, welche ich aus der Litteratur habe sammeln können. Zu diesen Fällen kann ich einen neuen fügen, wo es sich wahrscheinlich um einen Blitzstaar handelt.

Nr. 1. Mitgetheilt von Fage. Bei einer Person, welche von einem Blitze zu Boden geworfen und dabei auf einem Auge blind wurde, zeigte sich zwei Monate später an diesem Auge ein ausgebildeter Staar.

Nr. 2. Ist von Brisseau bei einem jungen Mädchen beobachtet, bei welchem aus gleichen Ursachen an beiden Augen ein Staar auftrat.

Nr. 3. Beobachtet von Rivaud-Landreau ebenfalls bei einem jungen Mädchen, welches an einem linksseitigen Staar litt.[1]

Nr. 4. Beobachtet von Servais.[2] Ein Soldat stand eines Nachts auf Posten, als ein Gewitter losbrach. Plötzlich sah er sich von einem Feuerschein umgeben und fühlte sodann eine bald vorübergehende Betäubung. Als er eine Stunde hernach abgelöst wurde, bemerkte er eine leichte Sehstörung am rechten Auge. Am Tage darauf fand er fortfahrend das Sehvermögen dieses Auges vermindert. Während der zwei folgenden Monate sank dasselbe allmählich bis zu quantitiver Lichtperception herab. Die nun

[1] Diese drei Fälle kenne ich nur aus einem kurzen Referat von Leber: Arch. f. Ophthalmol. 1882. Bd. XXVIII. Heft 4. S. 262.

[2] Servais, Ann. d'Oculist. 1864. T. LII. p. 185.

vorgenommene Untersuchung des Auges zeigte eine Cataracta semidura ohne irgend welche Complication; namentlich wird hervorgehoben, dass die Iris normal war.

Nr. 5. Mitgetheilt von Downar.[1] Ein Soldat wurde vom Blitz getroffen und verlor dabei das Bewusstsein: als er wieder zu sich kam, zeigten das Gesicht und die Hände Spuren von einer Verbrennung und das Sehvermögen erwies sich als geschwächt. Als er elf Monate später genau untersucht wurde, zeigte das rechte Auge S $^{10}/_{100}$ und das linke $^{1}/_{50}$. An beiden Augen fand sich eine Cataracta polaris antica.

Nr. 6. Mitgetheilt von Leber.[2] Ein Schiffscapitän, welcher in einem heftigen Sturm am Ruder stand, wurde vom Blitz getroffen, sodass er leblos auf das Deck fiel. Als er nach zwei Stunden zu sich kam, waren die Arme und die Beine gelähmt, das Gesicht vorzugsweise an der linken Seite, die linke Seite des Halses und der Brust und die linke Hüftengegend verbrannt, der Bart versengt und die Kleider zum Theil verkohlt, sodass sie gleich Zunder vom Körper fielen. Die linken Augenlider waren so stark angeschwollen, dass sie nicht geöffnet werden konnten. An den rechten Augenlidern war die Schwellung weniger stark ausgeprägt.

Nach einigen Wochen hatte die Schwellung der Augenlider so weit abgenommen, dass er auch das linke Auge öffnen konnte. Das Sehvermögen zeigte sich dann bedeutend vermindert, und zwar mehr am linken als am rechten Auge. Es wurde ihm nun in dem Krankenhause, in welchem er Aufnahme gefunden, mitgetheilt, dass die Krystall-Linse des linken Auges durch den Blitz gelitten habe. Das Sehvermögen des rechten Auges verbesserte sich jedoch wieder so weit, dass er gewöhnliche Druckschrift lesen konnte, doch nahm es nach einiger Zeit wieder ab, und ebenso nahm auch das Sehvermögen am linken Auge noch mehr ab, bis dort schliesslich eine völlige Erblindung eintrat.

Leber's Untersuchung vier Jahre darnach zeigte: am rechten Auge eine Cataracta provecta und eine grauliche Trübung, namentlich an der hinteren Corticalis; am linken Auge eine etwas er-

---

[1] Downar, Gaz. Lekarska 1877. Nr. 9. Ref. im Centralbl. f. Augenheilk. 1878. Bd. II. S. 69.

[2] Leber, Ueber Cataract und sonstige Affectionen durch Blitzschlag. Arch. f. Ophth. 1882. Bd. XXVIII. Heft 4. S. 255.

weiterte und träge reagirende Pupille, Cataracta matura. Am rechten Auge S $^{20}/_{200}$, Nr. 14 und 13 Jäger; am linken Auge die Lichtperception erst nach einem längeren Aufenthalt im Dunkeln gut; die Localisation unsicher. Nach Extraction des Staares am linken Auge wurde eine leichte Verschleierung des Augengrundes und eine weisse Färbung der Papille beobachtet.

Nr. 7. Mitgetheilt von PAGENSTECHER.[1] Ein zehnjähriges Mädchen wurde in einer Kirche vom Blitze getroffen. Erst allmählich kehrte ihr das Bewusstsein zurück. Ziemlich schnell entwickelte sich bei ihr eine bedeutende Schwellung der Augenlider. Sie vermochte die Augen nicht zu öffnen, theils zufolge der bedeutenden Schwellung der Lider, theils zufolge von Lähmung des Levator (denn auch nach der Abnahme der Schwellung konnten die Augen noch nicht geöffnet werden). Nur allmählich verschwand die Lähmung bei Anwendung von Veratrinsalbe. Dahingegen konnte man constatiren, dass das Sehvermögen intact war. Die Conjunctiva bulbi war geröthet. Als das Mädchen nach vier Wochen wieder die Schule besuchen konnte, bemerkte der Lehrer, dass das Kind schlechter als früher sah. Das Sehvermögen nahm sodann mehr und mehr ab. Als die Patientin nach elf Monaten untersucht wurde, zeigte sich am rechten Auge die Pupille unregelmässig längsoval und weiter als an der anderen Seite, ohne Synechien, schwach gegen Licht reagirend. In der hinteren Corticalis beider Linsen eine Trübung, mehr ausgeprägt an der rechten Seite. Da die Trübung der Linse zunahm, wurde am rechten Auge nach ferneren fünf Monaten Discission ausgeführt. Das Sehvermögen verbesserte sich jedoch nicht. Durch die nunmehr klare Pupille wurde eine neuritische Atrophie erkannt.

Nr. 8. Mitgetheilt von LAKER.[2] Ein Soldat befand sich nebst elf Kameraden bei einem heftigen Gewitter in einer Wachtstube. Ein Blitz fuhr durch eine Fensteröffnung herein und alle zwölf wurden mehr oder weniger verletzt, an den Augen jedoch nur der erwähnte. Ohne den Blitz gesehen zu haben, stürzte er besinnungslos zusammen. Als er nach einiger Zeit wieder zum Bewusstsein kam, war er vollständig blind. Brandwunden oder andere äussere Verletzungen sollen nicht vorgekommen sein. Nach einer Woche

[1] PAGENSTECHER, Arch. f. Augenheilk. 1884. Bd. XIII. S. 147.

[2] LAKER, Ebendas. 1885. Bd. XIV. S. 101.

begann das Sehvermögen zurückzukehren, und dasselbe nahm dann während einer Woche sehr schnell zu, worauf es sechs Monate hindurch unverändert blieb.

Die Untersuchung zeigte: beide Pupillen etwas erweitert und träg reagirend, zumal was die rechte anbetraf. In der vorderen Corticalis der rechten Linse zahlreiche punktförmige Trübungen, in der linken Linse ebenfalls, jedoch in etwas geringerer Menge und auch von einigen feinen Strichen durchsetzt. Die Untersuchung mit dem Augenspiegel ergab eine neuritische Atrophie und Veränderungen in der Macula (ein hellrothes Feld, umgeben von einem Pigmentsaum und mit einem schwarzen Punkt in der Mitte).

Nr. 9. Mitgetheilt von Vossius.[1] Ein Klempner war nebst einem Kameraden damit beschäftigt, eine Kirche zu decken, als sie von einem heftigen Gewitter überrascht wurden. Sie nahmen ihre Zuflucht nach dem Portal der Kirche. Der Patient stand in der geöffneten Thür, während sein Kamerad hinter ihm auf einer Bank sass, als ein Blitz dicht neben ihm in die Erde niederschlug. Sein Kamerad wurde, ohne eine Verletzung zu erleiden, von der Bank herabgeworfen, er aber aus der Thür hinausgeschleudert, wobei er das Bewusstsein verlor. Als er nach Verlauf von zwei Stunden wieder zu sich kam, war er zufolge heftiger Schmerzen ausser Stande, die Augen zu öffnen. Am Tage darauf konnte er sie zwar wieder öffnen, doch merkte er eine bedeutende Verschlechterung des Sehvermögens des rechten Auges. Als er am dritten Tage untersucht wurde, zeigte sich Folgendes: die Gesichtshaut roth und geschwollen ohne eine Spur von Verbrennung, ausserdem Lichtscheu und Blepharospasmus. Am rechten Auge das obere Lid mässig geschwollen, die Wimpern zum Theil versengt, Schwellung und Injection der Conj. tarsi, Chemosis und Pericornealinjection, die äussere Hälfte der Hornhaut rauchig getrübt, das Epithel gleichsam fein punktirt, die vordere Kammer etwas tiefer als gewöhnlich, das Kammerwasser etwas getrübt, die Iris missgefärbt, hyperämisch und verdickt, eine Stelle am Corpus ciliare empfindlich für Druck, die Linse klar, der Glaskörper fein getrübt, venöse Hyperämie in der Netzhaut. Am linken Auge wurden ausser Lichtscheu und Blepharospasmus Thränenfluss nebst Röthung und Schwellung der Conj. tarsi, sowie eine Injection der episkleralen Gefässe beob-

[1] Vossius, Berl. klin. Wochenschr. 1886. Bd. XXIII. S. 304.

achtet, welche den oberen inneren Quadranten der Conj. bulbi einnahm und bis an den Rand der Hornhaut reichte. Das linke Auge besserte sich ziemlich rasch, am rechten aber blieb noch eine längere Zeit eine recidivirende Iridocyklitis zurück. Zu derselben kam eine Neuritis optica und später eine Cataracta polaris anterior, sowie ein Sehnervenatrophie.

Nr. 10. Mitgetheilt von Knies.[1] Ein zehnjähriger Knabe wurde, während er am Fenster stand und einem Gewitter zusah, vom Blitze getroffen. Er fiel bewusstlos nieder und kam erst nach zwei Stunden wieder zu sich. Beide Augen waren dann stark geschwollen und thränend. Bei der Untersuchung am vierten Tage darnach wurde Folgendes beobachtet: die Wimpern versengt, unvollständige Ptosis, Ciliarinjection und diffuse Trübung der Hornhaut, mehr an dem rechten als am linken Auge. Ausserdem zeigte sich am rechten Auge eine breitstreifige Linsentrübung am Aequator, sowie eine grosse, sternförmige polare Cataract und absolute Amaurosis. Am linken Auge eine beginnende breitstreifige Cataract. S. = 0,5. Vierzehn Tage später: am rechten Auge zwei vordere Synechien, die Hornhaut noch getrübt, aber ohne Ulcerationen, der Staar mehr vorgeschritten; am linken Auge die Hornhaut und die Linse vollständig klar. Die Lichtperception und die Localisation jetzt gut. Bei der Extraction der Cataracta zeigte die Zonula Zinii sich zerrissen, sodass beim Versuch, die Kapsel zu öffnen, die Linse mehrmals zurückwich.

Nr. 11. Mitgetheilt von Meyhöfer.[2] Die Patientin befand sich bei einem schweren Gewitter mit ihrem Mann, drei Kindern und zwei Hausleuten in einem Zimmer. Sie stand mit dem Gesicht dem Fenster zugekehrt, als ein Blitz in das Haus herniederfuhr und alle zu Boden schleuderte. Die drei Kinder kamen, ohne Schaden genommen zu haben, bald wieder zum Bewusstsein. Von den vier erwachsenen Personen wurde eine getödtet und zwei andere erhielten schwere Brandschäden. Die Patientin selbst kam erst nach 24 Stunden wieder zum Bewusstsein. Von der ganzen Katastrophe hatte sie nichts bemerkt, nicht einmal den Feuerschein. Die ganze linke Körperhälfte war etwas geschwollen und geröthet. Die Beweglichkeit des linken Armes und Beines war vermindert

[1] Knies, Arch. f. Ophth. 1886. Bd. XXXII. Heft 3. S. 236.

[2] Meyhöfer, Klin. Monatsbl. f. Augenheilk. 1886. Bd. XXIV. S. 375.

und die Zunge gelähmt; der Kopf schmerzte heftig und die Patientin fühlte sich sehr schwach und im Allgemeinen unwohl. Die grössten Störungen fanden sich jedoch in den Augen. (Bei den anderen vom Blitze Getroffenen zeigte sich bei keinem etwas Abnormes in den Augen.)

Gleich nach dem Aufwachen litt die Patientin an starker Lichtscheu und Obscurationen. Als sie 24 Stunden später von einem Arzte untersucht wurde, war die Conj. bulbi stark hyperämisch und der Bulbus nebst Umgebung sowohl spontan wie auch bei Druck sehr schmerzend. Nach einigen Tagen verschwand die Lichtscheu und das Sehvermögen verbesserte sich bis zu einem gewissen Grade. Einen Monat später zeigte die linke Linse eine intensive Trübung in der vorderen und der hinteren Corticalis.

Nr. 12. Mitgetheilt von Silex. Vgl. S. 372.

Nr. 13 (mein eigener Fall). Die Patientin hatte bis vor sieben Jahren sehr gut gesehen. Sie sass damals eines Tages bei einem Gewitter am Fenster, demselben die linke Seite des Gesichtes zukehrend, als ein Blitz dicht davor niederschlug. Von dem Scheine desselben wurde sie so geblendet, dass sie mit dem linken Auge lange Zeit nichts zu unterscheiden vermochte und glaubte, auf diesem Auge blind geworden zu sein. Sonst litt aber die Patientin keinen Schaden. Da sie noch am folgenden Tage bemerkte, dass das Sehvermögen dieses Auges verschlechtert war, wendete sie sich an einen Arzt, welcher (ihrer Aussage gemäss) Atropin verordnete. Das Sehvermögen nahm indessen immer mehr ab, bis schliesslich völlige Blindheit eintrat. Vor drei Jahren fing das Sehvermögen auch des rechten Auges an abzunehmen. In den letzten Monaten hat sie nur quantitative Lichtperception gehabt.

Die Patientin wurde am 15. Februar 1890 in das Seraphimerlazareth aufgenommen. Bei der Untersuchung zeigten sich die Bindehaut, die Hornhaut und die vordere Kammer normal, die Iris etwas atrophisch, die Pupille an der vorderen Linsenkapsel mit zahlreichen Synechien verlöthet, weder auf Licht noch auf Atropin reagirend. In der Linse eine ausgebildete Cataract, die Lichtperception sehr schlecht, die Localisation höchst unsicher, die Tension etwas herabgesetzt.

Am rechten Auge eine uncomplicirte, reife Cataract, welche mit gutem Resultate extrahirt wurde.

Nr. 14. Mitgetheilt von Buller.[1] Ein Blitz schlug in ein Haus und theilte sich bei seinem Gange durch den Schornstein in drei Theile. Der eine Theil passirte den Fensterrahmen, an welchem die Patientin sass. Hier ging er an einem am Fenster hängenden Vogelbauer zur Patientin hinüber und verliess sodann das Zimmer längs eines Nagels im Fussboden. Die Patientin wurde drei Fuss weit vom Stuhle fortgeschleudert und verlor das Bewusstsein. Sie lag ohne fühlbaren Puls oder Athem da. Der Blitz hatte den Kopf oberhalb des linken Auges getroffen, wo er eine rothe „Narbe“ zurückgelassen, und war dann auf das Ohr, den Hals und den Thorax übergegangen.

Als die Patientin nach $^3/_4$ Stunden wieder zum Bewusstsein kam, zeigte sich bei ihr ausser einer Schwäche in allen Muskeln eine Lähmung des Larynx und der Zunge; am nächsten Tage links ein Oedem in den Augenlidern. Als dieses Oedem nach einigen Tagen resorbirt war, wurde ein geringes Exsudat in der vorderen Kammer constatirt. Symptome von einer Entzündung im Auge fehlten, doch war dieses während sechs Wochen nach oben und innen gerichtet, wodurch beim Sehen Doppelbilder entstanden.

Einige Zeit hiernach zeigte die genauere Untersuchung Folgendes: die linke Pupille mittelgross, etwas träg reagirend, $S = {}^6/_{12}$, eine Cataracta posterior polaris, sich bis an die hinteren Corticalschichten hin ausdehnend, feine Trübungen im Glaskörper, beginnende Sehnervenatrophie, eine circumscripte Ruptur in der Chorioidea (?).

Betreffs der nächsten Ursachen dieser Staarform sind die Ansichten auseinandergehend gewesen. Leber's Ansicht, dass dieselbe auf der physikalisch-chemischen Einwirkung der Elektricität beruht, habe ich bereits in meiner Abhandlung „Ueber den Einfluss des Lichtes auf die vorderen Medien des Auges“ erwähnt.[2]

Vossius hat eine andere Erklärung gegeben. Er sah in seinem Falle (Nr. 9) eine hartnäckige Iridocyklitis nach dem Blitzschlage auftreten. Während des Verlaufes der Entzündung entwickelte sich nach zwei Monaten ein Staar. Dieses führte ihn zu der Annahme, dass der Staar, wenigstens in gewissen Fällen, secundären

[1] Buller, Arch. f. Augenheilk. 1890. Bd. XXI. Heft 3. S. 390.

[2] Vgl. S. 358.

Ursprungs sei und aus einer durch den Blitz hervorgerufenen Entzündung hervorgehe.

Knies wiederum fand in seinem Falle bei der vorgenommenen Cataractextraction eine ausgebreitete Zerreissung der Zonula und sieht in dieser die Ursache des Blitzstaars.

C. Hess hat die Einwirkung der Elektricität auf das Auge experimental studirt. Es gelang ihm, mittelst starker Entladungen von einer Leidener Flasche bei dem Kaninchen eine Linsentrübung hervorzurufen. Die vornehmlichste Ursache des Staares sieht er in einer mehr oder weniger ausgeprägten Zerstörung des Linsenepithels. Hierdurch hat er also dargethan, dass ein Staar durch eine elektrische Entladung erzeugt werden kann.

Eine grössere Bedeutung scheint dahingegen, wenigstens von den modernen Forschern, dem Lichte für die Hervorrufung dieser Staarform nicht beigemessen zu werden. Leber hebt im Gegentheil sogar die Unwahrscheinlichkeit dieses ätiologischen Momentes hervor. Er sieht es zwar nicht als ganz unmöglich an, dass das Licht Veränderungen in der Linse hervorrufen könne. Czerny hat nämlich experimentell dargethan, dass Sonnenlicht, mittelst eines Brennglases $^1/_4$ Minute lang auf die Linse concentrirt, im Gewebe eine Trübung erzeugen kann. Aber selbst der stärkste Blitz steht in der Lichtstärke sicherlich weit hinter concentrirtem Sonnenlicht zurück, und bei einer nur einen Augenblick währenden Einwirkung ist auch dieses ausser Stande, Veränderungen in der Linse hervorzurufen.

In meiner Abhandlung „Ueber den Einfluss des Lichtes auf die vorderen Medien des Auges“[1] habe ich die Möglichkeit hervorgehoben, dass das Licht eine mitwirkende Ursache beim Entstehen der Blitzcataracte sei. Diese Vermuthung hat nach Durchmusterung der oben mitgetheilten Krankenjournale an Stärke gewonnen (vgl. S. 470—476). Nr. 4 sah sich von einem Feuerschein umgeben; Nr. 5 zeigte im Gesicht Spuren von einer Verbrennung; Nr. 6 hatte Brandverletzungen im Gesicht, am Hals und auf der Brust, und zwar namentlich an der linken Seite, an welcher sich auch später der Staar am meisten entwickelte; bei Nr. 9 waren die Cilien zum Theil versengt (andere Spuren einer Verbrennung waren nicht zu sehen); Nr. 10 stand am Fenster und beobachtete das

[1] Vgl. S. 430.

Gewitter, als er vom Blitze getroffen wurde; Nr. 11 stand mit dem Gesicht nach dem Fenster gekehrt, als der Blitz herabschlug; sie allein bekam einen Staar, zwei andere Anwesende aber nicht, obschon sie schwere Brandschäden erlitten; Nr. 13 war mit der linken Gesichtshälfte gegen das Fenster gekehrt, als der Blitz vor demselben herabschlug; der Staar trat nachher auch am linken Auge auf; Nr. 14 zeigte Spuren des Blitzes oberhalb des linken Auges.

In acht von den elf Fällen, deren Krankheitsgeschichten ich Gelegenheit gehabt habe, näher kennen zu lernen, ist der Blitz somit wahrscheinlich vor dem Patienten herabgefahren. In keinem der mir zugänglichen Journale aber findet sich eine Angabe, dass der Blitz den Patienten von hinten getroffen habe. Ferner haben mehrere dieser Fälle Veränderungen in den vorderen Augenmedien gezeigt, einer Lichtreizung auffallend ähnlich.[1] Dieses scheint mir bis zu einem gewissen Grade dafür zu sprechen, dass das Licht[2] bei dem Entstehen des Staares eine mitwirkende Ursache ist.

Diese Ansicht erhält noch eine Stütze in Meyhöfer's Beobachtungen über Cataract bei Glasbläsern.[3] Hier ist die Bedeutung des Lichtes als ätiologisches Moment auffallend und wir sind deshalb berechtigt, den Satz aufzustellen, dass unter gewissen Verhältnissen das Licht einen Staar hervorrufen kann.

Welche Strahlen des Lichtes rufen diese Staarform hervor? Es ist von vornherein sehr unwahrscheinlich, dass es die leuchtenden Strahlen sind, denn für diese ist die Linse vollständig durchsichtig. Die Frage gilt daher in erster Reihe den ultrarothen und ultravioletten Strahlen, welche beide kräftig von der Linse absorbirt werden.

Ohne den ultrarothen Strahlen alle Bedeutung absprechen zu wollen, halte ich es für wahrscheinlich, dass im Blitz vorzugsweise die ultravioletten Strahlen wirksam sind, weil derselbe an diesen Lichtwellen ausserordentlich reich ist. Was hinwieder die Art des Lichtes anbetrifft, welches von den glühenden Glasmassen aus-

---

[1] Vgl. Ueber den Einfluss des Lichtes auf die vorderen Augenmedien. S. 370.

[2] Ich verstehe hier unter Licht das Gesammtlicht, also die ultrarothen, die leuchtenden und die ultravioletten Strahlen.

[3] Vgl. S. 407.

strahlt, so weiss ich nicht, ob darüber Untersuchungen angestellt worden sind. Indessen finden sich in Meyhöfer's Aufsatz ein paar Noten, aus denen hervorzugehen scheint, dass die Glasmassen mit dem zu ihrer Schmelzung angewendeten Gase in directe Berührung kommen. Nun weiss man aber, wie leicht die Metalle, welche Bestandtheile des Glases bilden, — Kalium, Natrium und Calcium — in einer Flamme Gasform annehmen.[1] Sobald aber dieses geschieht, giebt das Metall nicht länger ein continuirliches Spectrum, sondern ein Linienspectrum, reich an ultravioletten Strahlen. Es ist also nicht ganz unmöglich, dass auch hier die ultravioletten Strahlen mitwirken.

Bemerkenswerth ist es indessen, dass man weder bei der Schneeblindheit, noch bei der elektrischen Augenentzündung — welche beide durch die ultravioletten Strahlen verursacht werden — Veränderungen in der Linse beobachtet hat.[2]

Ich habe mir dieses dadurch zu erklären gesucht, dass, wenn das Auge von starkem Lichte getroffen wird, die Pupille sich stark contrahirt, sodass nur ein ganz kleiner Theil der Linse unbedeckt und der Einwirkung des Lichtes ausgesetzt bleibt.[3] Auf Grund hiervon habe ich bei den unten beschriebenen Studien über die Einwirkung des Lichtes auf die Linse im Allgemeinen die Pupille stark atropinisirt.

*Versuch I—VI.* Eine Bergkrystall-Linse wurde in dem Abstande der Fokaldistanz (= 13,5) vom Bogenlicht aufgestellt. Hierauf wurde in der Entfernung von 6—8 cm von der Linse ein Kaninchen mit aufgebundenen Augenlidern und stark atropinisirten Pupillen in der Weise placirt, dass die durch die Linse parallel gemachten Strahlen des Bogenlichtes das eine Auge trafen. Versuchszeit 3—4 Stunden.

---

[1] Kali, Natron und Kalksalze geben ein Linienspectrum bereits in einer gewöhnlichen Bunsen'schen Flamme.

[2] Soviel ich weiss, ist Gordon Norrie der Einzige, welcher durch vom Schnee reflectirtes Sonnenlicht verursachte Veränderungen in der Linse beobachtet hat. Diese Veränderungen bestanden aus einer in dem hinteren Theil der Linse sich zeigenden Unklarheit in der Form von Streifen, welche bald wieder schwanden und die Norrie als eine unregelmässige Faltung der Linse in Folge unregelmässiger Contraction oder partieller Lähmung des Musculus ciliaris aufgefasst hat. (Vgl. Centralbl. f. Augenheilk. 1888. Bd. XII. S. 234.)

[3] Vgl. Widmark, Ueber den Einfluss des Lichtes auf die vord. Augenmed. S. 431.

Während oder gleich nach dem Versuche zeigten sich wenige oder gar keine Veränderungen.[1]

Am Tage darauf waren dahingegen die Symptome am Versuchsauge ziemlich heftig und es zeigten sich mässige Secretion, Injection und Chemosis der Conj. oculi, mässige Trübung und Epithelabhebung an der Hornhaut, ebenso war die Pupille sichtbar kleiner als die des anderen, ebenfalls atropinisirten Auges. In der Linse waren keine Veränderungen zu beobachten, weder mit dem Augenspiegel noch bei der directen Untersuchung des Mediums (nach Tödtung des Thieres) am zweiten, dritten, vierten oder fünften Tage nach dem Blendungsversuche.

*Versuch VII—X.* Die Bergkrystall-Linse wurde in einer Entfernung von 20 cm vom Bogenlicht aufgestellt. Beide Augen des Kaninchens wurden atropinisirt. Um den Effect der weniger brechbaren ultrarothen Strahlen zu vermindern und die Wirkung der mehr brechbaren ultravioletten zu erhöhen, wurde das Thier so placirt, dass das eine Auge sich etwas innerhalb des Brennpunktes der von der Linse gesammelten Strahlen der Lampe befand. Die Wärmeintensität war an diesem Punkte nicht stärker, als dass man die Hand ungefähr eine halbe Minute lang ohne Unannehmlichkeit dorthin halten konnte.

Nach ungefähr zehn Minuten fing die Pupille an sich zusammenzuziehen. Nach 20 Minuten war die Zusammenziehung sehr bedeutend. Nach weiteren zehn Minuten zeigte die Pupille, trotz wiederholter Atropineinträufelungen, die Grösse eines Stecknadelknopfes. Der Versuch dauerte eine Stunde. Bei Schluss des Versuches wurden ausser der bedeutenden Contraction der Pupille und einer Veränderung in der Farbe der Iris nur eine geringe Unklarheit der Hornhaut, sowie einige kleinere Epithelabhebungen beobachtet.

Am folgenden Tage war das Versuchsauge der Sitz einer äusserst heftigen Reizung: Chemosis und Injection in der Conjunctiva bulbi, ausgebreitete Abhebung des Cornealepithels, Trübung der Hornhaut, Schwellung und Missfärbung der Iris, bedeutende Verengung der Pupille.

Diese Symptome dauerten mit unverminderter Heftigkeit die folgenden Tage an. In einem Falle bildeten sich deutliche hintere

[1] Vgl. Widmark, Ueber den Einfluss des Lichtes auf die vord. Augenmed. S. 411.

Synechien. Bei einem der Versuchsthiere, welches am Leben gelassen wurde, hielten die Reizungssymptome 14 Tage an.

Die mikroskopische Untersuchung der in MÜLLER'scher Lösung gehärteten Augen zeigte: an der Bindehaut hier und da Abhebung des Epithels, mässige Zellinfiltration und Blutungen; an der Hornhaut ausgebreitete Abstossung des Epithels nebst einer mässigen Zellinfiltration am Limbus corneae. Bei zweien der Kaninchen war die vordere Fläche der Iris von einem Exsudat mit sparsam eingestreuten Zellen überzogen.

Dahingegen waren in der Linse keine Veränderungen wahrzunehmen.

Dass sich in der Linse keine Veränderungen nachweisen liessen, war unleugbar etwas überraschend. Die wahrscheinliche Erklärung hierfür schien mir darin zu liegen, dass die Pupille sich so schnell zusammenzog. Die Contraction war schon nach zehn Minuten bemerkbar, und in einer halben Stunde hatte sie ihren Höhepunkt erreicht. Nur ein ganz geringer Theil der Linse war also während einer längeren Zeit der Einwirkung des Lichtes ausgesetzt. Was war die Ursache dieser so schnell eintretenden Zusammenziehung der Pupille? Dieselbe war nicht gut in den leuchtenden Strahlen zu suchen — wenigstens konnten diese nicht als Hauptursache angesehen werden —, denn ich hatte bei einer früheren Gelegenheit solche Strahlen 4—5 Stunden lang auf das Auge concentrirt[1] und nur eine geringe oder gar keine Wirkung constatiren können. Es ist auch kaum anzunehmen, dass diese schnelle Pupillarcontraction durch die ultravioletten Strahlen hervorgerufen wurde, denn jedes Mal, wo ich früher mit diesen Strahlen einen Effect erhalten hatte, war derselbe erst nach einer verhältnissmässig langen Zeit eingetreten. Dahingegen erscheint es in hohem Grade annehmbar, dass die Contraction der Pupille hauptsächlich durch die ultrarothen Strahlen verursacht worden war, denn das Charakteristische in der physiologischen Wirkung dieser Strahlen liegt gerade darin, dass dieselbe sich in sehr kurzer Zeit einstellt. Um mich indessen davon zu überzeugen, wie es sich hiermit wirklich verhält, stellte ich folgendes Experiment an.

---

[1] WIDMARK, Ueber den Einfluss des Lichtes auf die vorderen Augenmedien S. 398. Vers. LXXII—LXXIII.

*Versuch XI.* Die Anordnung des Versuches im Grossen und Ganzen dieselbe wie bei den Versuchen VII—X, doch war hier vor dem Versuchsauge eine Glasplatte angebracht, welche den grössten Theil der ultravioletten Strahlen absorbirte.

Nach Verlauf von zehn Minuten begann die atropinisirte Pupille gleichwohl sich zusammenzuziehen, und nach einer halben Stunde hatte die Contraction ihr Maximum erreicht, und dieses trotz wiederholter Atropineinträufelungen. Der Versuch wurde nach einer Stunde unterbrochen. Die Pupille hatte dann die Grösse eines Stecknadelknopfes und die Hornhaut zeigte mehrere Epithelverluste (auch am Controlauge kamen solche, obschon nur in geringerem Grade, vor). An der Conjunctiva bulbi keine weitere Injection oder Schwellung.

Fünf Stunden nach Abschluss des Versuches hatte die Pupille an Grösse zugenommen, doch war sie immer noch kleiner als die des anderen, ebenfalls atropinisirten Auges.

Am zweiten Tage war das Auge gelinde thränend, die Conj. bulbi gelinde injicirt, an der Hornhaut eine oberflächliche Verdunkelung wahrnehmbar, die Pupille viel grösser als am Tage vorher, doch immer noch kleiner als die des anderen Auges.

Am dritten Tage war die Trübung der Hornhaut kaum merkbar, die Pupille gut erweitert, doch immer noch etwas kleiner als die des ebenfalls atropinisirten Controlauges.

Am vierten Tage war das Versuchsauge wie das Controlauge.

Bei diesem Versuch, wo der grösste Theil der ultravioletten Strahlen durch die Absorption in der Glasplatte entfernt war, zeigten die Symptome im Allgemeinen sich viel gelinder, die Contraction der Pupille aber trat ungefähr ebenso schnell ein wie vorher. Die Contraction konnte also nicht durch die ultravioletten Strahlen verursacht sein. Ebenso konnte sie, wie vorher gesagt, nicht wohl in den leuchtenden Strahlen ihren Grund haben. Sie musste also wahrscheinlich hauptsächlich durch die ultrarothen Strahlen hervorgerufen sein. Um nun diese abzufiltriren, verfuhr ich auf folgende Weise.

*Versuch XI—XII.* In einem metallenen Rohre von 5—6 cm Länge und 5 cm Breite wurde an beiden Seiten eine Bergkrystall-Linse von 13,5 cm Brennweite eingefügt. Das Rohr wurde darnach durch zwei seitliche Röhren mit strömendem Wasser gefüllt. Hierauf wurde der Apparat so aufgestellt, dass das Licht sich im Focus der einen Linse befand. Die Strahlen passirten den Apparat parallel und wurden durch das Wasser der ultrarothen Strahlen beraubt und darnach von der anderen Linse wieder gesammelt. Hierauf wurde ein an beiden Augen stark atropinisirtes Kaninchen so placirt, dass der Brennpunkt des convergenten, an ultravioletten Strahlen ausserordentlich reichen Lichtes in die Pupillarebene des einen Auges fiel. Die Versuchsdauer betrug drei Stunden.

Die Pupille des Versuchsauges hielt sich während des Versuches gut erweitert. Nur gegen Ende des Versuches war sie etwas kleiner als die des Controlauges. Die Hornhaut war etwas unklar und zeigte ein paar oberflächliche Epithelabhebungen; die Conj. oculi gelinde injicirt.

Zweiter Tag: heftige Reizung mit bedeutender Trübung der Hornhautsubstanz, Abhebung des Cornealepithels, Injection in der Conj. oculi und mässige Chemosis, die Pupille trotz Atropineinträufelungen bedeutend kleiner als am Controlauge, die Iris etwas geschwollen und missgefärbt. Bei schiefer Beleuchtung war in der Linse keine Trübung zu beobachten. Nach Tödtung der Thiere am zweiten und dritten Tage zeigte sich die herausgenommene Linse des Versuchsauges vollkommen ebenso klar wie die des Controlauges.

Hier waren die Veränderungen in den vorderen Medien des Auges sehr ausgeprägt. Die Hornhaut z. B. zeigte eine nicht unbedeutende Trübung und Abhebung des Epithels. Die Linse aber blieb klar. Unbestreitbar war dieses Ergebniss der Versuche in hohem Grade überraschend. Mit demselben vor Augen war es schwer, die Vorstellung von der Mitwirkung der ultravioletten Strahlen bei dem Entstehen des Blitzstaares festzuhalten.

Ich dachte indessen an die Möglichkeit, dass das schnelle Auftreten und Verschwinden des Blitzes leichter als eine mehr constante Lichtquelle eine Störung in der Linse herbeiführen könnte, und stellte deshalb folgenden Versuch an.

*Versuch XIII.* Ich liess den Funken von einem Ruhmkorff'schen Apparat 240 Mal in der Minute zwischen zwei Zinkpolen überspringen. Der Abstand zwischen diesen Polen war 2—3 cm. Das Kaninchen war so placirt, dass das Auge sich von den Polen in einem Abstand von 3 cm befand. Das Licht war intensiv und hatte eine stark bläuliche Farbe. Die Versuchszeit betrug eine

Stunde. Bei Schluss des Versuches war das Auge unbedeutend thränend und ganz gelinde injicirt.

Am folgenden Tage zeigten sich an der Hornhaut einige ganz kleine, kaum merkbare Epithelabhebungen, im Uebrigen aber war das Auge reizungsfrei. Die Linse war klar.

Am dritten Tage wurde das Kaninchen getödtet und die Augen enucleirt. Die Linse ebenso vollkommen klar wie an dem anderen Auge.

In diesem Falle zeigte sich nur eine geringe oder gar keine Reizung. Jedenfalls war dieselbe nicht grösser, als ich sie oft am Kaninchenauge beobachtet habe, wenn nur die Augenlider aufgebunden wurden.[1] Ich kehrte daher zu derselben Anordnung wie bei den Versuchen XI—XII zurück.

*Versuch XIV—XXIII.* Die Anordnung wie bei den Versuchen X—XII. Die Versuchszeit vier Stunden.

Während der Versuche selbst wurde keine oder nur eine geringe Wirkung beobachtet. Bei den meisten Versuchen aber stellten sich am darauffolgenden Tage äusserst heftige Reizungssymptome ein, ähnlich denen in den Fällen 11—12. In einem der Fälle wurden ausserdem kleine Blutungen an der Oberfläche der Iris beobachtet. In einem anderen Falle zeigte die Iris sich sehr geschwollen, und die Blutgefässe an ihrer Oberfläche waren erweitert. In einem dritten Falle trat am siebenten Tage am Rande einer bereits vorhandenen centralen Hornhautwunde eine graugelbe Infiltration auf. In einem vierten Falle begann die getrübte Hornhautpartie sich nach vier Tagen nach vorn auszubuchten. Diese Ausbuchtung nahm während der nächsten Tage zu; am neunten Tage trat bei einer heftigen Steigerung der Symptome im Uebrigen ein Abscess in der Hornhaut mit Hypopyon auf (secundäre Infection).

In keinem Falle liessen sich mit dem Augenspiegel Veränderungen in der Linse nachweisen. Dagegen konnten solche in drei Fällen constatirt werden, nachdem das Thier getödtet und das Auge enucleïrt worden war. Die Untersuchung wurde in der Weise (wie früher von C. Hess) bewerkstelligt, dass die Linse des Versuchs-

[1] Vgl. Ueber den Einfluss des Lichtes auf die vorderen Medien des Auges. S. 378.

auges mit der des Controlauges auf einem Uhrglas in Glaskörperflüssigkeit verglichen wurde.

*In einem dieser Fälle, untersucht am neunten Tage, war die Versuchslinse eben merkbar diffus getrübt; in einem anderen, untersucht am sechsten Tage, war sie sehr deutlich, wennschon nur schwach milchig getrübt, und in einem dritten, untersucht am achten Tage, zeigte sie eine radiäre Streifung am vorderen Pole.*

Um den Gehalt des Bogenlichtes an ultravioletten Strahlen zu vermehren, versah ich die untere Kohle meiner Bogenlampe mit einer Spitze von Zink, ein Metall, welches ein an diesen Strahlen äusserst reiches Spectrum giebt. Ich bestellte zu der Lampe Kohle von der gewöhnlichen Dicke (11 mm), aber mit einem in der ganzen Länge durch die Kohle laufenden Kanal mit einem Diameter von ungefähr 2—3 mm. In diesen Kanal schob ich dann ein dicht anschliessendes Zinkstäbchen. Die in dieser Weise modificirte Lampe brannte etwas ungleichmässig, gab aber im Allgemeinen einen stark bläulichen Schein.

*Versuch XXIII—XXIV.* Die Versuche wurden mit der in der obengenannten Weise modificirten Lampe ausgeführt. Die Anordnung war sonst dieselbe wie bei den Versuchen XII—XXIII. Die Versuchszeit war vier Stunden. Während und gleich nach den Versuchen eine nur ganz unbedeutende Reizung, wenig bedeutender als an dem ebenfalls aufgebundenen Controlauge.

Am zweiten Tage zeigten sich die gewöhnlichen Symptome, nur etwas mehr ausgesprochen; die Hornhaut war ziemlich getrübt mit Epithelabhebungen, die Pupille trotz der Atropinisirung bedeutend verengert, das Gewebe der Iris auffallend geschwollen.

Fünfter Tag: die Reizung dauerte fort. An der Oberfläche der Iris waren erweiterte Blutgefässe zu bemerken, die Pupille zeigte sich fortwährend zusammengezogen. Die getrübte Partie der Hornhaut nach vorn ausgebuchtet. N a c h E n u c l e a t i o n z e i g t e s i c h i n d e r e i n e n L i n s e e i n e d e u t l i c h e r a d i ä r e T r ü b u n g i n d e r v o r d e r e n C o r t i c a l i s.

*Versuch XXIV—XLI.* Da es mir von Interesse erschien, die mikroskopischen Veränderungen zu studiren, welche von dem Zink-Kohlenlicht hervorgerufen wurden, stellte ich noch 17 Versuche an, bei denen die Anordnung dieselbe war wie bei den Versuchen XXIII—XXIV.

Die mikroskopische Untersuchung der in Müller'scher Lösung gehärteten Augen zeigte am Tage nach der Blendung ausser den früher geschilderten folgende Veränderungen.

Die Hornhaut: das Epithel an der geblendeten Stelle abgehoben, ebenso die oberflächlichen Lamellen, so dass die Hornhaut an dieser Stelle nicht unbedeutend dünner war als in der Umgebung, die Hornhautkörperchen schwach oder gar nicht gefärbt, so dass sie an der geblendeten Partie beinahe zu fehlen schienen, während sie in der Umgebung in reichlicher Menge vorkamen. In der vorderen Kammer ein der Hornhaut adhärirendes Exsudat, bestehend aus coagulirtem Fibrin, aber beinahe gänzlich der Zellen ermangelnd.

Nach 3—4 Tagen war die geblendete Partie der Sitz einer lebhaften Einwanderung von Leukocyten. Auch im Exsudat in der vorderen Kammer traten weisse Blutkörperchen auf. In der Iris wurden eine mässige Zellinfiltration und mehrere Male deutliche Synechien beobachtet.

Zwischen der vorderen Linsenkapsel und den Linsenfibern mehrmals eine feinkörnige Masse (einmal auch in der Linse des Controlauges). Im Uebrigen keine Veränderungen in der Linse.

Welche Strahlen riefen diese Veränderungen hervor? Es konnten nicht gut die ultrarothen sein, denn diese waren zum allergrössten Theil beim Durchgang des Lichtes durch die 5 cm dicke Wasserschicht im Apparat absorbirt worden. Ebensowenig war es wahrscheinlich, dass man in den leuchtenden Strahlen die wirksamen zu sehen hatte, denn bei früheren, ausschliesslich mit diesen Strahlen angestellten Versuchen war entweder gar kein Effect oder doch nur ein äusserst geringer erhalten worden. Es war also anzunehmen, dass die ultravioletten Strahlen für das Entstehen der beobachteten Symptome eine überwiegende Bedeutung hatten. Um indessen hierüber volle Sicherheit zu erlangen, führte ich eine Anzahl Controlversuche aus, bei denen die letztgenannten Strahlen beseitigt waren.

*Versuch XLII—LV.* Die früher[1] beschriebene hohle Glaslinse wurde mit einer zweiprocentigen Lösung von schwefelsaurem

[1] Ueber den Einfluss des Lichtes auf die vorderen Medien des Auges. S. 396.

Chinin gefüllt. Der Diameter der Linse war 5,5 cm und die Focaldistanz 7,5 cm. Die Linse wurde in doppelter Focaldistanz vor dem mit den Zink-Kohlenstäben hergestellten Bogenlicht aufgestellt und das Kaninchen sodann so placirt, dass die Strahlen von der Linse gegen die stark atropinisirte Pupille concentrirt wurden. Jeder Versuch währte vier Stunden.

Bei Schluss des Versuches wurden an der Hornhaut gewöhnlich mehrere kleine Epithelverluste beobachtet; solche kamen aber auch am Controlauge, wenn auch dort in einem etwas geringeren Grade vor. Ausserdem zeigte die Conj. oculi eine mässige Injection.

Am zweiten Tage fand sich in zwei Fällen an der Hornhaut eine unbedeutende Trübung, in zwei anderen Fällen zeigten sich ein paar kleine, oberflächliche Ulcerationen und in einem Falle war das Hornhautepithel etwas rauh. Am dritten Tage waren diese Veränderungen jedoch verschwunden. In den übrigen Fällen fanden sich keine Symptome in den vorderen Medien des Auges. Auch die Linse zeigte weder am zweiten Tage noch später irgend welche Veränderungen.

Der Diameter der hohlen, mit Chininlösung gefüllten Linse war 5,5 cm, also grösser als derjenige der Bergkrystall-Linse in dem vorher angewendeten Apparat (4,3 cm). Ihre Entfernung von der Lichtquelle war ungefähr dieselbe, in welcher der „Bergkrystallapparat“ vor derselben aufgestellt war, und auch ihre brechende Kraft war ungefähr gleich der dieses Apparates. Die Intensität der leuchtenden Strahlen, welche das Auge bei den Versuchen XLII—LV trafen, war also grösser als bei den Versuchen XIII bis XLI. Da ausserdem die Wasserschicht, welche die Strahlen zu passiren hatten, in der Glaslinse höchstens $1^1/_2$ cm, in dem Bergkrystallapparat aber 5 cm mass, so müssen in dem zweiten Falle die ultrarothen Strahlen in einem viel höheren Grade absorbirt worden sein als in dem ersteren. Die Menge der ultrarothen Strahlen, welche das Auge trafen, war somit bei den Versuchen XLII—LV grösser als bei den Versuchen XIV—XLI, und gleichwohl zeigte sich bei den ersterwähnten Versuchen keine oder doch nur eine sehr geringe Wirkung, bei den letzterwähnten aber eine sehr starke. Der Unterschied im Ergebniss muss natürlicher Weise durch die Gegenwart oder die Abwesenheit der ultravioletten Strahlen bedingt sein.

Das Ergebniss dieser Untersuchungen zeigt eine volle Uebereinstimmung den Resultaten der früheren Untersuchungen; es muss jedoch hinzugefügt werden:

*Die ultravioletten Strahlen besitzen das Vermögen, in der Linse Trübungen hervorzurufen.*

Es waren also Veränderungen in der Linse als eine Folge der Einwirkung der ultravioletten Strahlen constatirt worden, doch muss zugestanden werden, dass diese Veränderungen sich als sehr unbedeutend erwiesen. Vergleicht man sie z. B. mit den Symptomen an der Hornhaut, so waren sie wenig hervortretend und nicht einmal constant. Dieses erscheint in Anbetracht einerseits, dass die Linse ein sehr empfindliches Gewebe ist, welches leicht durch die unbedeutendsten Läsionen Schaden leiden kann, und andererseits, dass sie nach den früher mitgetheilten Untersuchungen die ultravioletten Strahlen besonders stark absorbiren sollte, eigenthümlich. Es liegt deshalb die Annahme sehr nahe, dass die ultravioletten Strahlen, welche die Linse absorbirt, auf irgend eine Weise unschädlich gemacht werden. Meiner Ansicht nach geschieht dieses durch die ausgeprägte Eigenschaft der Linse, bei der Belichtung durch ultraviolette Strahlen zu fluoresciren.

Wenn Strahlen von einer gewissen Wärmeenergie von einem Körper absorbirt werden, so wird dessen Temperatur erhöht. Früher oder später aber tritt eine Gleichgewichtslage dadurch ein, dass der erwärmte Körper seinerseits wieder strahlende Wärme aussendet. Die Energie, welche von dem Körper absorbirt worden ist, giebt er nun, umgesetzt in andere Wellenlängen, wieder aus. Das Verhältniss ist zu einem gewissen Grade analog bei der Fluorescenz. Wenn Strahlen von einer gewissen Wellenlänge (hier die ultravioletten) einen Körper treffen, welcher die Eigenschaft besitzt, zu fluoresciren, so wird die Energie, welche solchergestalt dem Körper zugeführt worden ist, sofort wieder ausgesandt, in leuchtende Strahlen umgesetzt. Wahrscheinlich wird auf diese Weise innerhalb gewisser Grenzen der schädlichen Einwirkung der ultravioletten Strahlen das Gegengewicht gehalten.

Aus meinen Untersuchungen glaube ich auch den in praktischer Hinsicht wichtigen Schluss ziehen zu können, dass die ultravioletten Strahlen eine mitwirkende Ursache beim Entstehen des Blitzstaares sind. Wahrscheinlich wirken sie dabei entweder so, dass sie in bedeutender Menge von der Linse absorbirt werden und dadurch eine Trübung derselben hervorrufen, oder aber in der Weise, dass sie zu einer Entzündung im vorderen Theil der Uvea führen und dadurch secundär eine Nutritionsstörung in der Linse verursachen. Die letztgenannte Erklärung passt gut auf die oben mitgetheilten Fälle Nr. 9 und 13.

Damit will ich indessen nicht verneinen, weder dass die elektrische Entladung, noch dass die ultrarothen Strahlen für das Entstehen dieser Staarform von ätiologischer Bedeutung sein können. Die Linse absorbirt kräftiger als irgend ein anderes Augenmedium auch die dunkeln Wärmestrahlen,[1] und namentlich absorbirt sie die den leuchtenden Strahlen zunächst liegenden ultrarothen, welche eine grosse Wärmeenergie besitzen.[2] Doch ist zu merken, dass der Blitz verhältnissmässig arm an ultrarothen Strahlen ist.

## Ueber die Einwirkung der ultravioletten Strahlen auf die Netzhaut.

In nahem Zusammenhang mit der Frage von der Durchdringlichkeit der Medien des Auges für die ultravioletten Strahlen steht eine andere: weshalb sind diese Strahlen unter gewöhnlichen Verhältnissen für unser Auge unsichtbar?

Brücke, welcher constatirte, dass die Augenmedien, und unter diesen namentlich die Linse, die ultravioletten Strahlen absorbiren, schloss daraus, dass die Absorption der Strahlen in den Medien des Auges die Ursache ihrer Unsichtbarkeit ist. Die Strahlen reizen die Netzhaut nicht, weil sie nicht bis auf dieses Gewebe gelangen.

---

[1] Klug, Arch. f. Anat. u. Physiol. 1878. Phys. Abthg. S. 246.

[2] Ich habe bereits Czerny's Beobachtung erwähnt, dass das mittelst einer Convexlinse während einer Viertelminute gegen die Pupille concentrirte Sonnenlicht eine Trübung in der Krystall-Linse hervorruft. Ich habe Gelegenheit gehabt, diese Beobachtung zu constatiren. Ich wollte nämlich nach einem Blendungsversuch nachsehen, ob sich in der Linse des Versuchsauges eine Trübung entdecken liesse. Ich bediente mich dabei der schiefen Beleuchtung in der gewöhnlichen Weise, aber mit Sonnenlicht. Nach einigen Augenblicken sah ich, wie am vorderen Pole eine schwache Trübung entstand, gleichzeitig contrahirte die Pupille sich schnell.

Wahrscheinlich waren es die ultrarothen Strahlen, welche hier die Linsentrübung hervorriefen. Nähere Untersuchungen habe ich hierüber indessen nicht angestellt.

DONDERS hinwieder schloss aus seinen und REES' Untersuchungen, dass wenigstens der grösste Theil der ultravioletten Strahlen bis zu der Stäbchen- und Zapfenschicht der Retina hinandringe und dass also der Grund zu ihrer Unsichtbarkeit in der Netzhaut selbst zu suchen sei. Die Netzhaut würde also für sie direct unempfindlich sein.

Eine vermittelnde Stellung zwischen BRÜCKE und DONDERS hat HELMHOLTZ eingenommen. Er blendete die leuchtenden Strahlen im Spectrum ab, sodass nur die ultravioletten übrig blieben, und fand dann, dass er diese Strahlen als eine schwache, lavendelgraue Farbe soweit sehen konnte, als das Sonnenspectrum sich erstreckte. Er fing sie sodann auf einem Schirme auf, der mit schwefelsaurem Chinin bestrichen war, und brachte sie auf diese Weise zum Fluoresciren. Ihre Lichtstärke war nun viel intensiver und zwar 1200 Mal so gross als vor der Fluorescenz. Da sich nun nicht annehmen lässt, dass die lebendige Kraft der Strahlen durch die Fluorescenz vermehrt wird, und da wie BRÜCKE dargethan hat, die Medien die ultravioletten Strahlen absorbiren, diese Absorption aber, nach DONDERS' Untersuchungen, nicht gar bedeutend sein kann, so schloss HELMHOLTZ daraus, dass die Netzhaut für diese Strahlen wohl nicht gänzlich unempfindlich, aber doch wenig reizbar ist.

Zu einem anderen Resultate kam DE CHARDONNET. Seine Untersuchungen gaben an die Hand, dass der grösste Theil des ultravioletten Sonnenspectrums von der Hornhaut durchgelassen, von der Linse aber absorbirt wird. Dieses Medium hat die physiologische Aufgabe, alle ultravioletten Strahlen aufzufangen. Also, wenn man Personen mit linsenlosen Augen untersucht, muss man eine positive Antwort auf die Frage erhalten können, ob die ultravioletten Strahlen an und für sich unsichtbar sind oder nicht.

DE CHARDONNET hatte auch Gelegenheit, zusammen mit dem Professor SAILLARD zwei Staaroperirte zu untersuchen. Die Untersuchung wurde auf folgende Weise ausgeführt.[1]

Das Licht strahlte von einem FOUCAULT-Regulator in einer DUBOSCQ'schen Lampe aus, deren Oeffnung mit einem doppelten FOUCAULT-Spiegel geschlossen war. Dieser Spiegel ist mit einer dünnen Silberschicht überzogen, welche für die leuchtenden Strahlen

[1] DE CHARDONNET, Journ. de Phys. théor. et appl. 1883. Serie II. T. II. p. 223.

gänzlich undurchdringlich ist, aber die ultravioletten Strahlen, welche zwischen der *O*- und *T*-Linie liegen, durchlässt.

Bei allen Versuchen wurde constatirt, dass beide Personen den elektrischen Lichtbogen durch den versilberten Spiegel sehen konnten und sie also eine vollkommen deutliche Auffassung von den ultravioletten Strahlen hatten, welche sie, wie sie angaben, mit einer hellblauen oder blaugrauen Farbe sahen.

Hieraus schliesst de Chardonnet, dass die Retina für die ultravioletten Strahlen, wenn nämlich diese Strahlen sie erreichen, ebensowohl als für die leuchtenden, wenigstens bis an die *S*-Linie hinan, empfindlich ist, dass es sich aber nicht entscheiden lässt, ob sie für die Strahlen noch jenseits dieser Linie empfindlich ist, da diese Strahlen durch die Hornhaut und den Glaskörper zurückgehalten werden, sowie schliesslich, dass die Grenze des sichtbaren Spectrums von der Linse abhängt. Dass einzelne Personen bei normalem Zustande den ultravioletten Theil des Spectrums auffassen können, habe seinen Grund vielleicht in einer zufälligen Vermehrung der Durchlässigkeit der Linse für die am meisten brechbaren Strahlen.

Gegen diese Schlussfolgerung hat indessen der französische Physiker Mascart Einwendungen erhoben. Er erinnert daran, dass Untersuchungen, welche er ausgeführt hat, zeigen, dass das Auge die ultravioletten Strahlen auch weit jenseits der *S*-Linie auffassen kann.

Er äussert darüber Folgendes:

„Sans doute, les milieux de l'oeil exercent une absorption énergique sur les radiations ultra-violettes, mais sans les intercepter complètement, et la rétine est un organe si délicat qu'elle peut être sensible aux moindres radiations qui échappent à l'absorption. En employant un spectroscope en quartz ou en spath d'Islande, j'ai constaté, en effet, il y a plusieurs années,[1] que les vues ordinaires aperçoivent habituellement le spectre solaire ultra-violet tout entier, sous la couleur d'un gris de lavande, et que, pour certains yeux, cette propriété s'étend beaucoup plus loin. M. Isambert, par exemple, qui paraissait avoir la rétine particulièrement sensible à ce genre de radiations, pouvait dessiner les raies de la vapeur de cadmium, dans le spectre du spath d'Islande, à une distance angulaire de la

[1] Mascart, Comptes rend. de l'Acad. d. Sciences. 1869. T. LXVIII. p. 402.

raie H sept fois plus grande que le spectre lumineux. La longueur d'onde, dans cette région, peut être évaluée à 0,00021 mm, et c'est une limite que la Photographie directe ne m'a pas permis d'atteindre."[1]

„On verrait probablement plus loin encore, si l'on pouvait éliminer une circonstance fort génante, c'est l'illumination générale qui se produit dans le champs de l'instrument. Sous l'influence des étincelles d'induction, les prismes et les lentilles deviennent fluorescents et diffusent une lumière bleuâtre dans toutes les directions, de sorte que le champ n'est jamais complètement obscur. Deux prismes ne font pas disparaître cette lueur, et elle paraît un peu plus faible dans l'appareil de quartz."

„Quant à la couleur des rayons ultra-violets, elle est très-variable pour les différentes vues. Pour un oeil peu sensible, le premier spectre ultra-violet a la teinte de gris bleu fleur de lin qu'on appelle le gris de lavande. Les yeux priviligiés voient le premier spectre d'un violet pourpre très-intense, la couleur se modifie ensuite peu à peu et marche vers le gris de lavande à mesure qu'on s'éloigne davantage des rayons violets, et dans les derniers spectres, les raies ne se distinguent plus sur le fond éclairé que par une différence d'intensité, sans couleur appréciable."[2]

Nach Mascart's Untersuchungen sollte also die Netzhaut für die ultravioletten Strahlen empfindlich sein, unentschieden, ob direct oder indirect in Folge der Fluorescenz derselben (Soret). Aber hierdurch erhalten auch die Untersuchungen über die Absorption dieser Strahlen durch die Medien des Auges eine noch grössere Bedeutung.

Ich habe deshalb den von de Chardonnet eingeschlagenen Weg weiter verfolgt und das Vermögen normaler Augen, die ultravioletten Strahlen zu sehen, mit demjenigen vom Staar operirter verglichen.

*Versuch LVI—LVIII.* Der erste Versuch wurde mit einem Patienten gemacht, an welchem ich eine Staar-Operation und nachher eine Discission vorgenommen hatte. Derselbe zeigte eine absolut klare Pupille, eine Sehschärfe von 0,7 Monoyer und er las fliessend Jäger Nr. 1.

---

[1] Mascart, Comptes rend. de l'Acad. d. Sciences. 1883. T. XCVI. p. 571.
[2] ibid. 1869. T. LXVIII. p. 402.

Bei diesem Versuche ging ich auf folgende Weise zu Werke. Ich projicirte in einem dunklen Zimmer ein Spectrum von meiner elektrischen Bogenlampe auf einen weissen Schirm und blendete die rothen, orangefarbenen, gelben und grünen Strahlen ab. Sodann bestimmten ich und zwei gegenwärtige Collegen die Grenze des sichtbaren Spectrums nach der violetten Seite. Jenseits des violetten Feldes konnten wir bei sehr genauem Nachsehen eine kaum merkbare „Helligkeit" von unbestimmter Farbe unterscheiden. Hierauf liess ich dieses Spectrum von dem Patienten durch eine Bergkrystall-Linse von 7 D betrachten. Derselbe erklärte nun, dass er jenseits des violetten Feldes noch ein anderes, schwach violettes Feld sehe. Er gab für dasselbe auch eine bestimmte Grenze an, nach welcher es in der Länge das violette und blaue Feld überragte. Ebenso gab er auch an, dass das hellviolette Feld deutlicher war, wenn er es durch die Bergkrystall-Linse betrachtete, als wenn er es durch eine gewöhnliche Brille sah.

Um seine Angabe zu controliren, stellte ich einen Gegenversuch an. Ich liess das Spectrum auf einen weissen Schirm fallen, in welchen ein kleines Loch gebohrt war. Eine vor dem Schirme stehende Person konnte das ganze Spectrum sehen, ein hinter dem Schirme befindliches Auge dagegen nur die Strahlen auffassen, welche durch das Loch im Schirme drangen.

Jeder von uns betrachtete sodann das Spectrum durch das Loch im Schirm und führte den Schirm soweit nach der violetten Seite, bis die Wahrnehmung der Farbe aufhörte. Ein vor dem Schirme Stehender markirte dabei auf dem Schirme die Grenze des sichtbaren Spectrums. Bei den beiden controlirenden Personen und mir fiel diese Grenze ziemlich nahe mit dem Loche im Schirme zusammen. Bei dem Staaroperirten aber verhielt es sich ganz anders. Bei ihm fiel die Grenze wieder weit in den für uns unsichtbaren Theil des Spectrums hinaus.

Die andere Untersuchung wurde mit einem staaroperirten Patienten angestellt, bei welchem nach der Operation noch ein kaum merkbarer Nachstaar sich zeigte.[1] Dieser Patient erklärte, mit jedem Auge ausserhalb des violetten Feldes noch ein anderes

[1] Dieser Patient, welcher seit acht Jahren blind gewesen war, hatte die Buchstaben vergessen, weshalb eine genauere Prüfung seines Sehvermögens nicht vorgenommen wurde.

von schwach bläulicher Farbe zu sehen. Dieses Feld, welches für mich und eine controlirende Person nicht sichtbar war, hatte eine ungefähr ebenso grosse Ausdehnung, wie das violette und blaue Feld zusammen.

Der dritte Versuch wurde mit einer Person ausgeführt, bei welcher ich erst eine Cataractextraction und nachher Discission vorgenommen hatte. Die Sehschärfe war 0.7 mit + 9.00 ⊂ 5.00 90°. Auch diese Person fasste einen Theil des für uns unsichtbaren ultravioletten Spectrums auf. Doch war dieser Theil nicht breiter als das violette Feld, also nicht so gross wie in den zwei vorhergehenden Fällen.

Bei den Versuchen LVI—LVIII waren meine Untersuchungsmethoden zufolge Mangels an geeigneten Instrumenten unvollkommen und nicht ganz exact. Dazu kommt noch, dass von den drei Patienten die beiden ersten ungebildete Leute waren, deren Angaben stets mit Vorsicht aufzunehmen sind.[1] Ich theile deshalb die Ergebnisse dieser Versuche nur mit grosser Reservation mit.

Ich habe indessen noch durch andere Experimente zu prüfen gesucht, ob die Linse ultraviolette Strahlen absorbirt. Meine Versuche mit der Haut haben dargethan, dass dieselben Strahlen, welche die Augenaffection hervorrufen, auch das Erythema solare bezw. electricum verursachen. Wenn nun wirklich die Linse diese Strahlen kräftig absorbirte, so müsste das Licht, welches durch die Linse gegangen ist, sich dann auf der Haut als wirkungslos erweisen. Ich stellte deshalb folgende Versuche an.

*Versuch LIX.* Eine Bergkrystall-Linse wurde im Abstand der Brennweite (13,5 cm) vor dem Bogenlicht aufgestellt. Die durch die Linse parallel gemachten Strahlen fielen auf die Haut der Vorderseite des Unterarmes. In die Mitte der beleuchteten Partie wurde eine eben erst herausgenommene Linse von einem frischen Schweinsauge gelegt. Der Versuch währte $2^1/_2$ Stunde, und während dieser ganzen Zeit wurde die Linse und ein Theil der umgebenden Haut mittelst einer physiologischen Kochsalzlösung, welche unaufhörlich auf die Linse herabtropfte, feucht erhalten.

[1] Nachdem das Obige schon geschrieben war, habe ich noch einen Staaroperirten untersucht. Dieser, welcher sehr zuverlässig erschien, sah von den ultravioletten Strahlen nicht mehr als ich. Die optische Bedeutung der Absorption der Augenmedien scheint also jedenfalls nicht gross zu sein.

Nach $^3/_4$ Stunden zeigte sich an der beleuchteten Hautpartie eine schwache Röthung. Nach Verlauf einer Stunde begann an der exponirten Partie ein unbestimmtes Gefühl von Unbehagen sich geltend zu machen. Nach zwei Stunden liess sich in der Linse eine ganz schwache Trübung bemerken, weshalb der Versuch abgebrochen wurde, nachdem er $2^1/_2$ Stunde gedauert hatte. Die ganze beleuchtet gewesene Hautpartie zeigte jetzt eine sehr deutliche rothe Farbe, ausser an der Stelle, wo die Linse gelegen hatte; hier war das Aussehen der Haut normal. Im Laufe des Tages nahm die Röthung zu und es stellte sich in der afficirten Partie ein Kitzeln und Stechen ein.

Am Tage darauf war die afficirte Partie intensiv roth und geschwollen, sowie empfindlich gegen Berührung. Nach einigen Tagen fing die Röthung an, etwas abzunehmen. Am siebenten Tage stellte sich Abschuppung der Epidermis ein, welche 4—5 Tage dauerte. Die Stelle, an welcher die Linse gelegen hatte, zeigte sich während der ganzen Zeit normal. Noch heute, nach $4^1/_2$ Monaten, kann man an dem Theile der Haut, wo der Versuch gemacht wurde, deutlich eine dunklere Färbung mit einem helleren Fleck in der Mitte, entsprechend der Stelle, wo die Linse lag, unterscheiden.

*Versuch LX.* Die Anordnung im Grossen und Ganzen wie bei Versuch LIX, nur dass anstatt der Bergkrystall-Linse der S. 482 beschriebene Apparat angewendet wurde. Dieser wurde dem Bogenlicht so nahe aufgestellt, dass die Strahlen, nachdem sie den Apparat passirt und durch die Absorption des Wassers die ultrarothen Strahlen verloren hatten, parallel waren. In die Mitte der beleuchteten Partie wurde die Linse aus einem Auge eines unmittelbar vor dem Versuch getödteten Kaninchens gelegt. Obschon diese Linse sich vollkommen klar hielt, wurde sie doch nach $^3/_4$ Stunden gegen die des anderen Auges desselben Kaninchens ausgetauscht.

Während des Versuches wurde in der beleuchteten Hautpartie, welche die ganze Zeit ein normales Aussehen zeigte, hin und wieder ein Kitzeln oder Stechen verspürt. Bei Schluss des Versuches liess sich nichts Abnormes beobachten. Erst eine Stunde nachher begann sich, ausser an der Stelle, wo die Linse gelegen hatte, eine Röthung einzustellen. Diese Röthung hielt sich mehrere Tage unverändert, worauf sie anfing, etwas an Intensität abzunehmen. Am sechsten Tage begann die Epidermisabschuppung, welche zehn Tage währte. Die Stelle, wo die Linse gelegen hatte, war während der ganzen Zeit normal. Jetzt, $4^1/_2$ Monate nach dem Versuche, hat die Haut dasselbe Aussehen, wie die von Versuch LVII, obgleich weniger ausgeprägt.

*Versuch LXI.* Die Anordnung wie bei Versuch LX. Das Ergebniss dasselbe wie dort.

Bei allen drei Versuchen schützte die Linse die unterliegende Haut vor der Einwirkung des Lichtes. Man kann hieraus den Schluss ziehen — mit dem Vorbehalt selbstverständlich, welcher stets gemacht werden muss, wenn es sich um todtes Gewebe handelt — dass die Linse kräftig die kürzesten Lichtwellen absorbirt.

In einer früheren Abhandlung[1] habe ich die Veränderungen berührt, welche bei der Blendung des Auges durch starkes Sonnenlicht im Augengrunde entstehen. Ich habe auch erwähnt, dass Czerny und Deutschman mittelst concentrirtem Sonnenlicht an der Blendungsstelle retinochoroidale Herde hervorriefen, welche sie als eine Coagulationserscheinung, erzeugt von einer bei der Concentration der leuchtenden Strahlen entstandenen Wärmebildung, auffassten. Da indessen die ultravioletten Strahlen ausgesprochene pathogene Eigenschaften besitzen, und da sie von den Medien des Auges nicht vollständig absorbirt werden, kann es wohl berechtigt sein zu fragen: haben diese Strahlen irgend welche Bedeutung für das Entstehen der krankhaften Veränderungen im Augengrunde bei Reizung der Netzhaut durch starkes Licht?

Bei der Untersuchung eines enucleïrten Auges von einem Kaninchen, das in der bei Versuch XXIV—XLI beschriebenen Weise geblendet war, fand ich an der Blendungsstelle am Augengrunde einen kleinen graulichen, etwas erhöhten Herd. Ich untersuchte deshalb ophthalmoskopisch den Augengrund mehrerer anderer in derselben Weise geblendeter Augen. Im Allgemeinen konnte ich zufolge der Unklarheit der Medien keine näheren Details unterscheiden, doch sah ich in einem Falle am fünften Tage einen ziemlich grossen blauweissen Herd an der geblendeten Stelle. Bei

[1] Ueber den Einfluss des Lichtes auf die vorderen Medien des Auges. S. 354.

directer Untersuchung der Netzhaut nach dem Tode dagegen fand ich an der Blendungsstelle beinahe constant Veränderungen.

Ich untersuchte hierauf auch den Augengrund nach einer in der bei Versuch XLII—LV beschriebenen Weise ausgeführten Blendung und constatirte auch dort Veränderungen. Da die Augenmedien hier vollkommen klar waren, so konnte ich mit dem Augenspiegel leicht die Entwickelung der Veränderungen verfolgen.

Unmittelbar nach dem Versuch oder ein paar Stunden später war gewöhnlich nichts zu beobachten, ausgenommen dass die Blendungsstelle sich ein paar Mal etwas verschleiert zeigte. Am Tage darauf fanden sich dagegen bedeutende Veränderungen in der Form von einem oder mehreren graublauen, beinahe glänzenden Herden vor, welche eine deutliche Erhöhung bildeten. Die Umgebung dieser Herde war bald normal, bald verwischt und undurchsichtig, sodass die Chorioïdalgefässe nicht zu unterscheiden waren. Diese Veränderungen traten sowohl bei Albinos wie bei gewöhnlichen Kaninchen auf. Bei den letzteren war der blaugraue Herd in ein paar Fällen von einer schwachen Pigmentzone umgeben. Bei zwei Kaninchen, welche am Leben gelassen wurden, schwanden diese blaugrauen Herde nach $1^1/_2$ Woche, indem sie eine ziegelfarbige Partie mit deutlich unterscheidbaren Chorioïdalgefässen und unregelmässig gelagertem Pigment, das besonders am Rande dieser Partie angehäuft war, zurückliessen.

Die mikroskopische Untersuchung der in Müller'scher Lösung gehärteten Augen zeigte die Zellen des Pigmentepithels unregelmässig umhergestreut, sowie zum Theil zerfallend, wodurch theils Anhäufungen von Pigment, theils freie Pigmentkörner in Menge entstanden. Stäbchen und Zäpfchen zerfallen, die beiden Körnerschichten zusammengeflossen, die Kerne schwach und undeutlich gefärbt. In den am meisten veränderten Partien keine deutliche Grenze zwischen den verschiedenen Schichten der Netzhaut. Unter der Netzhaut ein seröses Exsudat, welches bald zwischen der Retina und Chorioïdea, bald zwischen dem Pigmentepithel und dem übrigen Theil der Netzhaut, bald in demselben Präparat, theilweise zwischen der Netzhaut und der Chorioïdea, theilweise zwischen dem Pigment und dem übrigen Theil der Netzhaut lag.

Diese Veränderungen kamen vollkommen ebenso deutlich ausgesprochen bei Versuch XLII—LV wie bei Versuch XXIV—XLI vor. Dieselben müssen also vorzugsweise durch die leuchtenden

Strahlen hervorgerufen worden sein. Die ultravioletten haben für ihr Entstehen entweder keine oder doch nur eine untergeordnete Bedeutung.[1]

Was ist die Ursache hiervon? Ist es die Absorption in den Medien des Auges? Ganz gewiss hat diese hierbei eine grosse Bedeutung. Wahrscheinlich ist auch die stärkere Brechbarkeit dieser Strahlen von Bedeutung, auf Grund deren sie vor der Netzhaut vereinigt werden. Vielleicht besitzt auch die Netzhaut selbst in gewissem Grade das Vermögen, die ultravioletten Strahlen, von denen sie erreicht wird, unschädlich zu machen. Auch die Retina hat die Eigenschaft, bei diesen Strahlen zu fluoresciren, d. h. ein Theil der als ultraviolette Strahlen zugeführten Kraft verlässt die Netzhaut als leuchtende Strahlen wieder.

## Schlusswort.

In der Einleitung dieser Abhandlung habe ich darzuthun versucht, dass die Untersuchungen früherer Forscher, trotz ihrer scheinbaren Verschiedenheit, zu dem Schlusse führen, dass die durchsichtigen Medien des Auges ultraviolette Strahlen absorbiren. Ein ähnliches Resultat gaben auch meine Untersuchungen betreffs der Durchdringlichkeit der Hornhaut, der Iris und der Sehnenhaut für diese Strahlen.

Alle diese Experimente sind indessen an todtem Gewebe ausgeführt worden. Die Ergebnisse derselben können daher nicht ohne Weiteres auf die Verhältnisse im Leben Anwendung finden. Dazu

[1] Meine Untersuchungen bestätigen also CZERNY's und DEUTSCHMAN's Beobachtungen betreffs der leuchtenden Strahlen als der Ursache der im Augengrunde bei Blendung mit starkem Lichte entstehenden Veränderungen. Sie unterscheiden sich jedoch in einer Hinsicht nicht unbedeutend von jenen. Die Wärmeenergie des von mir benutzten Lichtes war nach der Filtration desselben durch Wasser eine so geringe, dass ein sehr empfindliches Thermometer (vgl. Ueber d. Einfluss des Lichtes auf die vorderen Augenmedien. S. 394, welches sich im Brennpunkte der hohlen Glaslinse befand, nur eine Temperaturerhöhung von nicht mehr als 8° über die Zimmerwärme anzeigte (von 23—31°). Es ist daher kaum denkbar, dass die entstandenen Veränderungen in einem Coagulationsphänomen ihren Grund haben können, welches von einer durch Concentration der leuchtenden Strahlen erzeugten Wärmebildung hervorgerufen worden ist.

sind fernere Beweise erforderlich, und einen solchen glaube ich durch Darlegung der Eigenschaft der ultravioletten Strahlen, in den Medien des Auges pathologische Veränderungen hervorzurufen, gegeben zu haben.

Die Intensität dieser Veränderungen steht übrigens im umgekehrten Verhältniss zum Vermögen der Medien, zu fluoresciren. Die Bindehaut und Iris, welche am wenigsten oder gar nicht fluoresciren, werden zuerst pathologisch verändert, in zweiter Reihe und ausnahmsweise aber die Hornhaut, welche eine mehr hervortretende Fluorescenz besitzt, während das Medium, welches vor Allen am meisten fluorescirt, nämlich die Linse, nur in seltenen Ausnahmefällen von den ultravioletten Strahlen beeinflusst wird. Es gewinnt hierdurch den Anschein, als ob die Fluorescenz gegen die schädliche Einwirkung der kürzesten Lichtwellen so zu sagen eine Art von Schutz gewähre: die Kraft, welche das Medium als ultraviolette Strahlen getroffen hat, sendet es, in leuchtende umgesetzt, wieder aus.

Ein anderer Beweis für das Vermögen der Augenmedien, ultraviolette Strahlen zu absorbiren, sollte darin liegen, dass diese Strahlen leichter von Linsenlosen als von Normaläugigen wahrgenommen werden. Die Versuche, welche in dieser Richtung ausgeführt worden sind, scheinen jedoch einer näheren Prüfung durch fernere Versuche zu bedürfen.

Welcher Art ist nun die Einwirkung, welche von den ultravioletten Strahlen auf die Medien des Auges ausgeübt wird? Am nächsten liegt es, auf Grund der ausgeprägten chemischen Eigenschaften, welche diese Strahlen in anderer Hinsicht besitzen, eine chemische Einwirkung anzunehmen. Lässt man aber das Licht, bevor es das Auge trifft, durch eine Glasplatte gehen, welche die violetten und die diesen am nächsten liegenden ultravioletten Strahlen durchlässt, die weiter fortliegenden ultravioletten aber absorbirt, so bleibt alle Wirkung auf die Medien des Auges aus.

Bis zu einem gewissen Grade lässt dieses eigenthümliche Verhältniss sich durch die Absorption in den Medien erklären. Die Absorption der Hornhaut tritt an der *S*-Linie ein. Die Strahlen, welche innerhalb dieser Linie liegen, sind daher wahrscheinlich für die Symptome in der Hornhaut von keiner weiteren Bedeutung. Sie üben indessen einen heftigen Reiz auf die Iris aus, von welcher sie absorbirt werden. Aber auch die violetten und die diesen am nächsten liegenden ultravioletten Strahlen werden von der Iris vollständig absorbirt, und gleichwohl üben sie kaum eine pathologische Wirkung auf dieses Gewebe aus: die Ursache dürfte also in specifischen Eigenschaften liegen, welche den kürzesten Lichtwellen zukommen.

Ich habe in meiner Abhandlung „Ueber den Einfluss des Lichtes auf die Haut“[1] gezeigt, dass das Erythema electricum bezw. solare von den kürzesten Lichtwellen hervorgerufen wird. In derselben Abhandlung habe ich auch SIEMENS' Beobachtung erwähnt, dass das elektrische Licht einen schädlichen Einfluss auf die Pflanzen ausübt, dass man diese Wirkung aber aufheben kann, wenn man die Pflanzen mit einer Glasglocke überdeckt.[2] Ich erlaube mir, hier an einige bemerkenswerthe Beobachtungen zu erinnern, welche in den letzten Jahren auf dem Gebiete der Physik gemacht worden sind.

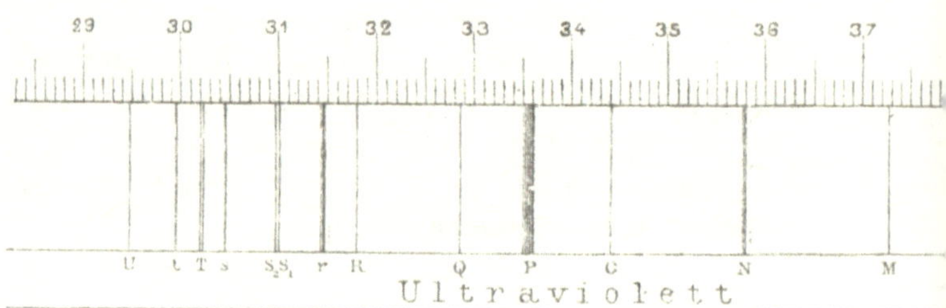


Im Jahre 1887 entdeckte HERTZ,[3] dass das ultraviolette Licht die Schlagweite des elektrischen Funkens vergrössert. WIEDEMANN und EBERT[4] fanden 1888, dass dieses nur geschieht, wenn das Licht die Kathode trifft, nicht aber, wenn es auf die Anode einwirkt. In demselben Jahre fand HALLWACHS,[5] dass Elektricität auch von geringer Spannung unter der Einwirkung ultravioletter Strahlen

[1] Vgl. „Ueber den Einfluss des Lichtes auf die Haut.“ S. 434 u. f.

[2] Ebendas.

[3] HERTZ, Wiedem. Ann. 1887. Bd. XXXI. S. 983.

[4] WIEDEMANN und EBERT, Wiedem. Ann. 1888. Bd. XXXIII. S. 241.

[5] HELLWACHS, Wiedem. Ann. 1888. Bd. XXXIII. S. 301.

entladen wird und sich nach den Leitern der Umgebung begiebt. Dieses führte STOLETOW[1] auf den Gedanken, aus zwei durch Luft getrennten Metallen, von denen das eine bestrahlt wurde, eine photoelektrische Zelle zusammenzusetzen.

Der letzte Fortschritt im Jahre 1888 wurde von HALLWACHS[2] und RIGHI[3] gemacht, welche fanden, dass auch ein unelektrischer Körper bei blosser Bestrahlung negative Elektricität abgiebt und selbst also positiv elektrisch wird. RIGHI, welcher diese Wirkung einer sehr genauen Untersuchung unterwarf, äussert darüber Folgendes: „Aus noch unbekannten Gründen veranlasst das ultraviolette Licht, wenn es auf ein Metall fällt, die Gastheilchen nächst dessen Oberfläche oder die an dieser adhärirenden Gastheilchen sich mit negativer Ladung zu entfernen, den Leiter positiv elektrisch zurücklassend."

Im Jahre 1889 machten LENARD und WOLF einige neue Erfahrungen.[4] Dieselben hatten sich, vornehmlichst auf Grund der

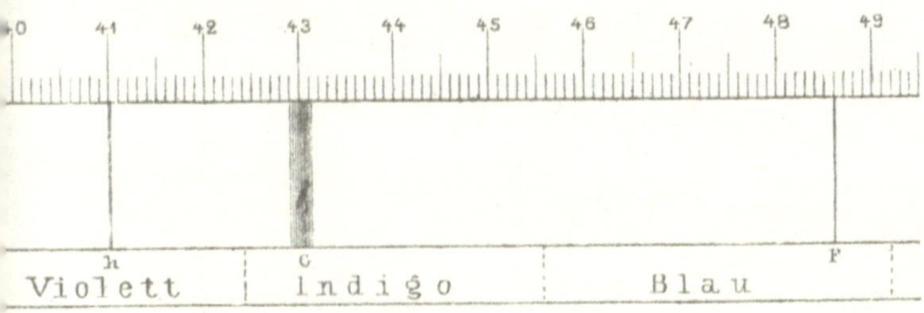


NAHRWOLD'schen Untersuchungen, die Ansicht gebildet, dass Gase niemals mit Elektricität geladen werden können, sondern dass, so oft in einer Gasmasse eine elektrische Ladung gefunden wurde, sich nachweisen lassen sollte, dass das Gas Staub enthielte. Staub sollte elektrisirt werden können, ein Gas nicht. Auf Grund hiervon entstand bei ihnen der Gedanke, dass das, was von dem ultravioletten Lichte veranlasst würde, ein bestrahltes Metall mit nega-

[1] STOLETOW, Compt. rend. 1888. T. CVI. p. 1149.

[2] HALLWACHS, Wiedem. Ann. 1888. Bd. XXXIV. S. 731.

[3] RIGHI, Mem. della Reale Acad. di Bologna. 1888. Bd. (IV) IX. p. 369.

[4] LENARD und WOLF, Wiedem. Ann. 1889. Bd. XXXVII. S. 443.

tiver Ladung zu verlassen, das zerstäubte Metall sein müsse, oder mit anderen Worten: das ultraviolette Licht zerstäube die Körper. Es gelang ihnen auch, durch mehrere Versuche den Nachweis zu führen, dass gewisse Körper bei Beleuchtung mit ultraviolettem Licht Staub abgeben. Metalle thaten dieses in ausgeprägtem Grade, Isolatoren dahingegen nur wenig oder unmerklich. Bei Metallen übte negative Elektrisirung einen günstigen Einfluss auf die Erscheinung aus. Auch Flüssigkeiten gaben Staub ab, wenn sie vorher negativ elektrisch gemacht worden waren. In einigen Versuchen, wo das Licht, ehe es den Versuchskörper traf, durch eine Glasplatte gegangen war, blieb indessen die Wirkung gänzlich aus.

Es hat also den Anschein, als ob die kürzesten Lichtwellen einige besondere Eigenschaften besässen, welche wir bisher höchst unvollständig kennen.

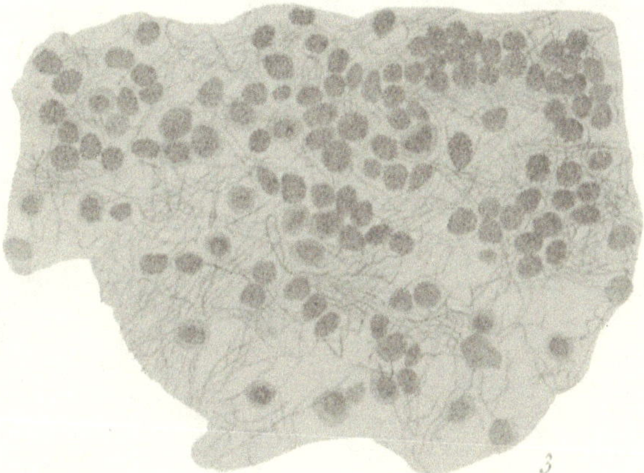

3

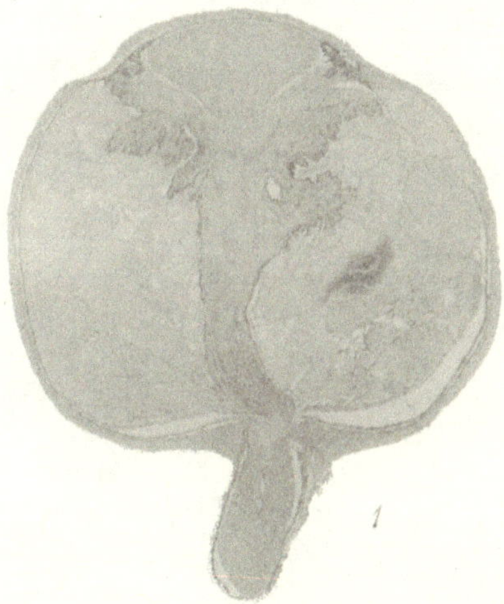

1

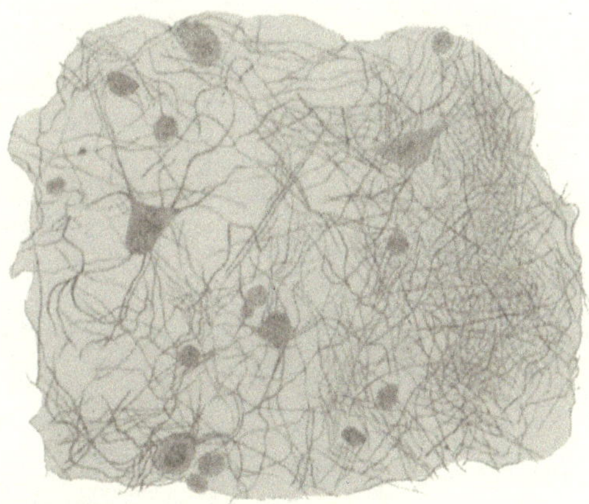

2

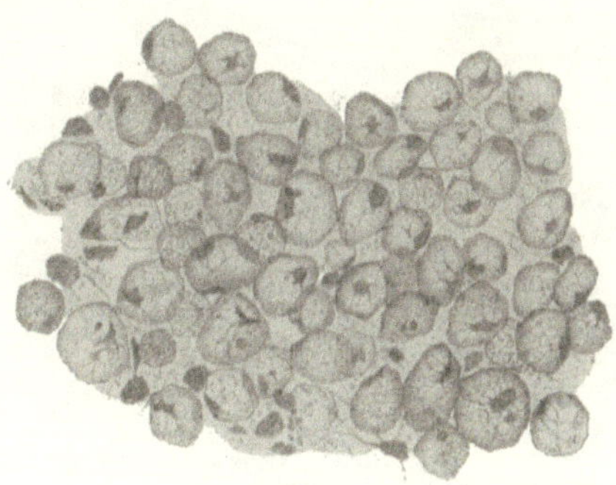

4

Sigrid Andersson, gez. Lith. W. Schlachter, Stockholm.

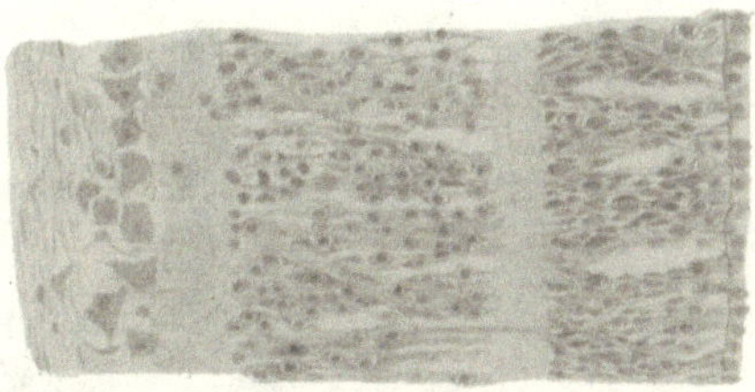

6

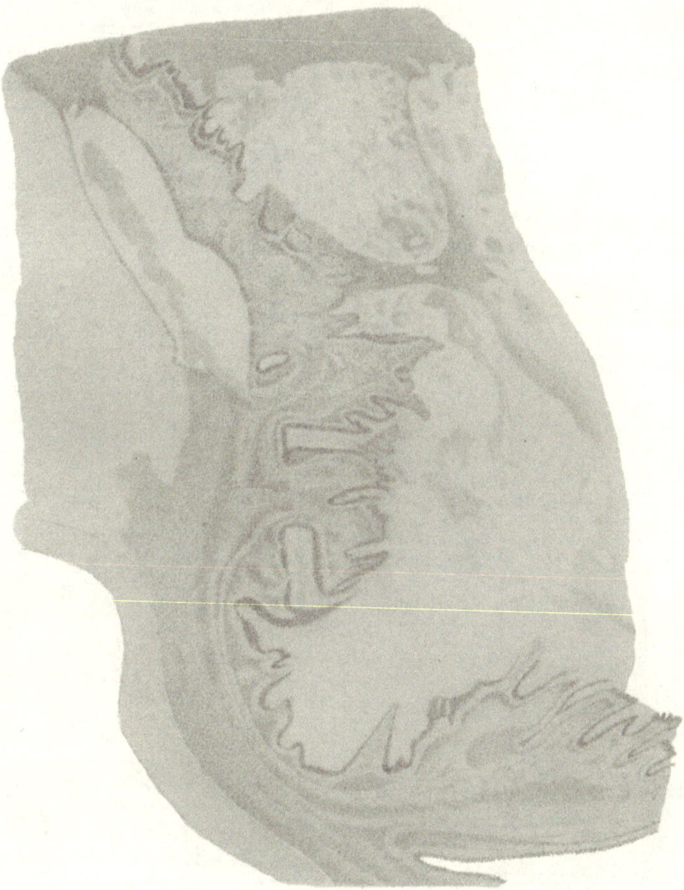

5

Sigrid Andersson u. N. O. Björkman, gez. Lith. W. Schlachter, Stockholm.

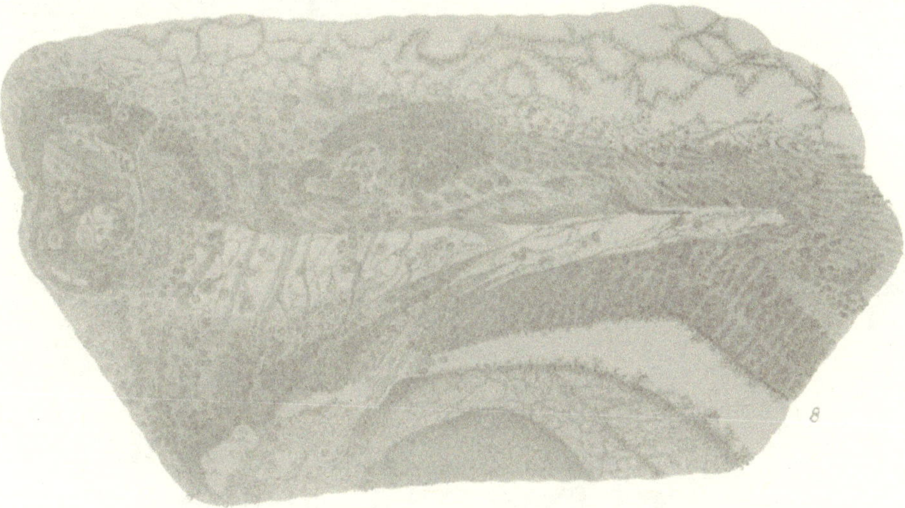

8

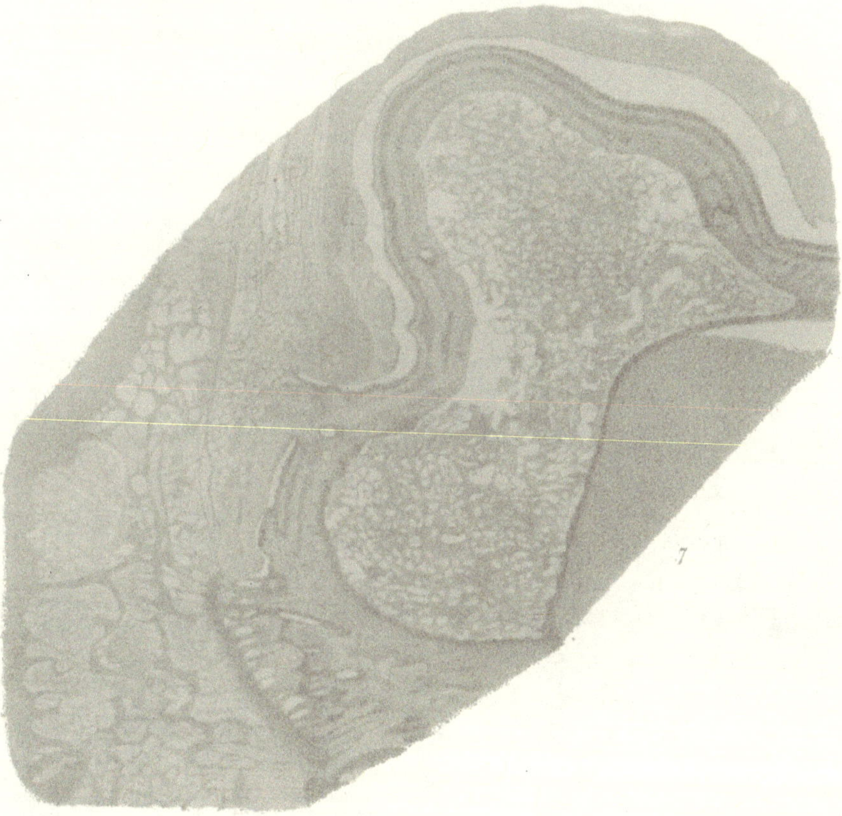

7

N. O. Björkman, gez. Lith. W. Schlachter, Stockholm.

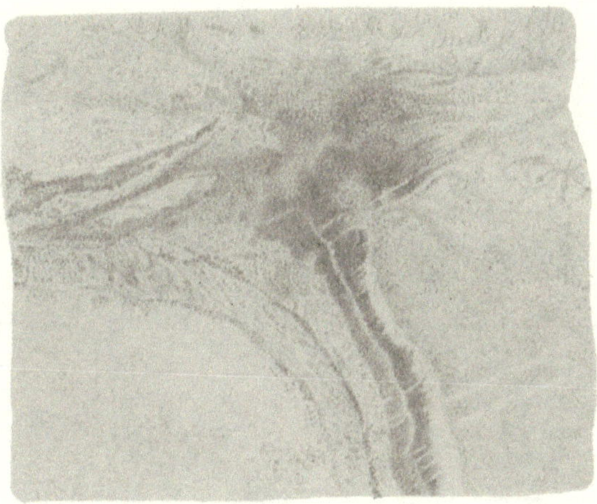

9

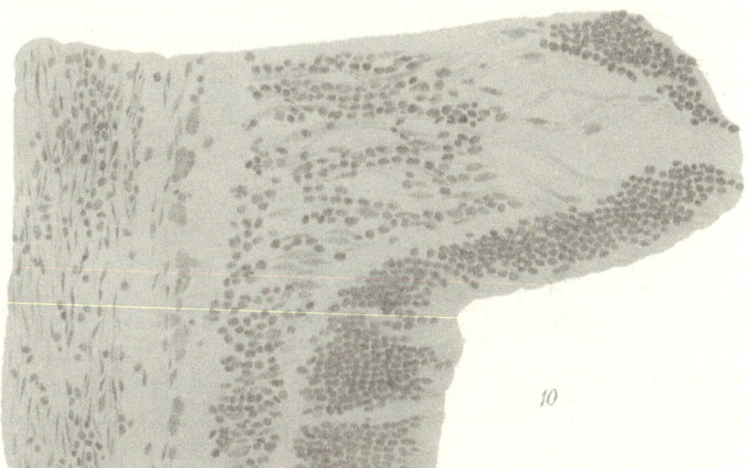

10

Sigrid Andersson gez. Lith. W. Schlachter, Stockholm.

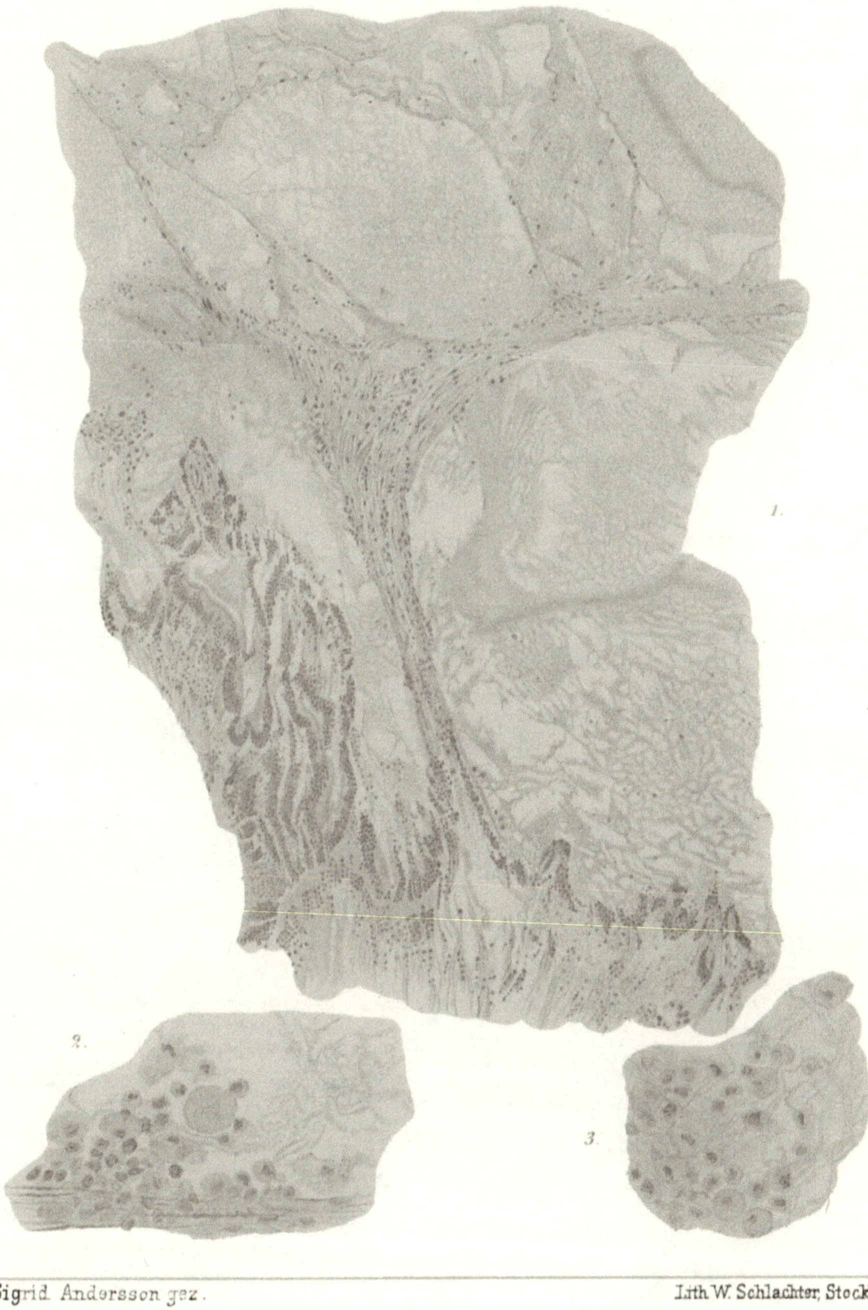

Sigrid Andersson gez.

Lith. W. Schlachter, Stockholm.

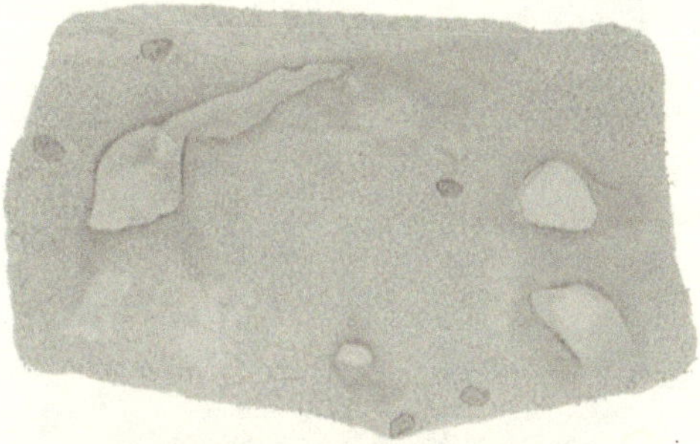

4.

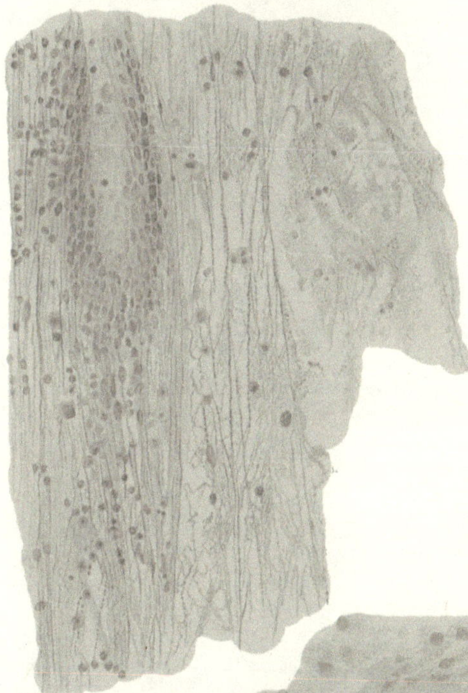

5.

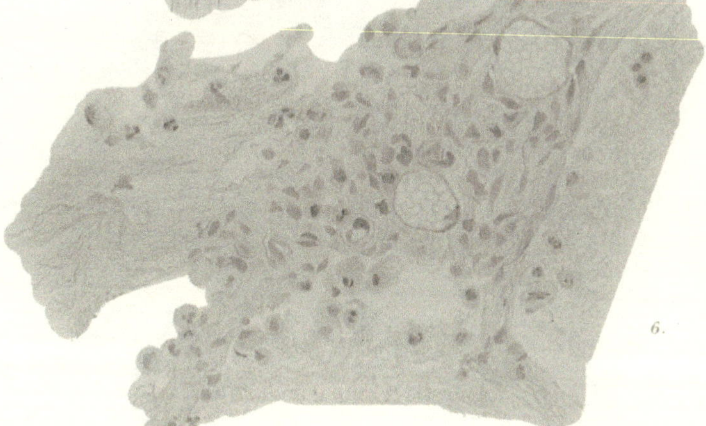

6.

Sigrid Andersson gez Lith. W. Schlachter, Stockholm.

Druck von Otto Dürr in Leipzig.

www.ingramcontent.com/pod-product-compliance
Lightning Source LLC
LaVergne TN
LVHW091040021026
849161LV00002BA/228